改訂
第4版

外傷初期看護ガイドライン

監修：一般社団法人 日本救急看護学会
編集協力：一般社団法人 日本臨床救急医学会

JNTEC™
JAPAN NURSING FOR TRAUMA EVALUATION AND CARE

へるす出版

改訂第４版発刊にあたって

日本の救急医療者の理念である「救える命を救おう」でスタートした，トレーニングコースJNTEC™は早いもので，このたび改訂第４版を発行することになりました。改訂版の発刊にあたりご尽力いただいた皆様と，本コース運営にあたり，ご支援いただいている団体や企業のみなさまに心からお礼申し上げます。

人口減少，高齢化率の上昇で生活・医療機能の縮小・崩壊をどう乗り切るのか，自助，共助，公助を組み合わせて，一次医療圏，中学校区ごとの特色ある工夫やシステム構築が，着々と進んでいます。そこでは，さまざまな人が知恵を出し合い，ともに活動するIPW（inter professional work：多職種連携）を基礎とした，地域包括ケアシステムを構築することが必要不可避になっています。

そのIPWを救急医療関係者は時代に先駆けて実践してきました。救える命を救うために119番指令センター，救急隊，消防本部，救急病院，救急医，救急看護師，フライトナース，パイロット，ドライバー，病院事務職，地方行政官などと密接な情報交換と結果の検証を重ねてきました。その活動はIPWの高度な実践と自負しています。

一方，発足から20年経過した認定看護師制度も大改革が行われます。日本救急看護学会は，どの時代でも第一線で活動しつづける救急看護師のために，具体的な教育トレーニングコースを中心に支援を続けていきたいと考えています。研究者は救急看護の専門性の追求を行い，実践家はケアの質向上を目指して，未来に貢献できるよう今できることを，しっかり実行しようではありませんか。

酷暑の夏に爽やかな海風が吹く和歌山にて

2018年８月

松月みどり

一般社団法人日本救急看護学会代表理事

（東京医療保健大学）

執筆者（五十音順）

安心院康彦	国際医療福祉大学・同熱海病院
有賀　徹	独立行政法人 労働者健康安全機構
飯田　礼美	杏林大学医学部付属病院
池田　弘人	帝京大学
石川　幸司	北海道科学大学
市村　健二	獨協医科大学病院
伊藤　敬介	高知医療センター
井上　千穂	川崎医科大学附属病院
岩瀬　正顕	関西医科大学総合医療センター
上田奈緒美	大阪市立総合医療センター
後小路　隆	九州労災病院
大村　正行	岡山赤十字病院
小越　優子	滋賀医科大学医学部附属病院
笠原　真弓	浜松医療センター
勝見　敦	武蔵野赤十字病院
蕪木　友則	武蔵野赤十字病院
上川　智彦	山梨県立中央病院
上條　恵子	帝京大学医学部附属病院
木村　昭夫	国立国際医療研究センター病院
清末　定美	日本赤十字九州国際看護大学
久志本成樹	東北大学
黒川　顕	清智会記念病院
小池　伸享	前橋赤十字病院
佐伯　悦彦	東京医科大学病院
佐藤　憲明	日本医科大学付属病院
城田　智之	前橋赤十字病院
末永　一祝	株式会社メディケア 訪問看護リハビリステーション
菅原　美樹	札幌市立大学
杉本　環	日本大学医学部附属板橋病院
杉本　尚子	
須田　貴之	大阪赤十字病院
苑田　裕樹	日本赤十字九州国際看護大学
田中　淳也	群馬県済生会前橋病院
田中　秀治	国士舘大学
玉木　裕	獨協医科大学病院
冨岡小百合	大阪府立中河内救命救急センター
中川　隆	常滑市民病院
中村　惠子	札幌市立大学
西本　泰久	京都橘大学
濱元　淳子	日本赤十字九州国際看護大学
藤川　真人	彦根市立病院
船曳　知弘	済生会横浜市東部病院
本多　満	東邦大学医療センター大森病院
牧野　夏子	札幌医科大学
増山　純二	長崎みなとメディカルセンター
松田　潔	日本医科大学武蔵小杉病院
松本　幸子	大阪市立大学医学部附属病院
三上　剛人	吉田学園医療歯科専門学校
三宅　康史	帝京大学
宮田　佳之	長崎大学病院
村上　香織	近畿大学医学部附属病院
村中　恵美	近江八幡市立総合医療センター
望月　桂	杏林大学医学部付属病院
森村　尚登	東京大学
門馬　治	日本医科大学武蔵小杉病院
山下　直美	東京医科歯科大学医学部附属病院
山勢　博彰	山口大学
山中　雄一	大阪赤十字病院
山本小奈実	山口大学
山本　裕之	日本医科大学多摩永山病院
横田順一朗	地方独立行政法人 堺市立病院機構
横田　裕行	日本医科大学
吉次　育子	神戸大学医学部附属病院
吉野　暁子	埼玉医科大学国際医療センター
和田　孝	大垣市民病院

改訂第３版発刊にあたって

2010年に改訂した本書は，多くの方々に利用頂きJNTEC™コースにも参加頂くなど，確実に救急看護師の育成に寄与してきたと自負している。この間，JNTEC™プロバイダーコース参加者，インストラクターの方々あるいは協力して頂いている医師の方々からも多くのご意見を頂いた。この場を借りて感謝申し上げる次第である。

前回の改訂から４年が経過し，救急におけるチーム医療の推進からも検討を加え，JATEC™担当医師との協議も積み重ね，今回の改訂点は主に以下の２点である。

①JATEC™の変更点を加味し，JATEC™とJNTEC™の主たる考え方に齟齬が生じないようにする。

②JNTEC™コースプログラムの改正に合致する内容にする。

本書が発刊されたのちには，チーム医療活動をシミュレーションに入れるなど，現在の６ステーションから**８ステーション**に変更されるので，それらを本書に入れたことも改訂の重要な点である。

専門職がその責任範囲を遂行すること，その役割責任を果たすことは責務であろう。一人でも多くの外傷死や外傷による重度障害を減らすことに寄与すべく，救急看護師諸氏が，自らのキャリアを計画的に研鑽するときに，本書を携えてキャリアアップしてゆくことを願い，日本救急看護学会の責任で本書の改訂を監修するものである。

集中豪雨など不順な気候が続く頃
2014年７月

中村　恵子
一般社団法人日本救急看護学会代表理事
（札幌市立大学）

改訂版発刊に寄せて

「外傷初期看護ガイドラインJNTEC」の発刊から約３年が経過し，外傷看護を実践している仲間から，JNTECコースのインストラクターから，あるいは受講者からこの間に，さまざまなご意見を頂戴し再検討してまいりました。結果，章立ての修正点を検討し，より看護師が外傷初期看護に携わる時に即した内容にいたしました。

具体的にはⅣ章を大幅に変更，「外傷初期のアセスメント」とし，生理学的なアセスメントの考え方，呼吸障害・循環障害・意識障害・体温異常・代謝異常・精神症状に加え，小児外傷，妊婦外傷，高齢者外傷のアセスメントとしました。さらにⅤ章では，「外傷患者への初期対応と基本的処置」の項で，迅速に行われるべき基本的処置や外傷部位に応じた初期対応と基本的処置，疼痛管理や感染防止あるいは心のケアが入りました。

初版執筆者には原稿の再確認，新たな執筆等をお願いし，発刊する運びになりました。

３年で改訂版を出すにあたり，日本救急看護学会会員の執筆者の皆様，日本臨床救急医学会会員医師の皆様に多大なご尽力を頂戴しましたことに感謝申し上げます。

今後日本救急看護学会では，外傷看護のエビデンスを蓄積しながら「防ぎえた外傷死（PTD）」をなくすために皆様とともに力を合わせ，実践活動を推進すると共に，日本における外傷看護学の構築に向かって進みたいと考えています。

猛暑が続いた夏が過ぎるころ
2010年初秋

中村　恵子
一般社団法人日本救急看護学会代表理事
（札幌市立大学）

発刊にあたって（初版）

日本で始めての外傷初期看護の書物の発刊について

外傷診療において受傷後急性期のPTD（Preventable Trauma Death；防ぎえる外傷死）を食い止めることは救急医療に携わる医療者にとって課題であり，重要な任務であると考えます。受傷現場から医療施設へ到着したのに，間もなく亡くなってしまったときの無念な思いは，救急患者の受け入れをした経験がある看護師ならどなたも一度や二度経験していることでしょう。

今般発刊する「外傷初期看護ガイドラインJNTEC」は，先行している医師向けの「外傷初期診療ガイドラインJATEC」との整合性を確かめながら執筆をお願いのうえ編集し，日本で初めての外傷患者に対する初期看護についてのガイドラインとしてまとめたものです。

外傷初期看護は複雑で，短時間に急展開（適切な対応による好転，あるいは何かに躊躇している間に急激な悪化をみるなど）する状況がいつも訪れます。このようなときには，医師を待たずに観察・判断することがあります。そのようなときにもっとも役立つでしょうが，医師あるいは救急隊員と一糸乱れぬ協力体制で診療を進め（Ⅱ章には，「あうんの呼吸」と記述されている），生命の危機が迫っていた患者が一命を取りとめ，初療室～ICU～病棟～社会復帰へと回復できたときの爽やかな心地よさを味わうことによって，われわれは看護へのエネルギーを頂くことになります。一人でも多くの外傷患者を助けることにその主眼があることは申すまでもありません。

JNTEC™研修コースの開催に際し活用して頂ける書物として

これまで，PTDを回避し外傷患者を助けたいという看護師たちからの熱い思いが日本救急看護学会へ沢山寄せられてきました。それはJATEC™の書物で学習した方，JPTEC™のセミナーを受講した看護師たちから，早く看護師版を作って欲しいとの意見でした。

約３年間，日本臨床救急医学会から多くのご協力・ご支援を頂きながら，日本救急看護学会では，教育委員会が中心となって外傷初期看護セミナーの内容を検討していただき，2006年にJNTEC™（Japan Nursing for Trauma Evaluation and Care）セミナーのテストコースを開催し，セミナーの内容を精選しました。それは本著p. 231からの「Ⅶ　外傷初期看護学習コースの実際」として掲載いたしました。Ⅶ章は外傷初期看護学習コースの策定プロセスと背景，外傷初期看護学習コースの概要，外傷初期看護学習内容解説は〔1〕受け入れ準備と第一印象，〔2〕体位と移送管理，〔3〕気道確保と呼吸管理，〔4〕循環の観察とショックの回避，〔5〕意識レベルの観察，〔6〕家族対応で，６つのステーションで学習できるようになっています。そして，これらの根拠となる事柄はⅠ章～Ⅵ章と「附」に示してあります。「附」には外傷疫学，外傷初期診療の実際，外傷患者のプレホスピタルケア（JPTEC™），外傷診療にかかわる法律と倫理や，成人学習者教育の要点として学習者である成人教育学として日本にも紹介されているアンドラゴジー（成人学習論）について解説するなど，幅広い内容が記載されています。研修コースへ参加する前に，参加するときに，参加後の確認に本著を活用して頂けるものと確信しています。

本著の発行と今後の精選について

本著の発行に先立って，JNTEC™テストコースやインストラクターコースを開催したことから，関心をもっている一部の方々より，情報が入らないとのお叱りも頂戴しました。しかし，上記に示しましたように正式なJNTEC™学習コースは本著を発行してから開催いたします。それは確実に外傷初期看護をご理解頂き実践することを目指したためです。

今回の執筆は，日本救急看護学会において外傷看護について約３年間熱心に討議していただいた看護師諸氏にその大半をお願いし，医師にご担当いただいた箇所については日本臨床救急医学会教育研修委員会の先生方にご執筆，あるいはご紹介をいただき，該当部分の校正もお願いいたしました。監修は日本救急看護学会の責任にて行い，今後時代とともに外傷診療の変化があったとき，また，記載内容の精選が必要になったときにはその都度改訂を行っていく予定です。いつまでも，外傷初期看護に携わる皆さまの信頼と活用に資する書物にしてまいります。

最後に

執筆期間が短いにもかかわらず依頼した皆様が快諾してくださったばかりか，執筆内容も力作であり，頼もしく編集・監修をさせていただきました。この場をお借りし執筆者の方々へお礼申しあげます。しかし，編集・監修の不手際にて発刊時期がずれましたことに関してはお詫びをいたします。

多くの方々のご支援を頂き，ようやく「外傷初期看護ガイドラインJNTEC」を発刊するに至りました。また，へるす出版事業部の担当者の方には時々に適切なコメントを頂き進めることができたことにもお礼申し上げます。本書の刊行にあたり，監修・編集・著者を代表してお礼を申しあげます。本著は多くの看護師諸氏をはじめ，救急部門で外傷に携わる医師・救急救命士の皆様にも手にとってご活用頂き，そしてご意見ご批判を賜り，さらに精選していきたいと考えております。

猛暑が続く８月のある日
夏休み中の外傷者が少ないことを願いつつ

中村　恵子
日本救急看護学会理事長
（札幌市立大学）

目　次

Ⅰ　外傷初期看護緒言

Ⅱ　外傷初期診療と看護

Ⅲ　外傷初期病態の診断・治療

Ⅳ　外傷初期診療時のアセスメント

Ⅵ　外傷初期看護学習コースの実際

Appendix

※本書は，下記より許諾を得て図表等を転載した。
日本外傷学会・日本救急医学会監・外傷初期診療ガイドライン第５版編集委員会編：改訂第５版外傷初期診療ガイドラインJATEC™，へるす出版，東京，2016.

外傷初期看護緒言

1 わが国の救急医療の現状と外傷初期診療

わが国の救急医療は，1976年に救急医療対策事業実施要綱が策定され，1977年に救急医療対策事業実施要綱に基づく新たな救急医療体制が開始された。このことを受け，救急医療は初期救急医療，二次救急医療，三次救急医療に区分され，救急医療システムが政策的に構築された医療活動として実施され，現在（2018年）も継続されている。1991年にはプレホスピタルケアの充実が叫ばれ，国家資格として救急救命士制度が発足した。さらには10年を経過した時点で，このプレホスピタルケアのいっそうの充実のために，メディカルコントロール体制の整備が進められた。

救急医療施設は初期救急医療施設，二次救急医療施設，三次救急医療施設（救命救急センター，高度救命救急センター）が病院内の医療を担うべく，その内容が整備された。これら救急初療を担っている救急外来の医療では救急医が専属で対応している施設は少ないが，わが国では欧米型ERシステムのような外傷患者に対応する専門家チームを有している施設が徐々に増えている。救急医療施設として救命救急センターの認可を受けても各科診療形態から脱却できず，各科診療外来の空き時間・空き医師が担うような体制を敷いている医療施設も多く，高度救命救急センターのような医師・看護師のマンパワーが充足しているとは限らないのが現状である。

そのため外傷初期診療に携わるすべての医師が適切な外傷初期治療を実施する必要があるとの判断から，日本外傷学会・日本救急医学会では外傷初期診療のガイドラインの策定や外傷初期診療の教育が検討された。

その結果，2002年に外傷初期診療ガイドライン（Japan Advanced Trauma Evaluation and Care；JATEC™）が策定，同研修コースが開催され，戦略的に医師への教育が開始された。

さらに，外傷患者の病院前救護・搬送が救急救命士や救急隊員に委ねられていることから，日本救急医学会は救急救命士や救急隊員らを対象に2003年，外傷病院前救護（Japan Prehospital Trauma Evaluation and Care；JPTEC）コースを標準化し，同学会のメディカルコントロール体制検討委員会の下にJPTEC協議会を設置し，セミナーを実施した。外傷患者における初期対応による防ぎ得た外傷死（preventable trauma death；PTD）発生率の減少を狙ったものである。現在，この教育コースも発展し，2007年４月にJPTEC協議会は法人化され，消防組織などでは外傷傷病者に対する病院前救護の指針として，救急救命士と救急隊員らにJPTECを基本とした積極的な教育がなされている。

2 外傷初期看護への取り組み

一方，1996年度に社団法人日本看護協会が認定する認定看護師制度がスタートすると同時に，救急看護認定看護師もその一分野として特定され，活動を開始した。救急看護認定看護師は救急看護の実践を牽引する役割を担ってきたが，外傷看護に特化したものではないため，救急看護認定看護師にとっても外傷初期看護への学習ニーズが高くなり，JPTECなどの研修会へ参加する人数が増加した。

このように救急に勤務する看護師たちは医師の外傷診療の標準化に伴う診療活動の場での協働によってその必要性を実感し，JPTECやPTLS（Primary-care Trauma Life Support）の学習会へ参加していた。しかし，これらの学習コースは救急隊員と医師が受講することを想定したプライマリケアプログラムであるため（JPTECは救急救命士を含む救急隊員を対象，PTLSは多発外傷受傷後１時間に焦点を当てたプライマリケア），参加した看護師の満足度は高くなかった。

2004年より，PTLSのプログラムに看護師コースを追加したテストプログラムが散見されるなど，外傷初期診療を踏まえた看護師コースのニーズが高まり，日本救急看護学会に対しても多くの要望が寄せられた。日本救急看護学会では看護師に対する外傷初期看護の教育を体系化していくことを決定し，2005年度半ばから教育委員会へそのプログラム作成や実施への準備を付託し，教育委員会，およびそのワーキンググループの積極的な活動によって，外傷初期看護の内容を策定するに至った。

海外では，米国を中心に1980年代から病院前救護活動であるBTLS®(Basic Trauma Life Support)と，医師向けの病院内外傷診療のためのATLS®（Advanced Trauma Life Support）が策定され，それぞれのコースが盛んに開催されている。そのなかで看護分野では，アメリカ救急看護師協会（American Emergency Nurses Association；ENA）が主催する外傷看護コース（Trauma Nursing Core Course；TNCC）が策定され，BTLS®・ATLS®と整合性をもったコースが実施されている。

このように外傷初期診療の一翼を担う看護師は，病院前救護に携わる救急救命士・救急隊員や病院内の医師との連携と調整を図り，外傷患者の特徴と，双方のコース内容を十分理解したうえで整合性をもった医療を実施する必要があると考えている。

このような先人たちの例を参考にし，日本救急看護学会は日本臨床救急医学会の協力を得て，外傷初期看護の実践に向けたプログラムを外傷初期看護（Japan Nursing for Trauma Evaluation and Care；JNTEC™）学習コースとして，JATEC™との整合性をもたせて策定し，その実施へと進めた。

3 外傷看護学への誘い

わが国の外傷初期診療における背景は，外傷患者の重症度を決定するため世界的な基準であるISS（Injury Severity Score）をもとに外傷のアウトカムを評価する基準としてTRISS（Trauma and Injury Severity Score）法が用いられている。

これは，解剖学的重症度，生理学的重症度，年齢，および外傷の重症度から予測生存率（probability of survival，以下Psと略）を計算し，Psが0.5以上，つまり，予測生存率が50％以上であるにもかかわらず死亡した例を予測外死亡症例とし，外傷患者に適切に医療が提供され，救命したか否かの１つの指標とされるものである。

このTRISS法は，欧米や諸外国においても外傷医療の結果を評価する基準として採用されている。欧米においては早くから取り入れられ，1960年代後半でPTDの割合が25.6～51.5％であるとの報告がなされ，外傷初期診療システムの整備と教育が発展する契機となった。そしてその成果は目覚ましく，1980年代後半には0.9～20.7％と大幅な改善がみられている。

一方，わが国での外傷治療成績は，救急医学の発展と医療技術の進歩に伴っていない。2002年，日本救急医学会を中心とした厚生労働科学特別研究班が，TRISS法をスクリーニングとした重症外傷患者への対応方法とその詳細の調査を全国の救命救急センターを対象に実施した。その結果，全国の救命救急センター158施設（当時）において，病院到着時心肺停止例（cardiopulmonary arrest on arrival；CPAOA）を除く死亡例数の報告は1,757例と高い数字を示した。また死亡例について，予測生存率が0.5以上，すなわち50％以上の確率で助かる可能性があったにもかかわらず，結果的に死亡した予測外死亡例は853例（52.5％）と報告された。これらの予測外死亡例のうち，実際には救命することがきわめて困難なGlasgow Coma Scale（GCS）5以下の重症頭部外傷と年齢80歳以上の高齢者を除いた事例は633例（外傷死亡例の39％）で，これを修正予測外死亡例としている。この修正予測外死亡例の割合を施設別比率で比較すると，65％以上から20％未満に分散しており，診療成績に関して大きな施設間格差のあることが明らかになった。

このような外傷による診療施設間格差や地域格差は，人間の生命尊重の観点からも放置するわけにはいかないとの思いと，外傷診療には多くの看護師が参画することから，外傷看護学の構築が必須と考えられるようになってきた。なお，本書での「外傷」とはJATEC™に準じて「機械的外力により身体の形態的，機能的な傷害を受けること」と定義する。一方，「外傷看護」とはわが国において明確に定義されていないのが現状である。外傷看護について諸論文を概観すると「受傷によって心的・身体的損傷，機能障害が生じた患者に対し，救急看護と同様に受傷時から搬送，初期診療，集中治療中の全身管理，早期リハビリテーションなどの幅広い病期の看護問題を明確にし，適切な看護介入するもの」と救急看護のなかに包括的にとらえるものもあれば，「外傷による実在あるいは潜在する健康問題について蘇生からリハビリテーションまで専門的な援助を行い回復を促進すること」と定義しているものもある。海外では「外傷患者のケアに関して予防から社会復帰までを包含するもの」とされ，予防から社会復帰までと広く外傷看護をとらえているところがわが国と多少異なる。

わが国の看護師養成学校（専門学校・短期大学・大学）のカリキュラムに「外傷看護学」という科目が取り入れられている学校はないが，近年になって科目として立てられた「救急看護学」「重症集中ケア」や「クリティカルケア看護学」「成人看護学－急性期」などの中で教育される大学等が増えている。免許取得後の研修もその必要性が謳われ，2010年度から看護師研修の努力義務化が制度としてスタートしているが，医師のように研修が必修化されることは難しいであろうことから，現在行われているように教育・研修は各施設に任されることとなり，その質を担保するのも努力義務である。

「不慮の事故死」の大半は「外傷死」であり，生産年齢である60歳以下では死因の２位（15～29歳），３位（30～34歳），35～39歳では４位，40～49歳では５位と多く，55～84歳も死亡順位５位である（平成26年統計資料）。さらにはこれら各年代の自殺死亡順位も高い。これら生産年齢層の減少が社会問題化している昨今では，いっそうの社会的損失である。

外傷を原因とする死亡である「外傷死」は時間経過により３つのピークがあるとされている。第１のピークは現場での即死であり，第２のピークは受傷後数時間以内の死亡，つまり胸部や腹部の外傷に伴う大量出血や頭部外傷などによるものである。第３のピークは医療機関に収容されて数週間後に死亡するもので，ショックの遷延や感染などを原因とする多臓器不全によるものである。「外傷死」に至らないときにも高次脳機能障害や脊髄損傷あるいは多発外傷によって，恒久的障害が生じる。社会的責任と社会的負担の減少からも，適切な診療によって防ぎ得る外傷死を救い，１人でも多くの高次機能障害を減少させることは社会的な重要課題である。そしてその一端を担っている看護師に対し，「外傷看護学」の構築・啓発・普及を図ることが今必須であると確信している。

外傷患者は心肺停止に至ると，その特異的病態から，心肺蘇生率は内因性疾患に比して極端に低い。そのため外傷初期診療においてはいかに心肺停止に至る前のショック状態を察知し，それを速やかに離脱し回復へと援助できるかが鍵となる。

さらに，看護師はどの病院にあっても24時間必ず病院内に勤務している職種であり，患者の急変や突然の事態に対応することが期待されている。しかし，病院内で発生する緊急事態への対策も講じられていない施設が多い。病院内で発生する重大事故として，「予期せぬ心肺停止」に対しても看護師へ標準化された教育が行われれば，患者の救命への貢献はもちろん，看護師も安心して勤務できる体制になる。このことは新人看護師の早期離職問題の解決にも貢献できる可能性がある。日本全国で救急看護に携わる看護師は日本救急看護学会が示す「救急看護クリニカルラダー（表Ⅰ-1）」を参考に研修し，研鑽を積んでほしいと考えている。

とくにこれからJNTEC™（外傷初期看護セミナー）への参加は，ラダーレベルを確認し，事前に受講する研修を受けて臨むことによって，今まで以上に看護師から発信する情報の増加やPTDの減少，ショック状態の察知・離脱例の報告などが可能になり，目を見張る進歩があることを期待できる。常日ごろより患者の一番近くに存在するのが看護師であり，患者の急変に日々さらされる職種であるからこそ，看護師の力量によって患者の生命を救えるか否かが分かれることであろう。

前述のように外傷看護学の構築はこれからであるが，救急部門に勤務する看護師に限らず外傷初期看護を学習し，他の医療従事者たちと協働するチーム医療によって，多くの外傷患者のアセスメント・対応により，PTDを防ぐことに寄与されることを期待するものである。

表Ⅰ-1　**救急看護クリニカルラダー（日本救急看護学会）**

段階	対象レベル	期待する役割	研修・セミナー	
			日本救急看護学会関連	学会外の主なプログラム
ステップⅠ	ビギナーレベル1 救急経験1年未満	●異常を察知し，緊急性を判断できる ●一次救命処置を実施できる ●止血・包帯法，創傷ケア等の応急処置を実施できる ●急性症状への初期対応ができる ●救急患者および家族の擁護者になることができる	◇ファーストエイドコース	■AHA*-BLSヘルスケアプロバイダーコース *AHA：American Heart Association（アメリカ心臓協会）
ステップⅡ	ビギナーレベル2 救急経験1〜2年	●急変時に必要な処置の根拠を理解し実践できる ・急変，外傷患者の看護に必要な基礎的知識が理解できる ・二次救命処置が理解できる ・救急医療で使用されるME機器の取り扱いができ，使用上の注意点を理解し使用できる ●救急患者の特殊性を理解した看護実践ができる ●救急患者や家族の心理が理解できる ●災害時に自施設での応急救護活動ができる	◇フィジカルアセスメントセミナー ◇基礎病態セミナー ◇災害看護初期対応セミナー	
ステップⅢ	スタンダードレベル 救急経験3〜5年	●救急看護師の役割を理解し業務を遂行できる ・救急患者の観察とアセスメントにより看護上の問題を抽出できる ・フィジカルアセスメントに基づいて緊急度・重症度を判断し，看護上の問題抽出ができる（トリアージ） ・迅速で的確な看護判断に基づき看護実践ができる ●チームの一員としての行動がとれ，多職種との連携がとれる ●患者や家族の心理を理解し適切な対応ができる ●災害現場での応急救護活動ができる	◇JNTEC（外傷初期看護セミナー）プロバイダーコース ◇トリアージナースコース	■AHA-ACLSプロバイダーコース ■ISLS（脳卒中初期診療）コース
ステップⅣ	チームリーダーレベル 救急看護6年以上	●根拠をもった看護の実践とリーダーシップが発揮できる ・行った看護ケアの評価・修正ができる ・患者の急変時にチームの調整役が発揮できる ・状況の変化に即応した判断・対応ができる ・ステップⅠ・Ⅱの看護師に対して指導・教育ができる ・救急外来におけるトリアージの指導ができる ●患者や家族の心理を理解し適切な対応において，リーダーシップがとれる ●臨床現場での問題に対し研究的視点で取り組むことができる	◇JNTECインストラクターコース	■AHA-PALSプロバイダーコース
ステップⅤ	スペシャリストレベル 認定看護師（CN） 専門看護師（CNS）	●救急領域の調整（コーディネーション），相談（コンサルテーション），倫理調整，マネジメントができる ●卓越した看護実践が提供できる ●救急領域の看護師対象にとどまらず教育活動ができる ●研究指導ができる		□認定看護師教育課程（教育機関） □専門看護師教育課程（大学院修士課程）

※対象レベルの救急経験年数は目安である。二次救急，三次救急など施設に合わせて，経験年数を設定する

1. 救急医療における診療の標準化とJNTEC™の位置づけ・役割

1 診療を標準化させることの意義

医療の質を測ろうとすると，対象となる医療チームや病院などの治療結果（アウトカム）を知り，それが他と比べてどの位置にあるのか，平均的なのか，優れているのかなどを吟味することが重要である。しかも，患者の年齢層や来院時のバイタルサインなどによる差異を統計的に処理しなければならず，このことには多くの施設からの情報提供が必要である。そこで，米国のTRISS法を用いるなどして治療結果を評価したり[1]，わが国の外傷データバンクから得られた統計を解析したり[2]する手法が試みられている。しかし，現在のわが国ではアウトカムを容易に比較できる状況に至っていない。

そこで，日本医療機能評価機構による質の評価においてもアウトカムではなく，人の配置などを含めた構造（ストラクチャー）とその運用などの診療過程（プロセス）とに重点をおいている。表Ⅱ-1-1は同機構が行った大きな改訂（2017年９月30日版）後における救急医療の評価項目，評価の視点，評価の要素を示している。地域に密着した病院[3]についても，二次医療圏を広く対象とする中核的な病院[4]についても，救急医療機能を適切に発揮していることを評価する視点は，地域全体の救急医療に鑑みて評価対象病院の守備範囲が合理的なものであるか，もし合理的な守備範囲であるなら，それに照らして妥当な水準で救急医療が展開できているかについて問うている。外傷に限らず，評価の要素について適切な医療機関への転送が問われ，また外傷であれば虐待などの社会的な側面への注意喚起と病院の組織的な対応も問われている。表Ⅱ-1-2は救急医療機能に特化した評価項目（付加機能；救急医療）[5]の抜粋である。より具体的にプロセスの管理について標準化される仕組みとなっている。

「質のよい医療とは医療における“あるべき姿”で

表Ⅱ-1-1　日本医療機能評価機構による病院機能評価　一般病院１および２
〈3rdG：Ver.2.0〉（2017年９月版）

全体構成と救急医療機能の評価
1　患者中心の医療の推進
2　良質な医療の実践１
3　良質な医療の実践２
3.2　良質な医療を構成する機能２
3.2.6　救急医療機能を適切に発揮している
【評価の視点】
○地域の救急医療の需要を考慮しながら，自院の診療機能に見合った救急医療が行われていることを評価する
【評価の要素】
●救急患者の受け入れ方針と手順
●自院で受け入れができない場合の対応
●夜間・休日の対応体制の整備
●緊急入院などへの対応
●患者が児童虐待，高齢者虐待，障碍者虐待，配偶者からの暴力等を受けた疑いのある場合の対応
4　理念達成に向けた組織運営

表Ⅱ-1-2　日本医療機能評価機構による救急医療機能評価項目（抜粋）〔Ver. 2.0（2010.７）版〕

1　救急部門の地域における役割と基本方針
2　救急部門の体制の確立
3　救急部門の機能の発揮
4　救急部門における質改善に向けた取り組み
4.1　救急医療に関する教育・研修を行っている
4.2　救急医療に関する症例検討会を開催している
5　救急患者への適切な対応
5.1　救急患者を適切に受け入れている
5.2　救急患者受け入れ時の対応が適切に行われている
5.3　緊急時の検査・診断に迅速に対応している
5.4　救急患者の手術を適切に実施している
5.5　救急部門において感染管理を適切に行っている
5.6　救急医療の記録を適切に記載している
5.7　患者・家族への配慮がなされている
6　災害時の対応

ある」[6]という考え方もこのことと符合する。つまり，救急医療に携わるわれわれに求められることは，診療のプロセスで「行うべきことをそのとおりに実行できる」である。今日の情報化という時代背景にあって，加えてストラクチャーやプロセスという側面から医療の質が測れることに鑑みれば，求められる救急医療の水準とは科学的根拠として達成できる，ないし専門領域においてコンセンサスが得られているストラクチャーと，それを利用しての実践（プロセス）について社会や患者に対して説明できることである。

このような観点から，ACLS（Advanced Cardiovascular Life Support）やISLS（Immediate Stroke Life Support）などはまさに標準化されたプロセスである。個々の医療施設においては，パス法（クリニカルパス，またはクリティカルパス）の利用もまた標準的な診療過程を具体化しようとするものである。それは，医療チームが共同で作り上げた「患者の最良の管理であると信ずるところを示した仮説である」[7]と表現されることもあるが，その表現はともかく，これらの標準的な方法論の実践により，まずはプロセスにおけるバラツキを減じることができる。その後，事後の検討やバリアンス解析などを通じて，標準化された診療プロセスに次々と“バージョンアップ”を加えていけば，質の中央値（平均値）を高めることが可能となる（図Ⅱ-1-1）[8]。先の『仮説である』という表現はこのような状況，つまり漸次“進化する”ことを理解するうえで役立つであろう。

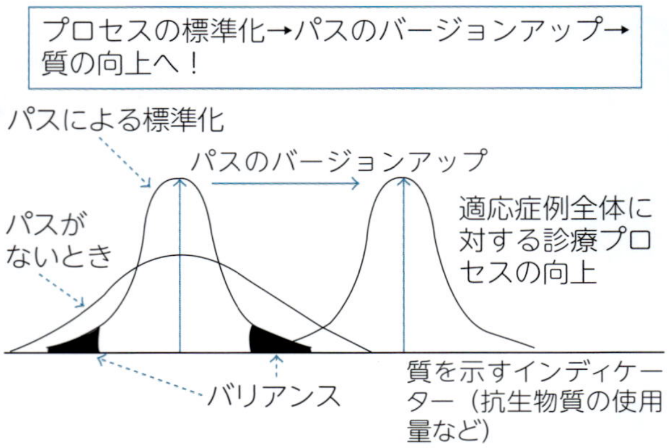

図Ⅱ-1-1　バリアンスの分布と質の向上

2 外傷診療におけるJNTEC™の役割

外傷患者における病院前救護から病院搬送直後の初療までの標準的な手法については，JPTECとJATEC™があって，それぞれ関係する救急隊員・医療者に普及しつつある。その後，外科系の各診療科専門医が行うであろう手術については，応用問題を解くにも似て標準化の考えを持ち込むことは難しいが，それでも“してはならない手技”を明示することなどは可能であり[9]，それらはひいては安全性の向上や施設間格差の是正などに寄与するものと考えられる。外傷診療の標準化についての現況はこのようである。

さて，JNTEC™は外傷の初療において看護スタッフが医師と協働する，またはそれに先立ってトリアージをするなどの観点で利用するにあたり，大いに役立つであろう。前者については“あうん”の呼吸で連携している場面も含めれば，すでに多くの施設で協働して診療を進めていることと思われるが，それらを明文化して，つまりパス法などの標準化された方法論と同じように用いればJNTEC™の真価を発揮できるに違いない。

また，体系的なトリアージの方法を救急外来において用いると，単に経験を頼りに行うトリアージに比べて，担当看護師らの職務満足によい影響を与え，さらには患者からの苦情も減じるという効果があるといわれる[10]。外傷患者に特化したものとはいえ，JNTEC™にのっとった看護師の初期対応には，看護師ならではの患者・家族への配慮（表Ⅱ-1-2における5.7）が盛り込まれている。患者ないし家族にとって好ましい効果が期待できる。

今や，包括的な指示によって医行為をも看護師の判断で行う，つまり特定行為を行う看護師も漸次訓練されている[11]。このような状況にあって，外傷患者の搬入される救急部門ではその部門長が基本的に全体を俯瞰し，いわば責任を課せられる体制である[12]。この意味で現場の看護師がJNTEC™を展開することは，標準的な医療の実践を軸にして現場からこの体制を支えることに他ならない。JNTEC™の位置づけと役割とを総括すればこのようである。

文　献

1）吉村有矢，他：地方病院における防ぎ得た外傷死（Preventable Trauma Death）の検討；第三者を加えたpeer reviewによる外傷診療の質の評価と向上．日外傷会誌 30：304-311，2016.
2）鈴木貴明，他：日本外傷データバンクの解析にて得られた生存予測ロジスティック回帰式の検証．日外傷会誌 29：380-384，2015.
3）日本医療機能評価機構：病院機能評価　機能種別版評価項目解説集　一般病院１〈3rdG：Ver.2.0〉評価の視点/評価の要素．2017年９月30日版，pp. 144-145.
4）日本医療機能評価機構：病院機能評価　機能種別版評価項目解説集　一般病院２〈3rdG：Ver.2.0〉評価の視点/評価の要素．2017年９月30日版，pp. 154-155.
5）日本医療機能評価機構：病院機能評価（付加機能）救急医療機能Ver.2.0評価項目（2010.7版），pp. 2-14.
6）郡司篤晃：医療の質の管理．医療システム研究ノート，丸善プラネット，東京，1998，pp. 131-155.
7）Spath PL：Clinical paths：An outcomes management tool. In：Clinical Path：Tools for Outcomes Management. American Hospital Publishing, Chicago, 1994, pp. 1-22.
8）伊藤弘人：医療評価の目的．医療評価，真興交易医書出版部，東京，2003，pp. 44-46.
9）嘉山孝正，他：標準医療の意義と解釈；外科の立場から．脳神経外科ジャーナル　14：749-755，2005.
10）西塔依久美：救命救急センターにおけるトリアージ体制と看護師の役割．Emergency Care 18：521-529，2005.
11）有賀徹，他：特定看護師；研修内容と実像，そして期待される役割，へるす出版，東京，2015.
12）有賀徹：医療と法；チーム医療について．賠償科学 45：66-69，2016.

2. 外傷初期診療と看護の役割

1 外傷初期診療のチーム医療

外傷患者の診療は，多数の診療科や職種が関与する。とくに，高エネルギー事故（高リスク受傷機転）による重度外傷では蘇生や手術を必要とする初期診療にあたって，多様な医療資源を一時に集約させなければならない。しかし，多くの人が集まるだけでは効果的な展開ができない。場合によっては混乱するだけである。したがって，チームとして目標を一にして協働しなければならないが，そこには，①信頼されるリーダーの存在，②役割を分担する各自の認識，③円滑なコミュニケーションが不可欠である。

『外傷初期診療ガイドラインJATEC™』改訂第4版，第5版および『外傷専門診療ガイドラインJETEC』初版，改訂第2版では，外傷初期診療におけるチーム医療のあり方と「チームアプローチ」の臨床的意義が強調されている。これらのガイドラインと整合性をとった内容で，チーム医療のあり方を解説する。

1）チームアプローチの臨床的意義と有用性

Primary surveyと蘇生の段階では，リーダーとなる医師の指示に従い，診療を補助する看護師やX線撮影を担当する診療放射線技師などが手際よく行動することが求められる。さらにsecondary surveyや根本治療に至るまでは，検査の選択や手順，複数損傷の治療順位，治療方針の決定に，さまざまな診療科の医師，複数部署の看護師や技師が関与する。外傷診療の特徴を欧米ではしばしば“multi-disciplinary approach”と表現され，これを遂行するチームのパフォーマンスが診療の質を左右するとされている[1]。

例えば，単独診療科で診療するよりも外傷チームが関与することで転帰がよくなり[2]，死亡率を低下させたとする報告が多い[3)4]。また，チームアプローチを徹底させることで診療の時間が短縮され[5]，医療費も削減されるという[6]。

表Ⅱ-2-1 リーダーの役割

・指揮命令系統の確立
・情報収集と状況の認知
・迅速な意思決定

表Ⅱ-2-2 リーダーに求められる能力

・外傷診療に関する知識と技能（外傷専門医相当）
・心理特性
自信
コミュニケーション能力
忍耐力
順応性
・認知能力（cognitive skill）
集中力
問題解決能力
迅速な決断
実行力

〔文献8）より引用〕

2）リーダーの役割と能力

チーム構成でもっとも重要なのが信頼されるリーダーの存在である。リーダー医師は外傷診療に長けていることは当然のことであるが，表Ⅱ-2-1に示すような役割を遂行するために相当の能力が求められる。言い換えると，診療の技能だけでなく，コミュニケーション技能などnon-technical skillsを身につけることが求められている[7)8]（表Ⅱ-2-2）。さらに，迅速で的確な意思決定を行い，これに沿ったチーム行動をとれるようリーダーシップを発揮しなければならない[8]。

3）メンバー構成とメンバーの役割分担

チームワークの秘訣は，外傷診療に長けた（Competence）構成員が強い決意（Commitment）をもち，共通の目標（Common goals）に向かって十分なコミュニケーション（Communication）をとりながら，一貫した活動（Consistency of performance）を行うべきであるとされ，ポイントとなる英語フレーズ

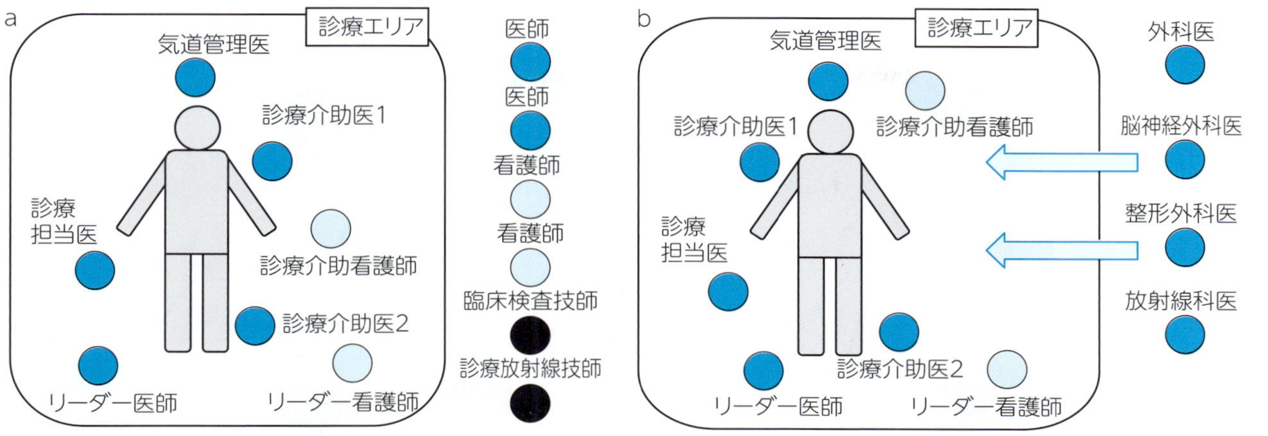

〔文献10）より引用〕

図Ⅱ-2-1　外傷チームの一例

外傷チームは，リーダー医，気道管理医，初期診療担当医，２名の診療介助医，リーダー看護師，診療介助看護師を基本とし，施設の状況，患者状態，診療の経過に応じて他科医師，診療放射線技師，臨床検査技師も加わる。大勢が患者に集中しすぎるとかえって効率が悪くなるため，診療エリアを設けて立ち入りを制限する

の頭文字をとってチーム構成の秘訣を“5Cs”と呼ぶことがある[8]。

チームの構成は，初療，IVR，手術室など診療フェーズや部署により多少の変化が生じるが，専門性と効率のバランスで決定する。対応能力や技能に偏りを生じないような構成が望ましいが，メンバーが多すぎると全体を統制するのが難しく，リーダーシップが発揮できなくなる[9]。図Ⅱ-2-1にチーム構成と運用例を示す[10]。主要メンバーは診療エリア内で業務に専念し，技師や他の診療科医などは診療エリア外で待機するのがよい。

メンバーを構成するにあたり，役割分担と指揮命令系統も明確にしておく。とくに複数の医師はそれぞれの処置にあたり，さまざまな診療補助を要求して，指示を出すことがある。リーダー看護師が，誰が誰の指示に従うかなど的確に指名をして混乱を生じないように統制しなければならない（図Ⅱ-2-2）。その一方で，チーム構成員は自分の役割と立場を認識し，指示に従って業務を遂行する。特定のミッションが発せられた場合は，配属を変化させることがある（図Ⅱ-2-2のb）。

4）コミュニケーション

リーダーは，緊急性があり，重要な指示を出すときには権威的な口調で行う。メンバーが理解できる共通の用語を用い，明確でよく通る声で命令する。質問の場合でも回答しやすい“closed question”を用いる。権威的コミュニケーションにより受け手のみならずチームメンバー全体に指揮官としての上位性を示すことができ，指揮命令系統が明確となる[11]。やがて状況が落ち着き，周囲の者に意見を求める段階になれば，協議的なコミュニケーションに切り替える。メンバー相互の信頼関係を築きやすいからである。

情報伝達の誤解を回避する方法として，指示を受けたチーム構成員がその内容を復唱してリーダーに返すことが推奨される[12]。“Closed loop communication”と称されるこの方法は「マリンコンセプト」ともいわれ，船内での指揮命令・情報伝達に用いられる手法である[9]。JETECで示されている例を紹介する[10]。

リーダー医師：右緊張性気胸があります。A先生，右に胸腔ドレーンを挿入してください。

A医師：了解しました。緊張性気胸を解除します。胸腔ドレーンは準備に時間がかかるようなので，まず胸腔穿刺を実施します。その後，ドレーンを挿入します。

リーダー医師：了解しました。穿刺後にドレーンを入れてください。

また，メンバーがほかのメンバーやリーダーに情報を伝える場合，やはり，情報伝達のエラーを少なくする工夫としてSBAR（エスバー）に従うことが普及している[13]。Situation，background，assessment，recommendation（またはrequest）の頭文字をとった名称であるが，状況，背景，評価，提案（または要求）の４要素を順序立てて情報を伝えることを意図している。例えば，気胸に対して胸腔ド

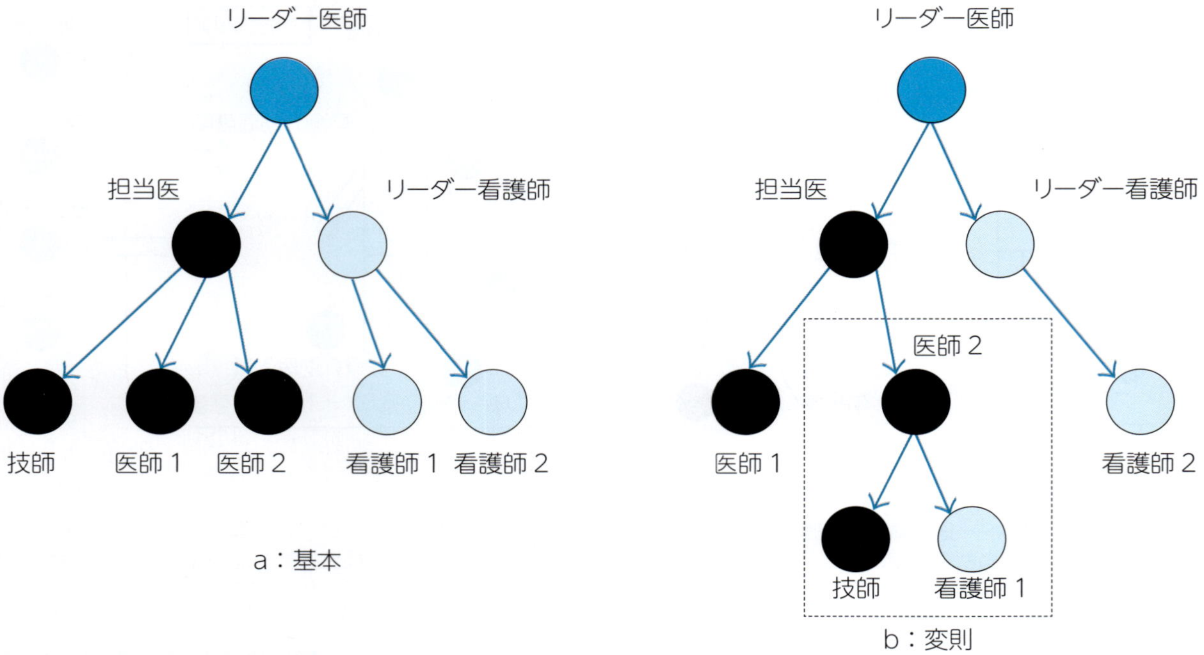

図Ⅱ-2-2　指揮命令系統の例

司令塔となるリーダー医師を頂点に指揮命令系統を構築する。職種別または機能別に系統化するのが原則（a）であるが，特定のミッションが出た場合は配属の変更を行う。例えば，医師２に胸腔ドレーンの挿入，固定および位置確認が命ぜられた場合，看護師１および技師は医師２の指示を受けて行動する（b）

レーンを挿入し，人工呼吸管理下でsecondary surveyを行っているとき，急に血圧が低下した場面を想定する。リーダー看護師がリーダー医師に情報と提案をする様子を例に示す。

(S) 先生，患者の血圧が急に下がりました。

(B) 胸腔ドレーンからの空気の流出がなく，頸静脈の怒張を認めます。気道内圧も高くなっています。

(A) 閉塞性ショックのようです。緊張性気胸かもしれません。

(R) ドレーン位置，チューブの閉塞，吸引器の作動状況を調べてください。

このような緊急性の高い重要な情報や提案をする場合は，リーダーに伝えるだけでなく，チーム構成全体に伝わるよう「大きな声」(コールアウト）で叫ぶのがよい[12]。

5）意思決定

チーム全体の行動を決定するのはリーダー医師の決断と指示である。その方向性を決める意思決定は，リーダーに求められるもっとも重要な能力である。

患者の状態が安定していて時間的な余裕がある日常の診療では，伝統的な意思決定理論，すなわち審議的アプローチが採用される。一般的な診断学（例えばSOAP）では，愁訴など主観的な情報聴取に始まり，身体所見や検査所見など客観的データ取得後にアセスメントし，治療方針を立てる。その際，問題解決のオプションを複数想定し，それぞれのシミュレーションを行い，危険回避，最良の結果が出る戦略を採択する。

しかし，外傷患者，とくに状態の不安定な状況では審議的アプローチは通用しない。情報が限定され，時間的制約がある緊急性の高い状況では，認知優先の意思決定（recognition-primed decision making）が推奨される[14]。状況把握と短時間で得られる情報から“見慣れている”“型どおりである”“想定どおりである”といった事前に組み込まれた知識からパターン化された対策を引き出す方法である。この能力は，過酷な環境下での診療実績を積み，経験を重ねることで取得されるものであるが，これを補完するのがoff-JT，すなわちシミュレーション学習である。リーダーだけでなく，チーム構成員もその意思決定のプロセスを理解することでチームの不協和音が少なくなる。このような手法を活用した診療の標準化と各種トレーニングが存在する。まさしくJATEC™およびJNTEC™がこれに相当する。

6）ブリーフィングとデブリーフィング

外傷患者の受け入れが決定し，患者収容までの間に，ブリーフィングとして救急隊からの情報に応じた院内診療体制の構築と診療の方針をチーム全員で確認する[15]。診療終了後，診療の振り返りを行い，次の改善点を探るデブリーフィングも重要なことはいうまでもない。しかし，手術，IVRおよび集中治療へと引き継がなければならず，時間を十分にとることは現実には難しい。このような場合，チーム構成員が可能なかぎり参加する勤務終了後の申し送り，日々のカンファレンスおよびM & Mカンファレンスなどでデブリーフィングに相当する活動を行うようにする。

2 外傷医療チームにおける看護師の位置づけ

外傷診療では，「防ぎ得た外傷死（PTD）」をいかに回避するかが最大の課題である。この課題を解決し，外傷診療の質を向上させるためには，受傷現場での迅速かつ適切な対応と搬送，救急外来や救命救急センターでの確実な初期診療，その後の集中治療管理が円滑に実施されることが重要である。外傷医療チームは，プレホスピタルケアに携わる救急隊員と救急救命士，医療施設内で診療する医師，看護師，その他のメディカルスタッフで構成されている。この外傷医療チーム全体が有機的に連携し，適切な医療を提供することによって「防ぎ得た外傷死」の回避につなげることができる。

チーム医療とは，多様なメディカルスタッフが，各々の専門性を活かしながら，目的と情報を共有し，互いに連携・補完することで，患者の状況に的確に対応した医療を提供することである。チーム医療の形式にはさまざまなタイプがあり，そのメリットとデメリットを理解したうえで実践する必要がある。外傷診療におけるチーム医療のタイプにリーダー医師の指示によって各々が役割を発揮する階層構造（ヒエラルキー）型がある（p. 290，図Ⅵ-3-10参照）。このタイプは，指揮命令系統が構築しやすく，外傷初期診療の緊急性が高い場面では有効である（図Ⅱ-2-2参照）。しかし，互いの信頼関係が乏しく，指示に一貫性がみられないなどの状況では，有効なチーム医療の成果を生み出すことはできない。共通の目的をもち，情報を共有することによって有機的な連携が可能となる。そのため，PTDという目的を共有し，標準的プロトコールに沿った外傷診療を実践することが重要となる。ここにJATEC™やJNTEC™などの意義の1つがある。他のチーム医療のタイプに，連携・協働型チーム医療がある（p. 291，図Ⅵ-3-12参照）。患者中心の医療としては，このタイプのチーム医療が望ましい。緊急性が高い場面で展開される階層構造型が，常によい成果を生み出すわけではない。状況が落ち着いた段階では，連携・協働型にシフトしながら各々の専門性を活かし，連携・補完するチーム医療を実施することが望ましい。

外傷医療チームの中にあって看護師は，看護の基本的機能である「診療の補助と日常生活援助」を発揮しながら，チームの一員として重要な役割を担うことになる。ENA（American Emergency Nurses Association）の外傷看護コースであるTNCC（Trauma Nursing Core Course）では，外傷看護の役割と責務について次の4つをあげている[16]。

①外傷ケアにかかわる計画，管理，調整。
②ケア提供のための看護師-患者関係を構築し，促進する。
③外傷患者へのケアについて記録する。
④研究の評価をし，適切な研究成果を実践に取り入れる。

これらには，看護師がリーダーシップを発揮すること，他部門との調整，看護スタッフの適正配置，外傷医療チーム内のコーディネーターの役割，全人的な視点で患者，家族，地域との関係を踏まえた看護の提供，外傷診療の評価につながる記録をつけること，適切な研究成果を利用することなどが含まれている。

外傷医療チームが連携し，意思疎通が良好なスタッフ関係を構築し，外傷患者に適切な医療を提供するためには，看護師がチーム内での管理的・調整的役割を発揮しながら，外傷診療の補助と看護独自の機能を十分に果たすことが大切である。

3 看護過程と外傷看護の展開

看護実践の基本は看護過程にある。看護過程には，アセスメント・看護上の問題（看護診断）・期待さ

表Ⅱ-2-3 初療における外傷患者で取り上げることの多い看護診断ラベル

領域２	栄養	体液量不足，体液量不足リスク状態，体液量平衡異常リスク状態
領域３	排泄と交換	ガス交換障害
領域４	活動／休息	身体可動性障害，活動耐性低下，非効果的呼吸パターン，自発換気障害，出血リスク状態，ショックリスク状態，心拍出量減少，非効果的組織循環
領域５	知覚／認知	急性混乱
領域６	自己知覚	絶望感，ボディイメージ混乱
領域９	コーピング／ストレス耐性	恐怖，悲嘆，不安，非効果的コーピング，防御的コーピング
領域11	安全／防御	感染リスク状態，非効果的気道浄化，血管外傷リスク状態，身体外傷リスク状態，身体損傷リスク状態，組織統合性障害，皮膚統合性障害
領域12	安楽	急性疼痛

れる成果・計画立案・実践・評価の６つがある。外傷看護の展開にもこの看護過程の要素は存在している。ENAの外傷看護コースTNCCでも，看護過程に沿った外傷看護実践について説明している[16)]。

アセスメントでは，受傷歴を確認し，フィジカルアセスメントのスキルを用いて，初期アセスメントを行い，看護上の問題を抽出する。看護上の問題を明確にした後は，期待される成果を定め，看護計画を立てて看護の実践を行う（表Ⅱ-2-3）。評価では，取り上げた患者の問題が解決されたのか否か，期待される成果と照らし合わせて評価する。

初期診療という限られた時間においては，これら一連の過程は，一般の入院患者に行う看護過程のように一つひとつステップを踏みながら展開するものではなく，すべての要素が同時並行で流れていくものである。また，看護過程記録に個々の要素がそのつど記載されていくものでもない。外傷診療では，看護師はやみくもに行動するのではなく，看護過程の要素を踏まえながら系統的に実践することが重要である。

文 献

1）Hirshberg A, et al：Top Knife：The Art & Craft in Trauma Surgery. Tfm Publishing, Harley（Shrewsbury in UK），2005.
2）Petrie D, et al：An evaluation of patient outcomes comparing trauma team activated versus trauma team not activated using TRISS analysis：Trauma and Injury Severity Score. J Trauma 41：870-873，1996.
3）Gerardo CJ, et al：The rapid impact on mortality rates of a dedicated care team including trauma and emergency physicians at an academic medical center. J Emerg Med 40：586-591，2011.
4）Rainer TH, et al：Do trauma teams make a difference? A single centre registry study. Resuscitation 73：374-381，2007.
5）Perno JF, et al：Significant reduction in delayed diagnosis of injury with implementation of a pediatric trauma service. Pediatr Emerg Care 21：367-371，2005.
6）Wang CJ, et al：Effectiveness of trauma team on medical resource utilization and quality of care for patients with major trauma. BMC Health Serv Res 17：505，2017.
7）Hjortdahl M, et al：Leadership is the essential non-technical skill in the trauma team：Results of a qualitative study. Scand J Trauma Resusc Emerg Med 17：48，2009.
8）Paul P, et al：Trauma team perfomance. In：Wilson WC, et al ed. Trauma. vol 1, Informa Healthcare, New York，2007，pp. 101-113.
9）Driscoll PA, et al：Variation in trauma resuscitation and its effect on patient outcome. Injury 23：111-115，1992.
10）日本外傷学会監，日本外傷学会外傷専門診療ガイドライン改訂第２版編集委員会編：外傷専門診療ガイドラインJETEC，第２版，へるす出版，東京，2018.
11）Jacobsson M, et al：Flexible knowledge repertoires：Communication by leaders in trauma teams. Scand J Trauma Resusc Emerg Med 20：44，2012.
12）Salas E, et al：Communicating, coordinating, and cooperating when lives depend on it：Tips for teamwork. Jt Comm J Qual Patient Saf 34：333-341，2008.
13）Stead K, et al：Teams communicating through STEPPS. Med J Aust 190（11 Suppl）：S128-132，2009.
14）Klein GA：Recognition-primed decisions. Adv Man-Machine Syst Reseach 5：47-92，1989.
15）McGreevy JM, et al：Briefing and debriefing in the operating room using fighter pilot crew resource management. J Am Coll Surg 205：169-176，2007.
16）Jacobs BB：TNCC-Trauma Nursing Core Course Provider Manual. 5th ed, Emergency Nurses Association, Anaheim，2000.

3. 外傷初期診療における看護活動

1 病院前医療とJNTEC™

わが国の救急医療施設は，初期救急医療施設，二次救急医療施設，三次救急医療施設から成り立っており，各々に救急医療を提供する役割がある。

三次救急医療施設（救命救急センター）には，重症外傷患者を収容する役割がある。2018年２月１日現在，全国に289施設の救命救急センターが設置されており，外傷に限らず，重症症例を受け入れ，高度な医療を提供している。しかし，地域の特性や救急医療施設の設置状況などから，救命救急センターへ重症患者を搬送することができず，二次救急医療施設へ搬送されている現状もある。

外傷患者の救急搬送の変化をみると，重症外傷症例数は減少している。そして，2002年当時の救命救急センター数は161施設であったことから，１施設当たりが対応する重症外傷症例数は減少していることになる。しかし，各地域，各施設による救急患者の受け入れは異なり，「防ぎ得た外傷死」(PTD) 回避が外傷初期診療の目的であることから，従事する医師と看護師には目的を果たす義務があることに変わりはない。

重症外傷患者の予後を決定する因子に，診療を開始するまでの「時間」がある。そのため，外傷患者は受傷から治療開始までの時間をできるだけ短くする必要がある。

これまでの日本の救急搬送システムは，救急救命士や救急隊員が救急車によって救急医療施設に患者を搬送し，病院で診察を受ける体制を基本としていた。これは，治療を開始するまでの時間が長くなり，患者の救命率を低下させていた。近年は，患者を病院で待つのではなく，医師・看護師が現場へ出向き，できるだけ早く診療を開始し，現場から適切な処置を行い，患者の状態をできるだけ安定させて決定的治療が可能な病院へ搬送することでPTDの回避を目指している。その役割を担っているのが，ドクターヘリ・ドクターカーである。

1）ドクターヘリ

ドクターヘリは，2018年３月現在，42道府県52施設で運用されている。わが国では「救急医療用ヘリコプターを用いた救急医療の確保に関する特別措置法」が制定されており，ドクターヘリは，機動性と迅速性に優れ，患者の救命や後遺症の軽減など，果たす役割や期待が大きい。ドクターヘリは，救急医療に必要な機器を装備し，医薬品を搭載している。消防からの連絡を受け，医師および看護師がドクターヘリに搭乗して速やかに患者のもとへ出向き，機内に装備した機器または搭載した医薬品を用いて現場またはドクターヘリの機内において初期診療を開始する。

ドクターヘリは，もっとも短時間で目的地へ到着することができる搬送手段である。しかし，悪天候時や着陸できる場所が近くにない場合は，救急車による陸路の搬送を選択せざるを得なく，治療開始までに時間がかかってしまうことがある。また，現場からの救出に時間を要する症例では，現場に医師を派遣することは初期治療のうえで重要性が高かった。そのため，少しでも早く患者が医師と接触でき，初期診療を受けることができる手段の１つとして，現場に医師および看護師を運ぶドクターカーが導入された。

2）ドクターカー

ドクターカーは，救急自動車内に必要な医療機器を装備し，医薬品を搭載している。救命救急センターもしくは三次救急医療施設に準じる施設が有し，医師および看護師が救急現場に駆けつけて初期診療を行う。ドクターカーも，患者の救命を目的としている。そして，施設によって異なるが，24時間の運用を行っている施設もある。

ドクターカーには，要請が入ったら近隣の消防署より救急車が病院にきて医師と看護師を乗せて現場に出動する「ピックアップ方式」と，消防機関が提供する救急車を病院が出張所形式で所有し，救急救命士や救急隊員が救命救急センターに常駐して要請時にドクターカーとして活用する「ワークステーション方式」がある。近年では，医療施設が所有する高規格救急自動車を利用し，医師および看護師を派遣するシステムを独自に構築している。陸路での搬送になるため，ドクターヘリと比較すると時間は要するが，天候の影響は受けにくく，救急現場に近いところまで直接出向くことができるメリットがある。

3）プレホスピタルケアにおける看護師の役割とJNTEC™の意義

重症外傷患者に現場から外傷初期診療を実施することは，病院へ到着後に開始することと比較して患者の救命やPTDの回避に有用である。よって，ドクターヘリやドクターカーで救急現場から治療を開始し，病院へ到着するまでに全身状態を安定させ，専門的な治療が可能な病院へ搬送することが重要である。

ドクターヘリやドクターカーに搭乗する看護師は，BLS（Basic Life Support），ACLS（Advanced Cardiovascular Life Support），JPTEC（Japan Pre-hospital Trauma Evaluation and Care）の知識と技術の習得は必須である。これは，救急現場から病院へ向かう機内・車内で医師の診療の補助を行うため，病院前医療で行われる診療に関する知識や技術の習得が必要なためである。また，プレホスピタルケアに従事する看護師は，状況判断，フィジカルアセスメント，患者・家族の精神的支援，現場の調整などの能力や役割が求められる。そして，病態を予測し，必要な処置の準備や介助を行い，臨機応変の対応が必要となる。したがって，救急現場で外傷初期診療が展開されるうえでJNTEC™の知識や技術を習得していることには意義があり，救急現場から外傷初期看護を実践することで患者の救命やPTD回避だけでなく，早期からの外傷患者への看護実践も可能となる。

2 外傷患者の緊急度判定

1）院内トリアージ

2012年診療報酬改定により，院内トリアージが診療報酬に加算されるようになり多くの施設で緊急度判定が盛んに行われ，救急外来に来院する患者の緊急度が迅速に評価できるようになってきた。表Ⅱ-3-1に示すように，院内トリアージにおいて，外傷はもっとも頻度の高い対象であり，症状によって緊急度区分が行われている。

院内トリアージは，３段階区分や５段階区分で緊急度の判断が行われている。

2）外傷患者の院内トリアージの方法

（1）外傷患者の緊急度判定の考え方

外傷患者の緊急度判定の目的は目の前にいる外傷患者の緊急度・重症度を迅速に判断し，優先順位をつけ，生命的危機状態にある患者を早期にみつけ出すことである。重症の外傷は救急車で搬送されることが多いが，軽症の場合にはウォークインの場合も少なくない。

一般に重症外傷は，受傷から治療が開始されるまでの１時間（golden hour，最近はgolden periodとも）が重要とされ，その時間内に確定的な治療が行われると救命率は飛躍的に上昇すると報告されている。そのため，病院前では，救急隊員による段階的なトリアージにより緊急度・重症度判断が実施され，①受傷機転の把握，②初期評価（生理学的指標による緊急度判断），③全身観察（解剖学的指標による重症度判断）により，緊急度の高いものを見落とさずに最低限の処置を行いつつ迅速に搬送する。この概念をロード＆ゴーと表現している。病院内においてもこれらの病院前の判断結果を踏まえつつ情報の共有を救急隊と行いながらも，さらに新たに繰り返し院内で迅速な外傷緊急度判定を行い，高い精度の緊急度・重症度判断が求められる。

院内において外傷患者の緊急度判定を行うには，外傷に関するフィジカルアセスメントに基づいた臨床推論や初期治療に関する知識・技術の習得とともに，医師による迅速な緊急処置に対応できる看護力と準備が求められる。

（2）外傷患者の緊急度判定の準備

外傷患者の緊急度判定の実施に先立ち，以下の３点を準備しておかなければならない。

表Ⅱ-3-1　トリアージ区分と選別基準

優先度	分類	識別	緊急度区分	再評価目安	疾病状況	診断
第1順位	蘇生	青	1	継続	生命または四肢を失う恐れがある状態（または差し迫った悪化の危険がある状態）で，積極的な治療が直ちに必要な状態	心肺停止状態，持続する痙攣，呼吸停止，重症外傷（ショックを伴う），息切れ（重篤な呼吸障害），意識障害（高度GCS 3～8）
第2順位	緊急	赤	2	15分ごと	潜在的に生命や四肢の機能を失う恐れがあり，迅速な治療が必要で医療者による迅速な医学的介入が必要な状態	心原性胸痛，高血圧症（収縮期＞220mmHgまたは拡張期＞130mmHgで症状を伴うもの），低体温（＜32℃），高体温（＞40℃），発熱（＞38℃，敗血症疑），頭痛（突然発症，激しい，最悪の痛み） 息切れ（中等度の呼吸障害），腹痛（重篤な疼痛8～10/10）意識障害（中等度，GCS 9～13）
第3順位	準緊急	黄	3	30分ごと	重篤化し救急処置が必要になる可能性がある状態。強い不快な症状を自覚する	高血圧（収縮期＞220mmHgまたは拡張期＞130mmHgで症状を伴わない），痙攣（痙攣は止まり正常レベルに覚醒している），血性下痢の持続，息切れ（軽度の呼吸障害），腹痛（中等度の痛み4～7/10），頭痛（中等度の痛み4～7/10） 頭部外傷（意識消失あり），上肢・下肢の外傷（明らかな変形あり）
第4順位	低緊急	緑	4	60分ごと	患者の年齢に関連した症状，苦痛と感じる症状，潜在的に悪化を生じる可能性がある症状で1～2時間以内の治療開始や再評価が望ましい状態	上肢の外傷（神経・血管障害を伴わない），裂創・刺創などで縫合を必要とする，熱傷（Ⅲ度熱傷で体表面積の2％未満，浅達性・深達性Ⅱ度熱傷で体表面積の15％未満）
第5順位	非緊急	白	5	120分ごと	急性の症状であるが緊急性がないもの，および増悪の有無にかかわらず慢性期症状の一部である場合	軽度の咬傷（軽症の疼痛＜4/10），包帯交換（バイタルサイン正常・軽度の疼痛＜4/10），裂傷・刺傷（縫合の必要がない），局所の腫脹や発赤など（掻痒感が軽度で局所の発疹）

〔疾病状況・診断は『緊急度判定支援システムJTAS2017ガイドブック』[1]より〕

①緊急度や重症度の高い外傷患者の場合には，迅速な処置に対応するために，酸素や吸引器，診断用の超音波の準備，X線撮影の準備，検査室のスタンバイなど医療スタッフがいつでも対応できるよう準備しておく必要がある。

②救急搬送では受傷機転などの情報を救急隊と共有し，高リスク受傷機転の有無を確認する。外傷の受傷機転を把握することは，外力がかかった力の大きさやかかった部位などを推定することになり重要である。

③医療者は，患者と接触する際にマスクや手袋の装着とともに手指消毒薬を使用する。出血を伴う外傷の場合は，ゴーグルや予防衣などの着用が必要であり，常に準備しておかなければならない。

(3) 外傷患者の緊急度判定の特徴

外傷患者の緊急度判定を行う場合には，大げさに騒ぐ患者や緊急性のない軽症の患者に惑わされることなく，生理学的指標により緊急度を，解剖学的指標により重症度を判断しなければならない。また受傷機転が高リスク受傷機転の場合には，みた目が軽症そうにみえても身体に大きな外力がかかっている可能性が高く，時間とともに生命に直結する危険な状態に陥ることもある。そのために高リスク受傷機転の存在が隠れていないかを繰り返し確認することがもっとも重要となる。

多くの外傷患者の緊急度判定方法として2つの異

なるトリアージプロセスを繰り返す。第１段階として，ABCDEアプローチ（A：気道，B：呼吸，C：循環，D：神経学的所見，E：体温）がある。この段階では生理学的な指標を順序よく実践し，生理学的な異常から緊急度を判断していく。また第２段階の評価として解剖学的指標として，頭から爪先までの全身の観察・診断を行う。この方法で全身の軽微な外傷をも見落とすことなく把握することが可能である。この２つの異なるアプローチを反復しアンダートリアージを予防する。

3）外傷患者の具体的な緊急度判定プロセス

院内トリアージの原則は，時間をかけすぎないこと，医師による診察の優先度を効率よく判断するとともに，優先度が低いと判断した患者でも再評価を繰り返して緊急度を継続的に判断することにある。外傷患者もまたこの原則を守るべきである。外傷患者が来院したら，トリアージナースや三次救急外来看護師は直ちに図Ⅱ-3-1に示す手順を短時間に繰り返し再評価していかなければならない。

（1）第一印象による緊急度の把握

外傷患者の緊急度・重症度の評価としてABCDEアプローチに沿って，救急室に入る前に，トリアージナースや三次救急外来看護師は，直ちに視覚・聴覚・触覚をフルに使って15秒以内で第一印象の重症感を評価する。ここではあくまでも，重度の外傷，ショックや意識障害などの病態を短時間で把握することを目的としている。

緊急度判定レベルでいう緊急度区分１（蘇生）や緊急度区分２（緊急）の場合は，緊急度が高く危機的状態と判断し，判定を終了し，即処置可能な診察室に患者を移動させる。また，循環動態は安定しているが呼吸障害を呈している準緊急レベルの患者や，強い痛みがあり座って待つことが困難な状態の患者はベッドへ誘導し，継続して緊急度の判定を行う。高リスク受傷機転（p. 140，表Ⅳ-1-1参照）の場合でも，みた目が軽症のようにみえても時間経過とともに生命に直結する危険な状態に陥ることもあるため，緊急度区分２として評価する。

（2）感染管理（スタンダードプリコーション）

感染管理として，重症感を評価すると同時にスクリーニングを開始する。外傷の場合は，血液などの体液と接することが多い。患者の受け入れ時は，スタンダードプリコーションを怠ることなく感染管理を徹底しておくことが重要である。万が一蘇生レベルや緊急レベルなどの場合は，感染スクリーニングをする時間的余裕がないため，感染症があるものと考えて感染対策を行う（p. 203，「Ⅴ-3　外傷初期診療の標準予防策」参照）。

（3）来院時の緊急度・重症度の把握

外傷患者の緊急度を適切に判定するためには，第一印象と同様のABCDEアプローチを実施する。ただし，ここでは時間をかけて確実な生理学的評価を第１段階のABCDEアプローチで実施する。ABCDEに基づいたバイタルサインの評価で生理学的な異常を見落とさず緊急度判定を実施する。次に第２段階の評価として，解剖学的指標としての全身の観察・診断を用いる。頭から爪先まで頭部・頸部・胸部・腹部・骨盤・四肢・背面などの詳細な観察を行う。この全身の身体診察による解剖学的評価を統合して，いかなる損傷も見落とすことなく把握するよう努める。来院時の最初の評価でバイタルサインが安定していても（ABCDEに異常がなくとも），その後の全身の評価において異常が発見されバイタルサインが変動する場合もあるため，継続的に測定し評価していく必要がある。

異常を見逃さないこと，さらに問診と系統的または意図的な全身の観察を行うことが大切である。このプロセスはインタビューと身体診察が緊急度・重症度判断の裏づけとなる。

（4）緊急度・重症度レベルの決定と場の選定

上記（1）～（3）を統合して臨床推論のもと緊急度・重症度の判定を行う。このときにオーバートリアージやアンダートリアージにならないよう慎重に判断しなければならない。

とくにアンダートリアージは命に影響することも少なくなく，問診や観察による情報をもとに緊急度が判定できるスキルを習得する必要がある。緊急度判定では，みた目だけの状態にとらわれることなく情報を統括して適切な判断による適切な緊急度判定を行い，患者の待機場所の選定をすることが不可欠である。

（5）必要な医療の提供と再評価

緊急度判定レベルの低い患者は，待合室で診察の順番を待つことになる。待っている間も定期的に声かけや再評価を行い，患者の安全を確保しなければならない。再評価で緊急度レベルが上がった場合に

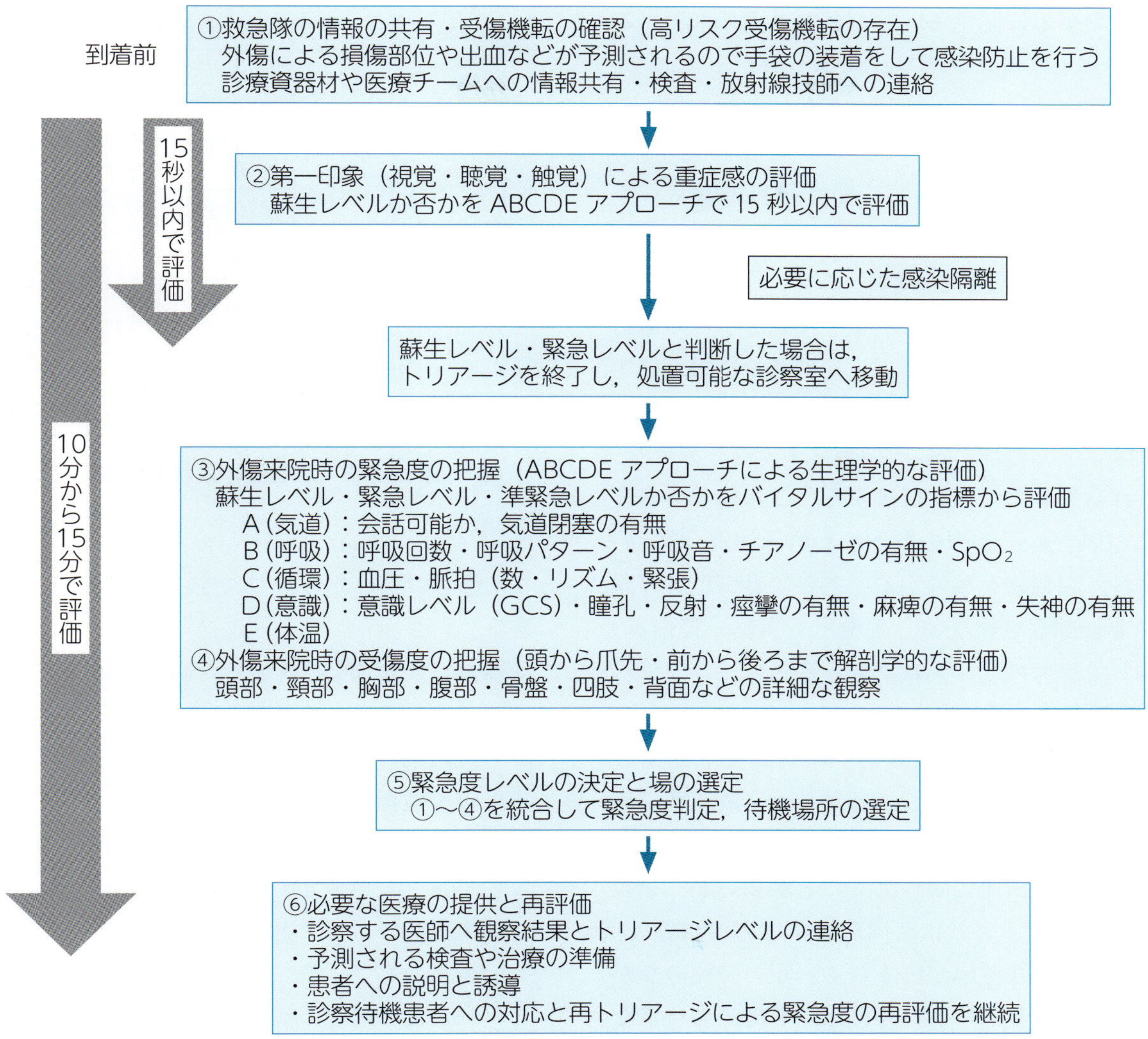

図Ⅱ-3-1　トリアージプロセス

は，直ちに状態に対応した処置を開始することが重要である。また緊急度レベルの低い軽症の外傷患者の場合には，診察までに簡単な傷の処置を行い，ドレッシング材で創部の保護をしておくなどの配慮をすることも大切である。

3　外傷患者を受け入れる環境

1）施設の診療体系

自施設がどのような救急医療体制に属しているのかを知る。地域においても特別な任務（内科・小児科の受け入れ最終収容施設，災害拠点病院など）を担っている場合もある。これらを把握したうえで，自施設がどのような疾患や外傷患者を，誰がどの程度まで検査や治療ができるかを十分に知っておく必要がある。

また，救急専門の医師や看護師が存在しても，マンパワーの不足やあらゆる疾患に対応できない場合には，誰に依頼すべきか，その連絡方法などを把握する必要がある。そして，現在の入院可能病床数や検査体制を把握し，当直医の能力を超え外傷患者が来院した場合には，転院を考慮しなければならない。

2）救急医療連携

プレホスピタルケアでは救急救命士や救急隊員が「適切な病院前救護活動」「適切な搬送」を行い，インホスピタルケアでは救急診療にあたる医師が外傷初期治療を行う。このように，患者が受傷した直後から診療が終了するまでの間の医療連携を崩すことなく，継続して外傷患者の治療を行うことでPTDを回避することができる。したがって，病院前救護活動や外傷初期治療の内容を熟知しておくことで，スムーズな診療介助が行える。

そのほかに看護師は，救急救命士の病院研修への協力，初期・二次救急病院での救急患者への対応，救急隊との患者に関する応対などが求められる。これらはメディカルコントロールにつながっており，看護師は日常的にプレホスピタルケアを行っているといえる。

3）救急隊の情報に基づく受け入れ準備（図Ⅱ-3-2）

（1）受け入れの要請と準備

患者の受け入れ準備では，まず救急隊からの電話連絡やホットラインなどによって患者の情報が伝達される。受傷機転や受傷部位に基づき，その症状をアセスメントし整理する。その後スタッフを招集し，搬入される患者の情報を伝達する。この場合，安全管理についての指示や必要と思われる物品，薬品，医療器材，記録物を準備する。さらに外傷患者の診療に必要な部署（検査室，手術室，事務，警備員）に連絡して患者の受け入れに備える。

（2）情報収集と伝達

重症外傷患者では意識障害や精神的動揺が激しく，主症状の訴えができないばかりか，既往歴や家族歴など診療に必要な情報が不足している。そのため救急隊からの情報は限られることが多いが，その詳細を問いただすことに時間を費やすのではなく，緊急性に即応した対応が望まれる。短い時間のなかで必要な情報を整理するためには，看護師の豊富な経験・知識・観察力・判断力・コミュニケーション技術を活用する。また知り得た情報のすべてが必要となるわけではなく，その優先度を判断しなければならない。そのため情報収集は記録し，後に使用できるよう保存する。

外傷患者の情報収集を整理する手段として，「MIST」がある。これは，患者情報をその患者の年齢・性別に加え，受傷機転（mechanism），生命を脅かす損傷（injury），意識，呼吸，循環の状態（sign），行った処置と病院到着予定時刻など（treatment），の順にまとめる方法で，JPTECやJATEC™でも推奨されている。

①年齢・性別

年齢・性別の情報から，必要となる物品・薬品の量・医療器材のサイズなどの選別ができる。また女性であれば，妊娠の有無も治療のうえで必要な情報である。

②受傷機転の把握と主な損傷部位の予測

受傷機転から事故発生状況を知り得ることにより，患者の受けた外力の大きさを推測することができる。

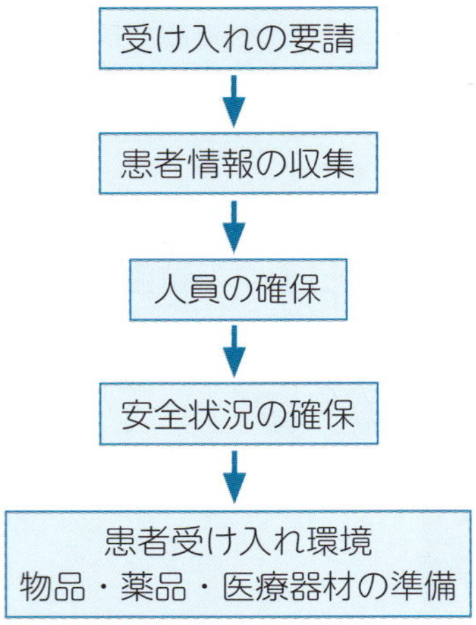

図Ⅱ-3-2　患者受け入れ準備の流れ

外力の大きさを推測するための情報のポイントを以下にまとめる。

- 跳ね飛ばされた距離
- 車の破損状況
- シートベルト装着，エアバッグ作動の有無
- バイクと患者との位置関係
- 衝突時のスピード
- 転落の高さ
- 転落面の硬度

などである。そのうえで，外力を受けたと予想される部位を知ることにより，損傷の重症度を推測することができる。

受傷部位を予想できる情報の例を以下にまとめる。

- 歩行者が正面から来た車に跳ねられた
- 車同士の正面衝突でシートベルトを着けていなかった
- 車の左側面から衝突された
- ヘルメットを着用せずバイクで転倒
- コンクリートに胸から転落
- 右腹部を包丁で刺された

これらによって患者に加わった外力と受傷部位を推測し，その目で患者をみていくことにより，診断がつきやすく，治療も早く行うことができる。すなわち受傷機転から損傷臓器に対する疑いをもって対応することは，その患者の救命率を上げ，機能的予後に大きな影響を与える。

③意識，呼吸，循環の状態

JPTECでは，第１報（ファーストコール）は生理学的な異常を簡潔に報告することが優先される。ショックや高リスク受傷機転では，早急に医療施設への搬送を行うことを重視し，正確なバイタルサインの測定と報告は，第２報（セカンドコール）で行うこととされている。よって救急隊からの連絡を受ける医師や看護師は，病院前救護の段階を知り，緊急度に即した対応が望まれる。

④行った処置

救急隊が実施した処置は何か，その処置に引き続き，どのような処置が行われるかを予測する。例えば創部の挫滅が重症で一次止血がなされている場合では，止血ができる資器材の準備も必要となる。

(3) 人員の確保

重症外傷患者への対応には多くのマンパワーを要するが，人数だけでなく，JATEC™やJNTEC™を通じて外傷初期診療に精通した医師・専門医，看護師であることが望ましい。また混乱を避けるため，そこに携わる医療スタッフの役割を，明確にしなければならない。

外傷診療には，患者の治療と介助に直接携わる者だけでなく，X線撮影や臨床検査を実施する技師も必要であるため，患者の搬入時にはあらかじめ依頼をしておく。

(4) 安全の確保

外傷患者では，出血はもちろんのこと，交通外傷などにより患者にガラスなどが付着して医師や看護師等に危険が及ぶ状況が予測される。感染に対する標準予防策（スタンダードプリコーション）と，危険物を取り除くための器材の準備が必要となる。

(5) 患者の受け入れ環境の整備

外傷患者受け入れのための初療室の準備は，日常行われている整備と点検業務だけでなく，事前の患者情報に基づく適正で緊急処置を予測した環境の調整が必要となる。そのため，救急隊からの情報による重症度が低くとも，X線撮影や超音波など，JATEC™にのっとった検査が速やかに実施できるような部屋を選択する。

外傷患者では，処置や手術を必要とする場合が多く，ハロゲンライトなどの準備が必要である。またショックを呈する患者では，大量の輸液が行われるため低体温に陥りやすい。そのため室温をあらかじめ高く保つとともに，保温を行うためのマットや加温輸液装置を準備する。

患者の緊急対応時に物品が不足していると救命に影響する。しかし，救急物品の備蓄が多すぎると緊急時に混乱の原因となり，治療の妨げとなる。そのため日常における初療室の整備では，外傷診療に特化した準備を要し，その診療過程について知っておく必要がある。

4 救急隊員との連携

1）外傷治療の統合性

プレホスピタルケアにおいて，救急隊員（救急救命士）が現場や搬送途上で適切な観察・処置を実施できることは，PTDの回避，救命率の改善・向上を目指すうえで不可欠である。すでに，わが国における病院前の外傷教育プログラムであるJPTECは，医師向けの病院内外傷初期診療の教育プログラムであるJATEC™，外傷初期看護の教育プログラムJNTEC™と整合性をもち，病院前から病院内まで一貫して標準化された観察・処置が実施されている。その概念・内容に沿った初療の流れをもとに，外傷医療チームの一員である救急隊員の役割と，病院内の外傷医療チームおよび看護師との連携を以下に述べる。

(1) 救急隊員，救急救命士が行える処置範囲

救急救命士は，救急救命士法に基づき厚生労働大臣によって免許が与えられる国家資格であり，消防機関における唯一の医療従事者である。また，国家資格ではないが標準課程の教育を受けた救急隊員も，外傷教育に多くの時間を割き，現場で活動している。

救急隊員が行う病院前救護での行為を「応急処置」と呼び，救急救命士が行う行為を「救急救命処置」という。救急救命処置のなかでも，医師の具体的指示を必要とする救急救命処置を「特定行為」という[2)]。厚生労働省は2014年１月31日に救急救命士法施行規則の一部を改正する省令（厚生労働省令第７号）を公布し，それまでに認められていた①器具を用いた気道確保，②乳酸リンゲル液を用いた静脈路確保，③アドレナリン投与，の３点のほかに，新たに①心肺機能停止状態でない重症傷病者に対する乳酸リンゲル液を用いた静脈路確保および輸液，②低

表Ⅱ-3-2 救急救命士による救急救命処置

医師の具体的指示（特定行為）	・乳酸リンゲル液を用いた静脈路確保のための輸液（※） ・食道閉鎖式エアウエイ，ラリンゲアルマスクおよび気管内チューブによる気道確保（※） ・エピネフリンを用いた薬剤の投与（※） ※は心肺機能停止状態の患者に対してのみ行うもの ・乳酸リンゲル液を用いた静脈路確保および輸液 ・低血糖発作症例へのブドウ糖溶液の投与
医師の包括的な指示	・精神科領域の処置 ・小児科領域の処置 ・産婦人科領域の処置 ・自動体外式除細動器による除細動 ・自己注射が可能なエピネフリン製剤によるエピネフリン投与 ・血糖測定器を用いた血糖測定 ・聴診器の使用による心音・呼吸音の聴取 ・血圧計の使用による血圧の測定 ・心電計の使用による心拍動の観察および心電図伝送 ・鉗子・吸引器による咽頭・声門上部の異物の除去 ・経鼻エアウエイによる気道確保 ・パルスオキシメータによる血中酸素飽和度の測定 ・ショックパンツの使用による血圧の保持および下肢の固定 ・自動式心マッサージ器の使用による体外式胸骨圧迫心マッサージの施行 ・特定在宅療法継続中の傷病者の処置の維持 ・口腔内の吸引 ・経口エアウエイによる気道確保 ・バッグマスクによる人工呼吸 ・酸素吸入器による酸素投与 ・気管内チューブを通じた気管吸引 ・用手法による気道確保 ・胸骨圧迫 ・呼気吹き込み法による人工呼吸 ・圧迫止血 ・骨折の固定 ・ハイムリック法および背部叩打法による異物の除去 ・体温・脈拍・呼吸数・意識状態・顔色の観察 ・必要な体位の維持，安静の維持，保温

〔平成４年指第17号「救急救命処置の範囲等について」 改正：平成26年１月31日 医政指発0131第１号〕

血糖発作症例へのブドウ糖溶液の投与，を特定行為として加えた[3]。処置範囲拡大に関しては社会的要請もあり，心肺機能停止前の重症傷病者に対する処置が特定行為に加わり，今後のさらなる活躍が期待される（表Ⅱ-3-2）。外傷診療の成績向上には救急隊員や救急救命士らの「病院前救護」の質が重要である。病院前救護の活動における重要な要素は，①的確な重症度の判断，②適正な医療機関選定，③迅速な搬送，すなわち“The right patient, in the right time, to the right place”の言葉で代表される３原則である[4]。

①重症度の判断と医療機関の選定

病院前で行う外傷患者の緊急度および重症度判断はJATEC™に準じており，病院選定の基準も明確になっている。すなわち，①生理学的徴候の評価，②解剖学的評価，③受傷機転，④受傷者の既往歴（病歴など）の順である。①～③の段階で重症以上と判断された場合には“ロード＆ゴー”として，救命救急センターなどの適切な医療機関を選定して速やかに搬送することとなる。

②迅速な搬送

重症外傷例は，受傷後１時間以内に手術を開始できるか否かが，患者の生命の予後を決定する。よって受傷後1時間を“ゴールデンアワー(golden hour, golden period とも)”と呼ぶ。しかし病院までの搬送時間や病院到着から手術開始までの時間を鑑みても，現場での活動時間は可能なかぎり短時間にする必要がある。そのため，受傷直後の最初の10分を“プラチナタイム（platinum 10 minutes）”と呼び，現場での滞在時間の制限としているが，119番覚知から救急車現場到着時間などを考えると，さらなる時間の短縮を目指したい。しかし，単に早く搬送すればよいというわけではない。生命維持に関係のない部位の観察や処置を省略し，生命維持に必要な処置のみを行って，一刻も早く病院へ搬送することが重要である。そのため，病院前と病院内の共通言語となる“ロード&ゴー”が宣言される。“ロード&ゴー”では一刻も早く外傷患者を病院へ搬送することを目的とするため，病院側は詳細な情報を要求せず，必要最低限の情報で受け入れを受諾する[4)]。

2）救急隊との連携

(1) 救急隊の通報をもとに

救急隊からは，患者を救急車内へ収容した直後，選定した病院へ受け入れを確認するための第1報が，MISTに沿って伝えられる。それを受け，看護師は速やかに受け入れの準備を開始する。準備はABCDEに沿って揃えることで，漏れがなくなる。また，必要であれば検査室や手術室など，関係部署にも連絡を入れておく。救急隊から第2報として，観察結果や患者から聴取した内容の報告が来る。搬送中に状態が変化した場合などは，連絡が入るため，受け入れを重症初療室か，それとも救急外来の手術室かなどを考慮し準備を整えていく。

(2) 搬入後

患者が搬入された際，とくに重症初療室搬入直後は，多くの人数を要するため，救急隊が可能であれば，頭部の固定や，アンパッケージング，モニターや酸素の付け替えなど，チームの一員として役割を依頼するのもよい。

救急隊からの情報収集は，救急隊の次の出動の妨げにならないよう，できるだけ早めに聴取し，速やかに署に帰すよう配慮したい。そのため，必要かつ重要な情報はMISTに沿って聴取し，簡潔明瞭に院内チームメンバーで伝達，共有する。MIST以外の必要な情報としては，以下のような情報があげられる。

①同乗者の有無，同乗者と患者との関係，同乗者がいなければ家族などへの連絡の有無および連絡先の確認
②患者の私物の確認，チェックリストをもとに私物の受け渡しを行う
③所轄の警察への連絡の有無

最近ではドクターカーや，ドクターヘリなど医療者が現場に出向き，医療行為をする機会も多くなっており，ますます病院前救護と病院間の相互理解に基づく連続性，統合性が求められてきている。われわれ看護師も機会があれば，救急隊員が参加する，症例検討会，勉強会，各種学会に参加することで，現場での活動が理解しやすくなる。また，病院によっては，救急救命士や救急救命士養成校の研修を受け入れているところもあり，日常から良好なコミュニケーションをとることで，相互理解を深め，病院前から院内まで継続した質の高い医療を提供することを心がけたい。

5 医療スタッフとの連携

救急医療の現場は，患者を救命するために一刻を争う時間との戦いである。とくに重症外傷の初期診療は，病院前救護から病院搬送直後までの迅速な対応が患者の予後を大きく左右するといわれている。近年，交通外傷による死亡者数は減少してきているが，すべての原因による外傷死亡者数は20,000人を超え，入院患者数は年間130万人以上と推測されている（p. 295，「A-1　外傷疫学」参照)。このような現状のなかでわが国ではJATEC™・JPTEC・JNTEC™などの外傷教育プログラムにより，外傷初期治療に関する治療や看護の標準化が整備され，PTDの撲滅のための教育が積極的に行われている。

日本救急看護学会においては，救急看護の質の向上に向けて，2006年度から外傷初期看護の標準化(JNTEC™）教育を積極的に行い，外傷治療場面において迅速な処置介助や円滑なチーム医療が可能となっている。

1）救急医療に携わる医療スタッフの職種；外傷患者診療時の各職種の役割

救急患者の受け入れにあたっては，マンパワーの確保が必要不可欠である。とくに外傷患者の受け入

れ時には，医師を中心とする診療部門や看護師を中心とする看護部門のみならず，多くの医療スタッフの協力が必要である。今日の救急医療の現場においては，医師や看護師および各分野の医療スタッフが，互いに連携することが求められている。外傷患者の治療が迅速かつ円滑に行われるには，各専門分野がそれぞれの役割を遂行し，医療スタッフが一丸となることが大切である。なかでも重症外傷は，受傷から治療（手術や止血術など）を開始するまでの1時間（golden hour）が患者の予後を大きく左右し，治療上重要視されている。この1時間を有効に使うためには，病院前救護（プレホスピタル）と病院での救急医療が互いにチームの一員として連携し，初期評価を的確かつ迅速に行う必要がある。

外傷患者が救急外来（初療室）に搬入されたときに看護師がかかわる人と職種を図Ⅱ-3-3に示す。プレホスピタルで活躍する職種には，救急隊員がある。インホスピタルでは，医師，看護師，事務員，診療放射線技師，臨床検査技師，臨床工学技士などの職種がある。救急隊員は，現場から病院搬入までを安全かつ迅速に時間をかけずに行う役割がある。現場で行う救急隊の観察は医療機関につながる救急医療の第一歩である。また交通事故による外傷の場合は，現場の状況や患者の身元確認など，情報収集に警察がかかわることもある。

患者の救命は，病院前救護と病院での救急医療が円滑に連携してこそ目的を達成する。さらに院内においては，医師や看護師を中心として多くの職種が，それぞれの役割を遂行してチームで患者の救命に臨んでいる。そのなかで看護師は，外傷患者が搬入される前から救急隊からの最低限の情報に基づいて患者の受け入れ準備や各職種への連絡を行い，受け入れ態勢を整えるなど多くの役割を担っている。看護師がこれらの役割を遂行するには，医師との円滑なコミュニケーションや救急看護の知識と熟練されたスキルが求められる。プレホスピタルとインホスピタルとの連携および院内における各職種との円滑な連携は，外傷におけるgolden hourを乗り切る重要な要素の1つである。

初療室においては，家族対応も重要な役割の1つである。外傷患者の家族は，突然の患者の入院で精神的危機状態に陥ることが多い。医師との連携を密にして処置の進行や患者の状態をみながら病状説明や面会時間の調整を行い，家族との信頼関係の構築を心がけなければならない。

2）外傷初期診療時の看護師の役割

外傷患者の初期診療にあたっては，重症度より緊急度が重視され，時間との戦いである。患者が搬入される前，および搬入後の看護師の業務が迅速，かつ円滑であるほど時間を短縮できる。初療室や救急外来の看護師は，医学的知識と看護スキルを基盤として業務を遂行することが求められる。

外傷患者入室から集中治療室に入室するまでの処置の流れ，および関係する職種と救急外来の看護師の役割を図Ⅱ-3-4に示す。救急外来の看護師は，救急隊から患者搬入依頼があった後に，医師から情報収集を行い，受け入れ準備および関係する医療スタッフへの連絡を行わなければならない。外傷患者の搬入後は，バイタルサインや医師の行う外傷初期評価をもとに患者の緊急度や重症度の判断を行い，処置の予測や必要物品の準備を行わなければならない。そのためには医師の行動の根拠を十分に理解しておくことが，迅速な診療の介助につながる。さらに医師とのコミュニケーションにより，いつ，どの時点で必要な医療スタッフに連絡をとるかなどの判断も大切な役割である。

外傷患者の場合は，手術や血管造影などの緊急処置が行われる場合も少なくない。関係する部署への入室依頼や情報提供などの調整を行い，医療者間の協力体制を作ることも看護師の役割である。また一方では，救急隊や警察からの情報収集や，家族への対応も重要な役割である。看護師が得た情報は，医師や関係する医療スタッフと共有し，円滑な治療に役立てる必要がある。とくに家族対応は，円滑な連携がとれた医療チームにより提供できる支援の1つである。

3）外傷医療チームとしての資質と外傷を担当する救急外来の看護師の能力

初療室における外傷患者の初期治療は，常に患者の全身状態を観察し，錯綜する情報を迅速に集約・アセスメントして，治療・処置の優先順位を的確に判断しなければならない。そのためには，外傷医療チームとしての多くの医療スタッフによる連携と総合力が求められる。表Ⅱ-3-3に外傷医療チームにおける看護上のポイントを示す。

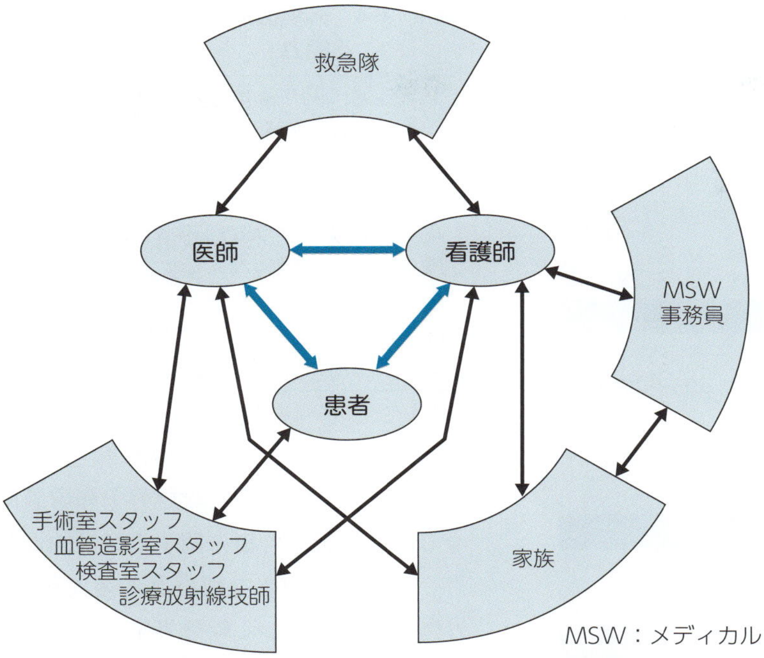

MSW：メディカル・ソーシャル・ワーカー

図Ⅱ-3-3　**外傷患者搬入時に看護師がかかわる人と職種**

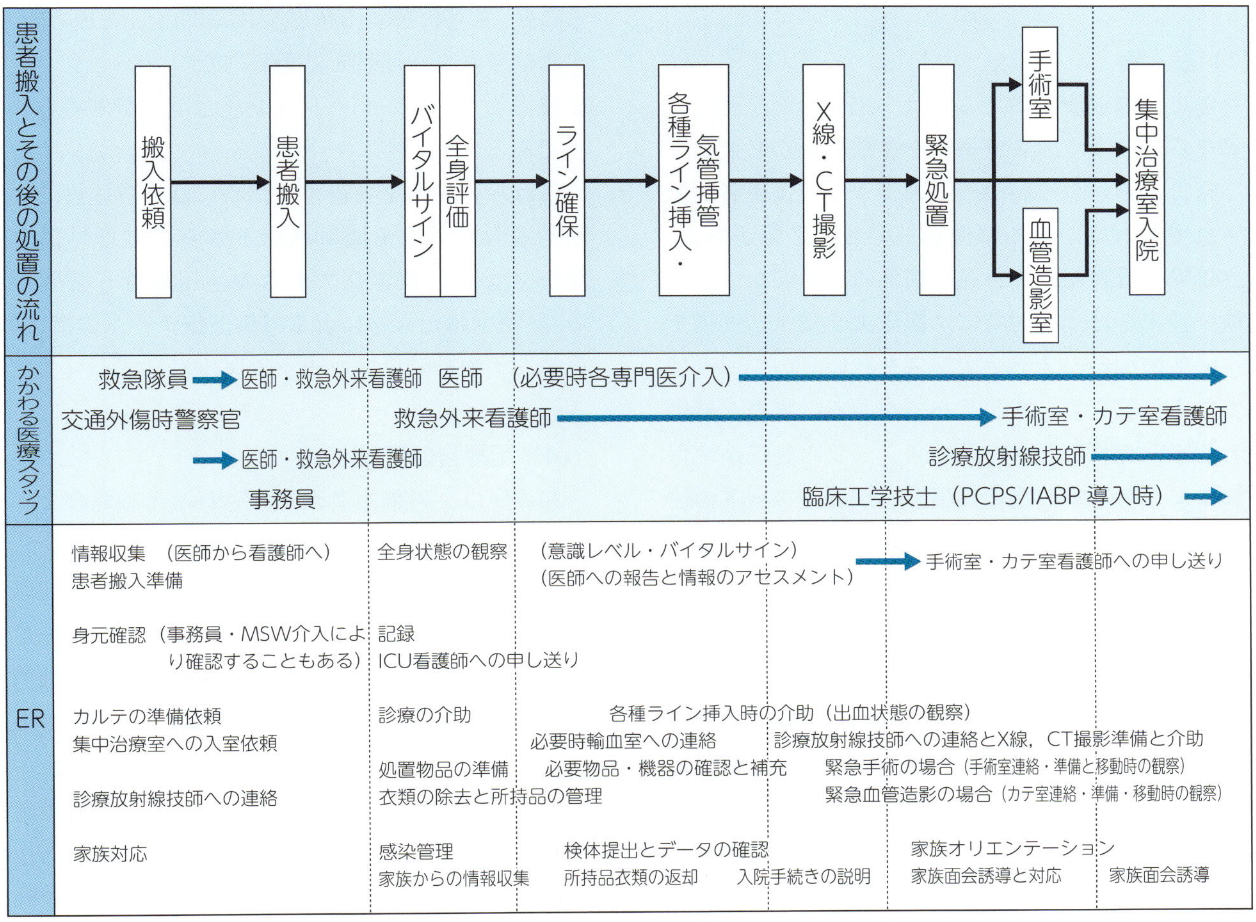

図Ⅱ-3-4　**外傷患者入室から集中治療室に入室するまでの処置の流れ，および関係する職種と救急外来の看護師の役割**

表Ⅱ-3-3 外傷医療チームにおける看護上のポイント

1．設備
・必要物品の管理（診療材料・各種機器のメンテナンスなど） ・初療室の管理（室内の整理整頓，ベッドの位置，スペースの確保，動線の確保） ・各種機器の位置 ・薬品の管理
2．人の確保
・緊急時に必要な人材の招集ができる環境づくり ・各種診療部門とのコミュニケーションと連携の確保 ・時間のsaving（受傷から決定治療開始までの時間の短縮）
3．熟練された人材教育
・外傷看護教育システム ・外傷医療チームの一員としての資質
4．記録物の管理
・フィードバックができる記録 ・患者の状況が一目でわかる正確な記録

(1) 設　備

外傷患者の治療にあたっては，患者の緊急度により異なるが，多くの診療材料や各種器材が必要となる。常日ごろから，いつ，どのような外傷患者が搬入されても対応できる準備をしておく必要がある。救急外来の看護師は，物品や薬品の不足がないよう点検・補充を行うと同時に，臨床工学技士と連携をとって各種機器のメンテナンスを行い，いつでも使用できる体制を整えておく必要がある。また，外傷患者が搬入されたとき，医療スタッフの動線が確保されるよう初療室の整理整頓を心がけ，ベッドの位置や各種器材の位置を考慮し，スペースを確保しておくことが大切である。

(2) 人の確保

外傷患者の治療は1人の力より，医療チームとしての総合力が求められる。緊急時に必要なマンパワーを招集できる環境づくりは，受傷から治療開始までの時間を短縮するためにとくに重要である。外傷患者の救命には，各専門分野の医師や医療スタッフの協力，さらには手術室や血管造影室などの部門の協力も必要となることがあるために，コミュニケーションと連携の確保が重要である。

(3) 熟練された人材教育

救急医療の現場には，多種多様な疾患や外傷の患者が搬入されてくる。救急外来の看護師には，あらゆる救急疾患や外傷に関する医学的な基礎知識の習得，迅速かつ的確な観察と看護実践が求められる。外傷診療にかかわる救急外来の看護師には，外傷医療チームの一員として表Ⅱ-3-4に示す資質が求められる。つまり，その資質として，外傷治療の一連の過程を理解し，迅速かつ適切な診療の介助ができること，さらに患者の状態変化に即応した対応能力，および豊かな人間性を基盤にしたコミュニケーション能力とコンサルテーション能力などが求められるのである。

表Ⅱ-3-4 外傷医療チームの外来看護師に求められる能力

1．外傷に関する医学的知識を基盤にした迅速かつ的確な観察能力と看護実践
2．外傷治療の流れを理解し診療の介助ができる
3．患者状態変化に即応した対応能力
4．各医療スタッフと連携がとれる
5．豊かな人間性を基盤にしたコミュニケーション能力とコンサルテーション能力
6．患者，家族の心理を理解した対応能力
7．記録を迅速かつ正確に記載できる

これらの能力を習得するためには，各施設での段階的な救急外来看護師教育，さらに標準外傷看護コースなどの教育システムの活用を行う必要がある。熟練された人材による外傷医療チームの構成は，迅速な治療や効果的なチーム医療に必要不可欠である。

(4) 記録物の管理

初療室は，外傷患者が搬入されると戦場のように一変する。救急外来の看護師には，慌ただしい状況のなかで，診療の介助を行うと同時に詳細な記録が求められる。記録物は，患者の状態の変化が一目でわかるとともに，状況のフィードバックや他部門との情報共有に役立つ。

外傷患者の治療には，医師や救急外来の看護師をはじめ，多くの職種が患者にかかわる。患者の救命のためには，外傷患者の治療にかかわるそれぞれのスタッフが，チームの一員としての自覚と責任をもち，他職種と協働すること，さらにチーム内や家族と円滑な人間関係を築くことが重要である。

6 診療の補助

1）診療の補助と療養上の世話

診療の補助は保健師助産師看護師法（以下，保助看法）の第５条に規定されている，「診療の補助」と「療養上の世話」のうちの１つである。前者については，同法第37条において，「医師または歯科医師の指示があった場合を除くほか，診療機械を使用し医薬品を授与する等の衛生上危害を生ずるおそれがある行為をしてはならない」ということが謳われており，看護師は診療の補助として，医師の指示がある場合に限り医行為をなすことが認められている。ただし，「臨時応急の手当をする場合は，この限りでない」とし，緊急時の臨時応急的な場合に限って医師の指示を待たずに看護師独自の判断で救急処置（医療行為）が認められている*。

外傷初期診療の現場では，速やかな救急対応が必須であり，看護師が医師の具体的指示を待たずに救急処置としての医療行為（相対的医行為）を実施する場合がある。しかし，救急領域で勤務する看護師が実施する救急対応は，日常業務の範疇であり緊急避難にはあたらないという解釈もある。つまり救急外来で対応する救急患者は，ある程度想定することが可能なので，医師が到着するまでの間の処置について，あらかじめ包括的指示や事前指示のオーダーを受けておく必要がある。

外傷初期診療では，検査や治療などの医療行為が主体であり，看護活動も「診療の補助」がほとんどを占める。したがって，外傷初期における看護師の役割は，検査や治療の介助，自らが行う救急処置，観察，記録などが中心になる。しかし，救急処置が行われる外傷患者も，患者はそれまで通常の日常生活を送っていた社会人であり生活者である。個々の患者はさまざまなニーズを抱いて診療を受けていることを忘れてはならない。看護師は外傷初期対応において，看護師独自の業務である「療養上の世話」と「診療の補助」の判断を怠らず，バランスよく業務が遂行できる立場として，さまざまなニーズに応えなくてはならない。

2）診療の補助の実際

(1) 救急医療物品の整備と受け入れ準備

外傷初期診療で必要な医療器具，ME機器，医薬品を揃え，いつでも使用できるように準備する。外傷患者を受け入れる前には，受傷機転や病院前の患者状況に関する情報を確認し，それに見合った必要物品を準備し，関連部署への連絡，必要なスタッフの配置などを手配する。

(2) 外傷患者の観察とアセスメント

外来受診あるいは救急搬送された外傷患者の様子を観察し，緊急度，重症度などを判断する。救急自動車による救急搬送患者の場合は，救急隊によってある程度トリアージされているが，到着時の患者の状態について，医師による診察はもちろんのこと，改めて看護師自身でも観察し，医療チームで情報を共有する。

(3) 救急処置の実施

外傷患者の状況を観察し，必要であれば救急処置を施す。直ちに実施しなければならないものには，創部の保護や止血があるが，気道閉塞，心肺停止のような緊急かつ重篤なケースでは，医師を待たずに一次救命処置などを行うこともある。

(4) 診療の補助

外傷診療は，看護師が単独で行う応急的な救急処置もあるが，多くは医師が実施するものである。看護師は，医師が行う診療の補助の役割がある。診療の補助は，単に医師が行う診療の介助を指しているわけではなく，診療が効果的に行えるような補助として，患者の精神を安定させたり，落ち着くようにそばにいて援助する，あるいは権利擁護の側面から補助を行うなど，幅広い対応が必要である。

2014（平成26）年には，保助看法の改正により看護師が診療の補助としての特定行為を行えるようになった**。外傷診療で看護師が実施する特定行為に

---

*緊急避難の要件（刑法37条１項）

1. 自己または他人の生命，身体，自由，財産に差し迫った危難が現に存在する。
2. その行為は危難を避けるためにやむを得ないものである。他の方法，手段があればそれをやらなければならない。
3. その行為によって生じた害は，避けようとした害の程度を超えないものである。

**特定行為とは，「診療の補助であって，看護師が手順書により行う場合には，実践的な理解力，思考力及び判断力並びに高度かつ専門的な知識及び技能が特に必要とされるものとして厚生労働省令で定めるもの」（保健師助産師看護師法第37条の２）

は，末梢留置型中心静脈注射用カテーテルの挿入，直接動脈穿刺法による採血，橈骨動脈ラインの確保，脱水症状に対する輸液による補正などがある。今後は，特定行為研修を受けた救急看護師がこれらの処置を実施することもある。

7 患者および家族・関係者への対応

外傷初期診療の看護師の役割において，外傷患者や同乗してきた家族・関係者への対応は重要である。各々の心理状態をアセスメントし対応することで，診療が的確に進行しPTD回避にも寄与することができる。

1）外傷患者と家族・同乗してきた関係者の精神状態と対応

患者と家族や同乗してきた関係者は，外傷という突然の事態を経験し，精神的には混乱した状態にある。コミュニケーションが成り立たないこともあり，医療者との意思疎通に少なからず支障をきたすが，このような突発的な事象に対処するための準備がない状況であるため，他者の支援を受けやすくなる。

患者の家族，同乗してきた関係者に最初に対応する看護師は，家族や周囲のサポートシステムをアセスメントし，限られた時間のなかで保証や情報のニーズを満たすことができるようにかかわる必要がある。落ち着いた態度で対応し，難解な用語を使った説明はせず，わかりやすく端的に話をするように心がける。一度だけでなく，何度でも同じ情報提供をすることも必要である。他の患者や家族の影響を受けにくい環境を提供できるように配慮し，椅子などのある落ち着いた場所で座って話ができるとよい。

2）患者への精神的援助

（1）外傷患者の不安に対する看護師の対応

不安は，NANDA Internationalの看護診断[5]では「自律神経系の反応を伴う，漠然とした，動揺した不快な感情または恐怖の感情（原因は本人にはしばしば特定できない，またはわからない）。危険の予知によって引き起こされる危惧の感情。不安は差し迫った危険を警告する変化の合図であり，脅威に対処する方法をとらせることができる」と定義されている。

不安は，普遍的な心理反応であり，本来であれば人の能力を最大限に発揮させ，知覚を鋭くさせる正常で有益な反応である。しかし，外傷患者のように，その不安が過度になって反復して現れ過重になると，病的な不安となり介入が必要となる。

①外傷患者が救急車内で感じる不安

救急車で搬送される患者は，事件や事故といった大きな衝撃を受けており，「これから自分はどこに運ばれ，そしてこの先どうなってしまうのか」という不安にさらされている。外傷による疼痛や，バックボードなどに全身固定されるといった身体的な活動制限による苦痛にも耐えなければならない。

②病院搬送後の処置室での不安

患者は，病院に搬送され救急処置室に入ると，全身観察のため衣服を裁断される。治療にとって必要なことではあるが，プライバシーの問題だけでなく，普段当たり前のように着ている服を脱がされるという行為が，自己を脅かされるのではないかという不安につながりかねない。

さらに，大勢の医療スタッフや見知らぬ医療機器に囲まれること，医療用語のような自分の理解できない言葉が飛び交うなかにいることで，不安に拍車がかかることになる。

看護師は，落ち着いた態度を心がけ，患者の表情や発言などに十分配慮することが必要である。

③身体機能喪失に対する不安や恐怖

四肢轢断や脊髄損傷などによる麻痺などの身体機能の大きな喪失はあまりに受け入れがたい事実であるため，現実としての実感がないことが多い。患者が訴えてこないからといって事実を受け入れているわけではないため，言動などには十分な注意が必要である。

以上のように，外傷患者はさまざまな不安を感じている。そこで，外傷治療にかかわる看護師はこれらの強い不安をもつ患者に対し，1つひとつの治療・処置について繰り返し情報を伝えることや，患者の手を握る，そばにいることを伝える，目をみて話すなどのかかわりを行うことが必要である。

（2）外傷患者の怒りに対する看護師の対応

患者は，突然の受傷によって生じた不快感や恐怖などの感情をコントロールできないような状況になったとき，怒りを医療者に表出してくることがある。怒りは，自分ではどうにもならない感情を無意識下で代理のものに置き換えることや，受け入れがたい事実や感情を抑圧し，ほかに移しかえる投影といった防衛機制によるものであることが多い。

しかし，治療を行っている医療者にとっては，患者の怒りの感情にはマイナスのイメージをもちやすく，とくに怒りが暴力として表現されると，患者に否定的な感情を抱く可能性がある。

看護師は，怒りという反応が患者の感情表出であることや，自己の尊厳を守ろうとしている患者の無意識下の行動反応であることを理解し，一貫して支持的態度で接することが重要である。

(3) 急性ストレス障害に対する看護師の対応

心的外傷後ストレス障害（post-traumatic stress disorder；PTSD）は，外傷的出来事を体験してから1カ月以上を経過してもなお，「再体験」「回避・麻痺」「覚醒亢進（過覚醒）」症状をもたらすような精神症状にある状態を示すものであり，1カ月未満のうちにこれらの症状が認められた場合には急性ストレス障害（acute stress disorder；ASD）と診断される。

外傷患者においては，身体的治療が優先されるのはもちろん重要であるが，長く続く身体的苦痛や医療者の対応が，患者にトラウマを体験させることになるため注意が必要である。疼痛コントロールを十分に行ってもらえなかった，などの身体的な苦痛を早期に軽減できるように，薬剤投与が可能な状態であれば，積極的な除痛が行えるよう医師へ情報提供を行うべきである。

また，PTSDやASDは患者のみならず家族にも発症する可能性がある。とくに事件・事故を目の前で目撃した場合や，過去に同じようなトラウマ歴がある場合，患者が処置の甲斐なく死亡してしまった場合などにそのような可能性は高くなる。

患者のみならず，家族に対し発せられた医療者の「がんばって」「このくらいの痛みは我慢してください」といった発言によっても，さらなるトラウマ体験を受ける危険性があるため，不用意な励ましの言葉は避けるべきである。かける言葉がみつからないときには，そのままそばに寄り添い傾聴の姿勢を表すことが重要である。また，ASDと診断されるような精神症状をきたしているのであれば，精神科医などの協力を早期に担当医に促すべきであり，精神医学的な治療も必要となるため，早期の段階から精神面に目を向けたアセスメントが求められる。

3）外傷患者家族への看護

(1) 外傷患者家族への対応

患者の搬入後，救急隊に家族の同乗の有無・もしくは連絡がとれているか，ということを確認する。家族にはできるだけ早い段階で医療者がコンタクトをとることができるように調整する。看護師は必ず自己紹介をし，患者が処置を受けている間どのように待っていればよいかを伝える。

看護師から家族に電話連絡をしなければならない場合もある。大事な家族が外傷によって救急搬送された，という衝撃的な事実を伝えるということについて十分注意し，電話での声のトーンが相手にどのような影響を与えるかにも配慮し，病院に来るまでの間，落ち着いて行動してもらうことなどを伝える必要がある。

(2) 家族対応を行う看護師の配置

可能であれば，家族対応に専念できる看護師の配置が望ましい。マンパワーなどの問題で，人員を割くことが困難な場合は，看護師にサポートしてもらうことができたと家族が実感できるようなかかわりが出発点となり，その後の入院生活の患者家族に対する看護の足がかりともなることから，多職種で連携して対応にあたることが必要である。

4）関係者への対応

外傷患者の場合，同乗してきたり，一番に来院してきたりする者が家族でない場合が多い。現場に居合わせた友人や同僚である場合も大いにあり得る。関係者は家族ではないため，心配している患者の情報は得ることができないが，医療者は治療に必要となる患者の情報を得ようとする。そこで，関係者はジレンマを感じることがある。看護師は関係者が事故のときに患者のそばにいたからこそもっている情報を聴取し，患者のソーシャルサポートとしての機能を果たせるように，関係者のジレンマを理解したうえで，治療に必要な情報を得るなど目的を達成することが求められる。

さまざまな来院者がいるため，家族と同様に患者との関係の確認はさらに重要になる。また，家族が来院するまでは患者にとってはキーパーソンとなることも念頭に置く。

8 患者の擁護

1）看護者の倫理綱領

日本看護協会による看護者の倫理綱領（2003年）[6]には，「人間の生命，人間としての尊厳および権利を尊重する」「人々の知る権利および自己決定の権利を尊重し，その権利を擁護する」「守秘義務を遵守し，個人情報の保護に努めるとともに，これを他者と共有する場合は適切な判断のもとに行う」「対象となる人々への看護が阻害されているときや危険にさらされているときは，人々を保護し安全を確保する」という看護師の擁護者としての役割が明示されている。

2）患者の権利擁護

外傷患者のほとんどは，不安や恐怖を抱き，情緒的に不安定な状態になっている。意識レベルが低下していることも多く，意思決定が困難な状況にある。家族も身内の突然の出来事を聞き，心理的に混乱し，通常の意思決定能力を欠くことがある。したがって，患者自身の意思を自発的に表明することは難しく，患者の代理人の立場にある家族からも十分な意思を聞けないこともある。こうした状況では，患者や家族のもっとも近い位置にいる看護師が，患者の意思をくみ取り，この患者はどのような権利をもっているのか，それらが守られているかなど，患者サイドの立場で権利を擁護しなければならない。

この患者の権利擁護のことを「アドボカシー」といい，「アドボカシー」を実践する人（擁護者）を「アドボケーター」と呼んでいる。

3）インフォームドコンセント

インフォームドコンセントは「ヘルシンキ宣言」（1964年），「リスボン宣言」（1981年）などで謳われている医療倫理を基盤としている概念である。これらの宣言では，患者は医師と対等な立場であることが強調され，父権主義的な医師–患者関係が否定されている。このような前提を置くインフォームドコンセントとは，医学的処置に関する説明と，それを理解した患者の意思決定ということであり，患者が自分に行われる医学的処置や看護処置について理解可能な説明を受け，自らが意思決定をすることである。

しかし，外傷患者の多くは十分な説明を受け，それらを理解し，意思決定できる状況とはいえない。患者の緊急度・重症度が高く，説明する余裕がないまま医療処置が施されることもしばしばある。頭部外傷などで意識障害があるケースでは，インフォームドコンセントなしで，医療者側の判断のみで処置が行われることもある。

こうした状況でも，看護師はアドボケーターとしての役割を発揮し，患者の不安に寄り添い，患者の意図をくみ取り，患者への言葉かけの徹底や理解しやすい説明の仕方を常に心がける必要がある。

4）プライバシーと個人情報の保護

多くの救急患者と同様に，外傷患者への身体的プライバシーを保護することは，看護師の重要な役割である。とくに外傷患者の場合は，全身の観察を入念に行う必要があるため，身体の露出が長くなることもある。掛け物，スクリーン，カーテンなど身体的プライバシーを保護する対応が必要である。しかし，不必要な露出を避けるあまり，身体の異常なサインを見逃すことがあってはならない。

また，外傷患者のほとんどは緊急搬送患者であり，十分な患者情報がないまま，処置が進行する。そのため，医療者側が患者情報を得るために，持ち物や衣類に身につけたものをチェックし，個人情報を得る機会もある。こうした情報は，患者本人が管理できる状況ではなく，医療者側が責任をもって管理する必要がある。保助看法の第42条の２には，「保健師，看護師または准看護師は，正当な理由がなく，その業務上知り得た人の秘密を漏らしてはならない。保健師，看護師または准看護師でなくなった後においても，同様とする」と定められており，2005年に施行された「個人情報の保護に関する法律」でも，個人情報の慎重な取り扱いについて規定されているように，個人情報の漏洩を防ぎ，守秘義務を徹底しなければならない。

9 記録のあり方・法的意義

1）医療をめぐる社会背景と看護記録

医療を受ける者の権利として，インフォームドコンセント，すなわち十分な説明を前提にした患者の「自己決定権」が尊重され，また個人情報保護法ではプライバシー権の保護にとどまらず，「自分の情報を自分でコントロールする権利」を保障している。そして，看護記録の開示を含めた診療情報の提供については，「医療の透明性の確保，患者と医療従事者の情報共有による医療の質向上，患者の知る権利および自己決定権の尊重，患者と医療従事者の良好な関係を構築するものとして，積極的に取り組むことが求められている」とされている[7]。

看護記録は，「看護実践の一連の過程を記録したもの」であり，診療記録の1つとしてあげられている。しかし，医師・助産師の書く記録は，医師法や保助看法において法的義務が規定されているが，助産録以外の看護記録については保助看法では規定はされていない。

日本看護協会は，看護業務基準（2016年改訂版）のなかで，「看護実践の一連の過程の記録は，看護職の思考と行為を示すものである。その記録は，看護実践の継続性と一貫性の担保，評価及び質の向上のため，客観的で，どのような看護の場においても情報共有しやすい形とする。それは行った看護実践を証明するものとなる」と記し，専門職としての看護実践を実証するものとして，重視している考えを示している[8]。

さらに，看護師がチーム医療のなかで記録をとどめるためには，救急医療・外傷診療における共通の視点・共通言語を知る必要があることはいうまでもない。

2）救急医療における医療の透明性を保つための記録

救急医療においては，「医療の透明性の確保」のための診療記録開示という考え方はきわめて重要な意義を有している。救急医療では意識が明瞭ではない患者も多く，しかも付き添いがいない状態での搬入や，説明を誰にもできないなかで治療が進められることもある。

救命を優先することが当然の現場においては，インフォームドコンセントを前提とした医療が不十分で，診療記録を開示して信頼関係を構築するなどの余裕もない。すなわち，患者にとって医療の密室性が高いということを意味している。そのため，医療の透明性を保つためには，行われた治療や看護ケアを記録に残すことが大切であり，密室性が高ければ高いほど，その医療過程を検証可能なものにする記録の必要性は大きい[9]。

3）法的証拠書類としての看護記録

医療事故訴訟においては，看護記録が法的な場に出される。訴訟になった場合，記録に残されていないことは，観察や処置などの必要なケアが行われていなかったと判断される。そのため，実施した事柄や観察・アセスメントの内容を記述しておくことは重要である。

医療事故で問題になるのは，義務，義務不履行，損害，因果関係の4つである。したがって，記載内容には，治療・処置・ケアについて，いつ・どこで・誰が・何を・どのように実施したか，指示者ならびに実施者の氏名，および患者の反応・状態，患者・家族への説明内容とそれに対する反応などの事実を客観的・経時的に記載しておくことが重要となる。

なお，いかなる記録においても，記録をした看護師のサイン・日付・時間を必ず記載することが必須である。また，モニターや検査機器から印刷される用紙も記録の1つであり，看護記録と時間のズレがないよう，時刻を合わせておくことも大切である。

4）救急外来における記録

患者が来院すると同時に，病態と緊急度を判断するために素早い患者の観察，診察，治療，看護などが同時に開始される救急医療の現場において，後日検証可能なように，なされた治療処置・ケアの事実が残されていることが最大の条件といえる。

救急外来においてはチェック方式に加えて，経時的に事実を書く叙述的記録が使いやすいとされ，この方法が見直されている。とくに患者の搬入直後など，救命処置が慌ただしく行われている状況においては，記録は後回しになり，電子カルテなどの場合も，後追い入力になる場合が多い。

正確な事実を残すためには，記録担当者を確保し，時間ごとの変化や治療処置がわかる記録をとることが重要である。

また検証可能な記録は患者のためばかりではなく，看護師自身の看護力を高め，かつ専門職としての看護師を守るうえでも貴重な資料となる。看護師がホットラインなどの初期情報をもとに患者の観察から得た情報を，どのような事実に着眼して，どのようなアセスメントをし，看護問題を抽出した結果，どのようなケアをしたか，看護師の看護プロセス（思考プロセス）がたどれる事実があれば，誰でも看護を検証し，救急外来における記録から看護の改善，職場の改善や人材育成に活用可能になる。

5）救急外来における記録の実際

救急外来では，患者の病態から緊急度や重症度を的確に判断して，優先度を考え治療することに目的が置かれている。

この治療優先順位を決めるトリアージは生理学的評価によるため，バイタルサイン，意識レベル，神経学的所見などの事実が重要であり，これらの事実が漏れなく収集でき，記載できるような書式の記録用紙（データベースの用紙）が望ましい。

とくに，外傷患者のトリアージでは，高リスク受傷機転による外傷かどうかが重要であるため，受傷機転の情報を記録することが大切である。また患者の搬入後は，刻々と変化する患者の状態を記録できる経過記録用紙と看護師のかかわりの事実を経時的に書く叙述的記録用紙（SOAP***）などが望ましい。

（1）情報収集内容の記載

外傷患者の場合，救急隊員からの収容依頼の通報で第1報が入る場合など，MIST，SAMPLE（p. 318，表A-3-7参照）に沿って簡潔明瞭に情報を収集し，スタッフ全員が予測性をもって患者に対応できるよう情報を共有しておくことが大切である。

（2）観察・聴取内容の記載

A（気道），B（呼吸），C（循環），D（意識障害）の視点で，バイタルサイン，観察や聴き取りで得た情報，モニタリングのデータなどを記録する。

A・B：発語の有無，気道閉塞・呼吸困難の有無，呼吸運動（胸郭，腹部の動き），呼吸音，呼吸数・リズム・深さ，息苦しいなどの訴え，動脈血酸素飽和度，呼吸補助筋の使用の有無，皮下気腫の有無，胸部の打撲痕や開放創の有無，打診による鼓音・濁音の有無など

C：血圧，脈拍，体温，皮膚の色・湿潤度，冷汗，チアノーゼ，蒼白，毛細血管再充満時間（capillary refill time；CRT），気管偏位・頸静脈怒張の有無，貧血・出血の有無・程度，脈が飛ぶ・胸が痛いなどの自覚症状の訴え，心電図モニター波形

D：意識レベル（GCS・JCSの活用），意識を失った・記憶がないなどの訴え，瞳孔所見（大きさ・左右差・対光反射の有無・偏視の有無など）

AMPLE（history）（p. 150，表Ⅳ-3-4参照）などの情報は治療にあたって重要であり，できるかぎり収集し記録にとどめる。

（3）診察・処置内容の記載

以下の内容を実施時間とともに記録する。

検査内容と結果：X線・CT・超音波・12誘導心電図など。

処置内容：気管挿管・ドレーン挿入・創洗浄・縫合・手術など，使用した薬剤名・投与量，挿入の長さなど。

（4）患者・家族への説明内容とそれに対する反応の記載

誰（患者との関係）が付き添ってきているか，面会状況などを記録するとともに，家族への説明（患者の病状・診断名・今後の治療方針など）は，日時・誰から誰への説明か・説明内容・家族の反応を明記する。また，記録内容を提示し確認のサインをもらう。

（5）所持品の管理と記載

外傷患者は付き添いがなく搬入されることが多いため，患者の所持品の管理は重要であり，看護師の大切な役割である。煩雑な救急現場で私物を管理するためには，置き場所の統一を図るとともに，衣類と貴重品（金銭・アクセサリー・腕時計・携帯電話など）に分類し，所持品の個数を含めすべて記録に残し，速やかに専用の袋に入れることが紛失防止につながる。

外傷で搬送される患者は，出血や排泄物で衣服が汚染されていることが多いため，袋に入れるときも汚染部分がみえないように配慮することが必要である。

私物は速やかに家族・患者に返却することが原則であるが，搬入前後に警察が関与し，所持品が患者・看護師の手元から離れることもある。品名をすべて記録し，所在を明確にすることが大切である。

ただし，意識のある患者ではカバンの中を確認するときに承諾を得ることを忘れてはならない。いかなる状況でも複数名の看護師で確認し，管理にかかわった看護師名を記録する。患者・家族へ返却する際には，返却または申し送った看護師と受け取り者名を記録する。また所持品確認の用紙は，患者が退院後もしばらく保管しておくことが，トラブルを防止するうえで大切である。

*** Subjective data（主観的な情報），Objective data（客観的な情報），A：assessment（評価），P：plan（計画）の頭文字をとったもの

文 献

1) 日本救急医学会・日本救急看護学会，他監：緊急度判定支援システムJTAS2017ガイドブック，へるす出版，東京，2017.
2) 救急救命士標準テキスト編集委員会編：救急救命士標準テキスト（上巻），第9版，へるす出版，東京，2015.
3) 救急救命士標準テキスト追補版編集委員会編：救急救命士標準テキスト追補版，へるす出版，東京，2014.
4) 日本外傷学会・日本救急医学会監，日本外傷学会外傷初期診療ガイドライン改訂第5版編集委員会編：外傷初期診療ガイドラインJATEC™，第5版，へるす出版，東京，2016.
5) 日本看護診断学会監訳，中木高夫訳：NANDA看護診断；定義と分類 2005-2006，医学書院，東京，2005.
6) 日本看護協会：看護者の倫理綱領. https://www.nurse.or.jp/home/publication/pdf/rinri/code_of_ethics.pdf
7) 日本看護協会：看護記録および診療情報の取り扱いに関する指針，2005.
8) 日本看護協会：看護業務基準 2016年改訂版. https://www.nurse.or.jp/nursing/practice/kijyun/pdf/kijyun2016.pdf
9) 小林洋二：診療記録開示と患者の権利擁護. Emergency Nursing 14：907-911，2001.
10) 太田祥一編：救急羅針盤；これがすべてだ救急医療，荘道社，東京，2005.
11) 平田清貴，他：救急患者に関わる人々；薬剤師. 救急医学 29：1551-1554，2005.
12) 高橋章子監：救急看護の基本技術，Emergency Nursing 2004年夏季増刊，メディカ出版，大阪，2004，pp. 285-292.
13) Jacobs BB：TNCC-Trauma Nursing Core Course Provider Manual. 5th ed, Emergency Nurses Association, Anaheim, 2000.
14) 高田利廣：看護業務における責任論；看護の主体性確立を目指して，医学通信社，東京，1994.
15) 井上幸子：看護業務：その法的側面，日本看護協会出版会，東京，1987.
16) America Psychiatric Association著，高橋三郎，他訳：DSM-IV-TR精神疾患の分類と診断の手引，医学書院，東京，2003.
17) 高田利廣：看護の安全性と法的責任，日本看護協会出版会，東京，1988.
18) 大森武子，他：看護と法：人権・看護実践・現代医療，医歯薬出版，東京，2004.
19) 中野八重美：緊急場面で何を記録すべきか. 山勢博彰，他編，急変・救急時看護スキル；その根拠とポイント，照林社，東京，2004，pp. 338-346.
20) 中村惠子：叙述型記録再考，記録はなぜ必要なのか. インターナショナルナーシングレビュー 25：51-56，2002.
21) 坂本すが：看護記録の透明化と患者の参画. 看護実践の科学 27：10-18，2002.
22) 寺井美峰子：経時的記録と事故後の記録の重要性；リスクマネジャーの立場から考える看護記録. インターナショナルナーシングレビュー 25：38-43，2002.
23) 交野好子：記録・報告に関する技術. 神郡博編著，コンパクトガイド；看護実践の基礎と展開，看護の科学社，東京，2006，pp. 72-80.
24) 川合いずみ，他：Q45 救急時の記録って，どのような記録がいいでしょうか？ 救急ケアQ＆A；初期対応の基本知識とポイント，総合医学社，東京，2004.

1. 外傷初期診療の実際

本項は，JATEC™との整合性を維持するために，『改訂第５版 外傷初期診療ガイドラインJATEC™』第１章 初期診療総論【初期診療の実際】をそのまま掲載する。

1 患者受け入れの準備（表Ⅲ-1-1）

病院前救護にあたる救急隊員には，JPTECとして標準化された救護・搬送法ならびに病院選定基準が普及している。よって収容する病院側の医師も彼らの活動内容に精通し，継続する形で病院内の初期診療を行う。救急隊もしくは救急指令室からの電話連絡には医師自らが対応し，緊急度が高いと評価されるロード＆ゴーの適応なら簡潔な情報のみで直ちに収容を受諾する。

JPTECでは，第１報として，ロード＆ゴー対象か否か，受傷機転（Mechanism of injury），損傷部位（Injury site），現場でのショック状態やロード＆ゴーの適応理由となった症候や所見（Signs），応急処置（Treatment）の情報を搬送先医療機関へ速やかに伝えるよう救急隊員に指導している。これらの情報項目は英語の頭文字をとり「MIST」と呼ばれる。バイタルサインなどより詳しい情報は病院への搬送中に第２報として聴取する。その場合でも，簡潔で，必要最低限の情報交換にとどめる。必要ならば救急隊員への助言も行う。

蘇生を直ちに開始できる初療室を確保し，気道確保に必要な器具，18 G以上の太い静脈留置針および骨髄内輸液針，糖を含まない加温してある細胞外液補充液，各種モニター類を準備する。また応援医師や応援看護師，技師には緊急時には招集する旨を事前に連絡する。初期診療にはポータブルX線撮影装置と超音波診断装置は必須であり，常設していない施設はこれらを初療室へ移動させておく。超音波診断装置は電源を入れ，起動させておく。医師や看護師は，感染に対する標準予防策として，ガウン，手袋，マスク，眼を保護するゴーグルなどを着用する（図Ⅲ-1-1）。患者のなかには到着時にアルコールや薬物服用により乱暴な態度をとる者があり，診療にあたる医療チームの安全が求められる。このような患者に対しては，抑制帯や鎮静目的の薬物などを使用し，患者自身と自分を含む医療スタッフを危害から守る必要がある。

医師および医療スタッフは，救急自動車が停車する位置まで患者を出迎える。患者への接触後，後述する方法で速やかに第一印象を得る。酸素投与がな

表Ⅲ-1-1 患者受け入れの準備

- ホットラインで医師が直接対応
- 簡潔な情報（MIST）で受け入れ決定，助言
- スタッフの招集と情報共有，役割分担
- 蘇生用具一式と加温した輸液類
- 各種モニター
- ポータブルX線撮影装置と超音波診断装置
- 感染に対する標準予防策

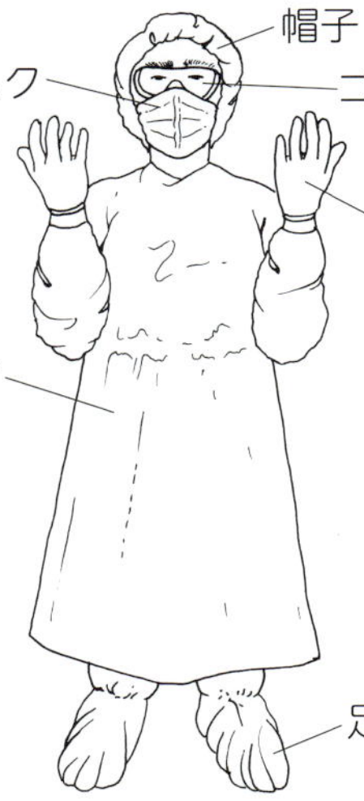

図Ⅲ-1-1 標準予防策

Ⅲ

されていれば継続する。バックボードに固定された患者はそのまま病院のストレッチャーに移す。複数患者が運ばれてきた場合には，初療室に入れる前におのおのの患者の緊急度によって，入室ならびに診療の優先順位を決定する。

2 Primary surveyと蘇生

ABCDEアプローチでprimary surveyを行い，異常を認知した場合には直ちに蘇生を行う。Primary surveyは，以下に記載するように教育指導や説明上ABCDEの線形アルゴリズムとなるが，臨床現場では，可及的同時に把握し，総合的に蘇生の要否を判断する。蘇生を医師が1人で行う場合には，ABCDEの優先順位に従い一つひとつ解決する。能力のある医師が複数いる場合には同時進行でよいが，優先順位の高い異常を放置しないようリーダーは注意する。

1）第一印象の把握

第一印象の把握は，患者を救急自動車から初療室へ移すまでの短時間で行う。本格的な蘇生は初療室の処置台に移してから開始する。患者に接ししだい，簡便な方法でA・B・C・D・Eを素早く評価して，緊急度を「第一印象」として把握する（図Ⅲ-1-2）。具体的には，「わかりますか？」「お名前は？」などと話しかけ，通常の発声がなければ気道（A）の異常または意識障害（D）と判断する。呼びかけと同時に前頸部や胸部に目をやり，呼吸（B）を観察する。速いか遅い，もしくは浅表性で努力様の場合は異常と判断する。一方，並行して手で末梢の皮膚や脈を触れ，循環（C）と体温（E）を観察する。末梢が蒼白で冷たく，脈が触知しにくい場合には循環（C）に異常があるものと判断する。体幹も冷たければ，低体温の可能性がある。逆に外傷診療に熟練した医師により第一印象にまったく異常がないと判断された場合，緊急性は高くなくprimary surveyが短時間で完了すると考えてよい。

以上のように，初療担当のリーダー医師は五感を働かせてA・B・C・D・Eの異常の全体像を短時間で感じとり，周りの医療スタッフに伝え，「詳細なABCDEアプローチと蘇生」を急ぐ必要性をチームで共有する。

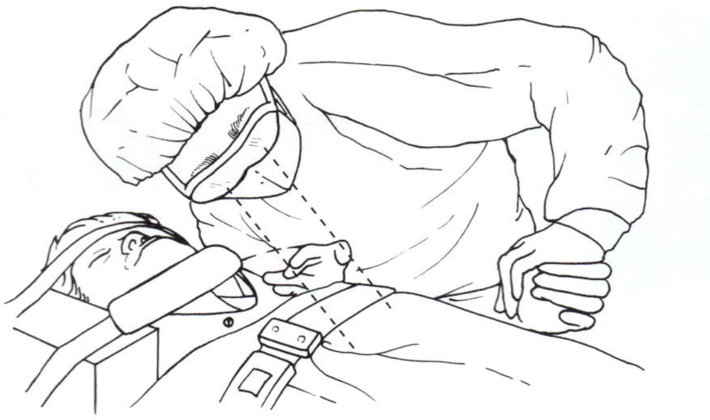

図Ⅲ-1-2 第一印象の把握
話しかけながら発語の様子を観察し，気道（A）の異常または中枢神経障害（D）の有無を評価する。前頸部や胸部に目をやり，息づかい（B）を観察する。手で末梢の皮膚や脈を触れ，循環（C）と体温（E）を観察する

2）初療室収容後の対応

Primary surveyではチーム医療のもと，ABCDEアプローチに従い診療を進める。初療室に収容した後，酸素投与，モニター類の装着，末梢静脈ルートの確保と輸液，ポータブルX線撮影やFASTの準備，脊椎運動制限の解除，脱衣などの一連の処置を，リーダーの指示のもと速やかに開始する。

3）A：気道評価・確保と頸椎保護

リザーバ付フェイスマスクを用いて高濃度酸素投与を継続もしくは開始する。患者観察の第一は，気道閉塞の有無を調べ，必要に応じて気道確保を行うことである。呼吸の状態を「見て」，音を「聴いて」，空気の出入りを「感じて」，気道の状態を評価する。陥没呼吸，シーソー呼吸や気管牽引は上気道閉塞の所見である。このような所見がなくても，顔面・口腔に創傷，腫脹，熱傷，異物または出血などを認める場合，血液やその他の分泌物などによる口腔内の異常音，喘鳴，嗄声を認める場合，空気の正常な出入りが感じられない場合などでは，気道閉塞の可能性がある。

気道が閉塞もしくは閉塞するおそれがある場合には，気道を確保する。用手的には頸椎の動揺を最小限に抑えるために下顎挙上法で行う。エアウエイの使用は用手法の補助と位置づける。吸引操作を併用し，異物があれば除去する。しかし，無呼吸，死戦期呼吸などの気道緊急の場合や，血液や吐物の誤嚥のおそれがある場合，頸部の血腫，口咽頭損傷，顔面外傷などで気道が閉塞している，もしくは閉塞する危険性が高い場合，用手法とエアウエイでは十分に気道の確保ができない場合には，確実な気道確保

を速やかに行うことが必要となる。これ以外の場合でも，マスクによる酸素投与によっても低酸素血症や高二酸化炭素血症が改善されず陽圧換気・補助換気が必要な場合や，重症出血性ショック，重症意識障害などの場合にも確実な気道確保が必要となる。

確実な気道確保法として最初に試みるべきは経口気管挿管である。無呼吸の場合や顔面に損傷がある場合には，経鼻挿管を試みてはならない。挿管が困難な場合は，気道確保のアルゴリズムに従い外科的気道確保を採用する。緊急時の外科的気道確保は，通常，輪状甲状靱帯切開を行う。輪状甲状靱帯切開が間に合わない場合や12歳以下の小児の場合は，血管留置針（14 G）による輪状甲状靱帯穿刺を行う。ただし穿刺では自発呼吸は困難で，バッグによる換気もできないため特殊なキットを使用した高圧ジェット換気が必要となる。一方，時間的に余裕のある場合は，挿管困難が予測されれば気管支鏡を用いて挿管してもよい。挿管困難が予測されなければ，薬剤を用いて迅速気管挿管（rapid sequence intubation；RSI）を施行する。

初療時の外傷患者には頸椎損傷が隠れているものとして頭部，頸椎は愛護的に扱い，頸椎カラーを装着する。とくに，意識レベルの低下や鎖骨より頭側に外傷のある患者には頸椎カラーによる固定が必須である。頸部の観察や気道確保を行う場合は，用手的に正中中間位で頭部を保持し，頸椎カラーの前面のみを外す（図Ⅲ-1-3）。Primary surveyと蘇生中は頸椎保護に努めるが，これは不用意な頸椎の動揺を起こさないように気道確保をするという意味であり，決して必要な気道確保を犠牲にしてまで頸椎保護が優先されることはない。

頸部の詳細な診察と画像診断は，呼吸と循環が安定してからsecondary surveyで行う。

4）B：呼吸評価と致死的な胸部外傷の処置

呼吸の身体診察は視診，聴診，触診および打診が基本であり，五感をしっかり働かせる。すなわち，胸郭の動きと頸部から胸部にわたる体表の創傷を「見て」，左右の呼吸音を「聴いて」，胸郭全体や皮下気腫を「触って」，さらに打診により鼓音・濁音を調べる。視診では，呼吸数，胸郭運動の左右差，胸壁の変形・動揺などに着目するが，胸部のみならず頸部も同時に評価する。頸部では胸鎖乳突筋など呼吸補助筋使用の有無を観察する。また胸部の挫創

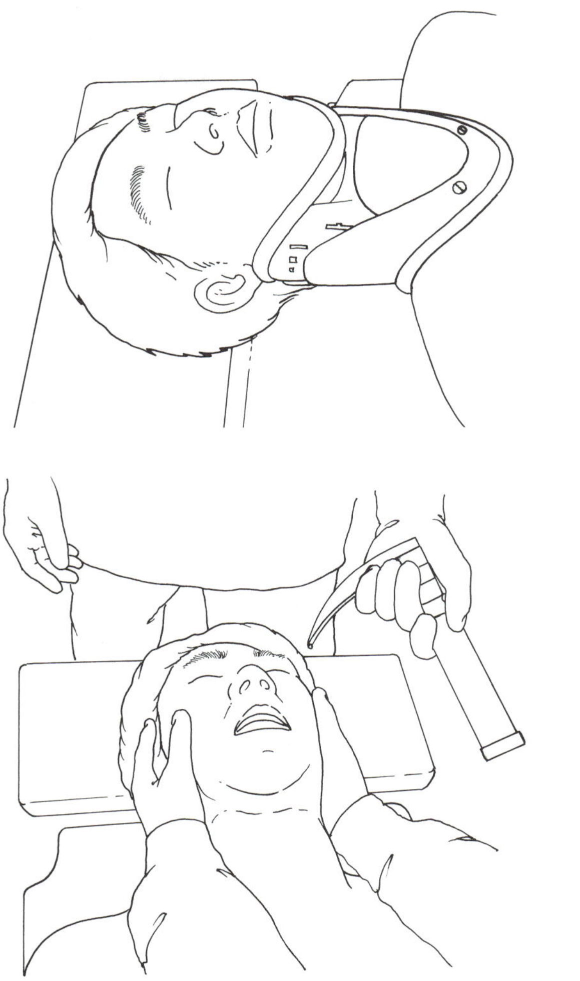

図Ⅲ-1-3　頸椎の保護

や，穿通性損傷の有無を確認する。不穏で安静が保てないときは，呼吸困難や低酸素血症に陥っていることがあるため注意を要する。さらに循環評価のための所見として気管偏位と頸静脈怒張の有無も観察する。胸壁動揺や胸郭運動の左右差は，視診のみでは不確かであり，両手を胸壁に当てて感じとる。触診では圧痛や肋骨骨折時のコツコツする感触，皮下気腫などを観察する。打診は騒がしい初療室では難しいことが多いが，鼓音や濁音を同定することができる。聴診では，両側の呼吸音の確認に加え，気胸や血胸に伴う左右差，気道内の病変や異物に伴うゼイゼイという音，あるいは心臓弁の異常や心嚢液貯留を示唆する心音異常などを確認する。また穿通創がある場合は空気の出入りの有無を観察する。呼吸数，経皮的動脈血酸素飽和度（SpO_2）は必ず確認し，異常所見を認める場合は胸部X線を撮影する。SpO_2が呼吸（B）機能評価のもっとも信頼できる指標となるが，ヘモグロビン（Hb）濃度が5 g/dl以

下の貧血，30℃以下の低体温，一酸化炭素中毒の合併などはSpO_2の信頼性に影響するので注意する。換気が不十分な場合や酸素投与によっても低酸素状態が改善しない場合には，補助換気・陽圧換気が必要となる。ただし，陽圧換気による胸腔内圧の上昇は静脈還流を減少させるため，循環血液量が減少している患者では血圧低下に，また気胸患者では緊張性気胸に陥ることがある。

なお，primary surveyで注意すべき，呼吸に異常をきたす致死的胸部外傷には，大量の気道出血，肺挫傷を伴うフレイルチェスト，開放性気胸，緊張性気胸，大量血胸がある。A・B・Cの評価中に絶えずこれらを念頭に置き，必要なら蘇生を行う。

5）C：循環評価および蘇生と止血

外傷患者ではさまざまな程度に循環が障害され，重症例ではショックとなる。ショックとは，主要臓器への血流低下に伴い，細胞・末梢組織が必要とする血流や酸素の供給ができない病態をいう。好気性組織代謝が障害されるため細胞機能が保てなくなる。外傷では，いかなる部位の損傷であっても血管の破綻が生じ，量の多寡を問わず血液を失う。大血管や実質臓器損傷は単独でも大量の出血をきたすが，一損傷からの出血が少量でも多数重複すると出血性ショックとなる。外傷では，起こり得るショックの大部分を出血性ショックが占め，治療面からみると緊急度，重症度とも高い。出血によらないショックの鑑別として緊張性気胸と心タンポナーデによる閉塞性ショックに注意する。

出血性ショックでは血圧低下も一つの指標であるが，血圧のみに頼らず，皮膚所見，脈拍，capillary refill time（CRT）および意識レベルなどをもとに総合的に判断する。出血量が相当量に達するまで収縮期血圧は低下しないため，血圧のみを頼りにすると，ショックを早期に認知できない。

ショックを早期に認知する方法は以下のとおりである。

- 皮膚所見：ショックの認知では視診が重要である。蒼白は低灌流による末梢血管の収縮を示唆する。皮膚の色調が濃く，観察しにくい場合は粘膜や爪でみる。冷汗による湿潤はショックの所見である。なお，暗紫色（チアノーゼ）は低酸素血症を意味するため，再度，A・Bを評価する。
- 脈の観察：橈骨動脈など末梢の脈をまず確認する。脈を触れなければ重症のショックである。次いで弱いか強いか，速いか遅いか，整か不整かをみる。弱い促迫した脈は，通常低容量を示している。一般的に成人で脈拍数120/分以上は出血性ショックを考える。小児では160/分以上，乳児では180/分以上，逆に高齢者では90/分以上を指標とする。ただし，脈拍数が正常であることが，必ずしも循環血液量が正常であることを意味しない。とくに，高齢者，スポーツ選手，妊婦，βブロッカーやジゴキシン，カルシウムチャネルブロッカーなどの服用患者，低体温患者やペースメーカー装着患者などは，低容量でも頻脈を呈し難い。一方ショックの患者では，脈拍数が正常（80/分未満）の場合のほうが頻脈を呈している場合よりも死亡率が高いことが報告されている[1)]。
- 意識レベル：相当量の出血があっても脳血流は保たれるため意識は消失しない。ショックの初期症状としての不安，不穏，攻撃的な態度といった精神変調を軽視しないように注意する。無反応や昏睡は自己調節機構を超えた脳低灌流状態を意味し，心停止寸前の危険な状態である。

外傷におけるショックの最大の原因は出血である。したがって他の原因が証明されるまで，まずは低容量であると考えて蘇生を開始する。出血性ショックを治療する大原則は出血源をみつけ，一刻も早く出血を止めることである。活動性の出血が制御されなければ，大量の輸液と輸血により一時的に循環が維持できていてもいずれは破綻をきたして状態が悪化する。

循環のモニタリングとしては血圧，脈拍数，血清乳酸値，尿量などが指標となる[2)]。また超音波診断による下大静脈径が低容量の指標になるという報告がある[3)]。通常は収縮期血圧が90 mmHg以下になるとショック状態と判断してよいが，高齢者ではより高い血圧でショックと判断する必要がある。動脈血ガス所見から酸素化の状態やアシドーシスの評価が可能となるため，A・B・C評価の段階で採取することが望ましい。

（1）外出血の止血

外出血は直ちに滅菌ガーゼ，手指で直接圧迫し止

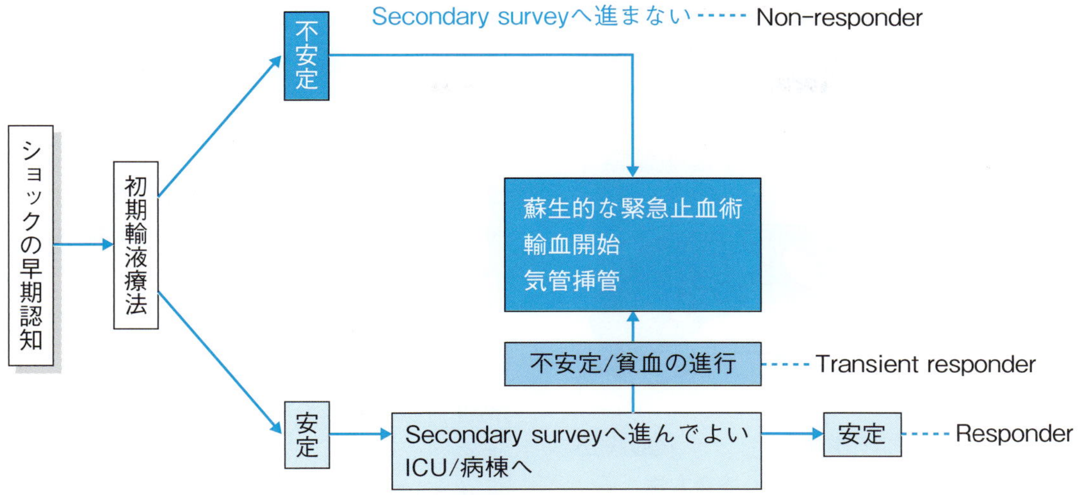

図Ⅲ-1-4　初期診療における循環の反応と治療方針

血する。必要ならば出血部位より近位で動脈を圧迫する。圧迫で出血を制御できない場合にのみ止血帯を使用する。止血鉗子による盲目的な止血も避ける。ただし頭皮の大出血は圧迫のみでは止血が困難なことがあり，迅速な縫合やステイプラーを用いた創閉鎖がしばしば必要となる。頭皮クリップの使用は頭皮からの出血の一時的な制御に役立つ。

また口腔・鼻腔からの大量出血には，確実な気道確保を行ったうえでガーゼパッキング，ベロックタンポン，バルーンカテーテルなどにより止血を行う。

（2）静脈路の確保と輸液・輸血

輸液路の第一選択は，上肢への少なくとも2本の太い末梢路（18 G以上，できれば14〜16 G）である。とくに骨盤や下大静脈の損傷が疑われる場合は下肢からの末梢路は避けることが望ましい。ただし，ショックをはじめとする危機的状況で，末梢静脈の確保が困難な場合，骨髄内輸液路や中心静脈路により輸液路を確保する。静脈路を確保する際に，輸血の準備や検査のための採血を行う。輸液は，39℃に加温した糖を含まない細胞外液補充液を用い，急速投与する。

一定の輸液量を目安（成人では1〜2 L，小児では20 ml/kg）に急速輸液を行い，循環の反応を観察して治療方針を決定する（図Ⅲ-1-4）。外傷患者に対して行う最初の輸液は，低容量に対する治療であると同時に，治療方針を決定する羅針盤の役割をもっている。したがって，JATEC™ではこれを「初期輸液療法」と呼称している。循環の安定化の指標は，血圧，脈拍数に加え，皮膚色調，意識レベル，酸塩基平衡，血清乳酸値，尿量などで総合的に判断する。初期輸液療法に反応しない場合には，輸血の準備を開始するとともに，手術やIVRなどによる緊急止血術を早急に開始する。1分でも無駄にすることなく止血術を迅速に開始することを最優先とし，過大な輸液負荷を行わないように注意する[4)〜6)]。濃厚赤血球に加えて早期から新鮮凍結血漿を投与することが重要で[7)]，これらの血液製剤が迅速かつ継続的に供給されるよう院内で手順書（Massive Transfusion Protocol）を定めておくとよい[8)]。なお，出血性（循環血液量減少性）ショックではバソプレシンやカテコラミン，炭酸水素ナトリウムは使用しない。このような患者でみられる代謝性アシドーシスは，酸素供給による十分な酸素化の改善と輸液負荷により治療すべきである。

（3）出血源の検索と止血

初期輸液療法を開始するとともに出血源の検索を行う。ショックに至る出血源の同定では，身体診察から推定できる外出血や長管骨骨折を除けば，体幹部の内出血として胸腔，腹腔，後腹膜腔の3部位に焦点を当て検索を行う。これらの検索には画像診断が必要となる。すなわち，X線単純撮影（胸部，骨盤）と簡易超音波検査であるfocused assessment with sonography for trauma（FAST）を組み合わせて，血胸，腹腔内出血および骨盤骨折（後腹膜出血の可能性を示唆する）の有無を確認する（図Ⅲ-1-5）。この3部位以外の内出血として高位の後腹膜血腫がある。とくに膵，腎，腹部大血管損傷および腰椎破裂骨折に伴う後腹膜出血は，FASTおよび

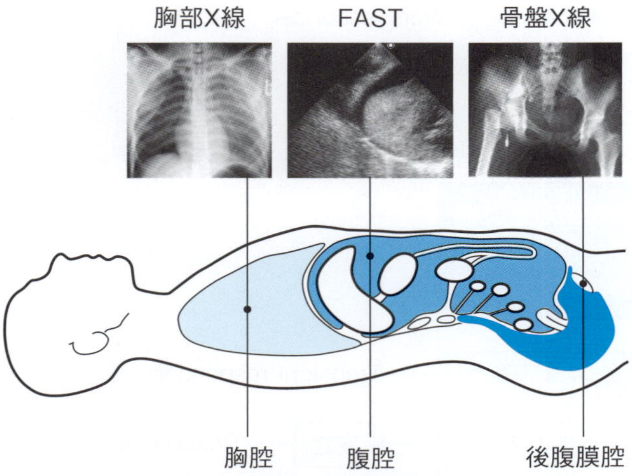

図Ⅲ-1-5　**内出血の主たる３部位とその検索方法**

胸部・骨盤X線では確認困難な第四の内出血である。

初期輸液療法に反応しない場合は，secondary surveyに進まずに，primary surveyと蘇生の一環として緊急止血術を行うことを最優先とする。胸腔内出血では緊急開胸止血術が，腹腔内出血では緊急開腹止血術が原則として第一選択となる。また骨盤骨折に伴う後腹膜出血では止血のために経カテーテル動脈塞栓術（transcatheter arterial embolization；TAE）や骨盤パッキングが行われる。緊急開胸術や緊急開腹術が必要と判断した場合には，迅速に手術を開始することを目指す[9)10)]。

初期輸液療法で安定しsecondary surveyや根本治療に進んだ場合，あるいはICUや病棟に入室した後でも，再び循環が不安定になる場合は，同様に緊急止血術が最優先となる（図Ⅲ-1-4）。

（4）非出血性ショックの検索と蘇生

出血で説明のつかないショックでは，緊張性気胸と心タンポナーデを検索する。心タンポナーデはFASTで診断し，心嚢穿刺か熟練した救急医や外科医による剣状突起下心膜開窓術，あるいは緊急開胸術による心膜切開で解除する。心嚢穿刺は16 Gか18 Gの長針を用いて行うが，少量でも血液が引けると一時的にタンポナーデを解除できる。ただし，ほとんどの場合には根本治療としての手術的治療が必要となる。脊髄損傷では神経原性ショックをきたすが，この場合は徐脈となり，四肢の麻痺，冷汗の欠如などから鑑別がつく。

6）D：生命を脅かす中枢神経障害の評価

前述したように，低酸素血症や循環不全による酸素供給の減少で二次性脳損傷が生じると，頭部外傷の予後はいっそう悪くなる。このため頭部外傷の評価は，呼吸機能や循環動態の安定化を図りながら行う（図Ⅲ-1-6）。意識障害があると頭部外傷への懸念にとらわれ，呼吸と循環の評価を忘れて，その診断・治療を最優先しようとする医師がいるが，これは誤りである。

Primary surveyにおける中枢神経系の評価の最大の目的は，直ちに緊急手術が必要となる頭蓋内占拠性病変の有無を神経学的所見と身体所見から推測することである。一般に脳ヘルニア徴候を呈する頭蓋内占拠性病変は緊急手術を考慮する必要がある。必ず観察すべき神経学的所見は意識レベル，瞳孔所見（瞳孔不同と対光反射の有無），片麻痺である。意識レベルは，原則Glasgow Coma Scale（GCS）で評価する。簡便であり，救急隊の評価と比較しやすいためJapan Coma Scale（JCS）を併用してもよい。GCS 合計点が８以下（JCSが30以上）の場合，意識レベルが急速に悪化（GCS 合計点２以上の低下）した場合，瞳孔不同，片麻痺やCushing現象から脳ヘルニアが疑われる意識障害の場合は，生命を脅かす重症頭部外傷と位置づけ，JATECでは「切迫するD」と表現する。この場合，頭蓋外因子による二次性脳損傷を防ぐためA・B・C（酸素化，換気および循環）の安定を再確認し，脳神経外科医のコールと頭部CT検査の準備を依頼する。ただし，頭部CT検査はsecondary surveyの一部であり，呼吸・循環が安定した後に撮影するのが原則である。A・B・Cの蘇生が完了する前にDの評価が行われた場合は意識障害が過大評価される危険性があるので，A・B・Cの蘇生が完了してから改めて評価する。

7）E：脱衣と体温管理

A・B・C・Dとほぼ並行して，全身の衣服を取り活動性出血や開放創の有無をみる。着衣は四肢，体幹の前面で切り（図Ⅲ-1-7），体幹前面がすべて観察できるようにする。背面の観察はsecondary surveyで行うことを原則とするが，循環動態が不安定でかつ背面から血液が滴るような場合は，この時点で観察する。

外傷時の環境温，輸液の影響や脱衣で急激に体温が低下する。衣服が水や体液で濡れていると体温が下がりやすいので，できるだけ早く除去し，乾いた布で覆う。低体温は出血傾向を助長し，代謝性アシ

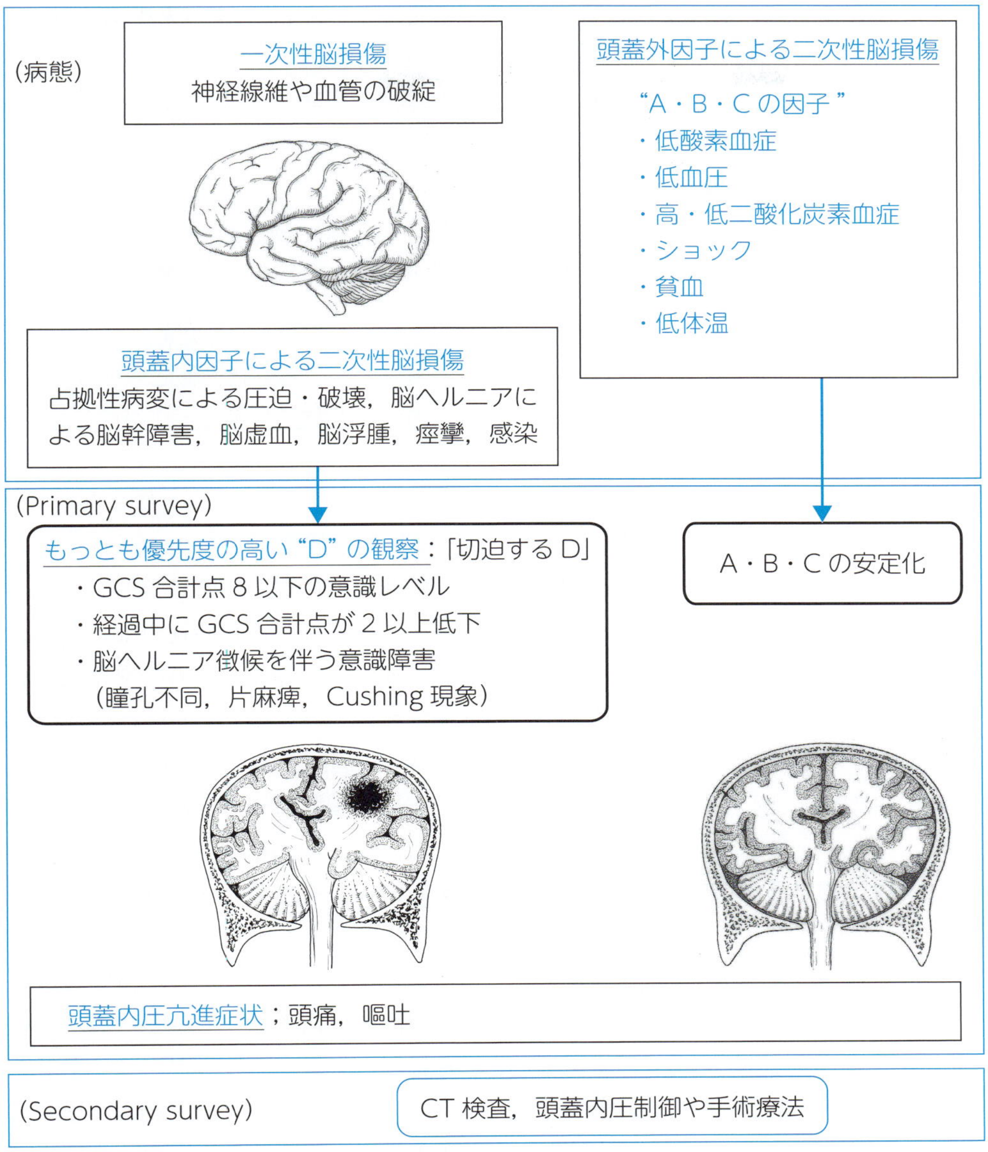

図Ⅲ-1-6　頭蓋内損傷の病態と診療の手順

ドーシス，凝固異常とともに生命を脅かす危険な因子である。したがって，診療の早期から蘇生の妨げにならない方法で保温に努める。また体温測定は必須であるが，鼓膜温のほうが腋窩温より信頼性が高い。蘇生を必要とする患者では，直腸温や膀胱温のモニターを可及的早期に開始する。出血している患者では，体温を保つもっとも効果的な方法は止血であることを忘れてはならない。

保温の工夫には，以下のような方法がある。

①体表保温（passive external rewarming）：覆布，毛布などでの被覆。体表の血液・体液の清拭。濡れたガーゼ・シーツの交換など。

②体表加温（active external rewarming）：温水灌流ブランケット，温熱空気ブランケットや放

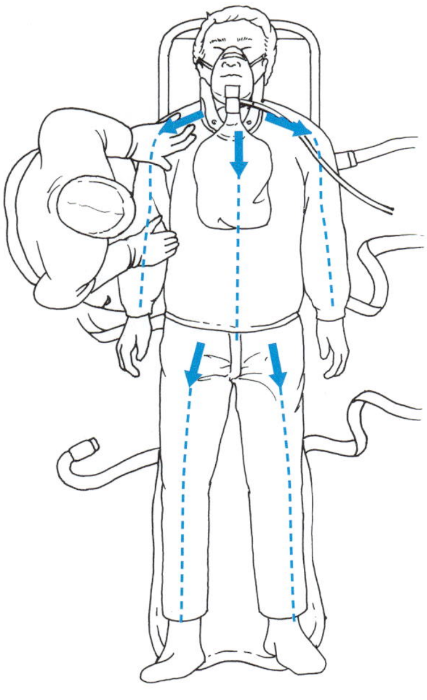

図Ⅲ-1-7　脱衣時の鋏の入れ方

射加温器の使用。室温を高くするなど。

③深部加温（active core rewarming）：加温輸液，加温輸血，加温加湿酸素の吸入，胃・膀胱の温水洗浄，胸腔・腹腔の温水洗浄など。

Primary surveyのEに含まれる体表観察を，解剖学的評価と混同することがある。しかしEはA・B・C・Dの生理学的徴候の異常に関連した身体観察のみであり，むしろ低体温を危険な生理学的徴候ととらえ，保温を重視する。

8）モニター，検査および処置

(1) モニタリング

初療室へ入室した後，速やかに患者のモニタリングを開始する。心電図，パルスオキシメータ，自動非観血的血圧測定装置の装着は必須であり，蘇生が必要な患者では温度センサー付尿道留置カテーテルによる膀胱温，もしくは直腸温をモニターする。循環動態が不安定もしくは頻回に動脈血ガス分析が必要な患者では，動脈ラインを確保する。ただし，動脈のカニュレーションに固執して，蘇生を妨げてはならない。

(2) Primary surveyにおける画像診断

①X線写真

胸部および骨盤X線は蘇生の指針になり得るので，初療室でポータブル撮影を行う。胸部X線はA・B・C・Dのいずれかに異常を認めれば，必ず撮影する。骨盤X線は，Cに異常を認める鈍的外傷では絶対適応となるが，骨盤に関連した疼痛を訴えられない状況（意識障害や気管挿管後）や，高エネルギー事故（高リスク受傷機転，表Ⅲ-1-2）では撮影する。

②FAST

FASTとは心嚢，腹腔および胸腔の液体貯留の検索を目的とした迅速簡易超音波検査法をいう。ショックの原因となる大量血胸，腹腔内出血，心タンポナーデの検索が可能なので，Cに異常を認める患者に対しては必須の検査である（図Ⅲ-1-8）。Cに異常を認めなくても，ショックに陥る可能性のある損傷を除外する意味でルーチンに行うのがよい。また，最初に液体貯留が認められなくても必ず時間をおいて再評価し，繰り返して行うことが重要である。

これら液体貯留とともに，超音波を用いて気胸を診断することも可能であり，extended FAST（EFAST）と呼ばれる[11]。

表Ⅲ-1-2　高エネルギー事故（高リスク受傷機転）の例

・高所墜落
・自動車事故
同乗者の死亡
車の横転
車から放り出された
車が高度に損傷している
・歩行者・自転車が車に衝突された
・車に轢かれた
・転倒したバイクと運転者の距離：大
・機械器具に巻き込まれた
・体幹部が挟まれた

(3) 血液検査

静脈路の確保と同時に採血を行い，血算，電解質，肝・膵・筋細胞からの逸脱酵素などを含む生化学検査，血液型，輸血のための交差試験などの検査を緊急でオーダーする。

(4) 尿道留置カテーテルと胃管

①尿道留置カテーテルの挿入

Primary surveyと蘇生の段階で尿道留置カテーテルの挿入を必要とする状況は，Cの異常の指標として尿量をモニターする場合と，血尿の存在から出血源検索の糸口をつかむ場合である。尿量は全身の臓器灌流の指標として重要であるため，15～30分ごとに測定する。血尿の存在は腎を中心とした泌尿器系の損傷による後腹膜出血の可能性を示唆し，出血源の検索の一助となる。挿入する前には，外尿道口の血液・陰嚢血腫・会陰部皮下血腫などの有無を視診で確認するとともに，直腸診にて前立腺の高位浮動も確認する。尿道損傷の可能性がある場合には尿道造影を行ってからバルーンを挿入する。なお，循環に対する蘇生を必要としない場合は，secondary surveyにて挿入する。

②胃管の挿入

Primary surveyと蘇生の段階で胃管を挿入する目的は，急性胃拡張を解除することである。とくにバッグ・バルブ・マスクによる陽圧換気や気管挿管を行った後は，急性胃拡張がBやCの異常に関与する可能性があるため胃管を挿入しておくことが望ましい。そのほかの場合は，原則的にsecondary surveyにて挿入の要否を判断する。高度の顔面骨骨折や頭蓋底骨折では，鼻孔から挿入すると胃管が篩骨板を貫き頭蓋内に進む危険性があるので，特別な理

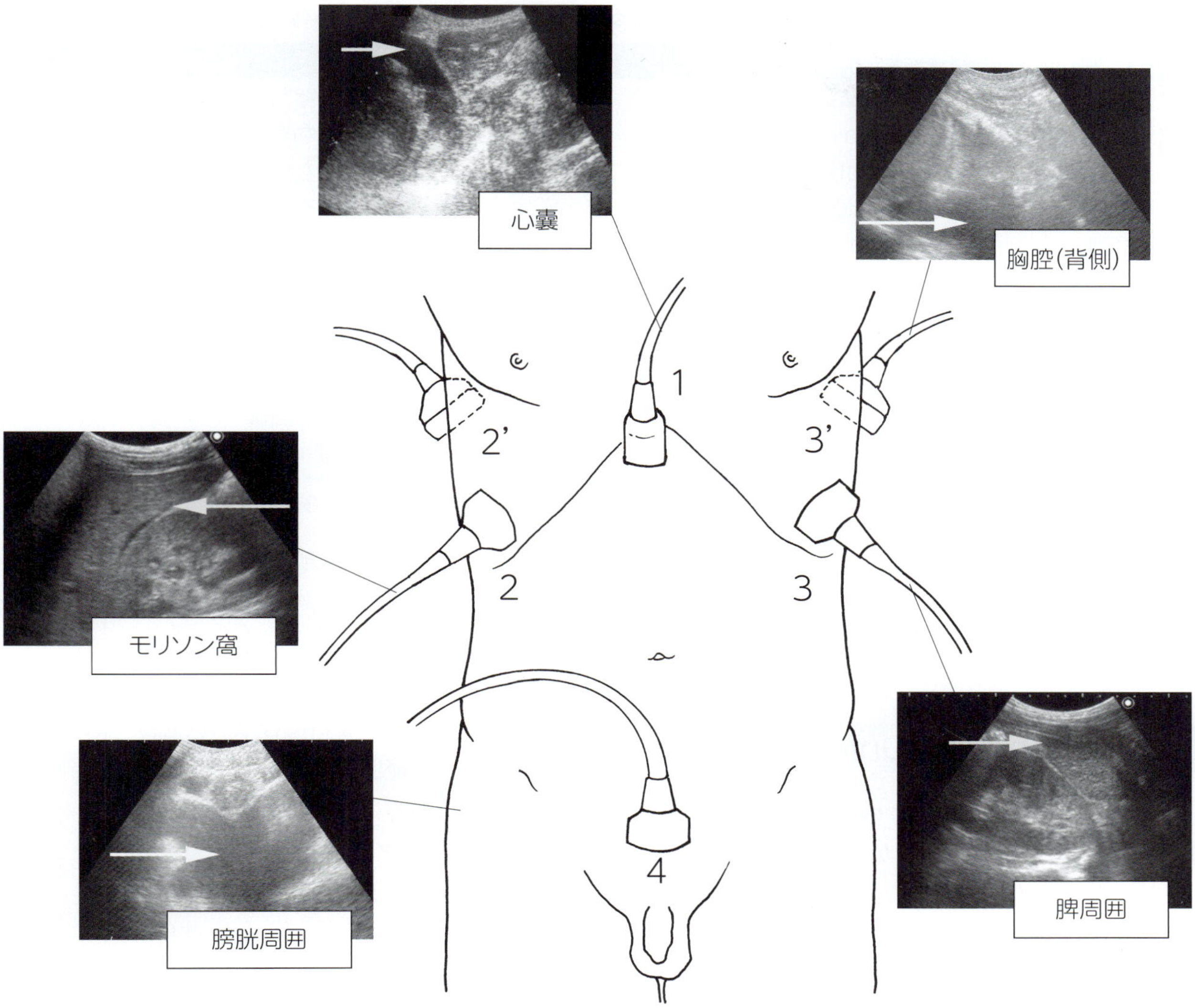

図Ⅲ-1-8　FASTによるCの検索
1，2，2'，3，3'，4と順次観察する

由がないかぎり，口から挿入する。

9）Primary surveyと蘇生のまとめ

Primary surveyではABCDEアプローチを実施し，気道閉塞，肺挫傷を伴うフレイルチェスト，開放性気胸，緊張性気胸，大量血胸，心タンポナーデ，大量腹腔内出血，大量後腹膜出血（骨盤骨折が主たる原因）などの致命的な問題に遭遇すれば，先に進むことなくその時点で蘇生を行う（表Ⅲ-1-3）。「切迫するD」では，A・B・Cを安定させて頭蓋外因子による二次性脳損傷を回避してから頭部CT検査を施行する。ただしこの頭部CTの撮影は，secondary surveyにおける最初の検索という位置づけとなる。

3 転院の判断または医師の応援要請

Primary surveyと蘇生を繰り返し患者の安定化を目指すが，この段階でまず転院の必要性を判断する。必要な治療が自施設の対応能力を超える場合は，蘇生を継続しながら病院間搬送を行う。

◆病院間搬送もしくは院内医師の応援要請の判断

（1）循環の安定化のために，緊急手術もしくは緊急TAEが必要な場合

（2）呼吸・循環の安定化はできたが，「切迫するD」がある場合

a．院内脳神経外科医が対応可能な場合には，頭部CT検査の準備をする。

b．院内対応が不可能な場合には，迅速な対応が

表Ⅲ-1-3　Primary surveyにおいて蘇生が必要となる主たる損傷・病態

損傷・病態	英語表記と暗記法*	異常を認める項目**	蘇生
心タンポナーデ	T：Caridiac tamponade	C	心嚢穿刺・心嚢開窓術・止血
気道閉塞	A：Airway obstruction	A・B	確実な気道確保
フレイルチェスト	F：Flail chest	B	確実な気道確保・陽圧補助換気
緊張性気胸	X：Tension pneumothorax	B・C	胸腔穿刺・胸腔ドレナージ
開放性気胸	X：Open pneumothorax	B・C	創閉鎖・胸腔ドレナージ
大量血胸	X・M：Massive hemothorax	B・C	胸腔ドレナージ・止血
腹腔内出血	A：Abdominal hemorrhage	C	止血
後腹膜出血・骨盤骨折	P：Pelvic fracture	C	止血・創外固定
「切迫するD」	D：Dysfunction of CNS	D	A・B・Cの安定化による二次性脳損傷の回避
低体温	H：Hypothermia	E	加温

* 「TAFな3XMAPでDH（代打）」と記憶する（Massive hemothoraxはMおよびXとして重複）
**Primary surveyにおけるABCDE項目

可能な施設へ転院させる。この場合，頭部CT検査に時間を費やしてはならない。

4 Secondary survey

Secondary surveyはprimary surveyの完了と蘇生の継続により，A・B・Cが安定していることを確認してから開始する。

1）「切迫するD」に対する頭部CT検査の優先

Primary surveyで「切迫するD」と判断した場合，脳ヘルニアをきたす頭蓋内占拠性病変の検索を優先し，secondary surveyの最初に頭部CTを撮影する。CT検査に行く前には，患者の呼吸・循環が安定していることを再確認する。また，移動前には胸部X線と骨盤X線のポータブル撮影およびFASTを施行しておくことを推奨する。CT室への搬送時には患者の状態を頻回に観察し，異変があれば直ちにA・B・Cの確認を行い，蘇生が必要な場合には無理にCT検査を施行せず，いったん初療室に引き返す。患者の状態に異変がなければ頭部CT検査を行い，緊急手術が不要と判断されればその後，以下に述べる通常の手順でsecondary surveyを継続する。

「切迫するD」がなければ，病歴の聴取から開始し，以下に示す手順で診察を進める。Secondary surveyの進行過程において，病態の変化時や体位変換時，皮下気腫や腹腔内貯留液の出現など重要な所見を認めた際には必ずバイタルサインを調べ，悪化傾向が認められればABCDEアプローチを繰り返し，必要に応じて蘇生を行う。

2）病歴の聴取

病歴聴取は，漏れがないよう迅速・簡潔に行う。患者から聴取できない場合は，救急隊・家族・関係者から可能な範囲で聴取する。

聴取する内容は以下のとおりである。

- Allergy：アレルギー歴
- Medication：服用中の治療薬
- Past history & Pregnancy：既往歴，妊娠
- Last meal：最終の食事
- Events & Environment：受傷機転や受傷現場の状況

各項目の頭文字をとってAMPLEと覚える。患者の病態や損傷部位は，受けた外力の種類，方向ならびにエネルギーの強さで規定される。表Ⅲ-1-2に示す受傷機転では，重篤な外傷となる可能性が生じてくる。また侵襲に弱い患者因子を把握し（表Ⅲ-1-4），重症化しやすくなることを念頭に置く。

3）身体の診察

診察は抜けのないように身体前面（腹側）を，頭から足の爪先まで行う。原則的に各身体部位の「孔」は必ず観察する。次いで後面（背側）を検索した後，再度，神経学的所見を詳細に調べる。各部位の診察は，訴えを聴取しつつ，視診，聴診（可能な部位のみ行う），触診（打診も含む）の順に，「見て」「聴いて」「触って」を合言葉に進める（図Ⅲ-1-9）。

（1）頭部・顔面

緊急性が高いと認識すべき所見は，頭蓋骨陥没骨折，頭蓋底骨折，顔面骨骨折，気道確保の妨げとな

表Ⅲ-1-4　侵襲に弱い患者因子

- 高齢者
  65歳以上で収縮期血圧110mmHg未満
  軽度の外傷
- 小児
- 血液疾患，抗凝固薬服用中患者の頭部外傷
- 20週以降の妊婦
- 既往症に考慮が必要（心疾患，呼吸器疾患，透析患者，肝疾患，薬物中毒，糖尿病などが病態・病院選定に影響する可能性がある場合）

るような開口障害，窒息の原因となるような異物・出血・血腫，眼外傷，口・咽頭外傷，歯牙損傷，視力障害，眼球運動異常などである。まず頭痛，視力低下，複視，聴力障害，咬合障害などの訴えがないかを聞く。

視診では，創傷のほか，頭蓋底骨折の間接所見である眼窩周囲の皮下血腫（パンダの眼徴候あるいは，raccoon eye，black eye）や耳介後方の皮下血腫（Battle's sign）を確認する。ただしこれらの所見は受傷早期には必ずしも出現しない。顔面の開放創では，涙管，唾液腺管，三叉神経や顔面神経などの損傷にも注意を払う。頭部・顔面には眼窩，口鼻腔，外耳道など「孔」が多く，出血や髄液漏がないか必ず視診する。血液をガーゼや濾紙に滴下し，二重の輪になるかどうかを確認する。眼損傷の有無についても注意深く観察する。また，耳鏡を用いて鼓膜も診察する。頭髪内の損傷に対しては必要に応じて剃髪して観察するが，眉毛は修復の際に重要な位置の目印となるため剃るべきではない。

触診では，とくに頭髪の中に隠れた創傷がないか，陥没骨折はないか，頸椎を動揺させることなく丁寧に診察する（図Ⅲ-1-10）。顔面骨骨折の有無を診るには，眼窩上・下縁，頬骨，鼻骨など突出した部分を左右比較しながら触診する。上顎・下顎については咬合状態を観察したうえで，歯槽部を触診し，歯列異常，歯槽・顎骨の動揺・変形を調べる。鼻骨骨折や変位のない頬骨骨折，眼窩縁骨折などは，初期診療で確定診断することは困難な場合が多く，後述のtertiary surveyが必要である。

鼻腔損傷に伴う出血や組織塊は，気道閉塞をきたす原因になるので注意する。また気管挿管を必要とする場合に備えて，開口障害の有無も検索する。

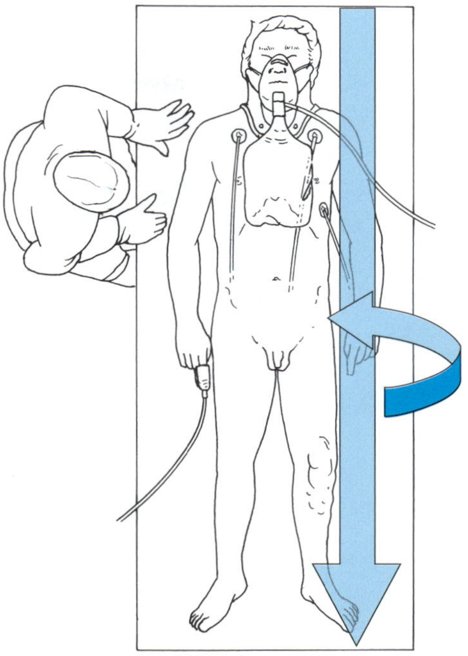

図Ⅲ-1-9　系統的な身体検査
身体所見は頭から爪先まで，さらに背面も漏れのないように系統的に行う

(2) 頸　部

緊急性が高いと認識すべき損傷は，喉頭・気管損傷，頸動脈損傷である。頸部の診察では，必ず介助者に頭部を正中中間位で保持させたうえで頸椎カラーを愛護的に外して，前頸部から診察を始める（図Ⅲ-1-11）。まず，疼痛，頸部絞扼感，咽頭違和感，咳，血痰などの訴えを聞き，同時に嗄声の有無を評価する。次いで腫脹，挫傷，穿通創（詳しく後述する），血腫，ベルト痕などを視診する。聴診では頸動脈雑音などを，触診では圧痛，皮下気腫，頸動脈の振戦などを検索する。これらの所見は，喉頭・気管損傷，頸動静脈損傷，食道損傷といった生命にかかわる損傷を意味するのできわめて重要であり，鈍的外傷では造影CT検査や気管支鏡，内視鏡，超音波ドップラー，血管造影などさらなる検索を必要とする。頸動脈の内膜損傷の徴候は，初診時にはとらえることが難しく，数時間・数日後に閉塞所見が明らかとなる場合がある。

続いて後頸部を診察する。この間も用手的に頸椎保護は継続する。疼痛，運動痛，運動制限などの局所所見に加え，頸髄損傷を示唆する四肢のしびれ，麻痺，呼吸困難などの訴えがないかを問診する。後頸部の視診は後の背部観察時に行う。ここでは触診にて棘突起の圧痛の有無を中心に検索する。頸椎の

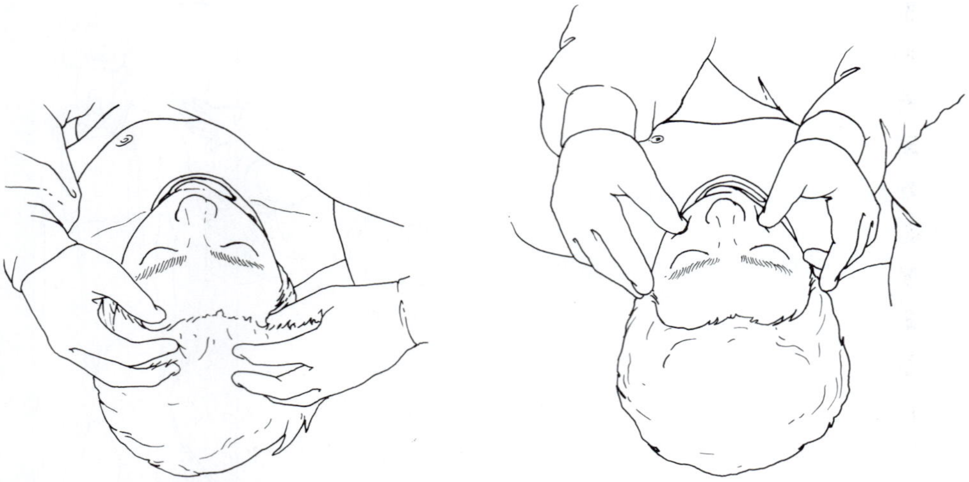

図Ⅲ-1-10　**頭部・顔面の触診**

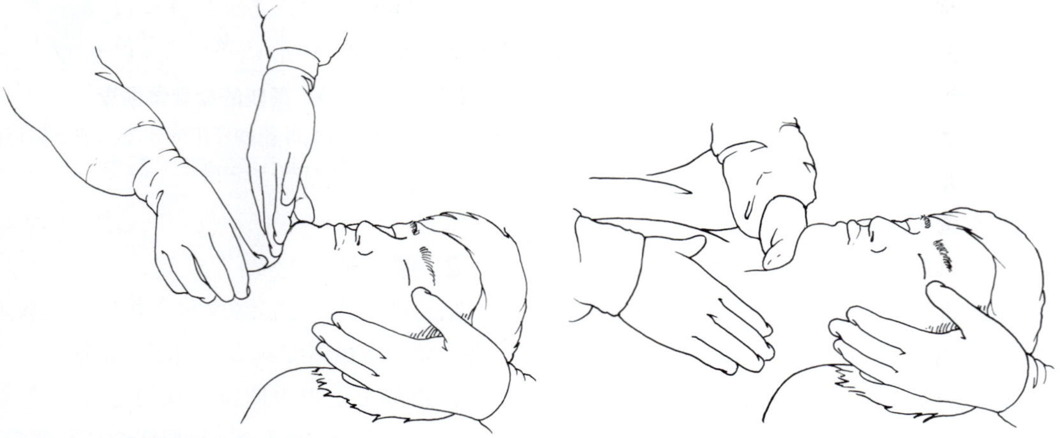

図Ⅲ-1-11　**頸部の触診**

著しい痛みを訴えるのであれば触診は慎重に行い，他の頸髄損傷の所見，すなわち腹式呼吸，持続勃起，運動/知覚麻痺などから総合的に損傷を評価する。また徐脈や低血圧の有無を再度モニターにて確認し，状況に応じて輸液の速度を速めるなどの対処をしておく。頸椎・頸髄損傷を疑う症状や所見がある場合や，頭部外傷で正確な所見がとれない場合は，頸椎CTを必ず撮影する。CT検査ができない場合は頸椎X線3方向（意識障害などにより不可能な場合は2方向でもよい）を撮影するが，下位頸椎の評価が不十分となりがちである。頸椎・頸髄損傷が明らかな場合は，全脊椎の非連続領域に約10%の確率で脊椎損傷を合併することに留意する。

一側上肢の麻痺があれば，腕神経叢損傷を疑うが，意識レベルが低下した患者では診断するのが困難であるため，受傷機転や付随する鎖骨骨折や肩甲骨骨折，鎖骨下動脈損傷の存在から腕神経叢損傷を疑う。

Secondary surveyを続行している間は，原則として再度頸椎カラーを装着しておく。

(3) 胸　部

緊急性が高いと認識すべき損傷は，肺挫傷（Pulmonary contusion），胸部大動脈損傷（Aortic disruption），気管・気管支損傷（Tracheobronchial tree injury），鈍的心損傷（Blunt cardiac injury），食道損傷（Esophageal rupture），横隔膜損傷（Diaphragmatic injury），血胸（Hemothorax），気胸（Pneumothorax）などである。これらをPAT-BED2Xとして記憶する。胸部の診察には，鎖骨部の検索も必ず含める。呼吸困難，胸背部痛，血痰の有無などを問診したのち，視診で創傷や穿通創，打撲やベルト痕，呼吸様式，胸郭変形および頸静脈の状態などを評価する。聴診はsecondary surveyにおいても重要であり，呼吸音は両側の中腋窩線や鎖骨中線など2カ所以上で聴取し左右を比較する。と

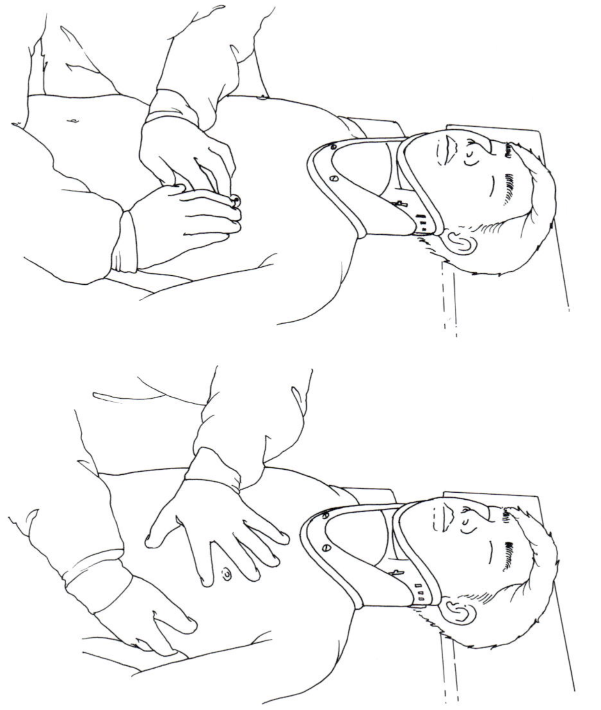

図Ⅲ-1-12　**胸部の触診**

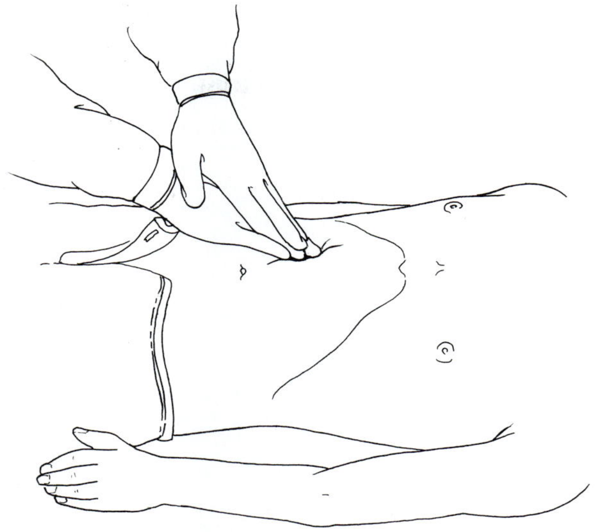

図Ⅲ-1-13　**腹部の触診**

くにすでに胸腔ドレーンが挿入されている患者では，吸引器の不具合，チューブの位置異常や屈曲などから再度気胸が増大することもあるため，繰り返し聴診する。打診は聴診とともに必ず施行し，鼓音・濁音を調べ，左右差を検索する。触診では，握雪感（皮下気腫），肋骨・胸骨の圧痛や変形，轢音を調べる。圧痛を診る際には，まず胸骨中央部を押し，次いで両側の胸郭を圧迫し，痛みがあるようなら，肋骨を１本ずつ腹側から背側まで触診して，痛みの位置を確かめる（図Ⅲ-1-12）。

ここで胸部Ｘ線を再度見直し，詳細に読影する。胸部Ｘ線が診断の手がかりとなる胸部外傷として胸部大動脈損傷，気管・気管支損傷，肺挫傷，血気胸，横隔膜損傷などがある。少量の気胸や血胸の有無も胸部Ｘ線のみならず超音波検査を併用して確認する（EFAST）。12誘導心電図を必ず施行し，何らかの異常があれば鈍的心損傷を疑い，その後も心電図モニターを継続し，必要に応じて心臓超音波検査などさらなる検索を進める。鈍的外傷ではまれであるが，食道損傷の存在も忘れてはならない。以上にあげた損傷が疑われれば，胸部造影CT検査などさらなる検索が必要となる。

(4) 腹　部

緊急性が高いと認識すべき損傷は，進行する腹腔内出血と腹膜炎である。とくに消化管損傷（後腹膜穿破を含む），膵損傷，尿路損傷は見逃しやすいので注意する。腹部の診察では疼痛の有無，性状と部位を問診し，創傷，打撲，シートベルト痕，腹部膨隆の有無などを視診し，腸雑音を聴取する。打診で腸内ガスの確認（とくに急性胃拡張）と大量の腹腔内出血の有無を推定し，触診で圧痛，反跳痛，筋性防御を確認する（図Ⅲ-1-13）。ただしこれらの診察所見は急性腹症のときほど信頼性はないため，繰り返し所見をとることにより正診率を上げるように心がける。

さらに表Ⅲ-1-5のような状況下では，より積極的な腹部の検索が必要となる。循環動態の安定が得られているのを再確認できれば，腹部造影CT検査などによるさらなる検索を行う。ただしコンサルトする時期を逸さず，腹部外科医には早期から関与してもらう。

腹腔内出血があっても，多くの場合腹部は膨隆しない。腹腔内出血の診断には，FASTによる検索が感度も高く，患者にとっても非侵襲的である。よってFASTは必ず繰り返し施行し，新たな出血や出血の増大を認めた場合には，バイタルサインを再評価する。バイタルサインに異常があれば，再度Ａ・Ｂ・Ｃを評価し，Ｃに異常があれば，開腹などの積極的な止血術の必要性を考慮する。バイタルサインが安定しているなら，腹部造影CT検査で出血源，出血量を精査する。

管腔臓器や膵損傷の診断にはいくつかの落とし穴

表Ⅲ-1-5　厳重な腹部の診察，経過観察が必要な状況

臨床症状	腹痛，イレウス症状，腹部所見の異常
受傷機転	ハンドル外傷，腹部の強打
損傷部位	横隔膜近傍の体表損傷，腹部のシートベルト痕，タイヤ痕
合併損傷	下位肋骨骨折，骨盤外傷
腹部所見がとり難い患者	頭部外傷，頸髄・胸髄損傷の合併 アルコール摂取 薬物中毒 他部位の痛みが強い 気管挿管による呼吸管理時
検査所見	アシドーシスの進行 貧血の進行 炎症反応の悪化（白血球数の増加，CRP上昇） 肝酵素の上昇 アミラーゼ値の上昇 その他検査所見の異常

が存在する。受傷早期には腸雑音は消失しない。明確な腹膜刺激症状がない場合もあれば，逆に腹腔内出血のみでも筋性防御を呈する場合がある。また十二指腸，結腸や直腸の後腹膜への穿孔，膵・尿路損傷では，腹膜刺激症状が乏しい場合がある。さらに意識障害や脊髄損傷のある患者では，腹部所見自体をほとんどとることができない。ただ，このような状況下においても，6時間以内に開腹術の要否を判断しないと，患者の予後を著しく悪化させる可能性が高くなる。腹部造影CT検査は，管腔臓器損傷の診断に有用である。ただ諸検査にもかかわらず管腔臓器損傷を否定できない場合には，診断的腹腔鏡検査や診断的腹腔洗浄法などを考慮する。

(5) 骨盤・生殖器・会陰・肛門

緊急性が高い損傷は，運動器としての骨盤骨折（寛骨臼骨折など）と骨折に伴う合併損傷（後腹膜出血，尿路，直腸損傷）などである。骨盤骨折の診断では，原則としてX線単純撮影を優先する。骨盤X線単純写真で骨折が明らかでない場合は，転位のわずかな骨折や腸管ガスのため判読が困難な骨盤輪後方部の骨折の有無に重点を置いて診察を行う。問診による自発痛や視診による肢位異常，打撲痕や皮下出血，下肢長差，開放創の有無，触診による仙骨部〜仙腸関節部などの骨盤後方部を含めた圧痛や叩打痛の有無，そして他動的に股関節を外内旋させての股関節部〜恥骨・坐骨部にかけての疼痛の有無を診察する。Primary surveyで骨盤X線単純写真を撮影していない場合は，上記の身体所見から，撮影の必要性を判断する。

次いで原則的に患者の承諾のもと，生殖器，会陰，肛門の診察を施行する。視診で創傷，打撲痕，会陰・陰囊付近の皮下血腫，外尿道口出血，腫脹などを検索する。適応（表Ⅲ-1-6）がある場合には，直腸診を忘れないよう施行する。直腸診では直腸粘膜の連続性・出血，圧痛の有無，前立腺の高位・浮動感などが重要な観察項目であり，直腸損傷，腹膜炎，後部尿道損傷を見逃さないようにする（図Ⅲ-1-14）。また脊髄損傷の有無をみるために肛門括約筋の緊張度合いも調べる。尿道留置カテーテルは，前述したように必ず尿道損傷の徴候である前立腺の高位浮動がないことを確認してから挿入する。

(6) 四　肢

緊急性が高いと認識すべき損傷は，血管損傷，切断肢，開放骨折，広範囲の軟部組織損傷，脱臼，筋区画症候群などである。

意識清明で協力的な患者では，痛みの場所と程度を聴取する。視診，触診にて変形，腫脹，皮膚の色調変化，打撲痕，擦過傷，開放創の有無，圧痛部位とその程度や関節内血腫の有無を確認する。明らかな変形や腫脹，血腫を疑わせる皮膚の色調変化，強い圧痛や関節内血腫を認める部位では，骨折や脱臼を疑い，自他動運動を制限したうえでX線単純撮影を行う。変形や腫脹，圧痛，関節内血腫を認めなければ自動運動を指示し，疼痛や可動域制限なく動か

表Ⅲ-1-6　直腸診の適応と観察すべき所見

適応
骨盤骨折
泌尿・生殖器・会陰部近傍の損傷
脊椎・脊髄損傷を疑う場合
観察する所見
直腸壁の連続性
前立腺の位置（高位浮動）
恥骨骨折の感触（双合診）
肛門括約筋緊張
血液の付着

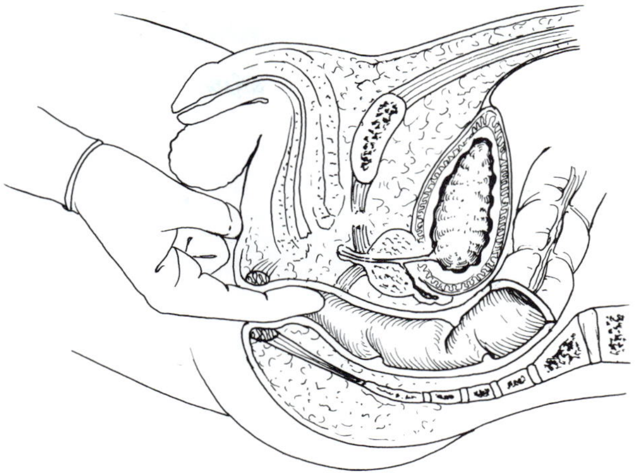

図Ⅲ-1-14　直腸診

すことができれば，骨折，脱臼および重篤な軟部組織損傷は否定できる。疼痛のために自動運動が制限される場合は，再度触診にて疼痛の局在を調べ，X線撮影を行う。X線単純写真にて異常を認めなければ軟部組織損傷と診断されるが，すべての骨傷がX線単純写真で描出されるとは限らない。軟部組織損傷の中で筋断裂や腱断裂は触診上異常な陥凹を呈する。また，X線単純写真上異常のない関節内血腫は靱帯損傷を疑わせる。

意識障害患者や非協力的で訴えが信頼できない患者では，疼痛や圧痛以外の身体所見から四肢の損傷を検索する。受傷早期には骨折があっても腫脹が明らかでない場合もあり，繰り返し身体所見をとる必要がある。

開放創があればその汚染度と深達度を評価する。筋膜を越える開放創がある場合は，外来では深部までの観察を行わず，創縁の消毒と滅菌ガーゼによる被覆のみを行い専門医にコンサルトする。

四肢末梢動脈の拍動を確認し，CRT（capillary refill time）を検査する。ショック症状を認めない患者における，末梢動脈拍動の減弱（左右差）や消失，CRTの延長は，動脈損傷を疑わせる所見である。四肢末梢の急性阻血症状としては，脈拍の減弱あるいは消失（pulselessness）以外に，冷感（poikilothermy），蒼白（pallor），疼痛（pain），知覚異常（paresthesia），運動麻痺（paralysis）に注意する。とくに冷感，蒼白，疼痛および脈拍の減弱消失は阻血後早期に認められる所見である。知覚異常や運動麻痺は神経および筋細胞の虚血性変化を意味し，可及的速やかに血行が再開されなければ重篤な機能障害に陥る。血管損傷が疑われる場合には血管造影が必要であり，血管外科医やIVR医にも相談する。

上述した末梢循環と同時に，知覚・運動機能を評価する。知覚異常には，知覚鈍麻や知覚脱失以外に知覚過敏があり，神経損傷や虚血による末梢神経障害を示唆する。運動機能は徒手筋力検査で評価する。

著しい疼痛と局所の腫脹を伴っていれば筋区画症候群を疑う。また初期の段階では末梢動脈拍動に異常をきたさないので注意する。

(7) 背　面

前面の診察ののち，背面全体の診察を行う。背面全体の創傷，出血，変形の有無を確認して，触診で変形や圧痛の有無を検索する。背面を観察する方法は，全脊椎を軸にして丸太を転がすように行うログロール法と，仰臥位のまま全身を持ち上げるフラットリフト法があり，患者の状態，損傷部位，利用できる人数により選択する（図Ⅲ-1-15）。なお，背面観察の前後で必ずバイタルサインの確認を行う。脊髄損傷が疑われる場合には，背面観察よりも後述する神経学的診察を優先させる。

(8) 神経系

Secondary surveyでの神経学的診察はprimary surveyより詳細に行う。意識・瞳孔・四肢の神経学的所見などに変化がないか再度確認する。「切迫するD」が出現すればA・B・Cの再確認をしたうえで頭部CTを撮影し，脳神経外科医をコールする。

GCS合計点が9～13の場合には，呼吸・循環が安定していれば，原則的に全例secondary surveyにおいて頭部CTを撮影する。ただし他の部位に重大な損傷がある場合には，優先順位に注意しなければならない。

GCS合計点が14のすべての患者，GCS合計点が

	ログロール法	フラットリフト法
必要人数	3人以上	6人以上
観察のしやすさ	しやすい	体位保持できる時間が制限されるため，やや観察しにくい
循環動態への影響	体位変換に伴い低血圧を引き起こす可能性がある	少ない
脊椎への影響	回旋・側彎が生じやすい	前彎，後彎が生じやすい
禁忌・その他	不安定型骨盤骨折，あるいはその疑い時	体位保持者以外に観察者を必要とする
	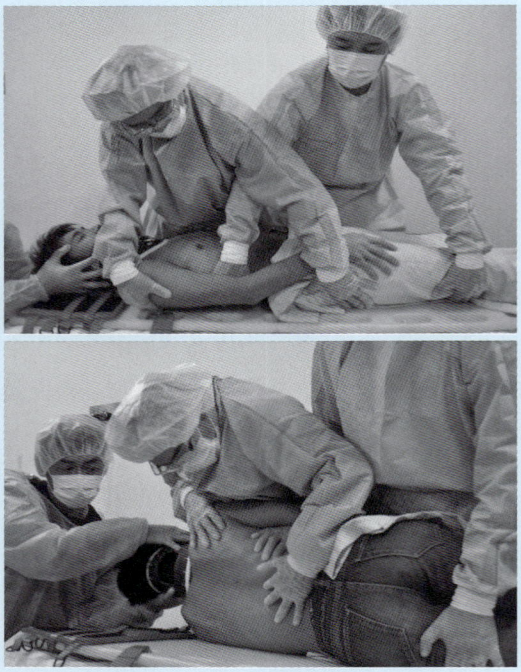	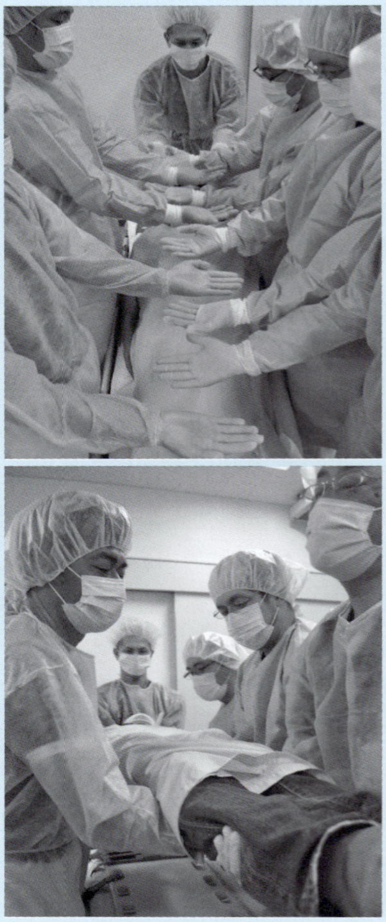

図Ⅲ-1-15　**ログロール法とフラットリフト法の比較**

15でも受傷歴が不明，前向性健忘や逆向性健忘，頭蓋骨骨折，激しい頭痛，嘔吐，痙攣などの危険因子がある場合にはsecondary surveyにおいて頭部CTを撮影する。GCS合計点が15で上記を認めない場合は，危険因子である出血性素因，薬物/アルコール摂取，脳神経外科手術の既往，外傷前の痙攣を問診し，他の身体状況との兼ね合いにおいて頭部CT検査の時期を判断する。脊髄損傷がある場合は損傷の高位レベル，麻痺の程度を神経学的に明らかにする。

4）検　査

Secondary surveyでは，各損傷を診断するためにそれぞれに特異的な検査がなされる。例として，脊椎や四肢のX線検査，頭部，胸部，腹部，脊椎のCT検査，尿路造影，血管造影，気管支鏡，消化管内視鏡などである。

近年，外傷においては個別の部位のCT検査を行うのではなく，全身CTを系統的に撮影すること（trauma pan-scan）が，予期せぬ損傷の発見や時間短縮に有用であるとされている[12]。「切迫するD」でsecondary surveyの最初に頭部CTを撮影する際に他の部位のCT撮影を続けて行い，trauma pan-scanとすることも許容される。その際には，secondary surveyが行われていない状況であるため，十分に的を絞って読影できないことを認識しておく。

ただし，これらの検査はあくまでもprimary surveyによって全身状態が安定したのちに担当医の監視のもとで行う必要がある。全身状態が安定していても，突発的な急変に対応できる設備や医療従事者がいないところで施行すべきではない。

5）感染予防

（1）創処置

開放創においては汚染度，深達度，軟部組織損傷の程度を観察する。筋膜を越える開放創の処置は原則として手術室で行うべきで，不十分な創処置は感染合併の危険性を高める。感染予防のためには洗浄・デブリドマンを徹底的に行うことが重要であり，受傷後6時間以上を経過した創では感染が成立している危険性が高く，安易に一次縫合をせず開放療法を選択すべきである。また，6時間以内であっても，十分な洗浄・デブリドマンが行われていない創では感染の危険性がある。

剥皮創における剥離皮膚は壊死に陥る危険性が高い。明らかに血流が悪く，皮膚壊死に陥る危険性が高いと判断した場合は，血流の悪い組織を切除し創縫合を行うか，縫合が難しい場合は，切除した皮膚の脂肪織を十分切除したうえで全層植皮とする。切除した皮膚に汚染または著しい損傷を認めた場合は，人工被覆材で被覆する。外傷性皮下剥離を伴う創では，感染予防のために剥離部を開放し，十分に洗浄した後，吸引ドレーンを挿入し創を閉鎖する。処置は経験豊かな専門医に委ねる。

開放骨折では軟部組織感染症に加え骨髄炎を合併する危険性がある。感染合併を回避するためには抗菌薬の早期予防投与もさることながら，洗浄・デブリドマンを受傷後6時間以内に徹底的に行うことが重要である。

（2）破傷風予防

破傷風予防接種歴と創傷の程度から対応を決定する。成人で破傷風トキソイド接種歴が不明な場合，最終接種より10年以上経過している場合，破傷風を合併する可能性の高い創傷で最終接種より5年以上経過している場合には破傷風トキソイド0.5 mlを筋注する。

従来，破傷風を合併する可能性の高い創傷の場合には，抗破傷風人免疫グロブリン（tetanus immunoglobulin；TIG）の投与が推奨されてきた。しかし，軽微な創傷もしくは創傷を同定できない場合でも破傷風を合併した報告は多い。わが国では，1967年以前の出生では抗体陽性率が低いだけではなく，抗体価自体も低い傾向にあるので，創傷の性状によらず破傷風トキソイド接種歴が不明か，最終接種より10年以上経過している場合にはTIGを投与すべきとの意見もある[13)14)]。

（3）抗菌薬の予防的投与

開放骨折，広範囲の軟部組織損傷，管腔臓器損傷，頭蓋内や体腔に達する穿通性外傷などでは，抗菌薬の予防的投与を行う。一部の場合を除いて基本的にグラム陽性球菌に有効なペニシリンや第一世代のセフェム系抗菌薬を使用し，短期間（最長でも3日以内）で中止する。

6）見落としチェック

Secondary surveyを終える前に，見落としがないように，以下の事項を再確認する。見落としやすい項目を想起する合言葉である「FIXES」を覚えておく。

- F：Finger or tube into every orifice「すべての孔に指か管を」を合言葉に耳鏡による検索や直腸診を忘れていないか？ 胃管・尿道留置カテーテル挿入などを行ったか？ また，排液の性状を確認したか？
- I：IV，IMを忘れていないか？ 破傷風トキソイドや抗菌薬の予防的投与を行ったか？
- X：X線写真を再度読影したか？ 他のX線検査やCT検査などの画像診断のオーダーを行ったか？
- E：ECG（12誘導心電図）を施行したか？
- S：Splint（副子）で骨折に対するシーネ固定を行ったか？

7）穿通性外傷におけるsecondary surveyについての補足事項

穿通性外傷におけるsecondary surveyの進め方は，上記の鈍的外傷を中心とした手順とは若干異なる。全体の流れに大きな相違はないが，刺創，銃創を見逃さないこと（とくに背面に注意する）と深達度の評価に重点を置くことに注意する。

頸部刺創がある場合には，気道，血管，食道損傷の際に出現する症候を注意深く検索し，視診で広頸筋に損傷が達しているかを必ず観察する。患者の呼吸・循環が安定している場合で刺創が広頸筋を貫いていなければ，創を洗浄し縫合するだけでよい。広頸筋を貫いている場合には，専門医に相談する。

胸部刺創の場合，創が壁側胸膜を貫いているか否か，胸部X線単純写真で気胸，血胸の所見がないかを観察する。胸膜を穿通していると評価すれば，胸腔ドレナージ施行後に創を閉鎖し，空気や血液の流出程度から開胸術の必要性を判断する。なお，胸部刺創でも横隔膜を貫通し，腹部臓器を損傷することがあるので腹部所見に留意する。

腹部刺創は，腸管や大網が脱出していれば手術の適応となる。臓器脱出のない創や腹膜穿通の不明な刺創は，局所麻酔下に創を広げ，local wound exploration（LWE）を行って直視下で深達度を評価する。LWEで腹膜穿通が確認された場合，もしくは肥満，胸壁に近い創，患者の協力が得られないときなど安全にLWEが行えない場合には，開腹術の要否を外科医に相談する。腹膜炎の症候がなければ必ずしも開腹適応とはならないが，保存的に経過観察をする場合には経験豊富な外科医のもとで行う。胃管を挿入し血性内容物が吸引されれば，胃損傷を強く疑う。銃弾が腹腔内に達していれば，ほとんどの場合に開腹術が必要となる。

背部穿通創は，見逃さないように必ず検索する。背部は筋肉が厚く，直視下の観察が困難なため，A・B・Cの安定を確保し，CT検査にて深達度を評価する。腹腔あるいは後腹膜腔に達していれば外科医をコールする。胸腔に達していれば胸腔ドレーンを挿入する。

四肢に穿通創を認めた場合には，血管損傷と神経損傷の検索に重点を置く。とくに，筋区画に囲まれた深い血管（例：深大腿動脈）損傷では，外出血，腫脹，振戦などの所見が少ないので看過しないように注意する。

8）Secondary surveyのまとめ

Secondary surveyにて検索した損傷に対し，どのような根本治療が必要かを判断し，自己の診療能力を超える場合は，適切な診療科の医師に引き継ぐ。

5 根本治療

初期診療で明らかになった損傷に対する根本治療を行う。その実施については，施設の診療能力に応じて対応を判断する。経過観察を含め自施設で自らが責任をもって治療を継続する場合，「複数損傷に対する治療の優先順位の決定」と「損傷を見落とさない患者管理」が要求される。生命を脅かす緊急度から，呼吸・循環の安定化が最優先され，それに続き頭蓋内圧の制御，体温管理，虚血（Ischemia）に対する対策，炎症・感染（Inflammation）に対する対策が治療の順番となる。この優先順位はABCDE&ＩＩ《ダブルアイ》*と覚えるのがよい。具体的には，D（Dysfunction of CNS）に対して，蘇生として実施した気道・呼吸・循環の安定化に加え，より確実な頭蓋内圧制御としての緊急開頭術の必要性を判断する。I（Ischemia）に対しては，可及的速やかに血行再建を行うが，虚血時間の長い四肢損傷では，切断の判断が救命につながる。次のI（Inflammation）には，洗浄，ドレナージ，感染源となる損傷部位の切除・デブリドマン，管腔臓器の修復・空置術（人工肛門など）などを行う。とくにこれらは感染が成立する前に施行することが重要で，6時間以内に施行すべきであろう。なお，緊急度が高くない場合には，機能的予後に関連する損傷や整容面を考慮した修復について専門科と協議する。

6 根本治療のための転院の判断または医師の応援要請

自施設で根本治療が困難な場合，転院によってよりよい転帰が見込めると判断した場合には，速やかに転院の準備を行い，安全な病院間搬送を図る。転院に際しては，紹介先の医師と緊密な連携をとり，それまで施行した診療内容などを正確に伝え，搬送先の施設で根本治療が行えるまでの時間を極力短縮する。安全な搬送手段を選択することに加え，継続して観察や処置が必要なら，原則医師が同乗する。病院間搬送の条件は以下のとおりである。

①初期蘇生を行い全身状態の安定化が図られていること

②自施設では行えない治療が必要と判断されること

③搬送により外傷患者の転帰がよくなる見込みが

---

* ABCDEは，primary surveyで使用するものと同義であり，Iはischemiaとinflammationの頭文字である。

あること

④紹介先の施設で最適な医療を受けることが期待できること

⑤医師・看護師または救急救命士が救急自動車などに同乗し，搬送時に起こり得る病態の変化に対応できること

7 Tertiary survey

損傷のなかには徴候や所見がとりがたく，見落とされやすいものがあることに加え，初期診療では生命を脅かす損傷の検索を優先するため，それ以外の損傷は検索が不十分になりやすい。とくに，意識障害を伴う頭部外傷患者では注意が必要である。よって生命の危機を脱し，状態が安定した患者に対しては，初期診療の終了時や，主たる損傷の根本治療終了時，さらに入院経過観察中に，繰り返し隠れた損傷を探し出す努力が必要となる。損傷の見落としを回避するためのこのような再診察を「tertiary survey」と呼ぶ。以下に，ピットフォールに陥りやすい状況を列挙する。

◆患者が症状を訴えない状況

意識障害，アルコール摂取後，挿管下や鎮痛・鎮静薬投与下の患者は症状を訴えないため，損傷を見落とす危険性が高い。骨傷の明らかでない脊髄損傷，体表損傷や変形の少ない骨折・関節損傷，末梢の神経・血管損傷，筋区画症候群，管腔臓器損傷，膵損傷などの見落としは，生命や機能予後を左右するためとくに注意する。会話が不十分にしかできない高齢者や小児，身体障害者，外国人もこの状況に準じる。また隠れた重大な損傷がほかにあっても，患者が特定の損傷に気をとられ，その症状を訴えない場合もある。

◆仰臥位では症候が出現しにくい状況

脊椎の圧迫骨折，変形のない大腿骨頸部骨折や寛骨臼骨折は，荷重負荷がかからない仰臥位では症状が乏しい場合がある。体位変換が安全に行えない不安定型骨盤骨折などの患者では，背面の観察をおろそかにしがちとなるので注意する。

◆早期には症候が出現しにくい損傷

虚血や炎症を引き起こす損傷では，受傷早期には症状が乏しい場合がある。

◆医師の注意を引く隣接臓器損傷が存在する場合

先に発見した損傷に注意が集中するあまり，近接組織や臓器の損傷を見落とす場合がある。代表的な例として，骨折・脱臼に合併する神経・血管・靱帯損傷，同一肢の骨折・脱臼，複数の脊椎骨折，中枢側の神経引き抜き損傷，馬尾神経損傷などがある。

以上のような見落としを回避するには，繰り返し患者の訴えを聴くこと，受傷機転やわずかな体表損傷から想定され得る損傷を精査すること，繰り返し全身を観察すること，などの習慣づけが肝要である。

8 まとめ

外傷患者の初期診療では，生理学的徴候からのABCDEアプローチで，迅速かつ的確に患者の生命危機を把握し（primary survey），回避するための適切な蘇生を行う。Primary surveyと蘇生により生命危機を回避したうえで，secondary surveyにて全身の損傷を系統的に検索し，根本治療の必要性を判断する。Surveyごとに自己および自施設での診療が可能であるかを判断し，応援医師の要請や転院の必要性を判断する。自施設で対応するのであれば，根本治療や経過観察を行い，その過程で損傷の見落としを回避するためのtertiary surveyを行う。外傷患者を取り扱う現場で働く医師は，上記の手順が正しく実践できなければならない。

文 献

1) Mizushima Y, et al：Discrepancy between heart rate and makers of hypoperfusion is a predictor of mortality in trauma patients. J Trauma 71：789-792, 2011.
2) Guyette F, et al：Prehospital serum lactate as a predictor of outcomes in trauma patients：A retrospective observational study. J Trauma 70：782-786, 2011.
3) Yanagawa Y, et al：Hypovolemic shock evaluated by sonographic measurement of the inferior vena cava during resuscitation in trauma patients. J Trauma 63：1245-1248, 2007.
4) Canon WB, et al：The preventive treatment of wound shock. JAMA 70：618-621, 1918.
5) Ley EJ, et al：Emergency department crystalloid resuscitation of 1.5 L or more is associated with increased mortality in elderly and nonelderly trauma patients. J Trauma 70：398-400, 2011.
6) Wang CH, et al：Liberal versus restricted fluid resuscitation strategies in trauma patients：A systematic review and meta-analysis of randomized controlled trials and observational studies. Crit Care Med 42：954-961, 2014.
7) Holcomb JB, et al：Optimal trauma resuscitation with plasma as the primary resuscitative fluid：The surgeon's perspective. Hematology Am Soc Hematol Educ Program 2013：656-659, 2013.
8) Cotton BA, et al：Damage control hematology：The impact of a trauma exsanguination protocol on survival and blood product utilization. J Trauma 64：1177-1182, 2008.
9) Bickell WH, et al：Immediate versus delayed fluid resuscitation for hypotensive patients with penetrating torso injuries. N Engl J Med 331：1105-1109, 1994.
10) Schreiber MA, et al：Transfusion of cryopreserved packed red blood cells is safe and effective after trauma：A prospective randomized trial. Ann Surg 262：426-433, 2015.
11) Kirkpatrick AW, et al：The hand-held ultrasound examination for penetrating abdominal trauma. Am J Surg 187：660-665, 2004.
12) Surendran A, et al：Systematic review of the benefits and harms of whole-body computed tomography in the early management of multitrauma patients：Are we getting the whole picture? J Trauma Acute Care Surg 76：1122-1130, 2014.
13) Atkinson WL, et al：General recommendations on immunization：Recommendations of the Advisory Committee on Immunization Practices (ACIP) and the American Academy of Family Physicians (AAFP). MMWR Recomm Rep 51：1-35, 2002.
14) Rhee P, et al：Tetanus and trauma：A review and recommendations. J Trauma 58：1082-1088, 2005.

2. ショック

1 ショックの定義・病態生理

「防ぎ得た外傷死」(PTD) 症例の多くは，生理学的機能異常に対する不十分なアプローチに起因している。1995年にEspositoらは「PTD症例は気道管理，胸部損傷処置，輸液蘇生，腹腔内損傷評価のいずれかが不十分であった場合に多い」と報告した[1)]。わが国の多施設症例集積研究もPTD症例の66％が初期診療に問題があり，そのうち26.5％がショック対策に問題があったとしている。このように他の疾病と同じく外傷初期診療においても，「ショック」は死に直結する主たる病態の１つである。したがって，生命維持のための生理学的機能の迅速な評価と支持療法の開始（primary surveyと蘇生）の一環として，初期診療にあたる外傷医療チーム全員が連携しながら，ショックの早期認知と迅速な処置にあたることがPTD回避につながる。

1）ショックの定義

ショックの定義は，JATEC™では外傷，非外傷を問わず「主要臓器への有効な血流が低下して組織代謝に異常をきたし，細胞機能が維持できないことによる症候群」[2)]であり，細胞や組織が必要とする酸素需要と供給量のバランスが崩れた状態を指している。

臨床現場では，ショックという用語が血圧低下あるいは低血圧の代名詞となっていることが多く，血圧が低下していなければショックではないと認識されていることがしばしばある。しかし，これらは誤りである。受傷初期には，代償機転によって血圧が低下していない場合があることを念頭に置いて，ショックの有無を判断しなければならない。

2）循環の生理とショックの病態生理

循環は，「血液量」「血管抵抗」「心拍出量」の３つの要素で維持されている（図Ⅲ-2-1）。これら三要素のいずれかが，急激に変調をきたした状態がショックである。

一般的にショックは，①循環血液量減少性ショック（hypovolemic shock），②閉塞性ショック（obstructive shock），③心原性ショック（cardiogenic shock），④血液分布異常性ショック（distributive shock）に分類される。このうち，外傷急性期においてもっとも多く，治療面でも緊急度，重症度がともに高いものは，出血による血液量の減少による循環血液量減少性ショックである（図Ⅲ-2-2）。したがって，外傷急性期では，ショックは出血性ショックと非出血性ショックの２つに大別されている。

非出血性ショックのうち，閉塞性ショックは，血液の絶対量は減少していないが，心臓への血液流入

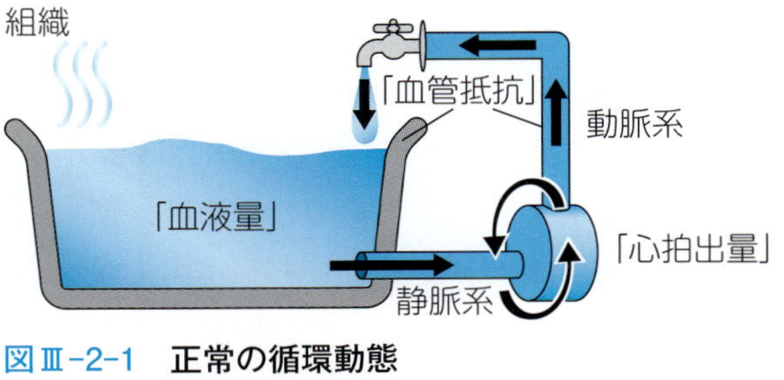

図Ⅲ-2-1 正常の循環動態

循環動態を循環式の風呂に見立てれば，風呂の水が組織や臓器に分布する血液，風呂桶・パイプ・ポンプを合わせた容積全体が「血液容積」，水をくみ上げるためのポンプが心臓，すなわち「心拍出量」である

→：血液の流れ

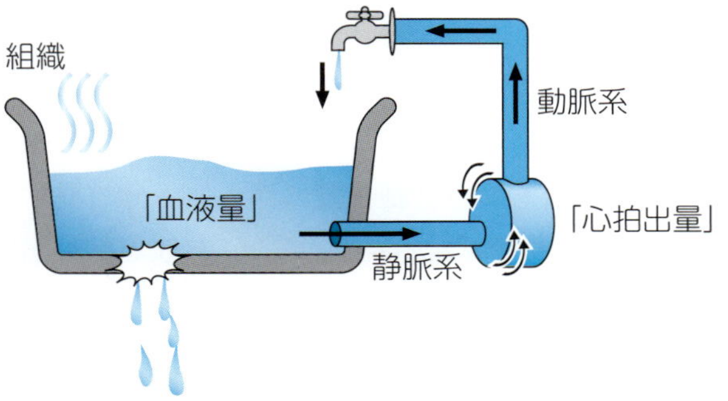

図Ⅲ-2-2 出血性ショックの循環動態

出血により循環血液量が減少し，心拍出量が低下してショックに至る

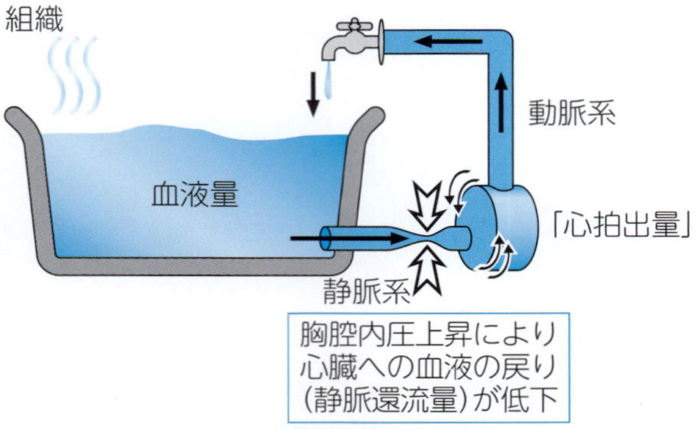

図Ⅲ-2-3　緊張性気胸の循環動態

緊張性気胸は，「閉塞性ショックを呈する気胸」と定義される（JATEC™）。胸腔内圧の異常な上昇が胸腔内の右心房に戻る血液の量を妨げ（白矢印），心拍出量の低下を招く

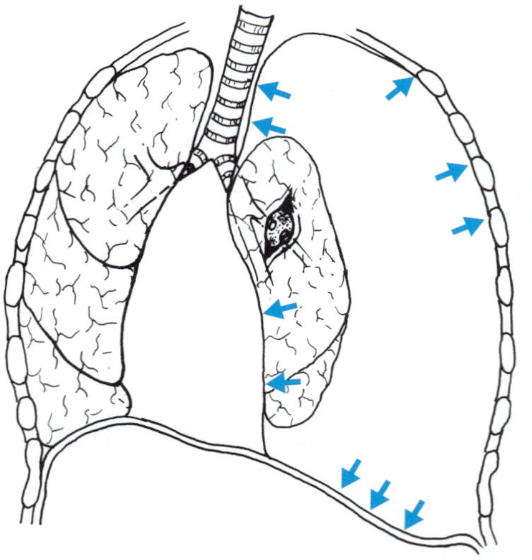

〔文献２）より引用〕

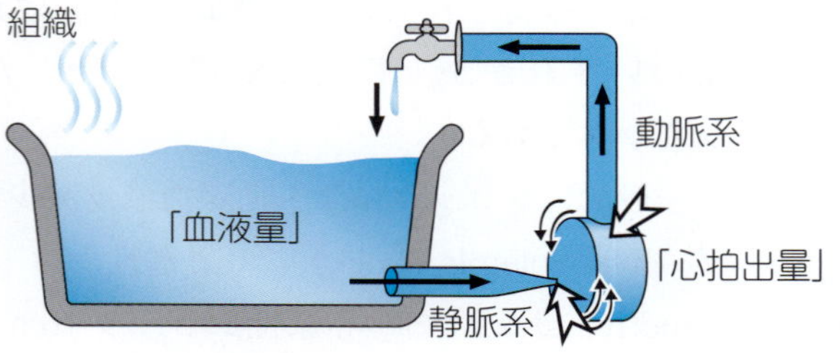

図Ⅲ-2-4　心タンポナーデの循環動態

心嚢に血液が貯留しているため心臓が拡張しにくくなり（白矢印），その結果拡張期に心臓へ戻る血液の量（静脈還流量）が減少し，心拍出量が低下する

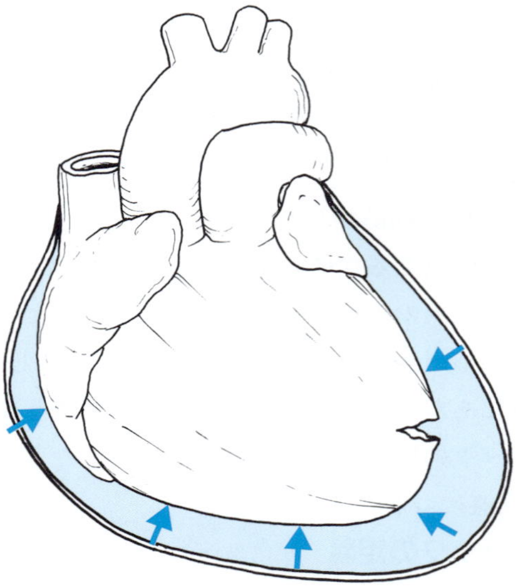

〔文献２）より引用〕

経路に何らかの閉塞機転が存在し，心臓への静脈還流量が相対的に減少した結果生じるものである。緊張性気胸による胸腔内圧上昇（図Ⅲ-2-3）や心タンポナーデによる心臓の拡張障害（図Ⅲ-2-4）がこれに属する。

その他の非出血性ショックとしては，頻度は少ないが鈍的心損傷などによる心原性ショック（心臓のポンプ機能低下）や脊髄損傷に伴う血液分布異常性ショック（「血管抵抗」の減少）がある。なお臨床上は，これらのショックの病態が時に併存するため，明確な分類が難しいことがある。

3）外傷におけるショックの分類

（1）出血性ショック（図Ⅲ-2-2）

出血により循環血液量が減少し，心拍出量が低下してショックに至る。外傷に伴うショックの原因の大部分は，出血による循環血液量減少である。

（2）閉塞性ショック（図Ⅲ-2-3, 4）

緊張性気胸と心タンポナーデが外傷における閉塞性ショックの代表的な原因である。緊張性気胸は胸腔内圧の異常な上昇が胸腔内の右心房に戻る血液の量を妨げ，心拍出量の低下を招く。また心タンポナーデは心嚢に血液が貯留しているため心臓が拡張しにくくなり，その結果，拡張期に心臓へ戻る血液の量（静脈還流量）が減少し，心拍出量が低下する病態である。心拍出量低下の原因は出血性ショックと同じ静脈還流量の低下であるが，血液量の減少を伴うことなく，あたかも心臓に流れ込む血管が「閉塞」しているかのような病態のため，「閉塞性ショック」

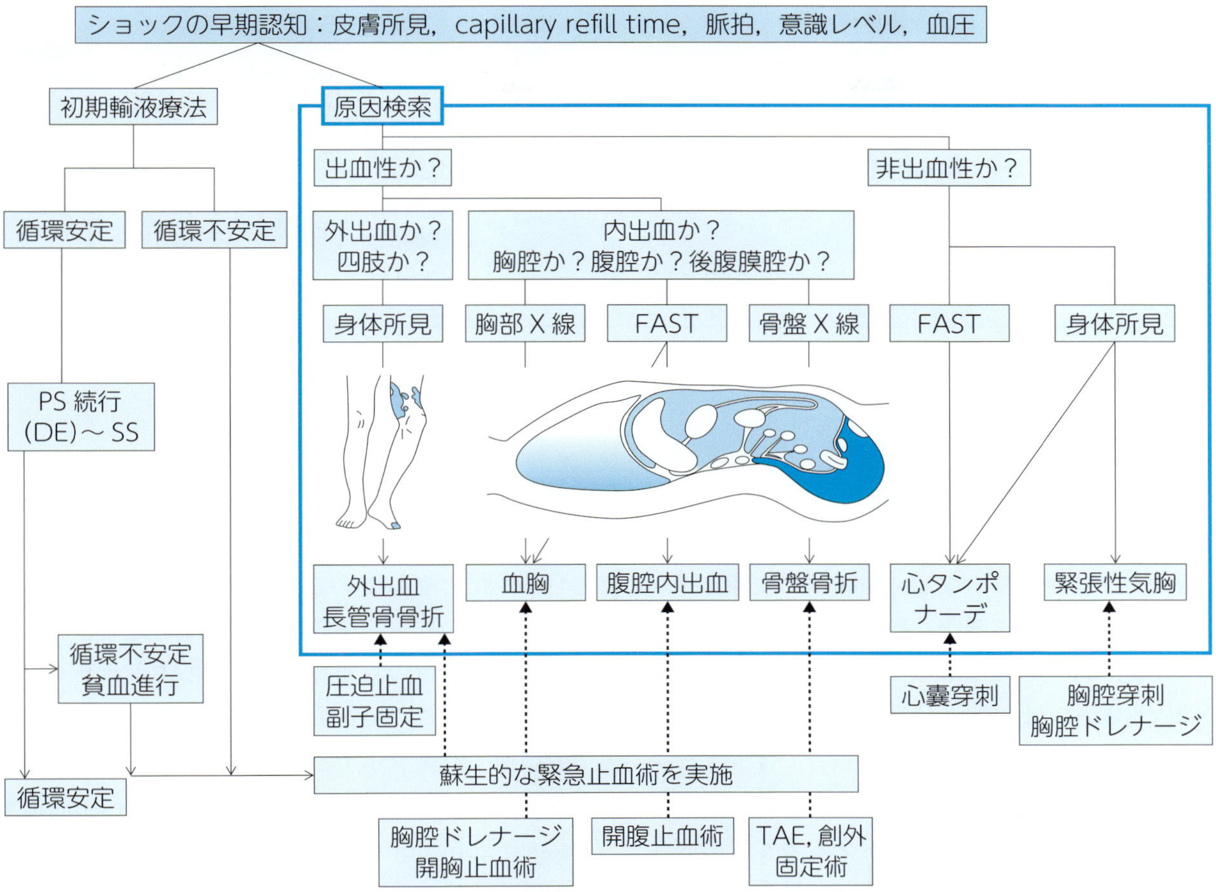

図Ⅲ-2-5　外傷初期診療におけるショック認知と原因検索，初期輸液療法

PS：primary survey，SS：secondary survey

と呼ばれている。

(3) 心原性ショック

心臓のポンプ機能低下に起因するショックである。鈍的心損傷に伴う心筋挫傷，中隔の破裂，弁損傷，冠動脈損傷などによる心筋収縮力低下や不整脈などによって心拍出量低下が生じる。

(4) 血液分布異常性ショック

血管容積の増大または「血管抵抗」の低下による血液の分布異常に起因するショックを指す。神経原性ショック，アナフィラキシーショック，感染性ショックに細分される。

外傷初期では脊髄損傷による神経原性ショックがその代表である。

神経原性ショックは，神経系の循環調節機構の破綻により生じるショックである。器質的神経原性ショックと機能的神経原性ショックとに分けられる。器質的神経原性ショックは，脳幹損傷，脊髄損傷による交感神経系の心臓支配の遮断によって引き起こされる。出血時に代償機転として働く交感神経興奮による血管収縮や頻脈が作用しないため，出血を伴った場合には早期からより重篤な低血圧をきたす。

機能的神経原性ショックとしては，血管迷走神経反射によるものがあげられる。外傷直後などの侵襲時に一過性に認められ，psychogenic shockともいわれる。他のショックとの鑑別が困難なことが多い。

2 ショックへの対応

外傷初期診療の循環管理の要点は，ショックの早期認知，初期輸液療法によるショックの程度の評価，迅速な原因検索と止血である（図Ⅲ-2-5）。

1）外傷初期におけるショックの認知

出血性ショックの重症度分類に着目すると，クラスⅢ，すなわち出血量が循環血液量の30％を超えて初めて収縮期血圧の低下を認める（表Ⅲ-2-1）。したがって，血圧のみを頼りにしてショックを判断すると，早期認知できないことがわかる。そこで，皮

表Ⅲ-2-1 出血性ショックの重症度

	クラスⅠ	クラスⅡ	クラスⅢ	クラスⅣ
出血量（ml）	<750	750～1,500	1,500～2,000	>2,000
（%循環血液量）	<15	15～30	30～40	>40
脈拍数（回/分）	<100	>100	>120	>140か徐脈
血圧	不変	拡張期血圧↑	収縮期血圧↓ 拡張期血圧↓	収縮期血圧↓ 拡張期血圧↓
呼吸数（回/分）	14～20	20～30	30～40	>40か無呼吸
意識レベル	軽度の不安	不安	不安，不穏	不穏，無気力

体重70kgを想定 〔文献3）より引用・改変〕

膚所見，毛細血管再充満時間（capillary refill time；CRT），脈拍，意識レベル，血圧から総合的に「ショックか否か」を判断する。なお，頻脈は出血性ショックの早期サインではあるが，頻脈でないからといってショックを否定してはならない。徐脈を呈する患者の報告もあり，またとくに高齢者やβブロッカー服用者，運動選手，妊婦，低体温患者ではショックでも頻脈にならないことがあり，注意を要する。

前述のように外傷によるショックの多くは出血性ショックであり，ショックを認知した場合には直ちに初期輸液療法を開始するとともに，ショックの原因，とくに出血源の検索と，止血処置の準備が進められる。

2）原因検索

出血性ショックの原因を考えるにあたり，外出血と内出血に分類するとアプローチしやすい。視診上，外出血すなわち体表からの活動性出血を認めた場合には直ちに圧迫止血を行う。また，体表から観察可能な四肢変形の有無を確認する。長管骨骨折では部位により出血量は異なるが，大腿骨骨折で1,000～2,000 ml，下腿骨骨折で500～1,000 ml，上腕骨骨折で300～500 mlとされている。良肢位固定を行い，蘇生後に整復・牽引固定を行う。なお，床や衣類の1平方フィート（約30 cm四角）の血液は100 mlと推定される。

体表からの観察では予測しがたい体幹内部の出血（内出血）の検索が必要である。通常，致死的な大量出血を生じる部位として，胸腔，腹腔，後腹膜腔の3部位がある。この際，出血によらない循環異常として，心タンポナーデと緊張性気胸の存在の可能性も考慮される。まず3部位（胸腔，腹腔，後腹膜腔）における出血の有無を確認する。推定出血量は，血胸では1,000～3,000 ml，腹腔内出血では1,500～3,000 ml，骨盤骨折による後腹膜出血では1,000～4,000 mlとされている。超音波検査と胸部・骨盤X線で出血の有無を確認する。併せて超音波検査で心嚢内液体貯留の有無を評価し，心タンポナーデの検索を行う。ここで行う超音波検査は大量血胸，腹腔内出血，心タンポナーデの検索のみに焦点を絞って使用するため，FAST（focused assessment with sonography for trauma）と呼称している。また緊張性気胸を念頭に置いて気道・呼吸（A・B）の異常の有無を再確認し，画像診断に頼らず，身体所見から胸腔穿刺やドレーン留置が必要か否かについて判断する（図Ⅲ-2-5）。

3）ショックに対する基本的処置（蘇生と止血）

原因が明確になれば，それぞれの部位に応じた蘇生，すなわち止血操作，穿刺術などの処置を行う。

（1）出血性ショックに対する輸液療法

輸液路確保，採血，加温した輸液の投与を開始する。循環の評価でショックが認知された場合には，少なくとも2本の径の太い（18 G以上，できれば14～16 G）末梢路を第一選択として確保し，39℃に加温した乳酸リンゲル液もしくは酢酸リンゲル液などの糖を含まない等張電解質輸液をプレホスピタルの投与を含めて1～2 L（小児では20 ml/kg）を目安として投与する。投与速度については蘇生時に確保した大口径静脈路から全開で滴下（ボーラス投与）するのが一般的である。これは治療行為であると同時に，輸液負荷に対する循環の反応からショックの程度を評価する目的もあり，JATEC™では「初期輸液療法」と呼称している。臨床の現場では初期輸液療法の反応は直ちには評価できないので，ABDE

など，他の項目の評価や処置と同時進行になる。初期輸液療法で循環が安定しない場合をnon-responder（安定しない）と呼ぶ。初期輸液療法で血圧上昇が得られない場合や，少し上昇しても頻脈が続く場合，あるいは輸液を維持速度にした段階で循環が不安定になる場合は，non-responderである。持続する出血は相当量であり，直ちに輸血を開始し，緊急の止血処置をしないと救命は困難である。この場合は気管挿管が必要である。初期輸液療法に反応し循環が安定した後に，再び不安定になる場合がある。このなかには，初期診療中に不安定になるものから，数日の経過で貧血が進行するものまでさまざまな状態が含まれている。このような症例は，transient responder（一過性の安定が得られる）と呼ばれる。初期輸液療法に反応し，その後循環の不安定や貧血の進行を認めない症例をresponder（安定が得られ，かつ持続する）と称する。この群は通常20％以下の出血にとどまり，止血処置は必要としない（図Ⅲ-2-5）。

上記3つのタイプのうち，初期輸液療法直後に判断できるのは，non-responderかそうでないかのみである。Transient responderかresponderかは，その後の経過によって判明する。初期輸液療法による血圧の指標は，収縮期で80～90 mmHgを目標とするのがよいとされる。また頭部外傷を合併する出血性ショックの場合には，平均動脈圧を90 mmHg以上に保ち，脳灌流圧（CPP）を50～70 mmHg以上で管理することが推奨されている。

（2）輸血療法

初期輸液療法に反応しない場合には，輸血を開始する。

外傷患者では希釈によらない凝固異常を約25％の症例で合併し，死亡率は非合併例の4倍になることが報告されている[4)～6)]。また，受傷後24時間以内に10単位以上の濃厚赤血球（RBC）が必要な場合を大量輸血（massive transfusion；MT）とすることが多いが，これらの患者の予後は悪い。近年，MTに対して新鮮凍結血漿（FFP）や血小板濃厚液（PC）を，早期に十分量投与することが（hemostatic resuscitation）予後を改善するとして[7)]，RBC：FFP：PC＝1：1：1の比率で投与するMassive Transfusion Protocolが推奨されている。しかしながら，最適な比率に対しては，いまだ議論がある[8)～12)]。また，補助的な止血療法として受傷後3時間以内のトラネキサム酸投与は転帰の改善につながる可能性がある[13)14)]。血液製剤は通常，4℃で保存されているので，加温はとくに重要である。十分な加温能力を有した加温器を使用する。

表Ⅲ-2-2　循環管理のためのモニター

血圧，脈圧
脈拍数
呼吸数
心電図
意識レベル（GCS）
尿量
酸塩基平衡（BE）
血清乳酸値
中心静脈圧
循環動態検査（心臓超音波検査，肺動脈カテーテルなど）

（3）循環と輸液療法の指標

循環，輸液療法の指標として，表Ⅲ-2-1にあげる項目をモニタリングする。そのほかに，尿量，酸塩基平衡，血清乳酸値，中心静脈圧，心エコー，肺動脈カテーテルなどによる循環動態検査も，併せて適宜参考にする必要がある（表Ⅲ-2-2）。

（4）その他

循環管理上，保温は重要である。低体温は，出血傾向を助長し，代謝性アシドーシス，凝固障害とともに生命危機を及ぼす危険因子の1つである。輸液の加温のほか，適宜体表も加温する。また出血性ショックの初期診療において，原則として心血管作動薬（カテコラミンなど）の使用は禁忌である。ただし，止血が完了し循環血液量が補充された後，心機能補助，冠動脈保護，血管拡張，利尿などの目的で使用する場合がある。

3 まとめ

外傷におけるショックへの不十分な対応はPTDの一因となる。Primary surveyにおいてショックを早期に認知し，直ちに原因検索を図ることが必要である。活動性の外出血があれば圧迫止血を行い，同時に体幹の3部位（胸腔・腹腔・後腹膜腔）の内出血の有無を，胸部と骨盤の単純X線写真とFASTで確認する。併せて非出血性ショックの有無も判断する。またショックを認知したら，直ちに採血とともに初期輸液療法を実施し，ショックの程度を判定して方針を決定する。輸液に反応しなければ，secondary surveyで行う詳細な損傷の確認の前に，内出血に対する止血術（手術や血管内塞栓術）を優先させることがPTD回避につながる。

文 献

1）Esposito TJ, et al：Analysis of preventable trauma deaths and inappropriate trauma care in a rural state. J Trauma 39：955-962，1995.

2）日本外傷学会・日本救急医学会監，日本外傷学会外傷初期診療ガイドライン改訂第5版編集委員会編：外傷初期診療ガイドラインJATEC™，第5版，へるす出版，東京，2016.

3）American College of Surgeons Committee on Trauma：Trauma Evaluation and Management（TEAM）；Program for Medical Students；Instructor Teaching Guide. American College of Surgeons, Chicago, 1999.

4）Brohi K, et al：Acute coagulopathy. J Trauma 54：1127-1130，2003.

5）MacLeod JB, et al：Early coagulopathy predicts mortality in trauma. J Trauma 55：39-44，2003.

6）Maegele M, et al：Early coagulopathy in multiple injury：An analysis from the German Trauma Registry on 8724 patients. Injury 38：298-304，2007.

7）Hagiwara A, et al：Can early aggressive administration of fresh frozen plasma improve outcomes in patients with severe blunt trauma? A report by the Japanese Association for the Surgery of Trauma. Shock 45：495-501，2016.

8）Sihler KC, et al：Massive transfusion：New insights. Chest 136：1654-1667，2009.

9）Young PP, et al：Massive transfusion protocols for patients with substantial hemorrhage. Transfus Med Rev 25：293-303，2011.

10）Ogura T, et al：Predicting the need for massive transfusion in trauma patients：The Traumatic Bleeding Severity Score. J Trauma Acute Care Surg 76：1243-1250，2014.

11）Holcomb JB, et al：The prospective, observational, multicenter, major trauma transfusion（PROMMTT）study：Comparative effectiveness of a time-varying treatment with competing risks. JAMA Surg 148：127-136，2013.

12）Kutcher ME, et al：A paradigm shift in trauma resuscitation：Evaluation of evolving massive transfusion practices. JAMA Surg 148：834-840，2013.

13）CRASH-2 trial collaborators：Effects of tranexamic acid on death, vascular occlusive events, and blood transfusion in trauma patients with significant haemorrhage（CRASH-2）：A randomised, placebo-controlled trial. Lancet 376：23-32，2010.

14）CRASH-2 trial collaborators, et al：The importance of early treatment with tranexamic acid in bleeding trauma patients：An exploratory analysis of the CRASH-2 randomised controlled trial. Lancet 377：1096-1101，2011.

3. 頭部外傷

頭部外傷による脳損傷は外力が脳実質を直接損傷して生じる一次性脳損傷と占拠性病変による圧迫・破壊，脳ヘルニアによる脳幹障害，呼吸や循環障害による二次性脳損傷に分類される（表Ⅲ-3-1）。病院前を含め医療の質を高めることで二次性脳損傷を予防，軽減することは可能である。

表Ⅲ-3-1　二次性脳損傷をきたす原因

頭蓋内因子	占拠性病変による圧迫・破壊，脳ヘルニアによる脳幹障害，脳虚血，脳浮腫，痙攣，感染
頭蓋外因子	低酸素血症，低血圧，高/低二酸化炭素血症，貧血，高体温

〔文献1）より引用〕

1 解　剖

頭皮は外側から皮膚，皮下組織，帽状腱膜，骨膜からなる。

頭蓋は脳頭蓋，頭蓋底，顔面頭蓋および耳小骨に分類される。脳頭蓋（穹窿部，あるいは円蓋部）は大脳，小脳，および脳幹を収めている。頭蓋底は前頭蓋底，中頭蓋底，後頭蓋窩に分かれている。顔面骨は鼻骨，涙骨，下鼻甲介，鋤骨，頬骨，上顎骨，下顎骨からなり，耳小骨はツチ骨，キヌタ骨，アブミ骨で構成される。

脳頭蓋の内側には硬膜，くも膜，軟膜がある。脳頭蓋内への硬膜の張り出しが大脳鎌，小脳テントであり，それぞれ左右大脳半球と大脳（テント上）と小脳・脳幹（テント下）を分けている。硬膜は2層をなし，正中部や小脳テント上下の境に2層の間に間隙を形成し，静脈洞となる。脳表から静脈洞に流れ込む静脈が架橋静脈で，破綻すると急性硬膜下血腫となる。また，硬膜の頭蓋骨側には硬膜動静脈が走行する。直上の頭蓋骨骨折にて破綻し，しばしば急性硬膜外血腫の原因となる。

くも膜と軟膜の間隙はくも膜下腔と呼ばれ，脳脊髄液が灌流している。脳脊髄液は脳室内，主として側脳室の脈絡叢で500 ml/日産生されて，血腫などで脳室内や脳脊髄腔に閉塞をきたすと急性閉塞性水頭症が生じ，急激な頭蓋内圧亢進が生じる。

2 分　類

外力と損傷の生じる部位により，打撲直下に生じる直撃損傷（クー・インジュリー：coup injury）と，打撲部位の対角線上に生じる反衝損傷（コントラクー・インジュリー：contre-coup injury）がある。

頭部外傷の重症度分類については，『外傷初期診療ガイドライン』(JATEC™) では来院時のGCS合計点で3～8を重症，9～13を中等症，14，15を軽症と定義している。

臨床症状と画像所見を考慮した一般的な分類について記載する。

1）頭蓋骨骨折

頭蓋骨骨折自体が意識障害の原因となることはない。しかし，それに付随して生じる急性硬膜外血腫や視神経管骨折による視神経損傷を合併する際には意識障害や神経症状が出現する場合がある。

(1) 頭蓋骨円蓋部骨折

線状骨折と陥没骨折に分類される。通常，頭部単純X線撮影にて診断可能な場合が多い。骨折に伴い頭蓋骨の直下に存在する硬膜動静脈が破綻し，急性硬膜外血腫を合併することがある。

陥没骨折も同様に頭部単純X線撮影にて診断されるが，骨条件CTによる診断が有用である。開放性陥没骨折（硬膜内の脳組織と外界との交通がある骨折）の場合は感染予防のために直ちにデブリドマン，頭蓋骨整復が必要である。

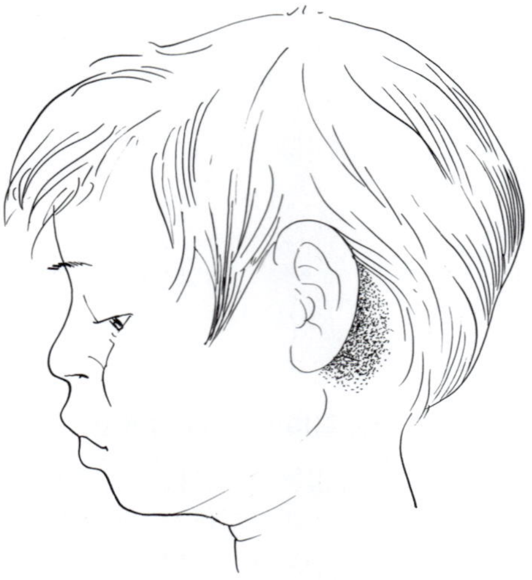

a：中頭蓋底の骨折で生じる耳介後部の皮下出血（バトル徴候）

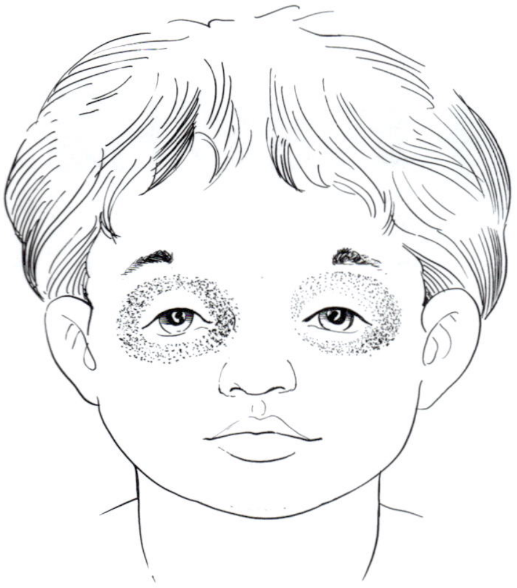

b：前頭蓋底の骨折で生じる「パンダの眼」

図Ⅲ-3-1 **頭蓋底骨折が疑われる徴候**

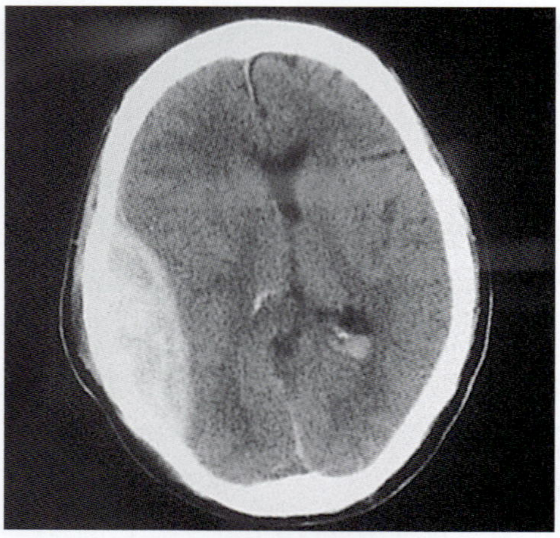

図Ⅲ-3-2 **急性硬膜外血腫**

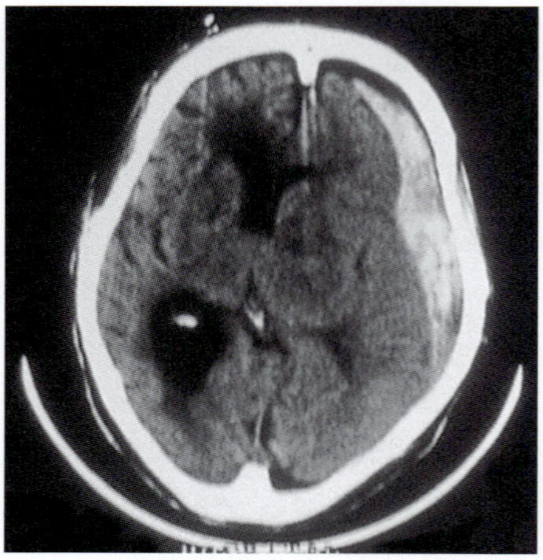

図Ⅲ-3-3 **急性硬膜下出血**

(2) 頭蓋底骨折

頭部単純X線撮影での診断が困難で，髄液漏（髄液鼻漏，髄液耳漏）などの臨床症状や骨条件のCTから診断される。中頭蓋底の骨折では耳介後部の皮下出血（バトル徴候：Battle's sign），前頭蓋底の骨折では眼窩周囲の皮下出血（パンダの眼あるいはblack eye，raccoon eye）が，受傷後数時間を経て出現する（図Ⅲ-3-1）。

2) 局所性脳損傷

頭蓋の特定部位に外力が加わった際に生じる病態である。血腫やその周辺に生じた脳浮腫のために片麻痺などの巣症状や，頭蓋内圧亢進症状（頭痛，嘔吐，意識障害）が出現する。

(1) 急性硬膜外血腫

頭蓋骨と硬膜の間に生じる硬膜外血腫は特徴的な臨床経過，すなわち意識清明期*が存在する。頭部CTにて両側凸レンズ型を呈する（図Ⅲ-3-2）。出血源は硬膜の動静脈，あるいは骨折した頭蓋骨自体で，頭蓋骨単純X線撮影で硬膜の血管溝を横断する骨折では本血腫の可能性を疑う必要がある。

(2) 急性硬膜下血腫

硬膜と軟膜の間に生じる硬膜下血腫は三日月形に増大する（図Ⅲ-3-3）。血腫の出血源は架橋静脈（bridging vein）や脳表面の動静脈である。脳自体の損傷，すなわち脳挫傷を伴うことも多く，受傷当

* 意識清明期（lucid interval）：当初は意識が清明であるが，血腫の増大とともに意識障害が生じる。意識清明期の時間は血腫の大きさ，部位，増大速度によりさまざまである

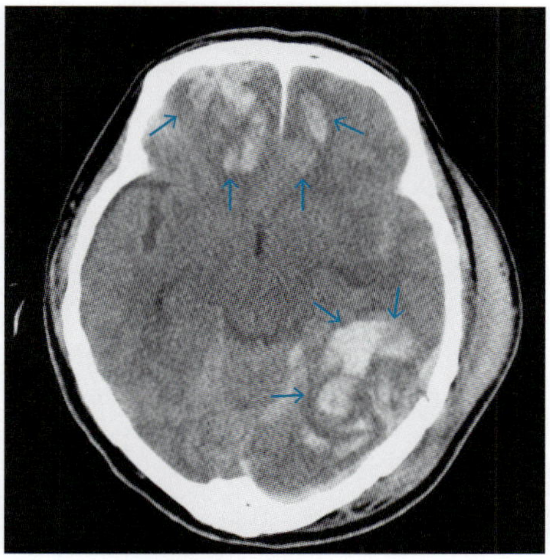

図Ⅲ-3-4　**脳挫傷**
両側前頭葉と左後頭葉に高吸収領域と低吸収領域が混在する（ゴマ塩状：矢印）脳挫傷を認める

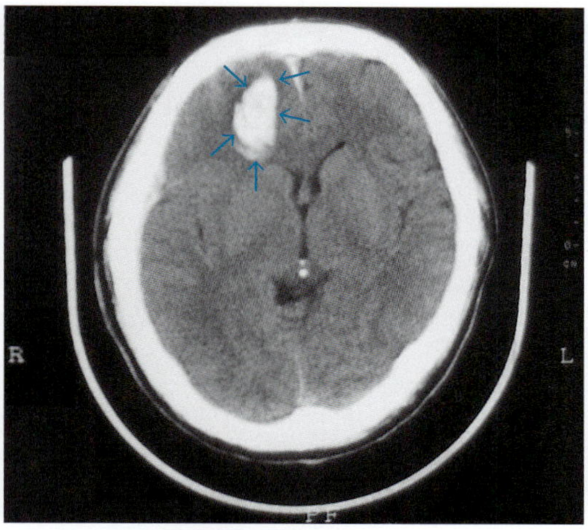

図Ⅲ-3-5　**外傷性脳内血腫**
右前頭葉内に外傷性脳内血腫（矢印）を認める

初から意識障害を認める。予後は急性硬膜外血腫と比較すると不良である。

（3）脳挫傷

脳挫傷は脳実質が外傷により直接，あるいは間接的に損傷された結果生じ，前頭葉，側頭葉に好発する。多くは小出血を伴い，CTでは低吸収領域と高吸収領域が混在する（ゴマ塩状：salt and pepper appearance）所見を呈する（図Ⅲ-3-4）。

（4）外傷性脳内血腫

外傷性脳内血腫は前頭葉や側頭葉に好発する（図Ⅲ-3-5）。脳挫傷に伴う出血が癒合して脳内血腫に進展する場合が多い。高齢者に多い遅発性外傷性脳内血腫も脳挫傷を原因としている。

3）びまん性脳損傷

局所に作用した外力ではなく，回転加速度による脳組織のズレの力（剪断力：shearing force）で生じる。大脳白質，脳室上衣下，脳梁部，大脳基底核，あるいは脳幹部背側の神経線維（軸索）の機能障害や断裂がその主体である。

びまん性脳損傷は軽症の脳振盪から意識障害が遷延するびまん性軸索損傷まで病態はさまざまである。

（1）脳振盪

受傷直後は一過性の混乱や見当識障害を呈する。時に逆行性健忘を伴うが，可逆的で完全に回復する場合を軽症脳振盪という。一方，受傷直後は昏睡状態となるが，受症後6時間以内に意識が回復する場合を古典的脳振盪と呼んでいる。

（2）びまん性軸索損傷

受傷当初から高度の意識障害が存在し，遷延する。CTでは外傷性くも膜下出血や脳室内出血などの所見と臨床症状で診断される。病巣の特定にはMRIが優れている（図Ⅲ-3-6）。

（3）びまん性脳腫脹

両側大脳半球の腫脹により，著しい頭蓋内圧上昇を呈する。最近は受傷早期の低血圧，低酸素血症，高二酸化炭素血症などの二次性脳損傷の関与が注目されている。予後はきわめて不良である。

3　初期診療

1）Primary surveyでの頭部外傷の評価と看護

JATEC™では頭蓋内圧亢進や脳ヘルニアの臨床徴候を示す場合**「切迫するD」**と称している。すなわち，①GCS合計点8以下の場合，②経過中にGCS合計点が2以上低下する場合，③脳ヘルニア徴候を伴う意識障害がある場合である。脳ヘルニア徴候としては瞳孔不同，片麻痺や高血圧を伴う徐脈（クッシング現象）がある。

「切迫するD」と判断した際には気管挿管の適応となるために，気管挿管チューブ，喉頭鏡はもちろん，喀痰や気道分泌物の吸引装置やチューブ，バッグ・バルブ・マスクを用意する。また，脳神経外科担当医師への連絡も忘れてはならない。さらに，secondary surveyの最初に頭部CTを施行する。

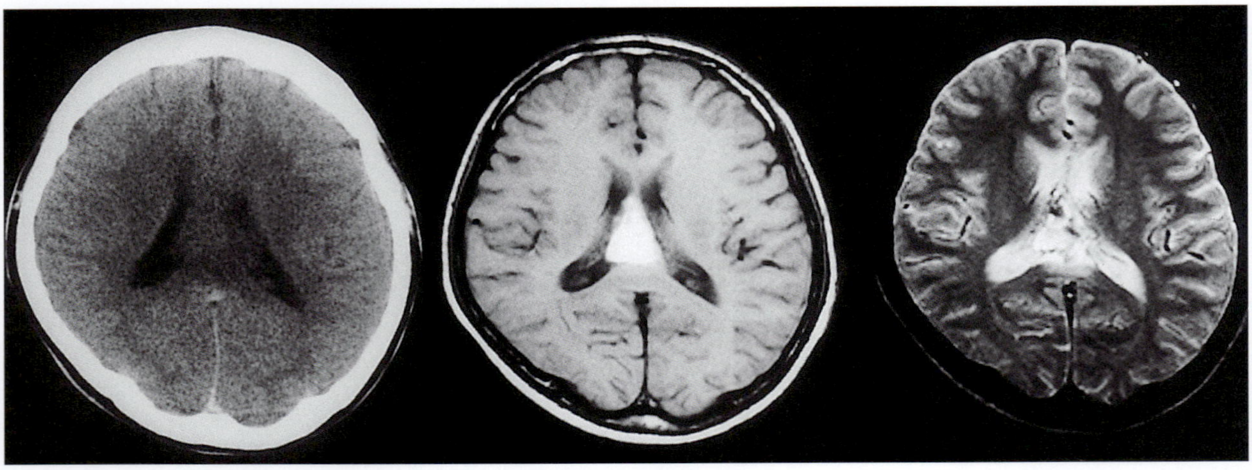

図Ⅲ-3-6　**びまん性軸索損傷**

CT（左）では明らかでない脳梁部の損傷がMRI（中，右）では明らかである

2）Secondary surveyでの頭部外傷の評価と看護

A・B・Cが安定したと判断した場合にはsecondary surveyに移行する。Secondary surveyでは頭皮，顔面の損傷，陥没の有無のほか，外耳孔，外鼻孔，口腔を観察する。したがって，ペンライト，瞳孔スケール，耳鏡，喉頭鏡，胃管などをあらかじめ準備しておくことが必要である。また，後述のように髄液漏の有無を診断する際に，ガーゼや濾紙が必要となるので準備をしておく。

（1）頭部外傷の身体所見のとり方

意思の疎通が可能な場合は頭痛，視力低下，複視，聴力障害，咬合障害などの訴えがないかを確認する。視診では頭皮や顔面の創傷のほか，外鼻孔，外耳孔や口腔からの出血，頭蓋底骨折の徴候である耳介後部の皮下出血（バトル徴候，図Ⅲ-3-1a）や眼窩周囲の皮下出血（パンダの眼，図Ⅲ-3-1b）の有無を確認する。これらの徴候は受傷直後には出現しないが，外鼻孔や外耳孔からの髄液漏が存在する場合には頭蓋底骨折と診断することができる。外鼻孔や外耳孔からの血液に髄液が混じっている場合には，ガーゼや濾紙に滴下した跡が「二重の輪」にみえる（ダブルリング試験，図Ⅲ-3-7）。耳鏡を用いて鼓膜も観察する。また，左右の瞳孔径や対光反射の有無も確認するが，直接対光反射だけでなく，間接対光反射を評価することで視神経損傷の診断も可能である。

触診では頭髪内の損傷，陥没や血腫の有無を診察する。また，脳実質との交通（開放性頭蓋骨骨折）

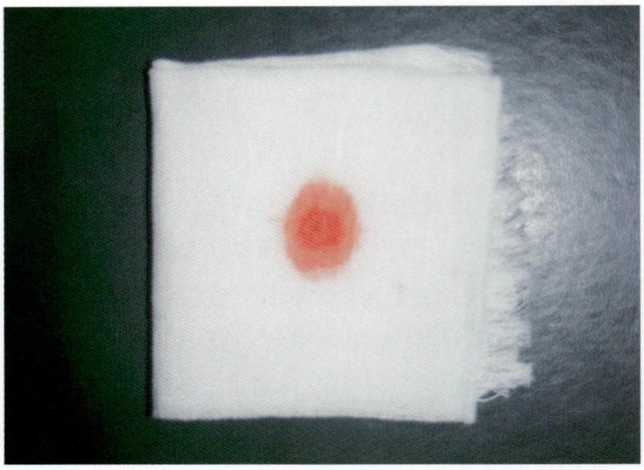

〔文献1）より引用〕

図Ⅲ-3-7　**髄液漏を示す「ダブルリング」**

の有無を把握することも重要である。

（2）頭部CT

「切迫するD」でない中等症頭部外傷（GCS合計点9～13）の場合，頭部CTはsecondary surveyの中で施行する。軽症（GCS合計点14, 15）の場合は退院までに施行するようにする。なお軽症であっても，表Ⅲ-3-2に記載した危険因子があれば早い時期にCTを施行する。

（3）頭部単純X線とMRI

頭蓋骨の単純X線はsecondary surveyの中で撮影する。通常は正面，側面，タウン撮影（後頭骨が評価できる）の3方向とする。

MRIは初期診療において用いられることは少ないが，びまん性軸索損傷の診断には有用である。

表Ⅲ-3-2　軽症であっても重症化を予測させる危険因子

1．来院時の意識障害や失見当識，健忘，あるいはその他の神経学的異常所見の存在 2．上記所見がなくても下記のいずれかに該当するもの ①受傷後の意識消失や健忘，失見当識のエピソードの存在 ②頻回の嘔吐や頭痛の存在 ③てんかん発作があった場合 ④陥没骨折や頭蓋底骨折を疑わせる場合 ⑤CT撮影（bone image）で骨折が疑われる場合 ⑥外傷機転が重症を疑わせる場合（高エネルギー外傷） ⑦高齢者の場合 ⑧凝固機能や線溶機能に影響を与える薬剤の服用 ⑨脳神経外科的手術の既往（開頭術やV-Pシャントなど）

〔日本脳神経外科学会・日本脳神経外傷学会監，重症頭部外傷治療・管理のガイドライン作成委員会編：重症頭部外傷治療・管理のガイドライン，第３版，医学書院，東京，2013，pp. 161-162. より作成〕

4　治療と看護のポイント

1）軽症頭部外傷（GCS合計点14，15）

頭部外傷の80％は軽症頭部外傷とされているが，これらのなかにも重症化する危険因子がいくつか知られている（表Ⅲ-3-2）。とくに頭蓋骨骨折を有している場合，抗血小板薬や抗凝固療法を施行しているような症例では十分注意しなくてはならない。また，軽症でも一過性意識障害や健忘，頭痛を訴えている場合には頭部CTが必要である。

2）中等症頭部外傷（GCS合計点９～13）

中等症は頭部外傷の10％とされている。そのなかの約10～20％が重症化する。したがって，経過観察のために入院させ，頭部CTを施行する。意識レベル，麻痺の有無，瞳孔不同の有無などを経過観察する。

3）重症頭部外傷（GCS合計点８以下）

「切迫するD」と判断した場合にはsecondary surveyの最初にCTを施行するが，CTより帰室後は再び呼吸・循環の安定化に留意しつつ，secondary surveyを引き続き行う。除去すべき占拠性病変が存在し，かつ脳ヘルニア徴候が進行しているときには開頭術を想定し準備をするが，頭部を15°～30°挙上し，マンニトール0.25～1.0 g/kg（通常は20％溶液なので100～400 ml）を急速に点滴静注する。気管挿管されている場合が一般的であり，チューブの閉塞や循環，尿量に留意しながら看護する。また，頭蓋内圧亢進が明らかである際には，$PaCO_2$を30～35 mmHgに維持する軽度過換気療法が選択されることがある。過換気状態では脳血管が収縮し，そのぶん脳内に存在する血液量が減少するため頭蓋内圧が低下する。しかし，過度の過換気状態は脳血流を低下させるので漫然と行うべきではない。

4）小児と高齢者頭部外傷の看護のポイント

小児の頭部外傷の特徴は，①容易に出血性ショックに至る，②減圧後急激な血圧低下をきたす，③痙攣を起こしやすい，④びまん性脳腫脹が多い，⑤頭蓋骨骨折を伴わない急性硬膜外血腫が存在する，⑥保温に留意しないと容易に低体温となる，などである。

10歳以下，とくに３歳以下の頭部外傷では，常に被虐待児症候群（battered child syndrome）に留意する必要がある。虐待を疑う頭部外傷として網膜出血，多発性頭蓋骨骨折，陥没骨折，縫合離開，外表創が軽微な頭蓋内損傷，両側性の慢性硬膜下血腫（２歳以下）などがある。新旧入り混じった打撲創や頻回の外傷による受診，低栄養，成長障害，矛盾する説明，母子手帳の記載漏れなども虐待の特徴である。入院のうえで全身の骨折の精査，先天異常を含む出血傾向の検査を行うとともに，疑った場合には患児の居住する児童相談所か所轄警察への通報が義務づけられている。最近では高齢者虐待もしばしばみられるので，疑わしい場合には警察へ連絡する。

高齢者の頭部外傷の特徴は，①若年者に比較してびまん性脳損傷の頻度は少なく，局所性脳損傷が好発する，②前述のように遅発性外傷性脳内血腫が生じることがあり，受傷時の会話が可能でも意識レベルの急速な悪化をきたし，予後が不良な場合がある（talk & deteriorate，talk & die），③急性硬膜外血腫の頻度が比較的少ない反面，急性硬膜下血腫が多い，などである。

5）外科的治療と適応

手術の適応は患者の年齢や既往歴，損傷形態や頭蓋内の病態によって個別に選択すべきであり，単一で定型的なものではない。JATEC™に基づいた頭

表Ⅲ-3-3 頭蓋内病変と手術適応，時期

	手術適応	時期
急性硬膜外血腫	・厚さ1～2cm以上，または 容積20～30ml（後頭蓋窩15～20ml） ・合併血腫存在時 ・神経症状の急激な悪化	可及的速やかに
急性硬膜下血腫	・厚さ1cm以上 ・明らかなmass effect ・神経症状の急激な悪化	可及的速やかに
脳内血腫，脳挫傷	・進行性に神経症状が悪化 ・頭蓋内圧の制御が困難 ・CT所見の悪化	可及的速やかに
頭蓋骨陥没骨折	・1cm以上の陥没 ・審美的に容認し難い ・静脈洞を圧迫	
開放性頭蓋骨陥没骨折	・創部が汚染，高度の挫滅，粉砕骨折 ・脳実質の露出，髄液の漏出 ・骨片が脳内に存在 ・出血が持続	原則として24時間以内に手術 必ず48時間以内
視神経管骨折・視神経損傷	・光覚弁以上 ・進行性に視力低下 ・完全盲は適応なし	1～2週以内

〔文献1）より引用〕

蓋内損傷と手術適応および時期については救急初療室の看護の一環としても重要であるので，表Ⅲ-3-3に示す。

5 まとめ

速やかに呼吸・循環の安定化を図り，頭蓋内圧の精査を行う。

文 献

1）日本外傷学会・日本救急医学会監，日本外傷学会外傷初期診療ガイドライン改訂第5版編集委員会編：外傷初期診療ガイドラインJATEC™，第5版，へるす出版，東京，2016.
2）日本脳神経外科学会・日本脳神経外傷学会監，重症頭部外傷治療・管理のガイドライン作成委員会編：重症頭部外傷治療・管理のガイドライン，第3版，医学書院，東京，2013.

4. 顔面外傷

顔面は常に露出している部位であり，直接的な外力により損傷を受けやすく，注意すべきこととしては，①気道の入口部が存在することによる気道閉塞の可能性がある，②顔面に豊富に分布する血管の損傷により大量出血をきたし得る，③頭部および頸椎頸髄損傷を合併する可能性が高い，④視覚・嗅覚・聴覚などの感覚器が集中して存在しており損傷により機能的後遺症をきたす可能性，⑤整容的な後遺症が残る可能性がある。このような特殊性を考えて，primary surveyでの観察，評価，処置により状態の安定化を行う。状態の安定している際には，顔面の整容的な問題および視機能や顔面の知覚・運動などの感覚器官の障害や咬合障害などの機能的な損傷を関連各科と連携して診療を行う。

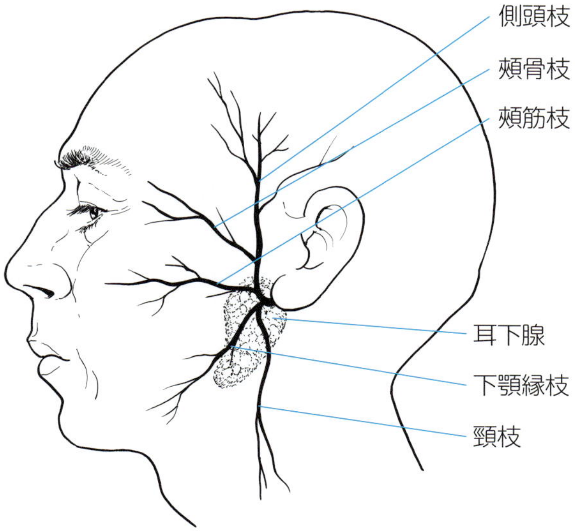

図Ⅲ-4-1　顔面神経の走行および耳下腺の位置関係

1 解　剖

顔面は頭蓋骨の一部である前頭骨と顔面骨からなる。顔面骨は頬骨，上顎骨，下顎骨を中心として鼻骨，篩骨，涙骨，舌骨など大小さまざまな骨により構成されている。その表層には表情筋・軟部組織があり，これらの形状と微細な動きにより顔面の表情が作られる。これらの大部分は，運動は顔面神経に支配され（図Ⅲ-4-1），そのほかには開眼を行う上眼瞼筋が動眼神経により，咬筋を中心とした咀嚼を行う咀嚼筋が三叉神経により支配されている。感覚は三叉神経に支配されている。

血管は総頸動脈から分岐した外頸動脈系により栄養されており，顔面動脈，浅側頭動脈などを中心として豊富な血管網を形成している。

軟部組織内に眼窩内容である視神経・眼球があり，さらに鼻涙管や唾液腺など重要器官がある。唾液腺は大小口腔腺に分けられ，とくに大口腔腺には耳下腺，顎下腺，舌下腺がある。

2 病　態

1）気道閉塞

口腔内軟部組織の腫脹，喉頭・声門浮腫，気管の損傷，下顎骨の骨折により物理的に気道閉塞を起こし，また，意識障害による舌根沈下から気道閉塞を起こす。さらに，口腔内や鼻腔からの出血，組織片，分泌物，吐物などが閉塞の原因になる。破損脱落歯牙，義歯や外部からの異物も閉塞の原因になり得る。

2）出　血

顔面は外頸動脈からの分枝により血管網を形成していることから，わずかな損傷であっても出血しやすい。顔面骨骨折に伴う下行口蓋動脈，蝶口蓋動脈，前篩骨動脈などの顎動脈系の損傷により深層からの大出血となることがある。頭蓋底骨折合併例では，内頸動脈や海綿静脈洞の損傷により致死的出血をきたしやすい。また，これらの出血は，鼻腔・口腔へ出血することが多く，前述した気道閉塞に注意を要する。

3）創傷および感染

顔面は前述のように血管網が豊富で血行が良好なことから，他部位に比して感染を起こしにくい。しかしながら，衣服などの保護を受けられず露出しているため，ガラス片など異物が創部へ混入しやすく，感染を起こすことがある。また，頭蓋底骨折の合併により髄膜炎をきたすことがある。

顔面・頸部は露出部であるため，小さな創であってもその後，整容的に問題となることもあり，緊急度と併せて治療を考慮しなければならない。

4）機能障害

顔面神経は両側耳朶の下端の高さから頭蓋外に出て，顔面の皮下浅層を分布する運動神経で，顔面表情筋を支配している。比較的浅い部位を走行しており，損傷を起こすと図Ⅲ-4-2のように，①前額部のしわ寄せができない，②閉眼ができない，③口角に左右差が出る（ひどい場合には麻痺側の口が開いたままで唾液が流出する）などの所見を認める。また，頬骨弓骨折，上顎骨骨折，下顎骨骨折などにより開口障害，咬合障害をきたし，場合によって嚥下機能の低下を招く。

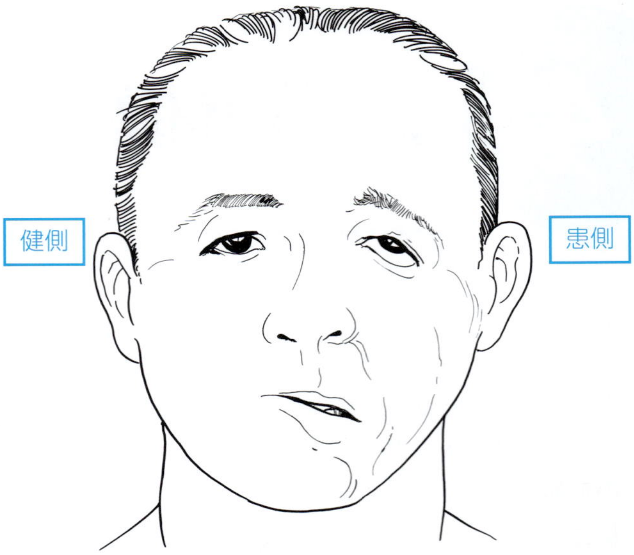

図Ⅲ-4-2　顔面神経麻痺時の顔貌

3　分　類

1）顔面骨骨折

部位としては鼻骨が多く，次いで頬骨，下顎骨，上顎骨の順である。それらの複合合併骨折もある。重症顔面骨骨折は重症頭部外傷とも考えられ，頭蓋内損傷，視神経損傷などの合併損傷のチェックも必要である。

骨折部の治療は必ずしも速やかに整復せず，より正確な顔面骨の変形の評価と微細な骨片の整復を可能にするために待機的に手術することも多い。受傷後早期には腫脹が強く，術中の出血も腫脹が改善してからのほうが少なくてすむからである。

診断はマルチスライスCTによりスライス幅1 mm前後で撮影を行い，水平断に加えて矢状断，冠状断および三次元構築を行うことがスタンダードとなってきている（図Ⅲ-4-3）。

（1）上顎骨骨折

上顎骨に骨折がある場合は，強力な外力が顔面に作用したと考えられる。上顎骨骨折で問題となるのは，両側の上顎骨にまたがる横断型骨折であるルフォー型骨折である。ルフォー型骨折は図Ⅲ-4-4のように基本的に3型に分類され，臨床的には，鼻腔・口腔からの大量出血，顔面中央のへこみ（dish face deformity）や咬合異常がみられる。

（2）鼻骨骨折

全顔面骨骨折の1/3を占めるもっとも受傷の多い部位であり，症状的には鞍鼻や斜鼻などの変形，腫脹，疼痛とともに鼻出血を認めることが多い。

（3）頬骨骨折・眼窩壁骨折

全顔面骨骨折の約20％を占め，スポーツ，喧嘩などで起こる。頬骨は前頭骨，側頭骨，上顎骨と癒合しているため，これらの縫合線に合わせて骨折を起こすことがほとんどである。症状としては顔面に左右差が出ることや，開口障害などである。また，眼部をボールなどで強打した場合に，眼窩内圧の急激な上昇から眼窩下壁，側壁に骨折が生じ，上顎洞や篩骨洞に外眼筋群，眼窩組織が陥入することで吹き抜け骨折（blow-out fracture）が起こる。図Ⅲ-4-5にモデルを示す。眼球の運動制限が出現し，結果として物が二重に見える複視（double vision）となる。また，眼球そのものも陥入するため，外表からも陥凹して見える。

（4）下顎骨骨折

下顎骨の骨折の症状は顔面の下1/3の変形，咬合異常であるが，とくに問題となるのが正中部や体部の粉砕骨折によるものである。関節突起骨折は見落とされやすいので注意する必要がある。

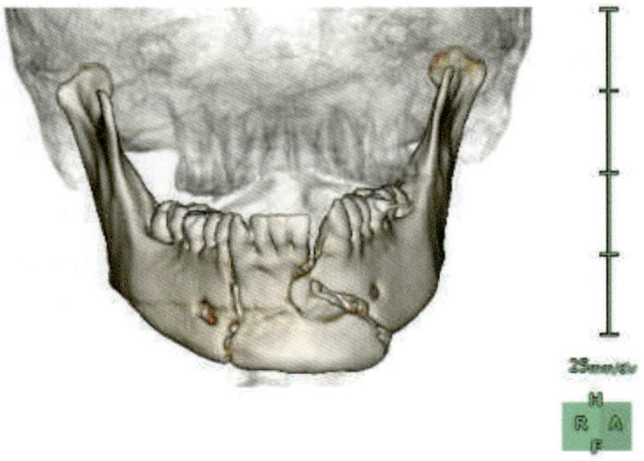

a

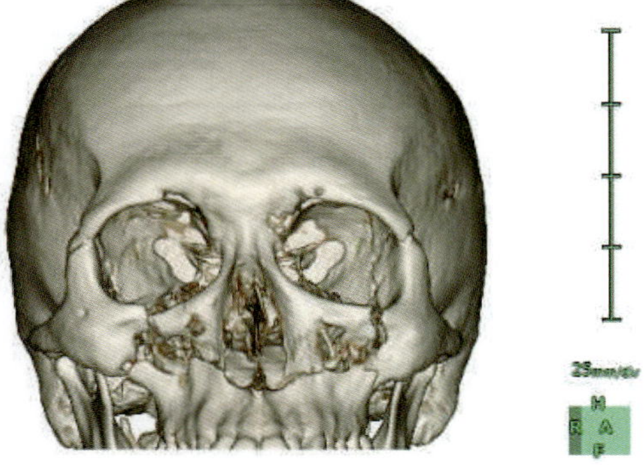

b

図Ⅲ-4-3　**下顎骨骨折と上顎骨骨折の3D-CT像**

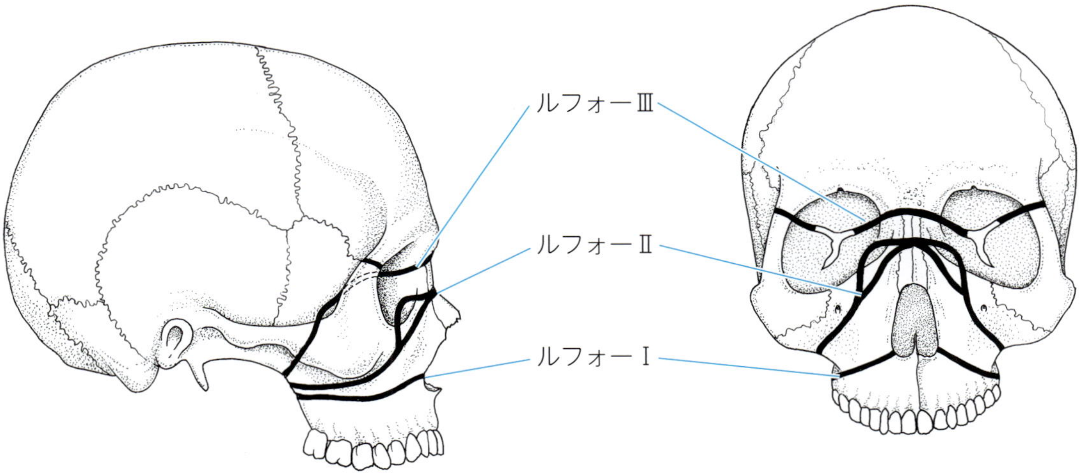

〔文献1）より引用・改変〕

図Ⅲ-4-4　**ルフォー型骨折**

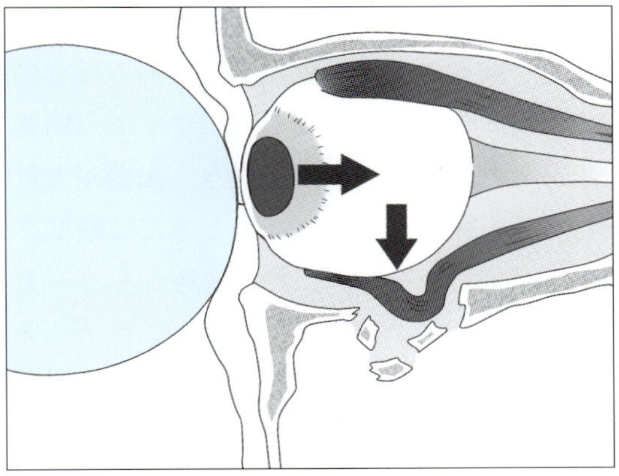

図Ⅲ-4-5　**眼窩吹き抜け骨折のモデル**

2）頭蓋底骨折

頭蓋底は顔面骨に隣接し，顔面外傷に頭蓋底骨折を合併しやすい。前頭蓋底骨折では髄液鼻漏を生じ，眼瞼に皮下出血を形成して「パンダの眼」と呼ばれる。中頭蓋底骨折では髄液耳漏を生じ，乳様突起部の皮下出血を形成し，バトル徴候と呼ばれる（p. 60，図Ⅲ-3-1）。いずれも髄液が骨折部を介して流出するもので，感染を起こす危険性がある。嗅神経，視神経，顔面神経の損傷を伴うことがある。

3）感覚器損傷

顔面には感覚器官が集中しており，その損傷はその後の生活の質（quality of life；QOL）を低下させる。

眼外傷で，もっとも緊急性の高いものは眼破裂であり，視力障害，眼圧低下，瞳孔の変形（とくに尖った形をpeaked pupilという）などを認める。眼瞼の腫脹を認めるときに無理に開眼させようとすると，通常の眼圧の数倍以上の圧がかかり破裂を悪化させるので眼球保護に留意する。

観察すべき点としては，視力障害の有無，瞳孔所見（大きさ・形・対光反射・左右差），眼瞼・眼球結膜所見，眼球運動異常，視野異常，眼圧などである。視力障害は外傷性網膜剥離や頭蓋底骨折に伴う視神経損傷でもみられる。

耳外傷では，聴力喪失，眩暈，外耳道からの出血，髄液耳漏，顔面神経麻痺などの症状を認める。耳介は血行が豊富であり，1/2程度の不全切断であれば，縫合により生着する可能性がある。また，外耳道の損傷時に迷走神経耳介枝が損傷することがあり，嘔吐や咳が出現することもある。

4）その他

（1）耳下腺損傷

唾液は耳下腺から分泌された後，耳下腺管を通り，口腔内に分泌される。耳下腺そのものや耳下腺管の損傷を放置すると，唾液瘻や皮下への唾液貯留が起こる。

（2）涙小管損傷

涙は上眼瞼外側にある涙腺から分泌され，眼球表面を流れ，内眼角の上下にある涙小点を通り，涙小管，涙管を経て鼻涙管から鼻腔へ流れる。内眼角部と鼻根部間での損傷で涙小管の断裂をきたすと涙があふれて止まらなくなり，修復が必要となるため，眼科専門医にコンサルトする。

4 初期治療

1）Primary surveyでの顔面外傷の評価と看護

Aの評価として気道の閉塞の有無を確認する。口腔内の出血，分泌物，吐物などに対しては吸引を行い，気道を開通させる。意識障害がある場合には口腔内の出血，分泌物，吐物などにより気道閉塞による窒息をきたすことを念頭に置き，出血が大量で吸引を行っても開通がみられないときには頸椎を保護しつつ気管挿管を行い，口腔・鼻腔からガーゼパッキング，ベロックタンポンやバルーンカテーテルを用いて止血を行う。また，顔面外傷の際の口腔内軟部組織の腫脹，喉頭・声門浮腫，下顎骨骨折による物理的な気道閉塞に対して気管挿管が不可能な際には緊急気道確保（輪状甲状靱帯穿刺・切開）を行う必要がある。この場合，状態が安定した後に可及的早期に気道確保を気管切開に切り替える必要がある。

Bの評価と処置に関しては，これら口腔内の出血，分泌物，吐物を誤嚥していて呼吸状態が悪く，低酸素に対しては気道確保のうえで気管内吸引や100％の酸素を高流量で投与し，場合によっては人工換気を行う。

Cの評価としては出血の評価であるが，外表面の出血は圧迫止血および縫合による止血が可能であるが，顔面骨骨折による深層からの口腔や鼻腔の大量出血は血管損傷によるものであり直視下での観察は困難である。とくにルフォー型骨折では顎動脈領域から大量出血をきたして生命に危険を及ぼす可能性があり，急速輸液を行ってもバイタルサインが安定しない場合には経カテーテル動脈塞栓術（TAE）もしくは外頸動脈結紮を考慮する必要がある（図Ⅲ-4-6）。

Dの評価としては意識レベルを評価するが，顔面外傷に頭部外傷が合併する場合もあり，「切迫するD」を見逃さないようにする。

2）Secondary surveyでの顔面外傷の評価と看護

意識があれば問診を行い，受傷機転および受傷部位を尋ねる。その後，視診により腫脹・変形，外出血や皮下血腫，開放創を確認する。創部は流水や生理食塩液で十分洗浄を行い，異物が存在する際にはこれを除去して，一次的に縫合閉鎖する。この際，組織のデブリドマンは最小限にとどめ，可能なかぎり組織を温存し，愛護的操作に努める。顔面の開放創は前述した涙小管や唾液腺のような軟部組織，顔面神経などの損傷を起こしている可能性があるので，注意深く観察する。また，整容的には真皮縫合の併用が望ましいが，眼瞼，耳介，鼻などの皮膚の薄い部位は避ける。視診とともに触診を同時に行い，顔面骨の対称性，凹凸，段差，異常可動性を圧痛と同時に評価する。さらに外耳道，鼻腔，眼部，口腔内の評価を行うが，パンダの眼徴候，バトル徴候，鼻出血および耳出血を認めて髄液鼻漏・耳漏を疑う際には頭蓋底骨折を考慮する必要がある。頭部毛髪内の創などを確認するため剃毛を行うこともあるが，眉毛においては縫合時に位置を確認しながら行う必要があることや，剃ってしまうとなかなか生えてこなかったり，まったく生えなくなったりすることもあるため剃ってはならない。

眼球損傷，眼窩底骨折による眼球運動障害，視束管骨折による視力障害，顔面の知覚・運動障害，耳下腺および涙管損傷は形成外科，耳鼻科，眼科，口腔外科，脳神経外科などとの連携が必要である。

画像診断では最近では骨から軟部組織までマルチ

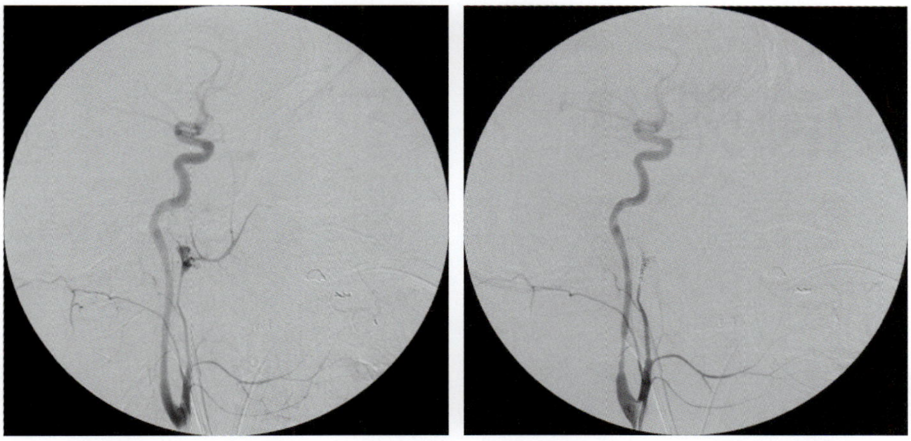

a：TAE前　　b：TAE後

図Ⅲ-4-6　TAE前・後

顔面外傷による頸動脈からの血管外漏出を認めたために塞栓術を施行

スライスCTによりスライス幅1 mm前後で撮影を行い，水平断に加えて矢状断，冠状断，三次元構築を行う。

5 まとめ

顔面の損傷はA（気道），B（呼吸），C（循環）に影響する。また，整容的な問題が後遺症として残ることも多く，その後の社会生活に著しい障害をきたすこともあり，その点に心がけて対応することは看護において大事な点である。

文　献

1）日本外傷学会・日本救急医学会監，日本外傷学会外傷初期診療ガイドライン改訂第5版編集委員会編：外傷初期診療ガイドラインJATEC™，第5版，へるす出版，東京，2016.

5. 頸部外傷

1 解　剖

頸部は解剖学的に頭側の下顎下縁，後頭骨下縁と尾側の上胸部切痕と胸骨上縁に囲まれた領域で，頸椎を軸としてその前面に食道，気管が位置し，その周囲を筋肉が取り巻いており，この狭い領域に頸髄，食道，気管，血管などの重要な器官が存在している。頸部の筋は頸部・頭部の可動，発声，嚥下機能などに携わる一方，下顎の可動や舌の可動にも一部関与している。

頸部の血管には総頸動脈があり，第４頸椎の高さ（おおよそ甲状軟骨，いわゆるのど仏の上縁の高さ）で内頸動脈と外頸動脈に分岐する。また椎骨動脈は，右側は大動脈弓から分岐した腕頭動脈から分岐した鎖骨下動脈より分枝し，左側は大動脈弓から直接分岐し，椎骨の横突孔を上行する。

2 病　態

1）気道閉塞

喉頭・気管の損傷では声門浮腫，軟部組織の腫脹や気管の損傷により気道狭窄あるいは閉塞をきたす。また，頸部の血管損傷による血腫によっても気道圧迫による閉塞をきたすことがある。

2）出血および血管閉塞

頸動脈損傷，とくに穿通性損傷では出血による急激な出血性ショックに至り，生命に危険を及ぼす。また，直接鈍的外傷あるいは頸部の過伸展，屈曲，回旋などからの頸動脈や椎骨動脈の内膜損傷による血栓形成より血管閉塞をきたし脳梗塞になることがある。

3）創傷および感染

頸部においては気管損傷で喀痰の汚染により感染を起こす可能性がある。食道損傷においても同様であり，深部に位置することからより重篤になり得る。頸部は露出部であるため，小さな創であってもその後，整容的に問題となることもあり，緊急度と併せて治療を考慮しなければならない。

3 初期診療

1）Primary surveyでの頸部外傷の評価と看護

（1）A，B：気道と呼吸

前述したように，もっとも緊急性が高い病態は気道閉塞であり，気管損傷時の症状には，嗄声，喘鳴，自発痛，圧痛，喉頭部腫脹，発声困難，嚥下困難，吐血，喀血，気管の偏位などがある。気管断裂や気道閉塞など緊急性を要する場合には，気管挿管を試みるが，可能であれば気管支ファイバーを用いて筋弛緩薬を用いずに意識下気管挿管を選択する。緊急時は輪状甲状靱帯切開（または穿刺）の適応となる。また，皮下に急激に増大する血腫形成により気道を圧迫することで気道閉塞を起こす可能性もあるため，十分な気道評価と遅れることのない気道確保が必要である。

（2）C：循環

頸動脈の損傷でもっとも問題となるのは，開放創では拍動性の出血であり，大量出血による循環不全をきたす。また，静脈についても内頸静脈からの外出血を止血できなければ出血性ショックに至る可能性もある。急速輸液を行いながら出血部の側面の上下を圧迫し，あるいはフォーリーカテーテルを用いた圧迫止血を行いながら，同時に手術の準備を開始する必要がある。動脈損傷に対しては，血流の温存と再建を前提として血管修復術が治療の原則である。内頸静脈損傷に対しては吻合術やパッチグラフトを行う。状態が不安定な場合は静脈形成術あるいは結紮を考える。外頸静脈は結紮可能である。

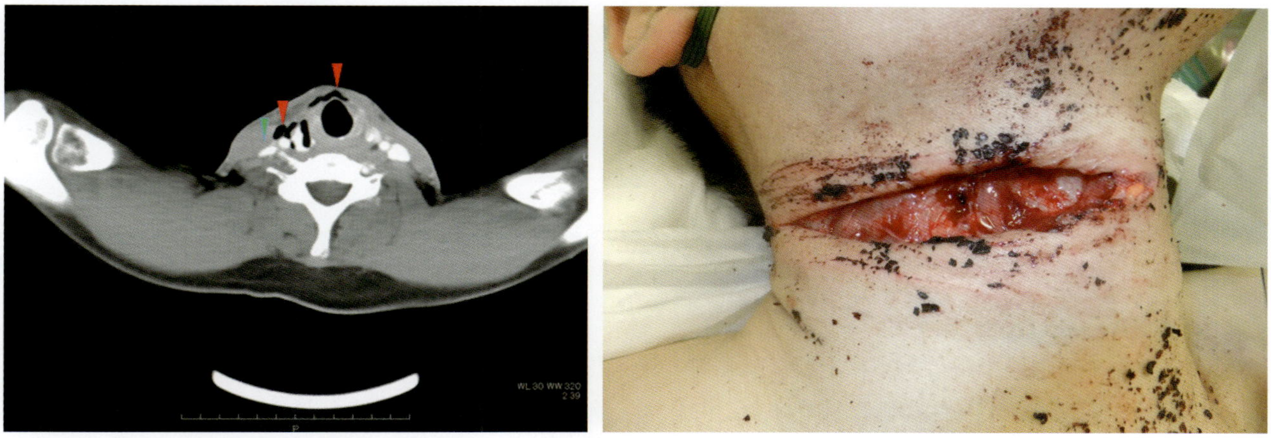

a：気管，右甲状腺上葉および総頸動脈周囲にair（▼）を認め，総頸動脈と内頸静脈（▼）の損傷はないが右甲状腺の損傷が疑われる

b：頸部切創

図Ⅲ-5-1　頸部損傷

表Ⅲ-5-1　ハードサイン

ハードサイン
気道閉塞，著しい活動性外出血，拍動性血腫，thrillの触知，頸部血管雑音の聴取，創部からの気泡，ショック，広範囲の皮下気腫

〔文献1）より引用〕

(3) D：中枢神経

頸部外傷による内頸動脈の内膜損傷により血栓を形成し，大脳半球の梗塞を起こすこともある。椎骨動脈は頸椎内を走行するが，頸動脈と同様に内膜損傷により血栓を形成した場合には，椎骨脳底動脈領域に梗塞を起こす可能性があるために，意識レベルの評価，瞳孔不同や片麻痺の有無などを確認する必要がある。

2）Secondary surveyでの頸部外傷の評価と看護

頸部の気道，血管損傷による緊急度の高い身体所見を"ハードサイン"と称して，そのいずれかを認めた場合は緊急手術の適応とされる（表Ⅲ-5-1）。

また，気胸による皮下気腫の所見が現れるなど他部位の損傷が頸部に所見として認められることもある。食道損傷は深部に存在することもあり，ほとんどの場合は穿通性外傷によるものであるが，特異的所見に乏しく見落とす可能性があり，見落とした場合は縦隔炎を引き起こすため注意する。とくに頸部や咽頭，喉頭部の疼痛，頸部皮下気腫，皮下出血や吐血などの場合に注意する。頸部外傷は腕神経叢の損傷をきたすことがあり，損傷神経支配領域の知覚・運動障害を評価する。また，頸椎損傷を示唆する頸部痛や項部痛の有無も併せて評価する。

3）画像検査および内視鏡検査

頸部損傷にもっとも有効なのはCT検査である（図Ⅲ-5-1）。血管損傷が疑われる場合には血管造影が行われる。必要に応じそのほか超音波，食道造影，内視鏡（気管および食道）などが行われる。

4　まとめ

頸部の損傷はA（気道），B（呼吸），C（循環），D（中枢神経）に影響する。後遺症として，神経障害や整容的な問題が残ることも多く，その後の社会生活に著しい障害をきたすこともあり，その点に心がけて対応することは看護において大事な点である。

● 文　献

1）日本救急医学会監，日本救急医学会専門医認定委員会編：救急診療指針，第5版，へるす出版，東京，2018.

6. 胸部外傷

胸部には呼吸・循環の維持のために重要な臓器である肺，気管・気管支，心・大血管が存在する。このため胸部外傷は，気道（A），呼吸（B），循環（C）のいずれの異常にも直結し，緊急性の高い病態が生じる。

Primary surveyと蘇生においては，身体所見と最小限の画像診断（胸部X線写真とFAST）から，致死的な胸部外傷である気道閉塞，フレイルチェスト，開放性気胸，緊張性気胸，大量血胸，心タンポナーデなどを診断し，同時に迅速な対応を行う。

Secondary surveyにおいては，primary surveyと蘇生の段階では明らかな所見を示さないが，適切な治療が行われない場合には致命的となるか，もしくは臨床的に問題が生じる病態を，種々の画像診断法などを組み合わせて診断し，専門医とともに適切な治療法を選択する。

1 解 剖

1）胸郭の外観と位置決定線

胸腔穿刺点となる鎖骨中線は肩峰と胸骨上窩を結ぶ線の中央であり，男性の場合にはほぼ乳頭線と一致する。前腋窩線は大胸筋の外側縁の下端と前鋸筋の起始部とが重なる点を通る線，後腋窩線は広背筋の外縁を通過する線であり，中腋窩線は腋窩の中央を通過する。胸腔ドレナージチューブは第4肋間または第5肋間（男性では乳頭の高さを目安とする），中腋窩線の前方が挿入部となる（図Ⅲ-6-1）。〔触診で肋間の高さが不明瞭な場合は，腋窩を頂点として，①大胸筋，②広背筋の辺縁，③乳頭の高さの線で形成される三角形の領域（Triangle of safety）からアプローチする。第4肋間または第5肋間からの挿入となるとされる（図Ⅲ-6-2）〕。

2）胸 壁

胸壁は骨性胸壁と軟部胸壁に分類され，前者は左右の肋骨，胸骨と脊椎より，後者は多数の筋群（大胸筋，小胸筋，広背筋などの浅胸筋群と内外肋間筋などの深胸筋群）より構成される。

胸骨縁で鎖骨の尾側に確認できるのは第1肋間である。また，胸骨柄と胸骨体の結合部分を胸骨角といい，第2肋軟骨が付着する。これらが肋骨，肋間を確認する体表からのランドマークとなる。肋骨下縁に沿って胸部大動脈から直接分枝した肋間動脈が肋間静脈・神経とともに走行し，頭側から静脈，動脈，神経の順に並ぶ（図Ⅲ-6-3）。このため胸腔ドレナージチューブの挿入に際しては，血管や神経損傷などの合併症を予防するために肋骨下縁からの挿入を避ける。また，両側の胸骨縁には，鎖骨下動脈の分枝である内胸動脈が縦走する。肋間動脈とともにその血管損傷がショックの原因となることがある。

3）胸腔・胸膜と縦隔

胸壁の内面は壁側胸膜により，肺の表面は臓側胸膜（肺胸膜）により覆われており，両胸膜の間が胸腔である。縦隔は左右の胸膜の間にあり，縦隔内臓器には，心臓，胸部大動脈，上大静脈，下大静脈，気管，気管支，食道などが含まれる

胸腔はすべて胸膜に覆われる。下方での胸膜の反転部は，鎖骨中線では第8肋骨，中腋窩線では第10肋骨，脊椎付近では第12胸椎から第1腰椎付近の高さであり，この高さまで胸腔が広がる。

2 受傷機転

1）鈍的外傷

鈍的外力により胸部外傷が生じるメカニズムは，①胸部への直接の外力，②内圧の急激な上昇，③減速あるいは加速度による剪断力に大別される。これらすべてが複合して，胸部外傷が生じる。

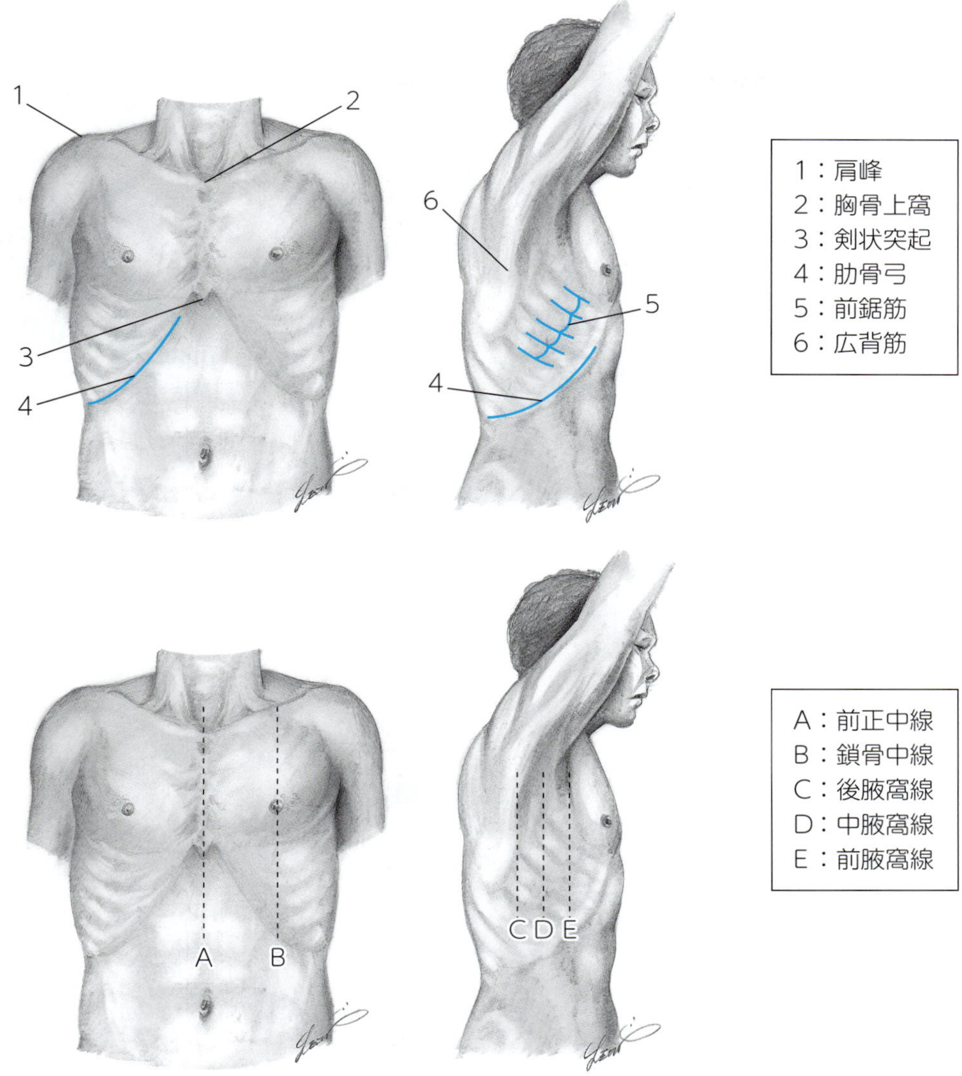

図Ⅲ-6-1　胸郭の外観，体表のランドマークと位置決定線　〔文献1）より引用・改変〕

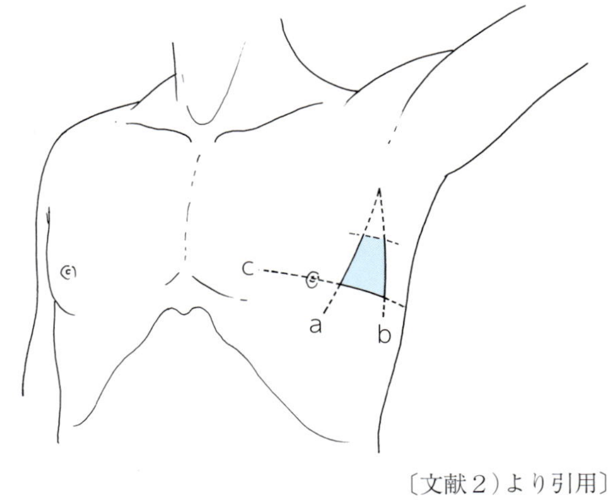

〔文献2）より引用〕

図Ⅲ-6-2　Triangle of safety

a：大胸筋後縁，b：広背筋前縁，c：乳頭の高さ
a～cにより形成される三角形領域をtriangle safetyと呼び，胸腔ドレナージチューブ挿入の目安となる

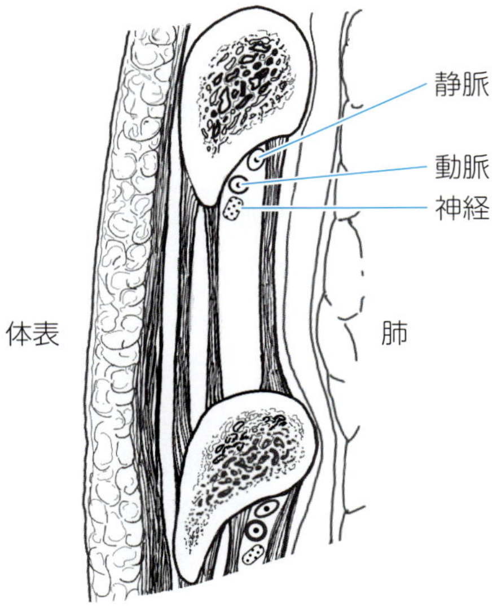

〔文献2）より引用〕

図Ⅲ-6-3　肋間の横断面

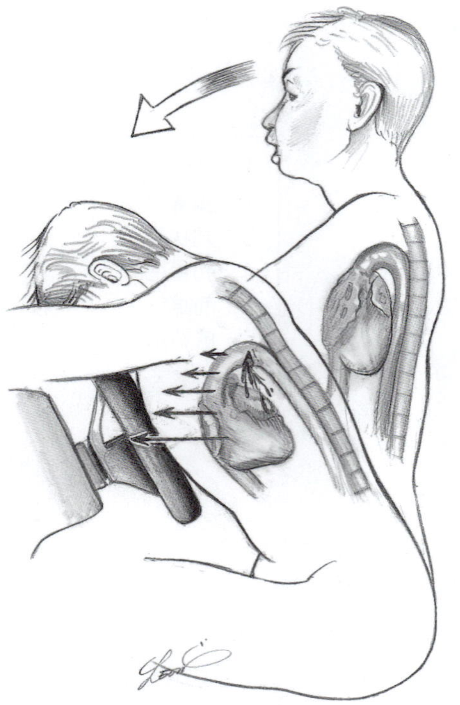

〔文献3）より引用〕

図Ⅲ-6-4　鈍的大動脈損傷受傷のメカニズム

前方あるいは側方からの衝撃では水平方向の減速作用機序が作用し，固定された下行大動脈に対して心臓と大動脈弓が水平方向に大きな動きを示し，鎖骨下動脈分岐部直下の下行大動脈に剪断力が加わる

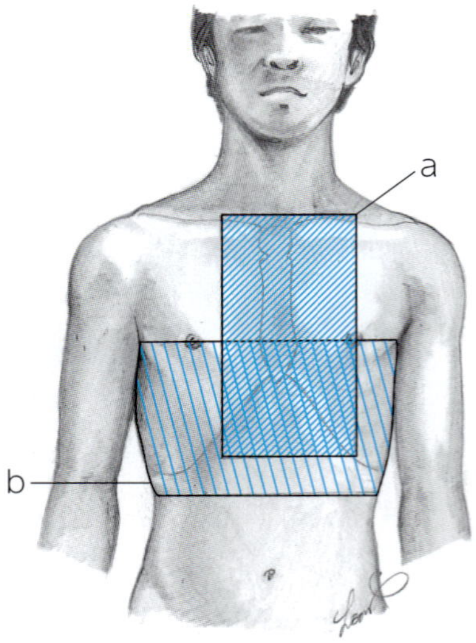

〔文献1）3）より引用・改変〕

図Ⅲ-6-5　臓器損傷の可能性がある領域

a：穿通性外傷における心臓外傷危険域（Sauer's danger zone）
b：胸腹部臓器損傷の合併可能性領域

（1）胸部への直達外力

直接の外力により胸壁は内方に向かう偏位が生じ，肋骨や胸壁の筋肉などの損傷の程度は，このインパクトの大きさと胸郭の変形の度合いにより決定される。胸郭に強いインパクトが加わると，同時に直接的な外力が加わっていない側方の肋骨部分にも骨折が生じ得る。小児では弾性に富むため肋骨骨折を認めないことがある。

胸壁への直接の外力は肺へと伝わり，肺内で生じる小さく速い歪みが肺挫傷のメカニズムの1つとなる。

（2）急激な内圧上昇

胸郭の急激な変形，とくに声門が閉鎖した場合には，過剰な気道内圧の上昇をきたす。深在性肺損傷や気胸の原因となる。前方からの強い外力による鈍的心損傷では，心血管の内圧の上昇が心破裂をきたす。

（3）減速・加速度による剪断力

急激な速度変化は，胸郭内の固定部位と非固定部位間に歪みを生じる。典型的なハンドル外傷による前後方向の減速外力に限らず，側方向，上下方向の減速外力などにおいては，胸郭内の固定部位は胸郭とともに急激にその動きが停止するのに対して，非固定部位ではその後も動きつづける。その結果，固定部と非固定部の間にはズレの力（剪断力）が加わることになる。

前方あるいは側方からの衝撃では水平方向の減速外力が作用し，固定された下行大動脈に対して心臓と大動脈弓が水平方向に大きな動きを示し，鎖骨下動脈分岐部直下の下行大動脈に剪断力が加わることで損傷が生じる（図Ⅲ-6-4）。同じように，固定された気管に対して比較的固定の緩やかな肺との間に剪断力が加わることにより，気管・気管支損傷が生じる。そのため，縦隔内気管・気管支損傷の70～80％が気管分岐部から2 cm以内である。

2）穿通性外傷

刺創では，創に近い胸郭近傍の臓器だけでなく，刃先の移動により広い範囲の損傷を起こすことがある。銃創では，射入部位と貫通する方向で臓器損傷を推定する。また，刺入・射入部位の位置により臓器損傷に特徴がある。図Ⅲ-6-5のaは「Sauer's danger zone（ザウエルの危険域）」といわれ，心臓や大血管を損傷している可能性が高く，bの領域の損傷では，横隔膜を経て腹部臓器を損傷している可

表Ⅲ-6-1　Primary surveyで同定すべき致死的胸部外傷とその検索方法

	身体所見	FAST	胸部X線
気道閉塞	◎		
肺挫傷を伴うフレイルチェスト	◎		○
開放性気胸	◎		○*
緊張性気胸	◎		○*
大量血胸	○	◎	◎
心タンポナーデ	○	◎	○

〔文献2）より引用〕

◎：もっとも信頼性の高い検索方法
○：補助的検索方法
＊：X線撮影をすることなく身体所見から診断することを原則とする

能性が高い。

3 病　態

胸部外傷によって生じる重篤な病態には，①気道閉塞と呼吸障害，②閉塞性ショック，③循環血液量減少性ショックがある。また，鈍的心損傷により心原性ショックとなることがある。まれな病態として，前胸部への比較的軽微な衝撃による心臓震盪があり，早期除細動により救命可能な病態である。

1）気道閉塞と呼吸障害

頸部気管損傷，喉頭損傷，気道系の出血は気道閉塞の原因となる。肺挫傷による換気血流比の不均衡，フレイルチェストに伴う疼痛と胸郭運動制限などが呼吸障害をきたす。

2）閉塞性ショック

胸部外傷においては，緊急度はきわめて高いものの，迅速な診断と比較的簡単な処置により病態の改善が期待できる閉塞性ショックが生じる。

緊張性気胸では，肺または胸壁に形成された一方弁により空気が胸腔内に貯留しつづけることで胸腔内圧が上昇し，静脈還流が障害される。心タンポナーデは，心嚢に貯留した血液や凝血塊により心臓の拡張が急激に制限され，閉塞性ショックを呈する。

3）循環血液量減少性ショック

心，大血管，肺などの損傷により大量血胸や縦隔内血腫となり，循環血液量減少性ショックを呈する。

4 初期診療

1）Primary surveyと蘇生における評価と看護

胸部外傷はprimary surveyのA・B・Cのいずれの異常とも重要な関係がある。バイタルサイン，身体所見，心電図，パルスオキシメータなどのモニターと，最小限の画像診断（胸部X線写真，FAST）を用いて，病態を把握し，迅速な処置をする。このような病態を呈する致死的胸部外傷とその検索方法を表Ⅲ-6-1に示す。これらを認めたならば直ちに蘇生を行う。

A：気　道

気道の評価において，呼びかけや質問に対して適切に答えられれば気道の開放と換気は良好であると判断できる。呼吸状態を「見て」，音を「聴いて」，空気の出入りを「感じて」，気道の状態を評価する。陥没呼吸，シーソー呼吸などは上気道閉塞の所見である。このような所見がなくても，顔面・口腔に創傷，腫脹，出血，異物などを認める場合，血液や分泌物による口腔内の異常音・喘鳴・嗄声を認める場合，空気の出入りが感じられない場合などでは気道閉塞の可能性がある。気道が開放されていなければ，下顎挙上，異物除去を行い，引き続き確実な気道確保を行う。経口気管挿管が第一選択である。

B：呼　吸

呼吸の評価においては，視診で呼吸数，呼吸補助筋（僧帽筋，胸鎖乳突筋など）の動き，気管の下方牽引，左右胸郭の動き，フレイルチェストを示す胸壁動揺の有無を観察する。同時に，胸壁開放創の存在を検索する。聴診では，左右差を中心に肺野全体の呼吸音を聴取する。打診で鼓音，濁音，左右差を調べる。触診では，皮下気腫，轢音の有無などを評価する。五感を働かせて評価し，SpO_2も確認する。

C：循　環

ショックは脈の強さ・速さ，湿潤・冷汗などの皮膚所見，capillary refill time（毛細血管再充満時間：CRT），意識レベルから判断する。血圧は重要な指標ではあるが，循環血液量の30％程度までの出血では収縮期血圧の低下は生じない。血圧のみを頼りにしてショックを判断すると早期に認知できないことは，繰り返して強調される。閉塞性ショックを示唆する頸静脈の怒張，緊張性気胸を疑わせる気管偏位にも注意する。

これらの評価と並行して，胸部X線とFASTを施行する。ショックを認めれば，蘇生のために初期輸液療法を直ちに開始する。

蘇生の対象となる，あるいは根本治療の対象となる胸部外傷の診断上重要な症候を表Ⅲ-6-2に示す。

表Ⅲ-6-2　胸部外傷において注意すべき身体所見

視診	
・頸部打撲痕	：喉頭損傷，気管・気管支損傷
・頸部皮下血腫	：気道閉塞
・頸静脈怒張	：心タンポナーデ，緊張性気胸
・片側胸郭膨隆	：緊張性気胸
・胸壁動揺	：フレイルチェスト
・胸壁吸い込み創	：開放性気胸
・チアノーゼ，呼吸補助筋の使用	：気道閉塞・呼吸不全の存在
聴診	
・呼吸音の左右差	：気胸・血胸（緊張性気胸では高度）
・心音減弱	：心タンポナーデ
・胸腔内腸雑音	：横隔膜損傷
触診	
・皮下気腫	：気管・気管支損傷，気胸
・頸部気管偏位	：緊張性気胸
・脈拍の左右差	：大血管損傷
・胸郭の変形，轢音	：肋骨・肋軟骨骨折，胸骨骨折
打診	
・鼓音	：気胸，緊張性気胸
・濁音	：血胸

■Primary surveyにおける画像診断

（1）胸部X線写真

Primary surveyにおける胸部X線写真は，A・B・C・Dに異常を認める場合や高リスク受傷機転患者では必須の検査である。①大量血胸，②Bの異常をきたす肺挫傷，③フレイルチェストの原因となる多発肋骨骨折，④陽圧呼吸を要する患者での気胸の存在（陽圧呼吸下では緊張性気胸となる危険性があるため）の評価と，⑤挿入されたチューブ・カテーテル類の確認のため撮影する。Primary surveyにおいては，詳細な評価を行うことは目的としない。

（2）FAST

胸腔内液体貯留の診断において，FASTは迅速性と簡便性においてポータブルX線に勝り，ほぼ同等の診断能が報告されている。心嚢液貯留の評価には必須の検査であり，迅速性・簡便性に加えて診断能も優れ，正診率は90％以上とされる。

気胸の評価にも利用されており，FASTに気胸の検出を加えた方法は，extended focused assessment with sonography for trauma（EFAST）と呼ばれる。

2）蘇生の対象となる胸部外傷

（1）気道閉塞をきたす外傷

気道閉塞をきたす外傷には，①喉頭・頸部気管損傷，②肺挫傷や気管・気管支損傷がある。

喉頭・頸部気管損傷は，頸部への直達外力とともに，胸部の圧迫などによる急激な内圧の上昇で生じる。喘鳴，頸部皮下気腫，疼痛と呼吸不全，嗄声，血痰などの症状が出現する。

頸部の増大する血腫による外方からの圧迫，咽頭粘膜下の出血や浮腫により気道閉塞が生じる。気管の連続性が断たれることによる気道障害も生じる。

気管挿管による気道確保を行うが，粘膜下の出血・浮腫の著しい場合には，輪状甲状靱帯切開を施行する。気管断裂が疑われる場合には，気管支ファイバーによる気管損傷の評価とこれをガイドとしての気管挿管を行う。

肺挫傷や気管・気管支損傷，穿通性胸部外傷で大量の気道内出血が持続する場合には進行性に呼吸障害を生じる。持続性の出血を伴う場合には，気道内出血が非損傷肺の正常な換気を障害しないように緊急の対応が必要である。方法としては，健側挿管により健側肺のみを換気するか，ダブルルーメンの気管内チューブを用いて左右分離肺換気を行う。また，気管支ブロッカー付きチューブやArndtブロッカーバルーン™などを用いて損傷側気管支をバルーン

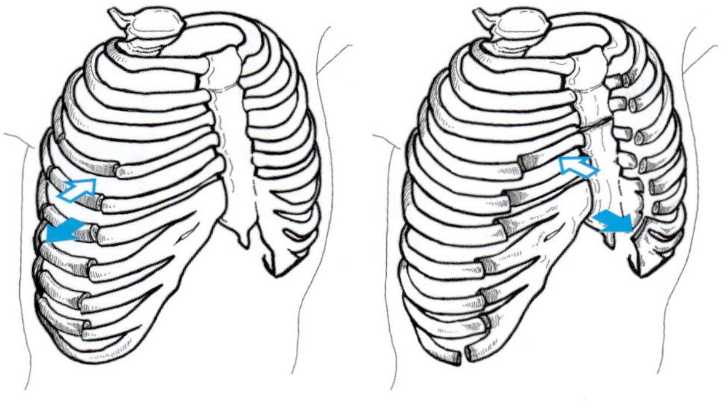

〔文献２〕より引用・改変〕

図Ⅲ-6-6　**フレイルチェスト**

胸壁の一部が正常胸郭との骨連続性を失ったときに発生する。上下連続した肋骨が２カ所以上で骨折する場合（左），上下連続した肋骨骨折に肋軟骨骨折を伴う場合，肋骨骨折または肋軟骨骨折に胸骨骨折を合併する場合（右）などがある。この骨連続性を失ったフレイルセグメントは，胸腔内が陰圧になる吸気時に陥没（⇦），呼気時に膨隆（⬅）し，胸郭運動を大きく阻害する。身体所見から診断する

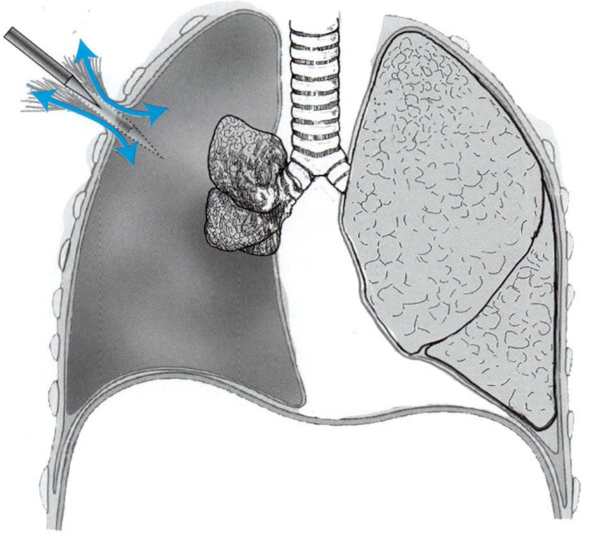

〔文献２〕より引用〕

図Ⅲ-6-7　**開放性気胸**

胸壁に気管径の2/3以上の開放創が存在すると，正常の気道よりも胸腔までの距離が短く，抵抗の低い胸壁欠損部から吸気により空気が胸腔内に流入する。胸腔内圧と大気圧が同じレベルとなり，肺は虚脱し，低換気と低酸素が生じる。身体所見から診断する

にて閉塞し，健側肺のみを換気する。いずれの方法を用いる場合も，気管支ファイバーによる誘導を行う。

(2) フレイルチェスト

フレイルチェストは，胸壁の一部が胸郭との骨連続性を失ったときに発生する。２カ所以上の肋骨・肋軟骨骨折が上下連続して複数本存在し，吸気時に陥没し，呼気時に膨隆する奇異な胸郭運動をいう。肋骨・肋軟骨骨折に胸骨骨折を合併する場合もある。この骨連続性を失った胸郭部分をフレイルセグメントという（図Ⅲ-6-6）。奇異性の胸郭運動は自発呼吸時の胸腔内陰圧によって生じるため，陽圧呼吸下では認められなくなる。フレイルチェストは胸壁の前面や側面に認められ，頑強な筋肉で覆われている背部でみられることはまれである。フレイルチェストに併発する呼吸障害は，併存する肺挫傷に伴う低酸素血症と疼痛などによる胸壁運動の制限による換気障害が相互に関与し合った結果である。

診断は身体所見から行う。胸郭の奇異運動を視診で確認するとともに，触診で両手を胸壁に当てて動揺を評価することで認めやすい。

初期治療においては，換気不全と低酸素血症を認める場合には気管挿管下に陽圧換気を行う。その後の治療として，陽圧呼吸による内固定（internal pneumatic stabilization）や肋骨骨折に対する観血的整復固定術が選択される。気管挿管下の陽圧換気を行わない場合には厳重な経過観察が必要である。

強い疼痛を伴うフレイルチェストに対しては，麻薬などの鎮痛薬の全身投与あるいは持続硬膜外ブロックなどによる鎮痛が必須である。

近年，フレイルチェストや肺挫傷などに対する非侵襲的陽圧換気の有用性が報告されており，気管挿管下での陽圧呼吸に代わる治療法となる可能性がある。

(3) 開放性気胸

胸壁に気管径の2/3以上の大きな開放創が存在すると，気道より抵抗の低い胸壁欠損部から吸気のたびに空気が胸腔内に流入する。そのため胸腔内圧と大気圧が同じレベルとなり，肺は直ちに虚脱し，低換気と低酸素が生じる（図Ⅲ-6-7）。

開放創が大きな場合の診断は視診にて容易である。大きくないときには，吸気時に創から血液と空気が胸腔内に吸い込まれる現象（sucking chest wound）と，呼気時には噴出することが認められることから診断できる。

治療の基本は，胸腔ドレーンの留置後に開放創を閉鎖することである。胸腔ドレナージチューブの挿入は，胸壁開放創からではなく，創から離れた清潔な部位から行う。胸腔ドレナージを施行することな

く開放創を閉鎖することは，肺損傷を合併する場合に緊張性気胸を招くことがあるため行わない。胸壁欠損が大きく創閉鎖が困難な場合には，気管挿管下の陽圧呼吸が必要となる。

（4）緊張性気胸

ショックを呈する気胸を緊張性気胸といい，もっとも緊急度の高い病態の１つである。迅速な診断と比較的簡単な処置である胸腔穿刺・胸腔ドレナージにより致死的な病態への進展を防ぐことができる。

緊張性気胸は，肺もしくは胸壁の損傷が一方向弁となり，空気が胸腔内に閉じ込められて発生する。肺損傷や胸腔内気管・気管支損傷によって生じることが多い。損傷側の胸腔内圧が上昇し，静脈還流が障害され循環不全に陥るとともに，患側肺は虚脱し対側肺も縦隔の偏位のために圧迫され呼吸障害も生じる。

緊張性気胸は身体所見で診断すべきであり，胸部X線写真による確定診断を待って治療が遅れないようにする。症候は，胸痛，呼吸促迫とともに，循環不全の所見として，頻脈，低血圧を特徴とする。身体所見では，視診での患側胸郭膨隆，頸静脈怒張，聴診上の一側呼吸音の減弱・消失，打診上の鼓音，触診での皮下気腫，頸部気管偏位がある（図Ⅲ-6-8）。

人工呼吸管理中に生じる緊張性気胸では呼吸音の消失を認めにくく，呼吸困難などの苦痛も訴えないため，胸郭運動の異常，気道内圧の上昇（あるいは換気量の減少）や突然の血圧低下などが特徴的である。

治療は胸腔穿刺または胸腔ドレナージによる迅速な胸腔内の減圧である。胸腔穿刺は病態が切迫している場合や胸腔ドレナージを行うためのチューブや器材が直ちに用意できない場合に選択され，可及的速やかに胸腔ドレナージを行う。

胸腔ドレナージにより緊張性気胸が解除されても，CT室や病室への移動時のチューブ屈曲，抜去，持続吸引装置のトラブルなどによる再発や，反対側の緊張性気胸の発生に注意する。

■陽圧呼吸に伴う緊張性気胸の予防

初診時に気胸を疑わせる症状・所見がない場合でも，陽圧呼吸を行うことによって，緊張性気胸となり得る。陽圧換気を必要とする状況では，皮下気腫などの気胸の存在を示唆する所見が存在する場合には慎重な観察が必要である。

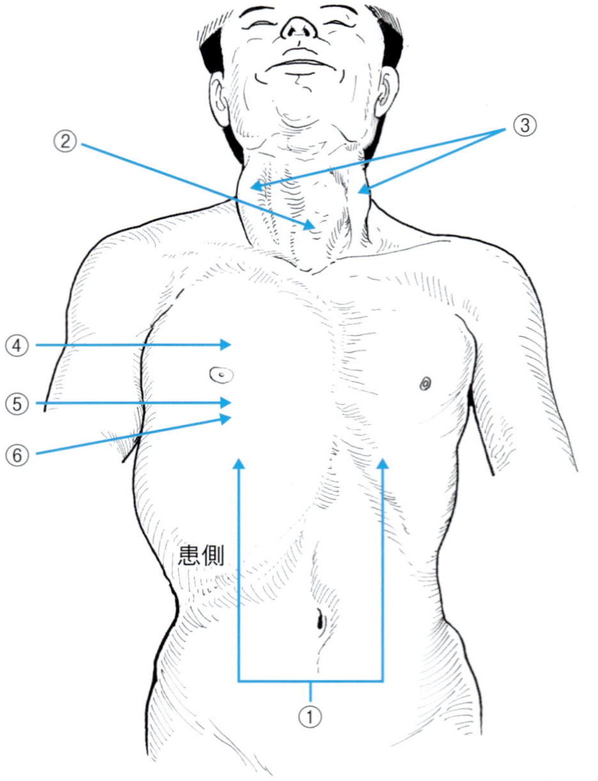

〔文献２）より引用〕

図Ⅲ-6-8　緊張性気胸

肺もしくは胸壁に生じた一方向弁により空気が胸腔内に閉じ込められ，損傷側の胸腔内圧が上昇し静脈還流が障害され循環不全に陥る。患側肺は虚脱する一方，対側肺も縦隔の偏位のため圧迫され呼吸不全に陥る。身体所見から診断する。①胸郭運動の左右差（患側が膨隆し，運動に乏しい），②気管の健側への偏位，③頸静脈の怒張，④患側呼吸音の減弱・消失，⑤皮下気腫，⑥打診上鼓音

（5）大量血胸

ショックの原因となる血胸を大量血胸という。成人では一側の胸腔内に2,000～3,000 mlの血液が貯留し得るが，1,000 ml以上の出血が急速に起こると，循環血液量の減少とともに胸腔内圧の上昇による静脈還流の障害により循環不全に陥る。また大量の血液による肺の圧迫によって呼吸障害を起こす。

呼吸・循環ともに異常が認められることから大量血胸の存在を疑う。呼吸音は減弱し，打診では濁音となる。胸部X線写真，またはFASTで診断する。

治療は，まず胸腔ドレナージである。成人で1,000 mlの血液が急速に回収された場合は，早い段階での開胸止血術を考慮する。胸腔ドレナージ施行後の出血量からみた手術適応を表Ⅲ-6-3に示すが，出血量そのものより生理学的異常に基づく治療

表Ⅲ-6-3　血胸に対する開胸術の適応

1. 胸腔ドレナージ施行時1,000ml以上の血液を吸引
2. 胸腔ドレナージ開始後1時間で1,500ml以上の血液を吸引
3. 2～4時間で200ml/時以上の出血の持続
4. 持続する輸血が必要

〔文献2)より引用〕

を行う。

(6) 心タンポナーデ

心タンポナーデは心嚢内に貯留した液体または空気により心臓の拡張運動が拘束され，心室への血液還流が妨げられるために生じる循環異常（閉塞性ショック）である（p. 54，図Ⅲ-2-4参照）。

外傷では慢性疾患と異なり，60～100 ml程度までの少量の血液や凝血塊の貯留でも発症し得る。

診断は循環不全の症状とFASTによる心嚢内の液体あるいは凝血塊貯留所見によってなされる。静脈還流障害のために頸静脈は怒張するが，出血による循環血液量減少を合併する場合は怒張を認めない。臨床症状として，古典的にはベックの三徴（頸静脈怒張，血圧低下，心音減弱），奇脈（自発吸気時の収縮期血圧の生理的低下が10 mmHgを超える場合），クスマウルサイン（自発呼吸下の吸気時の中心静脈圧上昇），中心静脈圧上昇にもかかわらず30 mmHg以下の脈圧などの所見は，心タンポナーデに特徴的であるが，すべて揃うことはまれである。

心タンポナーデの治療は，可及的速やかに心嚢内の血液の排除を行い，拘束を解除することである。心嚢穿刺を行うが，改善が得られないときには心膜開窓術あるいは緊急開胸術による心膜切開を行う。穿刺陽性の場合には，心損傷が原因のため直ちに手術療法が必要となることが多い。

3）Secondary surveyにおける胸部外傷の評価と看護

Secondary surveyでは，見逃すと致死的となる損傷を検索する。これらの損傷には，胸部大動脈損傷，気管・気管支損傷，肺挫傷，鈍的心損傷，横隔膜損傷，食道損傷，気胸，血胸などがある。受傷機転を確認し，身体診察を行うとともに，胸部X線，心電図，CT，血管撮影，内視鏡検査など利用できる検査手段を駆使して診断を行う。

胸部外傷の多くは気管挿管を含む呼吸管理と胸腔ドレナージや疼痛管理などで対応可能である。開胸術が必要とされるのは，穿通性外傷患者の15～30%，鈍的外傷では10%未満とされる。

(1) 身体所見のポイント

呼吸困難，胸背部痛，血痰などの有無を問診した後，視診で創傷や穿通創，打撲痕，呼吸様式，胸郭変形および頸静脈の状態などを再評価する。聴診はsecondary surveyにおいても重要であり，呼吸音は両側中腋窩線や鎖骨中線などの2カ所以上で聴取し左右差をみる。触診では，握雪感（皮下気腫），肋骨・胸骨や鎖骨の圧痛や変形，轢音に注意する。胸郭を圧迫して痛みがあるようならば，肋骨を1本ずつ触診し，痛みの位置を確認する。

(2) 根本治療を必要とする胸部外傷

①胸部大動脈損傷

ハンドル外傷や高所墜落などによる減速外力が作用して生じる。好発部位は，左鎖骨下動脈を分岐した直後の下行大動脈（大動脈峡部）である。

本外傷に特徴的な症候はなく，高リスク受傷機転などにより急激な減速外力が作用したと考えられる場合には胸部造影CT検査を行う。CTはスクリーニングだけでなく，確定診断に優れている（図Ⅲ-6-9）。

治療は大動脈の一期的修復術（人工血管置換術，単純縫合術など），もしくはステントグラフト内挿術を選択する。死亡率，合併症率ともに低いことから後者が推奨されており，適切な処置までの血圧のコントロールも大切である。

②気管・気管支損傷

鈍的外傷では，損傷の75～80%が気管分岐部より2.5 cm以内の気管・気管支に生じる。主な症状は呼吸困難，血痰などである。胸部気管・気管支損傷が縦隔内にとどまれば広範な縦隔気腫と皮下気腫を認める。胸腔を交通すれば緊張性気胸となる。胸腔ドレナージ施行後の持続的な大量空気漏出がある場合や，肺の再拡張が得られにくい場合に強く疑う（図Ⅲ-6-10）。

胸部X線写真やCT検査で疑い，気管支ファイバースコープにより診断することを原則とする。

治療は気道の確保と損傷部の保存的治療または手術となる。手術に際しては，損傷側気管支を閉塞した分離肺換気が必要となる。

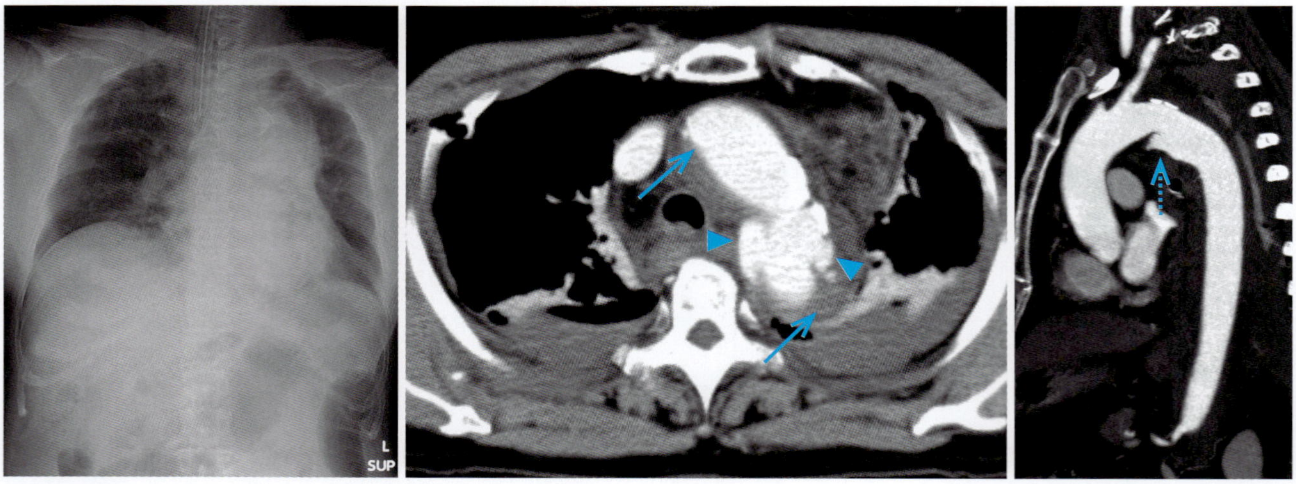

造影CT（MPR，矢状断）

〔文献２）より引用〕

図Ⅲ-6-9　胸部大動脈損傷

胸部Ｘ線上，上縦隔開大，右方への気管偏位，大動脈陰影の不鮮明化などの縦隔血腫の存在を示唆する所見が認められる。造影CTでは，縦隔血腫（矢印）とともに大動脈損傷（仮性動脈瘤）が確認できる（矢頭）。とくに，多断面再構成画像（MPR）では大動脈峡部の仮性瘤が明瞭である（破線矢印）

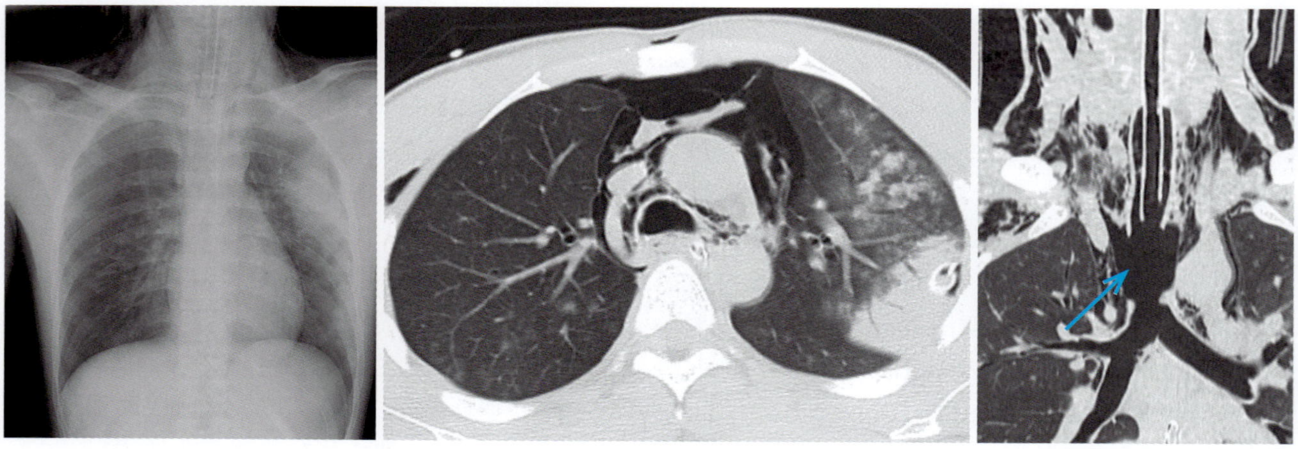

造影CT（冠状断）

〔文献２）より引用〕

図Ⅲ-6-10　気管支損傷の胸部Ｘ線とCT

胸部Ｘ線にて，左肺挫傷とともに，頸部の広範な皮下気腫，縦隔気腫を認める。CTでは，左肺挫傷と高度な縦隔気腫を認め，MPR（冠状断）にて気管断裂が確認できる（矢印）

③肺挫傷

肺挫傷の病態は，肺胞毛細血管の損傷で生じる肺の間質と肺胞への出血と，これに伴う周囲の浮腫や微小無気肺によって形成される。初期には酸素化能の低下はあっても胸部Ｘ線上には明らかな異常所見を呈さないこともある。数時間以内に明らかな画像所見を呈することも少なくない。初期には臨床症状が軽微であっても，受傷後24～48時間は酸素化能の低下が進行することがあるため注意が必要である。

酸素療法にかかわらず改善しない低酸素血症では，人工呼吸管理を行う。

④鈍的心損傷

鈍的心損傷は鈍的外力により生じる心臓の外傷を包括して示す用語である。臨床的に明らかな症状を呈さない心筋挫傷から，重篤な不整脈，心不全，心破裂，弁損傷，冠動脈閉塞などを生じる症例も存在する。

鈍的心損傷が疑われる場合の初期スクリーニングとしてもっとも重要な検査は12誘導心電図検査であ

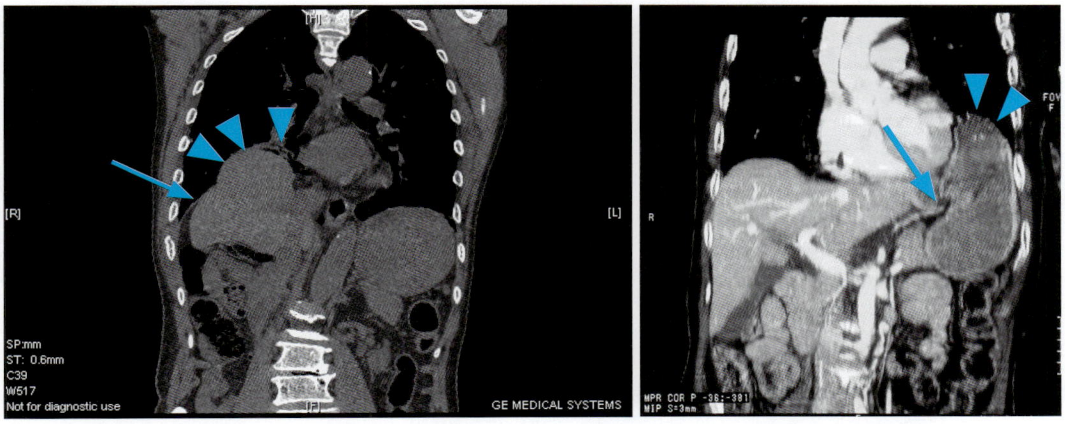

a：右横隔膜損傷　　b：左横隔膜損傷

〔文献４）より引用・改変〕

図Ⅲ-6-11　横隔膜損傷

いずれも矢頭で示す部分が胸腔内に突出し，横隔膜の損傷を示唆している。矢印は横隔膜を示す

るが，来院時心電図のみで否定することはできない。心電図に異常を認めないこととともに，トロポニン値上昇がないことによってほぼ否定できる。否定できない場合は，持続心電図モニターで24～48時間監視する。

心エコーは鈍的心損傷のスクリーニング検査としての意義は低いが，心電図異常が認められれば，心室収縮，壁運動，弁・乳頭筋などの異常を評価し得る有用な検査である。

ほかに明らかな原因を認めない低血圧や中心静脈圧の上昇も鈍的心損傷を疑わせる所見である。

⑤横隔膜損傷

損傷部位は左横隔膜損傷が65～80％を占める。横隔膜損傷では腹腔内臓器損傷を高率に合併し，とくに右横隔膜損傷では肝損傷を合併しやすい。数時間～数日，あるいは外傷後遺症として長期間経過後に診断されることもある。

鈍的外傷による横隔膜損傷の診断は容易でなく，受傷機転と胸部X線が診断の手がかりとなる。多検出列CTによる画像の再構築により冠状断や矢状断像による評価を行えば確定診断に有力である（図Ⅲ-6-11）。

横隔膜損傷の急性期治療は開胸あるいは開胸術による修復を行う。左横隔膜損傷の手術では，腹腔内臓器損傷の確認のため，通常，腹部からアプローチする。右横隔膜を修復する場合は，開胸または開腹によって行われる。

⑥食道損傷

食道損傷の大部分は穿通性外傷による。症状と臨床所見は，損傷部位と程度，汚染および受傷からの経過時間に依存し，嚥下困難，吐血，口腔咽頭出血，皮下気腫，縦隔気腫，疼痛，血気胸，膿胸などの徴候が認められる。

本外傷の存在が疑われる場合には，ガストログラフィンによる食道造影あるいは内視鏡検査を施行する。受傷早期の場合は外科的に破裂部位を直接縫合閉鎖するが，縦隔炎を合併している場合は，胸腔および縦隔ドレナージを選択する。

⑦気　胸

気胸の診断は，呼吸音の減弱，打診上の鼓音，皮下気腫の存在とともに胸部X線から行う。胸部X線写真で気胸が明らかでなくてもCT検査で確定できることが多く，occult pneumothoraxと呼ばれる（図Ⅲ-6-12）。CTでしか確認できない気胸については，陽圧換気を要する状態においてもドレナージを要さないとする推奨がされているが，約20％の症例で胸腔ドレナージが必要となるとする報告もある。気胸の診断においても，超音波検査が有用である。治療は原則として胸腔ドレナージである。

⑧血　胸

血胸の診断は胸部X線によることが一般的であるが，仰臥位撮影での診断のためには200～300 mlの血液貯留を要する。また，FASTによっても胸腔内液体貯留の診断は可能であり，ポータブルX線と

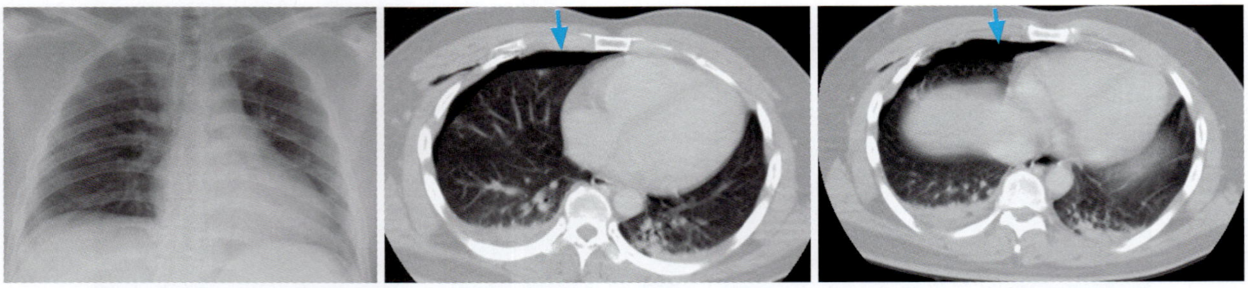

〔文献2）より引用・改変〕

図Ⅲ-6-12　Occult pneumothoraxの胸部X線とCT

胸部単純X線写真にて診断することができない気胸が20%存在するとされる。本例では単純X線写真では気胸を診断することが困難であったが，CTにて右胸腔内腹側に気胸を診断した（矢印）

同等の診断能が期待できる。

血胸を認めた場合は，通常，胸腔ドレナージを施行し，血液の喪失量を持続的に評価する。胸腔ドレナージチューブからの出血量による手術適応は表Ⅲ-6-3に示したが，循環動態などの生理学的評価がより重要である。

5 まとめ

Primary surveyと蘇生においては，致死的な胸部外傷病態である，①気道閉塞，②フレイルチェスト，③開放性気胸，④緊張性気胸，⑤大量血胸，⑥心タンポナーデに対して，適切な身体所見の観察と胸部X線，FASTから診断する。診療チームとして緊急度を認識し，気道確保と呼吸管理，胸腔穿刺・ドレナージ，心嚢穿刺などにより迅速な対応を行う。

Secondary surveyにおいては，①大動脈損傷，②気管・気管支損傷，③肺挫傷，④鈍的心損傷，⑤横隔膜損傷，⑥食道損傷，⑦気胸，⑧血胸などを確実に診断し，専門医とともに適切な治療法を選択すべく対応する。

文　献

1）日本外傷学会・日本救急医学会監，日本外傷学会外傷初期診療ガイドライン改訂第3版編集委員会編：胸部外傷．外傷初期診療ガイドラインJATEC™，第3版，へるす出版，東京，2008，pp. 71-94.

2）日本外傷学会・日本救急医学会監，日本外傷学会外傷初期診療ガイドライン改訂第5版編集委員会編：胸部外傷．外傷初期診療ガイドラインJATEC™，第5版，へるす出版，東京，2016，pp. 75-90.

3）日本外傷学会・日本救急医学会監，日本外傷学会外傷初期診療ガイドライン改訂第4版編集委員会編：胸部外傷．外傷初期診療ガイドラインJATEC™，改訂第4版，へるす出版，東京，2012，pp. 71-90.

4）久志本成樹：胸部外傷；今日の外科的治療と画像診断に求めるもの．インナービジョン 23：12-19，2008.

5）JPTEC協議会編著：JPTECガイドブック，第2版，へるす出版，東京，2016.

6）American College of Surgeons Committee on Trauma：Advanced Trauma Life Support（ATLS）for Doctors：Student Course Manual. 7th ed, American College of Surgeons, Chicago，2004.

7. 腹部外傷

腹部には肝臓や脾臓などの実質臓器と胃や腸のような管腔臓器が存在する。したがって，これらの臓器が大きく損傷を受けると出血もしくは組織汚染が生じる。腹腔内と腎臓や大血管が位置する後腹膜腔には，大量の血液が貯留し得ることから，損傷により大量の内出血が生じ，出血性ショックに至ることもまれではない。一方，管腔臓器や膵臓の損傷では，細菌が多数存在する管腔内容が無菌的な腹腔内に漏れ，組織汚染から腹膜炎を引き起こす。このような特徴を理解して，診療チームの一員として役割を果たすことが肝要である。

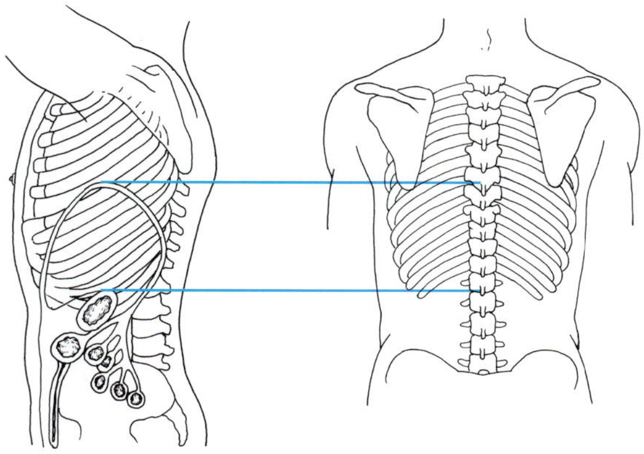

〔文献 1 ）より引用〕

図Ⅲ-7-1 胸腹部の体表と内部臓器の関係

横隔膜円蓋部は乳頭部，側面で第６肋間，背面で肩甲骨下縁の高さである（上部の線）。また，横隔膜の付着は，前面で季肋部，背面で第11肋骨の高さである（下部の線）。したがって，２本線の間の範囲には，胸部臓器と腹部臓器とが重なって存在する

1 解 剖

体表観察や受傷機転から臓器損傷を推定するには，体表の直下の解剖学的知識が必要である。

1）腹部の体表解剖

中央が真性腹部であり，体表と腹膜との距離は近く，また胸郭腹部では胸腔や横隔膜も浅い。側腹部とは，体幹側面の観察で前腋窩線と後腋窩線で囲まれた第６肋間より腸骨棘までの区域を指す（図Ⅲ-7-1）。背部は背面の後腋窩線より後方で，両側の肩甲骨下端を結んだ線を上限とし，腸骨棘を下限とした区域を指す。前腹部同様，背部においても，腹部の上限は外見上より高く，胸部（下縁が第11肋間であり，肾上極にあたる）とオーバーラップする範囲が広い。

2）内部解剖

腹腔とは腹膜で囲まれた，閉鎖性ではあるが気体や液体が自由に動ける体腔である。腹腔には，肝臓，脾臓などの実質臓器と消化管の大半，大網などが存在し，これらの臓器損傷によりガスや血液，消化液，管腔内容物が貯留する。腹膜には体性知覚神経が分布するため，壁側腹膜の直接損傷や消化液などの貯留があると，腹痛，反跳痛や筋性防御として認識されることになる。

腹腔には腹筋のみで覆われた前面の軟らかい部分（真性腹腔）と骨性要素で内臓が保護された部分とがある。後者には下位の胸郭内にあたる部分（胸郭内腹腔）と骨盤で保護された部分（骨盤腔）がある。真性腹腔とは肋骨弓から鼠径靱帯・恥骨までの前腹部を指し，主に消化管が存在する（図Ⅲ-7-2）。診察では腹膜刺激の所見が得られやすい真性腹腔に関心を寄せるが，胸郭から骨盤まで腹腔が存在する全領域を，体幹の前面のみならず後面にわたって観察しなければならない。胸郭内腹腔は肋骨と椎体で被覆され，肝臓，脾臓や腎臓などの実質臓器や結腸の一部が存在する。上縁は横隔膜円蓋部で，体表からみるとその高さは前面で乳頭，側面で第６肋間，背面で肩甲骨下縁となる。下縁は前面では肋骨弓であるが，側背面は骨盤腸骨稜近くまで下位肋骨で覆われる。胸郭で保護されているが，外力が大きいと実質臓器が損傷され，出血性ショックの原因となる。

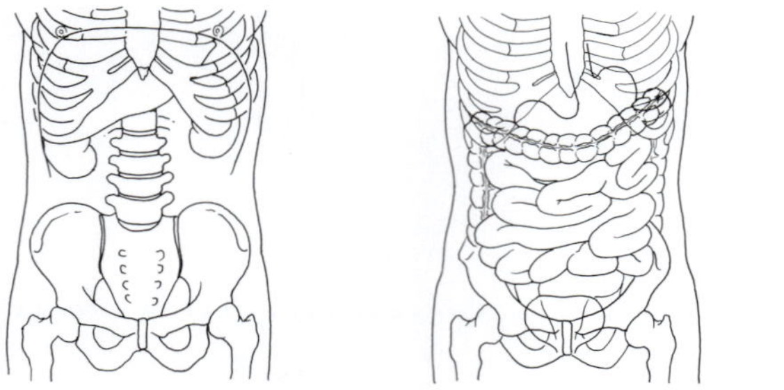

〔文献１）より引用・改変〕

図Ⅲ-7-2　骨格と内部臓器

腹部内臓は前腹部の乳頭から恥骨までの広い範囲に存在する。その上部は胸郭の下部で覆われ，胸郭腹部ともいう。内部に肝臓，脾臓などの実質臓器がある（左）。下部は骨盤で保護されている（骨盤腹部）。中央の軟らかい部分を真性腹部といい，ほぼ消化管で占められる（右）

骨盤腔には直腸と泌尿・生殖器がある。したがって骨盤骨折では，常に骨盤内腹部の臓器損傷を疑う必要がある。

後腹膜腔とは，腹膜より外側で腹部体幹を構成する筋肉までの軟部組織を指し，通常，腹腔の背側を指す（図Ⅲ-7-3）。後腹膜腔内には大動脈，下大静脈，十二指腸の大部分，膵臓，腎臓および尿管が存在し，また上行・下行結腸の一部も含まれる。骨盤内腹部に存在する膀胱や直腸も腹膜外であるため，後腹膜臓器とすることが一般的である。後腹膜腔は体表から深い位置にあるため，臨床徴候が出現しにくく，損傷の評価が難しい。

2　受傷機転

1）鈍的（非穿通性）外傷

腹部外傷の大半を占める外傷である。受傷機転としては交通事故，労災事故，墜落，暴力などがある。

鈍的外力によって腹部外傷が発生する機序には，腹部への外力の直接作用により発生するもの，すなわちハンドルなどの腹部前面への強打やシートベルトを不適切に着用した場合の挟圧により臓器が椎体との間に挟まれることで生じる臓器損傷と，急激な減速によるもの（高所墜落や乗用車の激突事故などの急激な減速によって固定された部分と固定されていない部分の動きが異なることによる剪断力が損傷を起こすもの）に大別できる。

2）穿通性外傷

主に銃器による銃創とナイフなどの刺創に大別され，特殊な例としては杙創がある。杙創とは成傷器が，杭で代表される先端が鈍的な太い棒が刺さってできる外傷をいうが，建築現場で施工中の鉄筋に墜落して受傷することが多い。穿通性外傷による重症度は血管，実質臓器や管腔臓器の穿通の有無と程度に依存するが，成傷器の種類によっても異なる。

腹部の刺創は銃創に比べ重症化する頻度は低いが，大血管や肝臓などの実質臓器を穿通すると出血性ショックに至る。臓器損傷は，肝臓，小腸，横隔膜，大腸の順に多い。

銃創は，刺創より重症となりやすく，損傷の程度

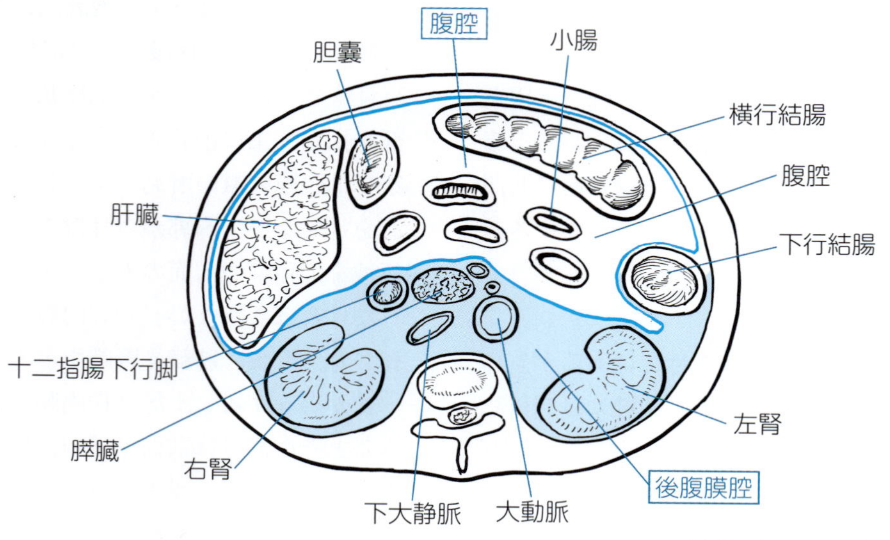

〔文献２）より引用〕

図Ⅲ-7-3　腹腔と後腹膜腔

腹部横断面で下からみた図である。後腹膜腔を　　で示している

は，銃器の種類，銃器と生体との距離，弾丸の射入部位，貫通する方向などで異なる。損傷臓器は，小腸，大腸，肝臓，腹部血管の順に多い。

3）爆　傷

爆弾テロや工場の爆破事故などによる爆傷では，圧力波による第1段階で，消化管損傷が起こり得る。さらに第2段階で穿通性外傷，第3段階では鈍的外傷を腹部に受ける可能性がある。

3　緊急を要する病態

腹部外傷の緊急を要する病態は，循環異常（出血性ショック）と組織汚染（腹膜炎）に大別される。ショック状態を呈する大量腹腔内出血に対しては，可能なかぎり早期に根本的止血術を施行することが，患者の救命のためのもっとも重要なポイントとなる。循環が安定している腹腔内出血患者で保存的治療を選択する場合でも，活動性出血が隠れている場合があるので，積極的に検索を進め，遅くとも受傷後2～4時間以内には，開腹要否の決断がなされる必要がある。また，消化管穿孔による腹膜炎，後腹膜炎の場合には，炎症が進行して生命を脅かす前に開腹術を行わなければならない（図Ⅲ-7-4）。

4　初期診療

1）Primary survey

循環（C）の評価をするなかで，FASTで，迅速に腹腔内出血の有無をチェックする。FASTはprimary surveyのみならず，後述するsecondary surveyでも繰り返し施行される。よって看護師も診療チームの一員として，中等症以上のほとんどの外傷患者ではFASTが施行されるものとして活動を進める。

2）Secondary survey

Secondary surveyでの腹部の身体診察も，体系化された問診，視診，聴診，触診，打診で把握される。その一環として腹部外傷の評価がなされる。

（1）問　診

意識が清明もしくはそれに近い患者ではまず腹痛の有無を聞き，腹痛を訴えるならその部位（最強点），性状（強さを含む），時間経過，持続的か間欠的か，放散痛の有無，随伴症候などを，急性腹症の場合に

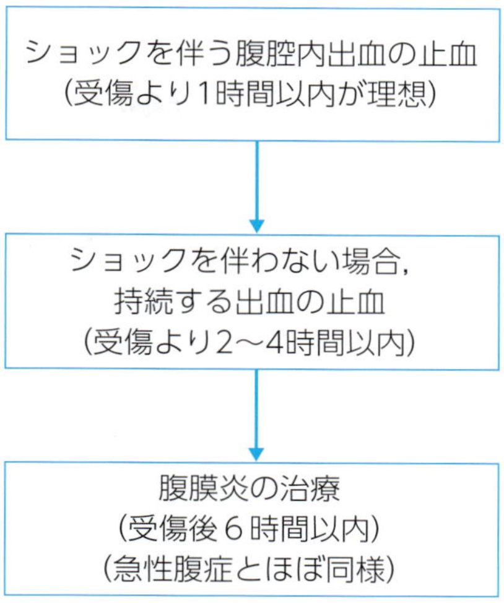

〔文献1）より引用〕

図Ⅲ-7-4　腹部外傷の緊急度

準じて問診する。

（2）視　診

視診では，下部胸部から前腹部，側腹部，鼠径部ならびに会陰に至るまで，外表上の挫創，裂創，刺創，銃創，異物刺入などを観察する。直接強打を示唆する打撲痕，タイヤ痕，シートベルト痕は，損傷臓器を推定するうえで重要な情報である。また，以前の手術痕も今後検査や治療の判断に影響を与えるため，観察とともに必ず記載しておく。背部の外表所見も見落としがないよう観察する。

（3）聴　診

腹部の聴診では，腸雑音の有無とそれが減弱しているかどうかがポイントとなる。腹腔内に存在する血液や腸内容は腸管麻痺を引き起こし，腸雑音は減弱し，最後には消失する。また，肋骨，脊柱，骨盤などの隣接臓器の損傷においても，後腹膜血腫などから腸管麻痺を引き起こすために腸音が減弱もしくは消失する。ただし，減弱していないからといって腹腔内臓器損傷を否定できるものではない。

（4）触　診

触診は，反跳痛や筋性防御などの腹膜刺激徴候を確認する重要な身体診察法である。患者が自発的に腹部の筋肉に力を入れると適切な評価ができないため，正確な評価のためには，仰臥位の状態で患者の両膝を立たせて，腹壁の緊張をとる。

最初は，腹部全体を患者に痛みを与えない程度にごく軽く触れて，腹壁の緊張度をみる。この場合，痛みのない部分から触診するようにする。この段階

で筋性防御（患者の意志によらない腹壁筋の緊張）の有無を確認するようにする。次に，圧痛（圧迫して痛みが生じるかどうか）および反跳痛（圧迫した手を急に離した際により強い痛みを訴える）の有無とその位置を確かめる。

腹腔内出血に比べて，消化管穿孔による腹膜炎のほうが腹膜刺激徴候の程度が強く認められる。また，後腹膜に存在する膵臓や十二指腸の損傷では，初期には腹膜刺激徴候を認めないことがある。他方で，腹壁損傷だけで腹腔内に損傷がない場合でも腹膜刺激徴候と類似の症状を示すこともある。

高齢者や小児，意識障害のある患者では，触診にて腹膜刺激徴候を認めにくい場合も多い。腹膜刺激徴候を示唆する所見がないからといって，管腔臓器損傷を否定することはできない。

(5) 打　診

打診では，腸内ガスの確認（急性の胃拡張では左上腹部で，腸管麻痺による腸管内ガス貯留では臍部を中心として鼓音を示す）と，大量の腹腔内液体貯留（腹腔内出血）の確認（びまん性の濁音）が中心となる。

(6) 会陰の観察

次に会陰や外性器も観察する。外尿道口に血液を認める場合，陰囊や会陰の気腫・血腫などの所見は，尿道損傷を示唆する。骨盤骨折や会陰・外性器の損傷，脊髄損傷などを伴う（疑いを含む）外傷患者に対しては，直腸診が適応となる。直腸診では血液の付着，前立腺の位置異常（後部尿道損傷がある場合には高位となる），骨盤骨折，直腸壁の連続性，肛門括約筋の緊張などを評価する。会陰部の皮膚損傷や性器出血のある女性には腟内診が必要なことがある。殿部の穿通性損傷では，腹腔内臓器損傷や腹膜反転部以下の直腸損傷をきたしているかどうかを必ず観察する。

5 血液・尿検査

輸液路を確保した際に採血がなされ，血液型，感染症や諸血液検査に提出される。腹部外傷における特異的な検査としてトランスアミナーゼ値やアミラーゼ値がある。

肝組織の挫滅を伴う損傷では血清中のトランスアミナーゼ値が上昇し，その程度は挫滅組織の範囲を反映する。血清アミラーゼ値上昇は膵損傷を示唆する。血清アミラーゼが高値を持続する，あるいは時間の経過とともに上昇する場合には，膵損傷が強く示唆される。

血尿の有無は腎臓，尿管，膀胱といった尿道損傷の重要なスクリーニングとなる。鈍的腎損傷の場合，肉眼的血尿から顕微鏡的血尿まで程度の差はあるが，ほぼすべての腎損傷患者において検出される。ただ緊急の外科的処置を要する可能性が高い腎茎部損傷や尿管損傷でも，約40％で肉眼的血尿が出現しないとされている。

6 画像診断

1）超音波検査

Primary surveyではFASTとして迅速に腹腔内出血，心囊内液体貯留，血胸の有無をチェックする。状態の安定した患者における超音波検査は，損傷臓器の特定およびその損傷形態，重症度を観察・評価する診断方法としての位置づけもある。その適応を表Ⅲ-7-1に示す。超音波検査は繰り返し行うことが重要であり，とくに保存的に経過観察する場合は，頻回に腹腔内液体貯留の変化を観察する。

2）腹部単純X線撮影

近年，腹部単純X線撮影はCT検査を行う場合には割愛されることが多い。撮影方向は，重篤な外傷が潜んでいる可能性を否定できないうちは，仰臥位のみの撮影とする。これは肝損傷患者などでは一見バイタルサインが安定していても，体位変換などによって患者の状態が急激に悪化することがあるからである。銃創患者では銃弾が腹腔を貫通しているかどうかを判断するために，正面に加えて側面の撮影も行う。

3）腹部CT検査

外傷患者では，静脈内に造影剤を注入する腹部造影CT検査が基本であり，造影されない実質臓器損傷や動脈損傷を示唆する造影剤漏出が高感度に描出される。腹部CT検査は，最近では全身CT（trauma pan-scan）のプロトコールの一部として組み込まれるようになった。

ただし，いくら高速度での短時間撮影が可能となったとはいえ，重症外傷患者においては各種モニター，気管内チューブ，各種静脈ラインをはじめと

表Ⅲ-7-1 FASTの適応

1．循環不安定
2．腹部所見をとりづらいとき
意識障害（頭部外傷などによる）や脊髄損傷の合併
アルコール，薬物（睡眠薬・鎮痛薬など）の服用
他部位の損傷による疼痛の存在
高齢者，乳幼児，精神疾患など
気管挿管後
3．腹部所見の異常
4．近接する部位の外傷
下位胸郭から骨盤までの体表損傷
シートベルト痕
下位の肋骨骨折
肺挫傷，血気胸
骨盤骨折
血尿
5．腹部外傷をきたしやすい受傷機転
ハンドル外傷
腹部強打

〔文献1）より引用・改変〕

したさまざまな管類が留置されている状態での撮影室までの移送，撮影台への移動，体位調整，上肢挙上，ライン類整理，造影剤接続等々には思いのほか多くの時間を費やす。この間の患者の状態変化は非常に把握しづらく，急変への対応も遅延する危険が高いことから，蘇生室とCT室が一体化されているような場合を除き，循環状態が安定したもしくは安定しつつある患者に対して施行するよう勧告されている。

また，生命にかかわる所見から優先順位を置いて読影する方法論が提唱されている。ただ，読影法が標準化されても，臓器損傷の検出において偽陰性や偽陽性があること，とくに管腔臓器損傷について見逃す可能性が数％あることを脳裏にとどめておく必要がある。

4）血管造影

造影CT検査において，肝臓・脾臓・腎臓などの実質臓器内に造影剤の血管漏出が認められた際には，わが国においてはほとんどの場合，血管造影が行われる。血管造影は損傷動脈を明らかにするのみならず，引き続き出血している血管部位を経カテーテル動脈塞栓術（transcatheter arterial embolization；TAE）で止血することができる。多くの施設では，患者を血管造影室に移動させなければならないが，近年では蘇生室でそのまま血管造影ができる施設も徐々に増加してきている。

5）その他の造影検査

膵損傷において，膵管損傷の有無は大きく治療成績を左右するため，その診断のために内視鏡的逆行性膵管造影が行われる場合もある。

静脈的排泄性腎盂造影は，腎臓および尿管損傷の全体像をとらえるのに有用である。

6）検査中の看護のポイント

このように，腹部臓器損傷の詳細な情報を得るためにはさまざまな画像診断法が必要となるが，病態が十分に把握されていない外傷患者では，検査中に状態が悪化することもまれではなく，PTDにつながる場合もある。よって検査中には患者をモニター監視下に置き，5分ごとにバイタルサインを把握し，初期診療に携わっているチーム全体に大きな声で知らしめるよう心がける。

7 診断的腹腔吸引・洗浄法

診断的腹腔吸引・洗浄法（diagnostic peritoneal aspiration and lavage；DPA & L）は，その高い診断率から腹部外傷診断の世界標準として広く普及してきた。しかし，超音波診断装置が普及した今日，その役割は，管腔臓器損傷の診断に関してより高い感度を求めるときのみ行われる。施行時には，小開腹のための外科器具セット，側孔のある洗浄用カテーテル，管腔の大きい輸液セット，温かい生理食塩液1Lなどの物品が必要である。10 ml程度の貯留液が吸引サンプルされれば，それのみでよいが，十分な量を吸引できなければ1L（20 ml/kg）の生理食塩液で洗浄し，洗浄回収液をサンプルする。サンプルされた液の赤血球数と白血球数を主に調べて開腹を判断する。

8 穿通性損傷の評価

腹部刺創における評価のポイントは，刃物が腹腔内に達しているかどうか（腹膜穿通があるか否か）である。循環（C）が不安定でFASTにて腹腔内出血を認める場合や腹膜刺激徴候がある場合，内臓脱出のある場合には腹膜穿通は明らかで，ほとんどの場合，腹腔内臓器損傷も存在するため，直ちに開腹手術の適応となる。その他の場合は，容易に施行できるようなら，創を消毒・局所麻酔した後，創を延長拡大し，直視下に刺創路の確認を行い，腹膜穿通の有無をみる（局所創検索）。近年では，腹部CT検査にて腹腔内臓器損傷とともに腹膜穿通を確認する場合も多い。腹膜穿通がないことが確認されれば，創の処置のみの問題となり開腹の必要はない。腹膜穿通が確認された患者もしくは否定できない患者では，次のステップとして腹腔鏡やDPA＆Lなどを行って，開腹を決定する。また，上腹部の刺創で，胃管挿入時に上部消化管出血を認める場合も開腹適応となる。刃物や杙が刺さっている患者では，通常手術室にて抜去する。

腹部銃創の場合には，銃器のエネルギーによって対応が異なる。ライフルや軍隊で用いる高速度銃器による場合は，腹部近傍の銃創は，ほとんどが開腹適応となる。一方，一般市民が持っている護身用などの低速度銃器では，X線撮影などで腹膜貫通を確認した時点で開腹適応とするのが一般的である。

9 治療と看護のポイント

治療のポイントは時期を逃さず開腹を行うことであり，開腹術の適応基準を表Ⅲ-7-2に示す。後腹膜出血や，血行動態の比較的安定している腹腔内実質臓器損傷には，TAEが第一選択となることも多い。開腹が必要な損傷の存在を否定しきれない場合には，試験開腹が決断される場合もある。

初期の診察で，大量もしくは進行する腹腔内出血や管腔臓器損傷（膵損傷を含む）が認められない場合は，保存的に経過観察される。これを非手術療法（non-operative management；NOM）といい，ICUなどでの厳重な観察が必要となる。この場合，看護師の観察活動が重要な役割を占め，バイタルサイン，尿量，腹部症状，身体所見，胃管からの排液の状況を，来院から3時間以内は少なくとも15分ごと，その後は1時間ごとに観察し記録する。何らかの悪化を認めた場合には，直ちに担当医に報告する。

表Ⅲ-7-2 開腹術の適応基準

1．腹腔内出血を伴う損傷
　（1）初期輸液に反応しないショック例
　（2）出血の持続する症例
2．管腔臓器損傷
　胃，十二指腸，小腸，大腸，胆管，膀胱（腹腔内破裂），尿管などの破裂・断裂
3．その他の損傷
　実質臓器の広範囲な損傷，腎茎部損傷，主膵管損傷など
4．穿通性外傷
　腹腔または後腹膜を貫通する銃創
　消化管脱出例，胃・直腸または尿路からの出血例

〔文献3）より引用・改変〕

10 まとめ

以上，腹部外傷患者に対する初期診療についての重要点を解説した。外傷患者の診療に臨む看護師には，本項で言及されていることに留意して，医師の判断を鵜呑みにするのではなく，コミュニケーションを良好にして，目の前の患者に対しての判断や医療行為がなぜ行われるのかを理解し，外傷診療チームの一員としての役割を果たすことが望まれている。

● 文　献

1）日本外傷学会・日本救急医学会監，日本外傷学会外傷初期診療ガイドライン改訂第5版編集委員会編：外傷初期診療ガイドライン JATEC™，第5版，へるす出版，東京，2016.
2）木村昭夫：腹部外傷．救急救命士標準テキスト編集委員会編，救急救命士標準テキスト（下巻），第7版，へるす出版，東京，2007，pp. 847-862.
3）日本外傷学会・日本救急医学会監，日本外傷学会外傷研修コース開発委員会編：外傷初期診療ガイドライン JATEC™，第2版，へるす出版，東京，2004.
4）日本外傷学会・日本救急医学会監，日本外傷学会外傷初期診療ガイドライン改訂第4版編集委員会編：外傷初期診療ガイドライン JATEC™，第4版，へるす出版，東京，2012，pp. 99-101.
5）救急救命士標準テキスト編集委員会編：腹部外傷．救急救命士標準テキスト（下巻），第9版，へるす出版，東京，2015，pp. 992-996.

8. 骨盤外傷

急性期には，骨折に伴う血管損傷からの大量出血と骨盤内に位置する臓器損傷が生じる。その後，運動器の機能障害，泌尿生殖器の機能回復が課題となる。このため，早期より整形外科医，放射線科医，泌尿器科医などの各科専門医によるチーム医療が不可欠となる。

1 解　剖

1）骨　盤（図Ⅲ-8-1）

骨盤は，腸骨，坐骨，恥骨からなる。輪状構造のうち前方には恥骨結合，後方に位置する仙骨と腸骨の接合部分には仙腸関節という骨同士の接する部分がある。仙腸関節は，非常に強固な靱帯で補強された可動性の低い関節である。腸骨と坐骨からなる寛骨臼は大腿骨骨頭部を収める股関節を構成し，体重を支え，下肢の動きを調節する重要な可動関節である。その損傷変形は大きな機能障害，日常生活動作障害をもたらす。

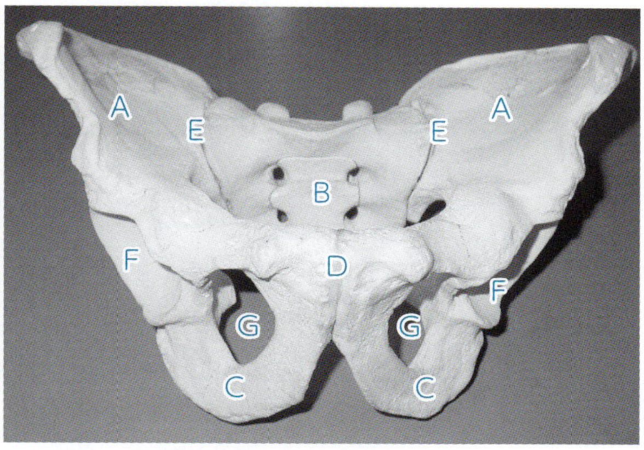

A：腸骨，B：仙骨，C：坐骨，D：恥骨結合，E：仙腸関節，F：寛骨臼，G：閉鎖孔

図Ⅲ-8-1　骨盤の解剖

2）骨盤周辺の血管・神経（図Ⅲ-8-2）

腹部大動脈から左右２本の総腸骨動脈に分かれ，総腸骨動脈は内腸骨動脈と外腸骨動脈に分かれる。内腸骨動脈は骨盤の後方部分に分布しており，骨盤骨折において損傷出血しやすい。

骨盤周辺は第４，第５腰神経と仙骨神経が構成する腰仙神経叢が支配しており，膀胱直腸障害や性機能障害を合併することがある。

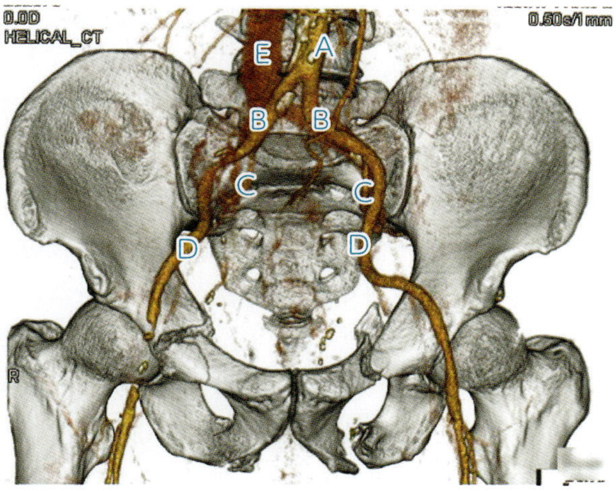

A：腹部大動脈，B：総腸骨動脈，C：内腸骨動脈，D：外腸骨動脈，E：下大静脈

図Ⅲ-8-2　骨盤の血管

両側恥坐骨骨折および右寛臼骨折の３D-CT像（造影）より

3）骨盤内臓器

骨盤腔内には尿管，膀胱，直腸，肛門，さらに男性では前立腺，女性では子宮，卵巣，卵管などがあり，骨盤外傷においてはこれらの合併損傷を見落とさないようにする。

2 分　類

JATEC™では表Ⅲ-8-1のように分類している。これは骨盤に及んだ外力と，安定型か不安定型かについて分けたもので，治療方針の違いや予後の判定に役立つ〔『JATEC™（第５版）』では，骨盤輪骨

表Ⅲ-8-1 骨盤骨折の分類と外力の方向

骨折型	定義	外力の推定
安定型骨盤骨折	骨盤輪の構造が保たれている部分的な骨折	限局した部位に作用する外力
不安定型骨盤骨折	骨盤輪の構造が破壊された骨折	
部分不安定型	回旋方向に不安定で垂直方向は安定	前後圧迫外力，側方圧迫外力
完全不安定型	回旋方向および垂直方向とも不安定	垂直剪断外力 高度な前後圧迫外力，側方圧迫外力
寛骨臼骨折	寛骨臼の骨折	大腿骨からの介達外力

〔文献1）より引用〕

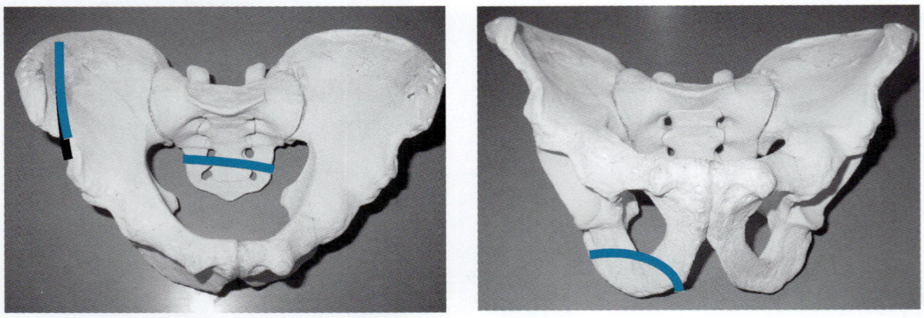

図Ⅲ-8-3 安定型骨盤骨折の典型例
骨盤輪に影響のない腸骨翼，仙骨，坐骨などの骨折（━━骨折線）

折を便宜的に骨盤骨折と表現している〕。

1）安定型骨盤骨折（図Ⅲ-8-3）

安定型骨盤骨折とは，骨盤の輪状構造を保っているもので，腸骨翼や骨盤前方部分のみの骨折，あるいは骨盤輪にかかる骨折でもほとんど転位のないもの，などがこれに該当する。

2）不安定型骨盤骨折（図Ⅲ-8-4）

不安定型骨盤骨折とは骨盤輪の前方部分と後方部分の両方に骨折あるいは靱帯損傷があり，骨盤の輪状構造が保たれていないもので，後腹膜出血が多く死亡率が高い。このタイプはさらに，後方部分の損傷が一部にとどまる部分不安定型（回旋不安定型）と，後方部分が完全に破綻し，垂直方向にも不安定となる完全不安定型（回旋垂直不安定型）に分けられる。部分不安定型には，前後方向に圧迫されて骨盤腔が開いた本のように不安定になるもの（オープンブックタイプ）と，骨盤側方からの外力により骨盤腔が狭くなるものがある。完全不安定型は高所からの墜落により生じることがあり，後腹膜腔に大量出血をきたし，分類中でもっとも死亡率が高い。

3）寛骨臼骨折

寛骨臼（図Ⅲ-8-1のF）は大腿骨骨頭とともに股関節を形成する。骨折すると関節面に凹凸が生じ関節運動を著しく障害する。また，寛骨臼骨折は大腿骨を伝わってくる介達外力*によって引き起こされるため，骨盤内血管損傷や出血性ショックが合併する危険性は高くない。代表的な例は，ダッシュボード損傷のように大腿骨に沿った方向からの強い外力によって生じるもので，股関節の後方脱臼を伴う。

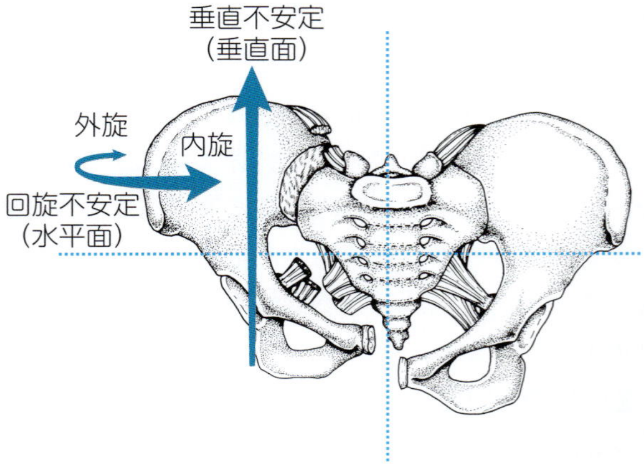

〔文献1）より引用〕

図Ⅲ-8-4 完全不安定型骨盤骨折
回旋方向に加え，垂直方向へも不安定となる

* 介達外力：加わった部位から身体の内部構造を仲介して力が伝播され，かけ離れた部位に損傷を生じることをいう

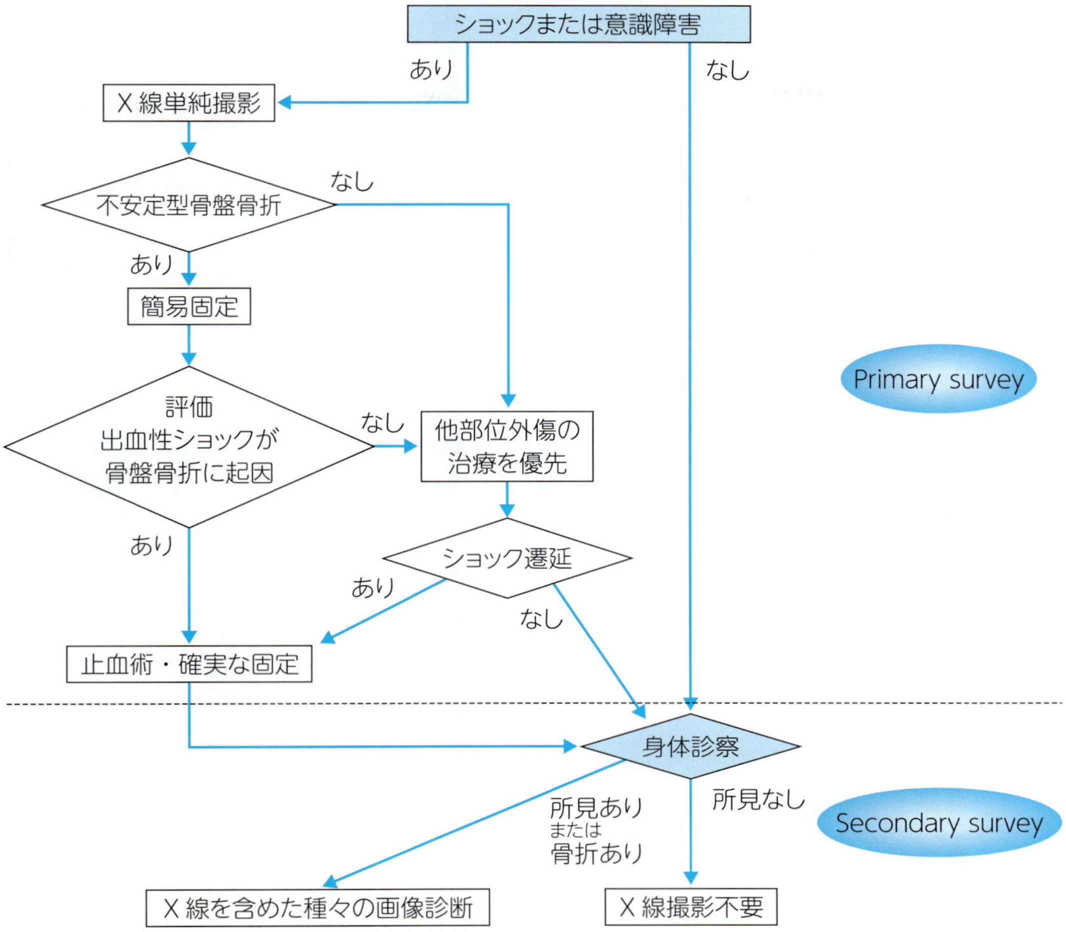

図Ⅲ-8-5　骨盤骨折の診察手順　〔文献1）より引用〕

3 初期診療（図Ⅲ-8-5）

1）Primary survey

Primary surveyでは生理学的徴候について診断を進めていく。JATEC™では，出血性ショックとなる危険性が高い不安定型骨盤骨折や開放性骨盤骨折の診断を重要視している。必ず骨盤正面X線撮影を施行し，骨盤骨折の有無を診断する。骨盤骨折はこのX線撮影でおよそ90％診断が可能といわれる。また，骨盤周囲や会陰部に開放骨折による開放創がみられないか，そこから持続的に出血していないかチェックする。

X線撮影により不安定型骨折がみられる場合は，直ちに後述する固定法，止血法を検討する。ただし，膀胱留置カテーテルを挿入する場合は，その前に直腸診や外尿道口からの出血の有無で尿道損傷のないことを確認する。自施設で対応できないと判断したら，実施可能な応急処置を施し，早急に高次救急医療機関への転院を行う。Primary surveyで重大な意識障害がなく，循環動態が安定している場合は，速やかにsecondary surveyに移る。

2）Secondary survey

Secondary surveyでは，身体所見の詳細な観察を行い，primary surveyで撮影した骨盤正面X線写真を再読影し，骨盤骨折の見逃しがないか，尿路・直腸・婦人科臓器損傷などの見逃しがないかをチェックする。骨盤骨折があれば整形外科専門医をコールし，専門的診断・治療に委ねる。骨盤骨折に伴う血管損傷部位での止血が不十分であったり，骨盤内臓器損傷を合併している場合は，放射線科医，消化器外科医，泌尿器科医，婦人科医などをコールし，診断・治療について協議する。

4 画像診断

1）単純X線撮影およびCT撮影

Primary surveyでは骨盤正面X線像から骨折を診断する。とくに腸骨が左右対称でない，恥骨結合

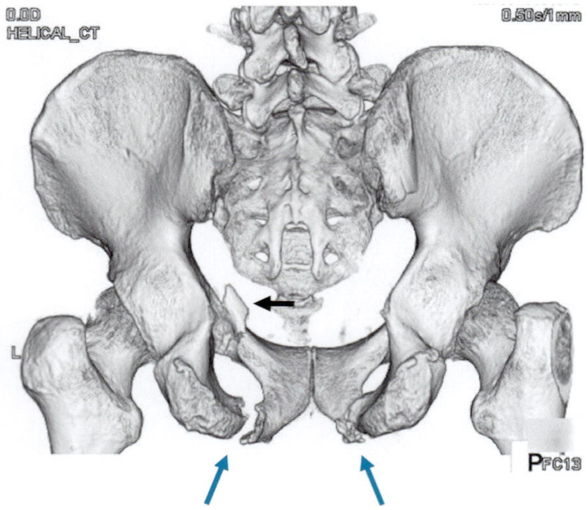

↑：骨折部
←：転位の大きい骨片

図Ⅲ-8-6　3D-CT

両側恥骨坐骨骨折の3D-CTを背面からの視点で構築したもの

が2.5 cm以上離開している，第5腰椎横突起が骨折している，仙腸関節が離開している，などは骨盤不安定性のサインとして重要である。

Secondary surveyでは3D-CTにより骨盤輪の形態的変化や寛骨臼の微細な骨折の診断がなされる（図Ⅲ-8-6）。

2）血管造影

骨盤骨折に伴う血管損傷部位を診断するために行う。同時に経カテーテル動脈塞栓術（TAE）を行い，動脈性出血を止血する。静脈性出血については，血管造影検査で診断はできるが止血はできない。

3）尿管・膀胱造影および逆行性尿道造影

骨盤骨折に伴う泌尿器系臓器損傷の診断に用いる。

5 治療法

1）初期診療の中で行われる簡易的な骨盤安定化の方法

整復固定により骨折部を密着させ，開大した骨盤腔を狭小化させることで止血効果を得るもので，両下肢を内転内旋させ，強く縛る方法がとられる。シーツや市販の専用ベルト（サムスリング®）が用いられる。あくまで一時的なもので長時間は使用できない。

以下に述べるシーツを用いたシーツラッピングは

a

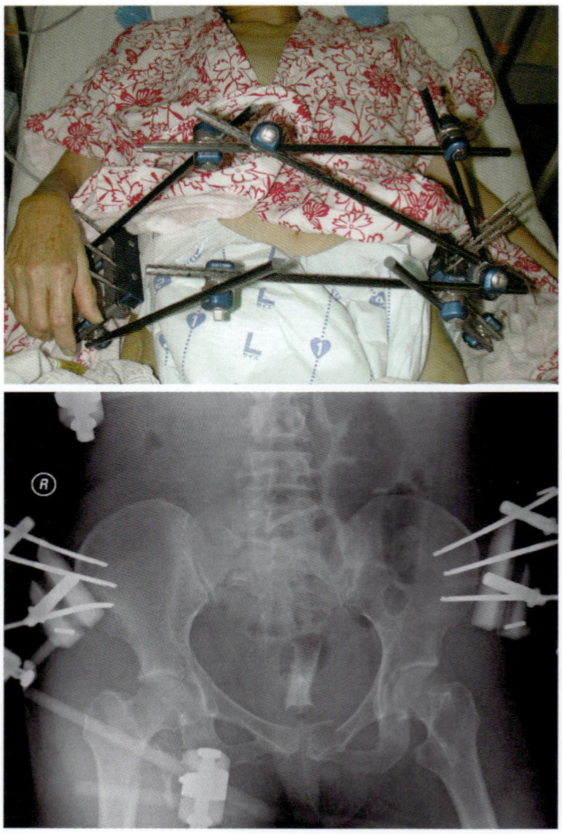

b

図Ⅲ-8-7　創外固定

a：創外固定中の患者。両側の3本ずつのピンが創外固定器で橋渡し固定されている
b：単純X線像。腸骨にピンが3本ずつしっかりと刺入されている

専用の用具なしに行えるもっとも簡便な方法である。まず，両下肢を内旋させるために膝上を細紐で軽く縛り，次に市販のシーツまたは抑制帯を用いて幅10〜20 cmの緊縛帯を作り，これを用いて両側の大腿骨大転子部周辺に巻きつけ，患者両サイドに立った施行者2名が同じくらいの力でシーツを締め上げ，骨盤部を緊縛固定する。

2）創外固定（図Ⅲ-8-7）

両側の腸骨稜に数本のピンを刺入し，左右のピンを金属フレームで橋渡しさせ，固定して強固にすることにより骨折部からの出血を抑制する方法である。回旋不安定型骨折の固定性には優れている。

3）Pelvic C-clamp（シークランプ）

骨盤後方部分にピンを刺入し圧迫固定する方法である。骨盤後方部分の骨折に適応がある。ただし，感染合併の頻度が高いことなどから行われなくなった。

4）経カテーテル動脈塞栓術（transcatheter arterial embolization；TAE）

経皮的に動脈を穿刺し，セルジンガー法でカテーテルを動脈内に挿入し，血管造影を行って損傷出血している動脈部位を確認し，その部分に塞栓物としてゼラチンスポンジや金属コイルを使用して止血する方法である。

5）骨盤ガーゼパッキング

下腹部皮膚を切開し，腹膜外から骨盤前面をガーゼなどでパッキングして圧迫止血する方法である。比較的短時間で施行することができ，動脈・静脈・骨折部からの出血すべてに対応できるが，感染などの合併症を生じる可能性がある。

6）骨盤開放骨折の治療

骨盤開放骨折は非常に死亡率が高く，受傷急性期の死亡原因は出血であり，急性期以後は敗血症である。これは開放創からの出血が止めにくいことに加え，その後は便汚染が起こりやすく，容易に制御の難しい感染が生じるためである。初期治療は骨折安定化のための固定とTAEによる止血，開放創部の洗浄と止血（電気凝固止血，破綻血管結紮止血および圧迫止血）である。その後，手術室にて開放創のデブリドマンを頻回に行い，人工肛門を造設するなどして感染対策と創閉鎖を図っていく。その間，開放創からの出血や体液の漏出による汚染，頻回のガーゼ交換，体位変換制限による合併症の危険など，さまざまな点で十分な看護ケアが必要となる。

6 合併症

1）初診時の対応

多発外傷患者の初期診断で問診ができなかったり，臨床所見の観察が不十分であると生殖器泌尿器損傷，肛門直腸損傷，神経損傷（膀胱直腸障害，性機能障害，坐骨神経障害など），血管損傷などの合併損傷が見落とされる可能性がある。

2）入院治療中の合併症

骨盤外傷の固定が十分でない場合，床上絶対安静を余儀なくされたり，体位変換に制限が加わり，せん妄，深部静脈血栓症，肺血栓塞栓症，尿路感染，無気肺，褥瘡などの合併症が生じる。

7 看護のポイント

1）初診時の注意点

骨盤骨折では背面観察時にログロールが禁忌であり，フラットリフトを行う。そのための分担，人員確保，息を合わせる，などの点でも看護師は重要な役割を担う。

2）入院後の注意点

疼痛や極端な体位制限などでせん妄が起こりやすい。患者の不安を和らげ，精神状態の変化に注意を払う必要がある。しかし，呼吸・循環不全や敗血症の初期段階でも不穏・せん妄状態に陥ることを忘れてはならない。

体位変換制限のなかでの褥瘡防止，深部静脈血栓症予防のケアも重要である。各種留置カテーテル，創外固定器具の管理，ケアを行う。疼痛を伴う処置もあり，カテーテルの消毒，交換や創外固定部の清潔操作，処置頻度などが近年大きく変化してきているので，十分な理解とコミュニケーションが求められる。

文献

1）日本外傷学会・日本救急医学会監，日本外傷学会外傷初期診療ガイドライン改訂第4版編集委員会編：外傷初期診療ガイドラインJATEC™，第4版，へるす出版，東京，2012.
2）日本救急医学会監：標準救急医学，第5版，医学書院，東京，2013.
3）日本外傷学会・日本救急医学会監，日本外傷学会外傷初期診療ガイドライン改訂第5版編集委員会編：外傷初期診療ガイドラインJATEC™，第5版，へるす出版，東京，2016.

9. 脊椎・脊髄の損傷

脊椎・脊髄損傷の見逃しや不適切な初期対応は，その後の不可逆的後遺症の原因となる。意識が清明な外傷患者では，損傷部脊椎の疼痛や運動障害，知覚障害のパターンから脊髄損傷を疑うことが可能であるが，意識障害を有する外傷患者ではその診断が困難である。

そのような理由から，高リスク受傷機転と判断される場合には，脊椎・脊髄損傷が存在するものとして全身固定を行って，医療施設に搬送するのが原則である。医療施設においても脊椎・脊髄損傷が否定されるまでは，これらが存在するものとして対処する。

一方，脊髄損傷で麻痺や知覚障害を有する場合は，正確な身体所見をとることが困難となり，他部位に存在する重篤な損傷を見逃す危険性があるので慎重な対応が求められる。

1 解剖と外傷パターン

1）脊髄の解剖と損傷様式

(1) 解　剖

側方からみた脊椎と脊髄の位置関係を示す（図Ⅲ-9-1）。C1の神経根は第１頸椎の上から出る。そのため頸椎は７個であるが神経根はC8（第７頸椎の下から出る）までである。脊髄下端は第１～２腰椎の高さで終了し，それより尾側は神経根のみ（馬尾）となる。

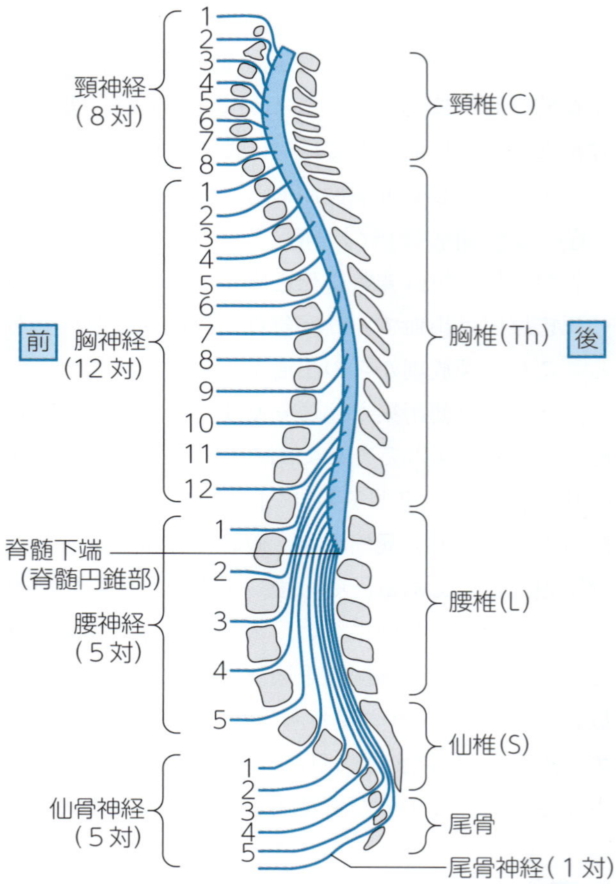

図Ⅲ-9-1　脊椎と脊髄の位置関係（側方から）
頸椎は７個であるが，頸神経は８本あることに注意

基本的な脊髄の横断面の局所解剖とその機能，障害パターンによる所見の違いを示す（図Ⅲ-9-2，3）。C～Lの脊髄内での走行する場所を図Ⅲ-9-2で確認することで図Ⅲ-9-3の障害パターンが理解できる。

各脊髄レベルの感覚分布，支配筋肉，反射は，日常的に使用しないために覚えるのは簡単ではないが，ポイントは押さえておく必要がある。来院時の初期評価だけでなく，入院当日中に何度も所見をとり直し，麻痺の改善・悪化，障害レベルの変化（上行または改善）を確認することが，予後を判断するうえでも大切である。

脊椎は頭部を支え，胸郭の一部をなし，骨盤と上半身をつなぐ。そして脳と末梢神経をつなぐ神経である脊髄を保護する。脊髄は中枢神経細胞であるため，一度破壊されると二度と再生しない。すなわち機能回復は見込めない。脊髄から出て全身に分布する神経根（ルート：root）以下の末梢での障害では回復の可能性が残される。

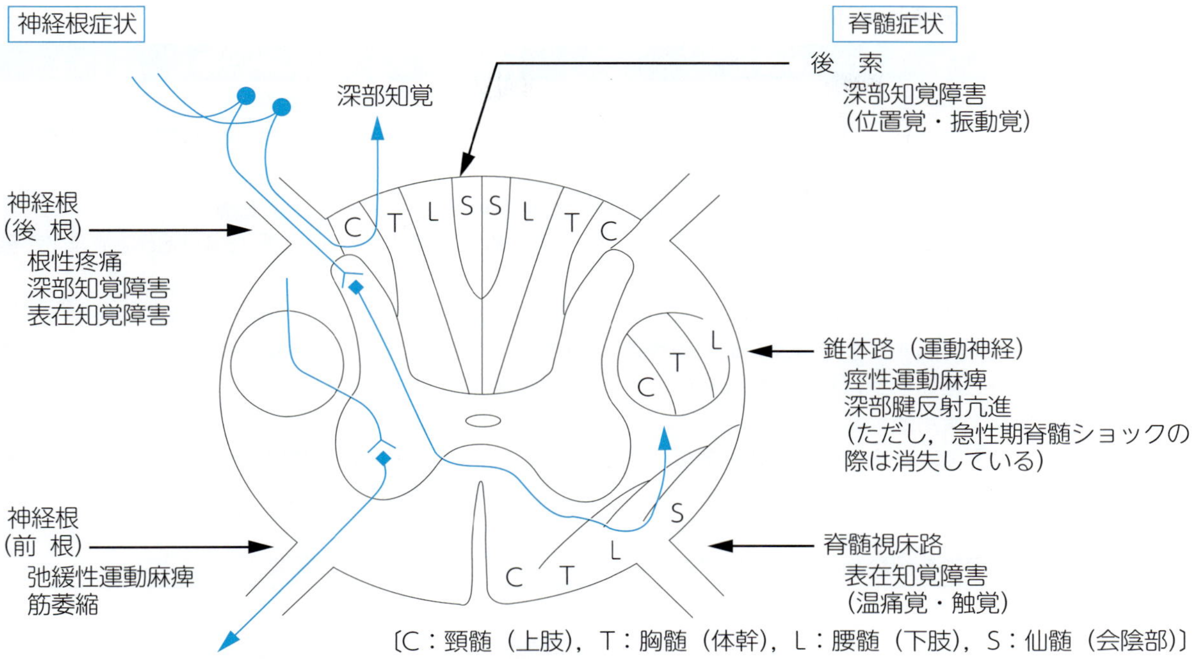

図Ⅲ-9-2 **脊髄の横断面の局所解剖とその機能**

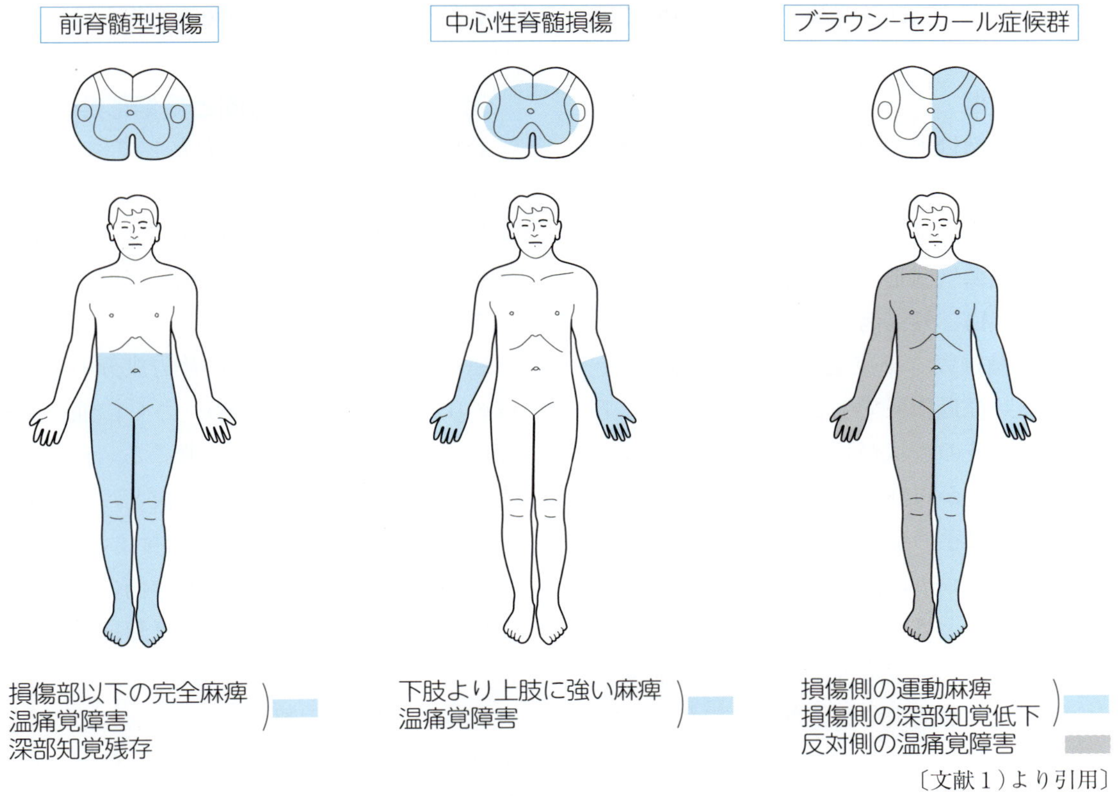

図Ⅲ-9-3 **脊髄外傷の障害パターンによる所見の違い(完全麻痺では全機能が消失)**

(2) 重症度

よく使用される重症度分類には,フランケルの分類とASIA(American Spinal Cord Injury Association)の分類がある(表Ⅲ-9-1)。ASIA分類はフランケル分類の改良型で,Aを最下位仙髄節までの知覚・運動機能の完全消失と明確に定義し,CとDをMMT(徒手筋力検査:manual muscle test)3/5以上か否かで分けている。

(3) 障害の高位診断

脊髄の損傷高位(レベル)の診断は,図Ⅲ-9-4

表Ⅲ-9-1　フランケル分類とASIA分類

グレード	Frankel分類	ASIA分類
A	完全麻痺 損傷部以下の運動・知覚の完全麻痺	完全麻痺 S4～S5髄節まで運動・知覚が完全に喪失
B	運動喪失・知覚残存 損傷部以下の運動は完全に失われているが，仙髄域などに知覚が残存するもの	不完全麻痺 損傷部以下の運動完全麻痺 知覚は障害レベル以下（S4～S5髄節まで）残存
C	運動残存（非実用的） 損傷部以下にわずかな随意運動機能が残存しているが，実用的運動（歩行）は不能なもの	不完全麻痺 損傷部以下の運動機能は残存しているが，筋力はMMT3/5未満である
D	運動残存（実用的） 損傷部以下に，かなりの随意運動機能が残存し，歩行も補助具の要否にかかわらず可能	不完全麻痺 損傷部以下の運動機能は残存しており，筋力もMMT3/5以上である
E	回復 神経脱落症状を認めない（反射異常は残ってもよい）	正常 運動・知覚ともに正常

表Ⅲ-9-2，3により，正常な知覚と運動機能が保たれるもっとも尾側（足側）の髄節レベルを用いてなされる。頸髄損傷では四肢麻痺が，胸髄損傷では両下肢麻痺（対麻痺）がみられる。

①完全型脊髄損傷

損傷を受けた脊髄以下の知覚・運動機能が完全に喪失する。直腸膀胱障害および自律神経症状として発汗消失，徐脈と低血圧などがみられる。

②不完全脊髄損傷（図Ⅲ-9-3）

a）前部脊髄損傷：外傷例では少ない。

b）中心性脊髄損傷：不完全型では頻度が高く，高齢者の頸椎過伸展で生じることが多い。下肢に比べ上肢の症状が強いが，予後は比較的良好で，下肢から回復が始まり，膀胱，上肢近位，最後に手の症状が回復する。

c）ブラウン-セカール症候群：障害側の血管拡張と皮膚温の上昇もみられる。

d）後部脊髄損傷：後索障害により，損傷部位以下の深部近くが消失する。さらに後角も障害されるとその髄節レベルの全知覚と腱反射が消失する。

2）脊椎の解剖

脊椎は基本的に椎体，椎弓，両側の関節突起，1対の横突起，棘突起からなる（図Ⅲ-9-5）。頸椎（C：7個），胸椎（Th：12個），腰椎（L：5個）はそれぞれ特徴的な形をしているが，基本的に下になるほど椎体の高さ，幅は大きくなると考えてよい。そのためX線撮影（正面）で上位椎体に比べ椎体の高さが低い，下位椎体より幅が広い場合にはその椎体の圧迫骨折を疑う。椎体背面と椎弓で囲まれたスペースを脊髄が通り，上下の関節突起と椎体の間から左右に神経根が出る。

3）受ける外力の方向と損傷形態

脊椎・脊髄にかかる外力としては，①屈曲外力，②伸展外力，③上下からの圧迫外力があり，これに回旋や横方向への屈曲が加わる。外力の方向から，発生しやすい脊椎・脊髄の損傷形態が推測できる。

（1）屈曲外力

屈曲外力により，靱帯の後方成分の破損と椎体前縁の圧迫骨折（図Ⅲ-9-6），さらに強い外力では頭側の椎骨の前方への脱臼が起こる（図Ⅲ-9-7）。後方成分（靱帯や椎弓，棘突起など）の破損は不安定性を招きやすく，脊髄損傷を合併する危険性が高い。さらに，回旋外力が加わると片側の関節突起の骨折や椎間関節が脱臼する。これは頸椎と胸腰椎移行部に多くみられる。

シートベルト型損傷は，シートベルトを装着して乗車中に衝突し，屈曲＋引き離し外力が加わって生じる腰椎の骨折である（図Ⅲ-9-8）。

（2）伸展外力

伸展外力では，椎骨の後方脱臼，椎弓や棘突起骨折，椎体前縁が小さく剝がれるような骨折（ティアドロップ骨折）を生じる（図Ⅲ-9-9）。過伸展により，とくに高齢者では後縦靱帯骨化症や脊柱管狭窄の影響も加わって，椎体後縁の骨棘や靱帯が脊髄を圧迫し，脊髄損傷を起こしやすい（図Ⅲ-9-10）。

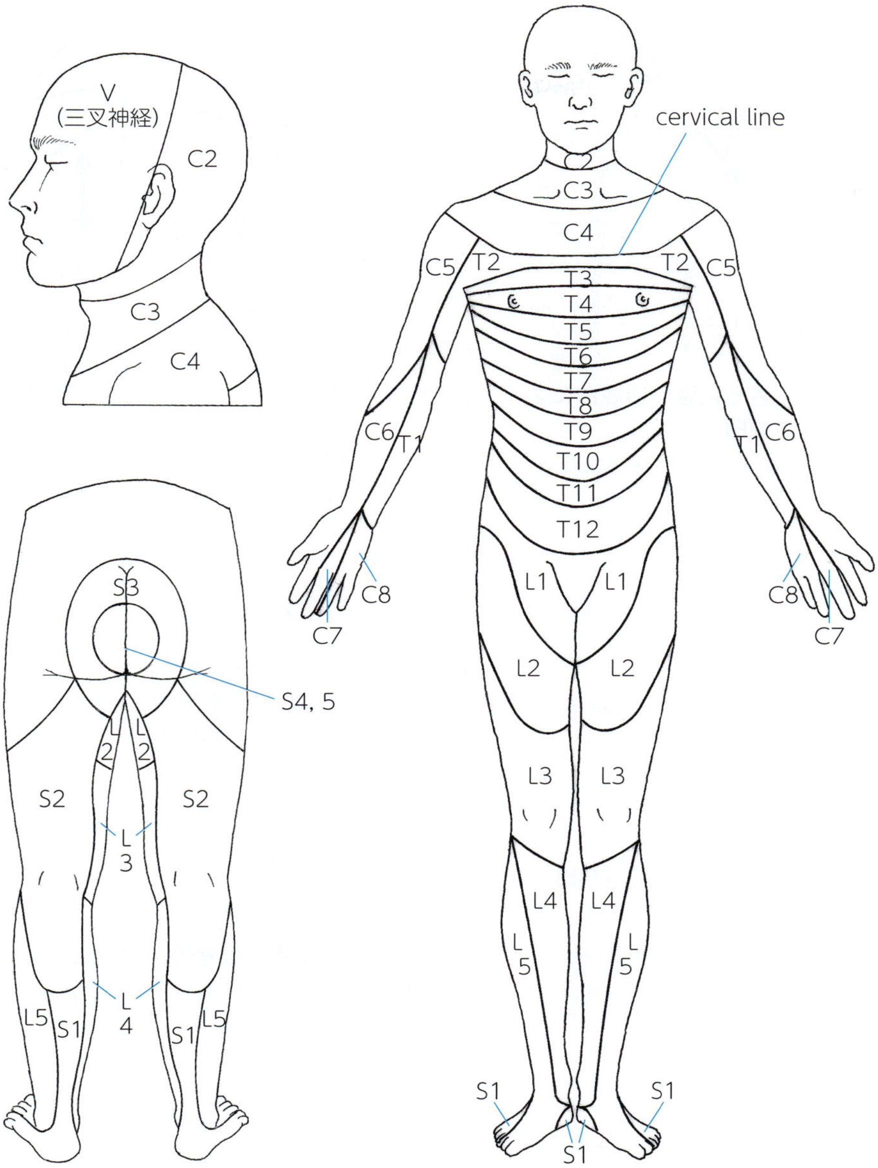

〔文献2)より引用〕

図Ⅲ-9-4　脊髄神経の皮膚知覚分布（C：頸髄，T：胸髄，L：腰髄，S：仙髄）

頭頂部のほぼ正中に三叉神経とC2の境界があり，後頭部以下は各脊髄神経に対応する皮膚分節が尾側に向かって分布する

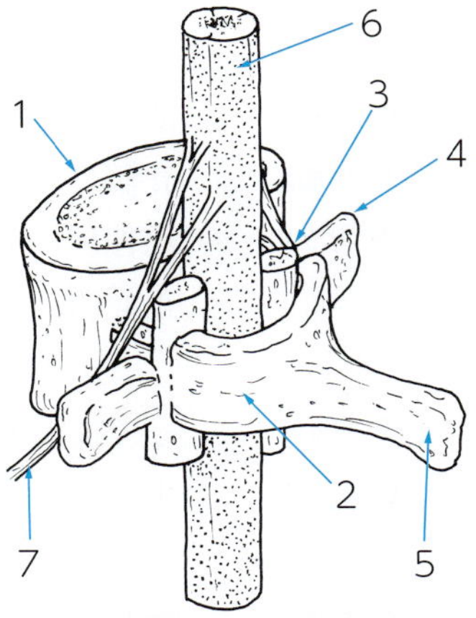

図Ⅲ-9-5　椎骨の構成成分と脊髄，神経根の位置関係

1：椎体　2：椎弓　3：関節突起　4：横突起　5：棘突起
6：脊髄　7：神経根

表Ⅲ-9-2　Dermatomeの目安（Landmark）

C4	：肩鎖関節
C5	：三角筋
C6	：母指
C7	：中指
C8	：小指
T4	：乳首
T8	：剣状突起
T10	：臍
T12	：恥骨
L4	：下腿内側
S1	：足外側
S4，S5	：肛門周囲

〔文献2)より引用〕

表Ⅲ-9-3　Myotomeおよび腱反射の目安

(myotome)	
C5	：肘関節の屈曲
	（肩関節の外転）
C6	：手関節の伸展
C7	：肘関節の伸展
C8	：手指の屈曲
T1	：手指の外転（小指）
L2	：股関節の屈曲
L3	：膝関節の伸展
L4	：足関節の背屈
L5	：足趾の伸展
S1	：足関節の底屈
(反射中枢)	
C5〜6	：上腕二頭筋反射
C6〜7	：上腕三頭筋反射
L2〜4	：膝蓋腱反射
S1〜2	：アキレス腱反射

〔文献2)より引用〕

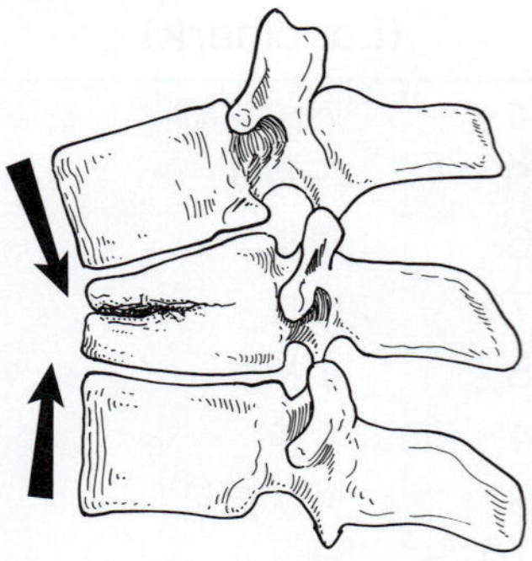

図Ⅲ-9-6 **屈曲外傷による椎体の圧迫骨折（楔状骨折ともいう）**

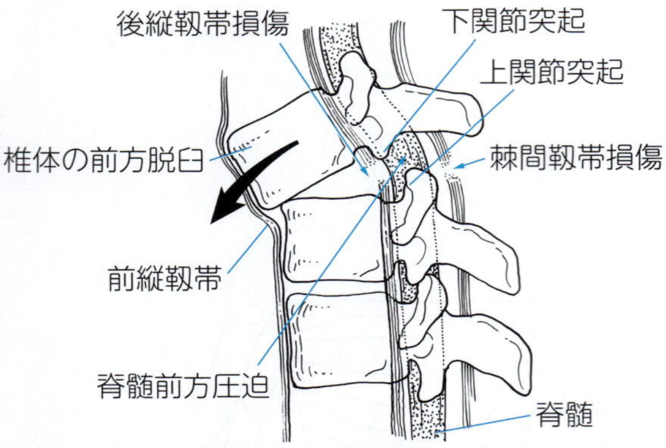

図Ⅲ-9-7 **さらに強い過屈曲による椎骨の前方脱臼**

後方の靱帯損傷を伴い不安定なので，二次性の脊髄損傷にも注意する

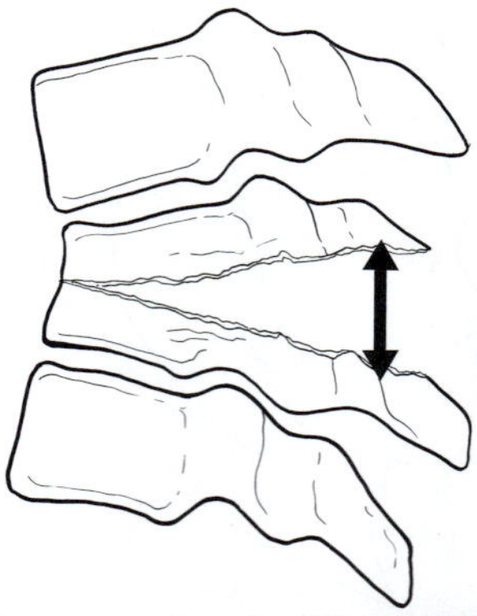

図Ⅲ-9-8 **シートベルト型損傷**

シートベルトで腰部が固定された状態で衝突すると，上半身が前上方へ引っ張られ腰椎が骨折する

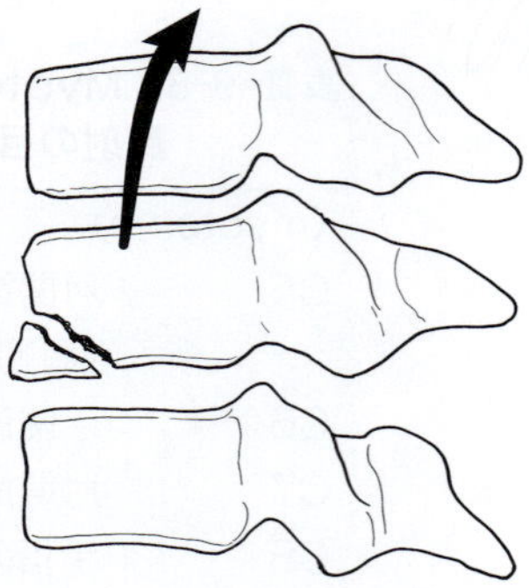

図Ⅲ-9-9 **ティアドロップ骨折**

過伸展により上後方へ引き剥がされるように先端が骨折する。ティアドロップとは涙滴のこと

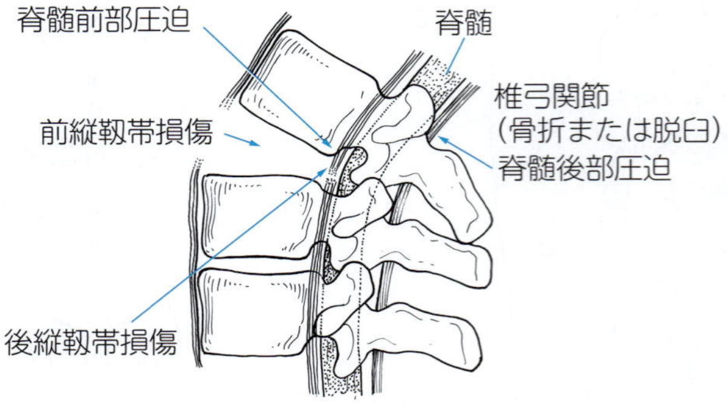

図Ⅲ-9-10 **さらに強い過伸展による椎骨の後方脱臼**

後方脱臼すると，靱帯損傷や関節突起，椎弓，棘突起の骨折なども加わり，不安定性が生じる

転んで顎を打ったり，車がバウンドして天井で前額部を打つような外傷により生じ，頸椎での発生が多い。

(3) 上下方向からの外力

上下方向からの圧迫外力では椎体の破裂骨折と，骨折した椎体の後方への脱出・椎間板ヘルニアによる脊髄損傷が起こる（図Ⅲ-9-11）。第１頸椎，胸腰椎の椎体でよくみられる。足や尻から着地した転落，直上からの頭部への落下物などが原因となる。

4) 高位レベルの違いによる特徴

(1) 頸椎・頸髄

頸椎は運動の自由度が高く，重い頭部を支えているため，他の脊椎に比較して損傷を生じやすい。

７個ある頸椎のうち，上の２個は特別な形をしている。第１頸椎は環椎と呼ばれリング状で，後頭骨との間で前後左右への傾斜を担う。頭側からの圧迫や過伸展により，第１頸椎の骨折が起こる（ジェファーソン骨折：図Ⅲ-9-12）。第１頸椎の骨折は脊柱管が広がるタイプの骨折なので，脊髄障害は少ない。

これに対し，第２頸椎は軸椎と呼ばれ，歯突起が環椎の輪の中で強力な横靱帯によって前方に固定され，頸部の回旋の半分（45°）をここで担う。過屈曲で横靱帯が損傷し，第１頸椎の前方脱臼が起こり，脊髄の損傷を伴いやすい。歯突起の骨折は過屈曲・過伸展どちらでも生じる（図Ⅲ-9-13）。診断には正面開口位Ｘ線撮影が有用である。

これより下の５個の頸椎はほぼ同じ形で，全体として前彎する。上位２椎体と残りの５椎体の外傷発生頻度は１：３である。さらに頸椎の特徴として，左右の椎骨動脈が両側の横突孔を上行する。脱臼骨折では椎骨動脈の圧迫や内膜剝離による閉塞，離断が生じる危険性がある。

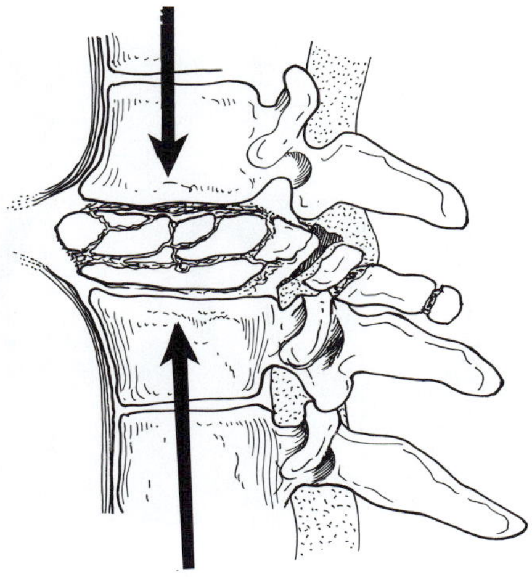

図Ⅲ-9-11　破裂骨折

脊椎後方に骨片が飛び出すと脊髄損傷を生じる危険性がある

（2）胸椎・胸髄

胸椎は全体として後彎し，肋骨，胸骨とともに胸郭の骨性成分を構成しているため固定性が強い。そのため腰椎とのつなぎ目となる胸腰椎移行部である第12胸椎～第１腰椎での損傷が多い。また，脊柱管のスペースが狭いことも胸椎の特徴であり，脊髄損傷を合併しやすい。脊髄損傷を起こせば両下肢麻痺，すなわち対麻痺が起こる。

（3）腰椎・腰髄

腰椎は前彎している。脊髄は脊椎に比べ全長が短いので，尾側にいくほど椎体と脊髄（髄節）の位置（レベル）はずれてくる（脊髄高位：図Ⅲ-9-1）。そのため脊髄は第１～第２腰椎の高さで終わり，それより尾側は馬尾といわれる神経根の集まりとなる（図Ⅲ-9-1）。腰椎は圧迫や過屈曲外傷による破裂骨折や楔状骨折では，脊柱管内に骨片が突出して脊髄障害〔仙髄（S）領域以下：足の底屈，足の第５趾・陰部・肛門周囲の感覚，アキレス腱反射，膀胱直腸障害〕や，馬尾（Th12以下の神経根：両下肢の運動・感覚障害，膝蓋腱反射，加えて上記S領域以下）の障害を生じることがある。

5）骨傷のない脊髄損傷：SCIWORA

SCIWORA（Spinal Cord Injury Without Radiographic Injury）とは，骨折を伴わない脊髄損傷のことで，小児と中高年に好発する。小児では，脊椎に弾力性があり靭帯が伸縮するため，脊椎の骨折がないまま脊髄のみにダメージが加わり発症する。一方，頸椎症や後縦靭帯骨化症などで脊柱管が狭くなった中年以降の男性では，軽微な過伸展外傷で起こることが知られており，下肢より上肢の強い麻痺が特徴で，予後のよい中心性脊髄損傷（図Ⅲ-9-3）となることが多い。

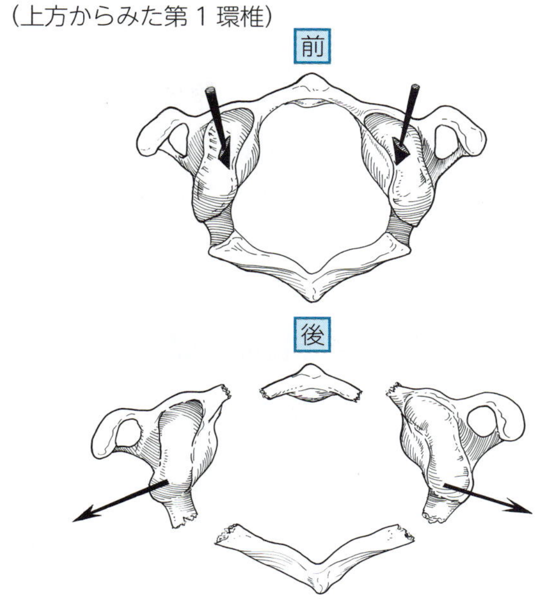

図Ⅲ-9-12　ジェファーソン骨折

上下方向からの圧迫外力でリングが開くように骨折するので，神経損傷は少ない

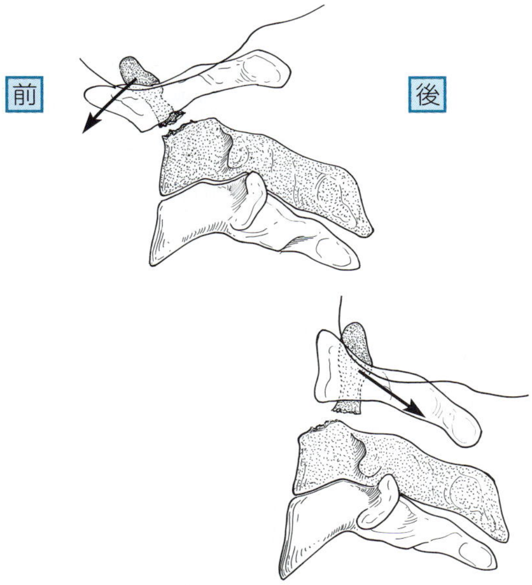

図Ⅲ-9-13　歯突起骨折の機序

過屈曲でも過伸展でも生じる。受傷時には見落とされて，後から歯突起の動揺により神経所見を呈することもある

6）血管損傷

頸椎の脱臼骨折に椎骨動脈の損傷を伴う場合がある。出血よりも血管閉塞に伴う脳梗塞が問題となる。

具体的には小脳・脳幹梗塞が受傷後8時間〜12日に起こりやすい。頸椎の脱臼，頸椎横突孔（椎骨動脈が中を走行）に達する骨折，C1〜C3の骨折（以上“high-risk”損傷），脊髄損傷と矛盾する片麻痺，意識障害，CT上の脳梗塞所見があれば，3D-CTかMRAによる精査を追加する。

2 脊椎保護の臨床的意義

一定以上の衝撃が身体に加わったと考えられる外傷患者では，救急隊によって頸椎保護と全身固定が行われて搬送される（図Ⅲ-9-14）。このため，診療においても最初から脊椎・脊髄外傷が存在するものとして扱い，それを増悪させることのないように心がけながら診療と看護を行う。

固定を解除する場合は，頭部ベルトとヘッドイモビライザーを先に外し，その後バックボードのバックルを外す（これをアンパッケージング：un-packagingと呼ぶ）。また経口気管挿管や前頸部の観察時には，頭部を用手的に保持した後に頸椎カラーを一時的に外して処置や観察が行われる。Secondary surveyの場面ではバックボードを外し，背面観察をする必要がある。この間も頭位は体幹に対し，常に正中中間位を維持する（p. 205，図Ⅴ-4-1参照）。

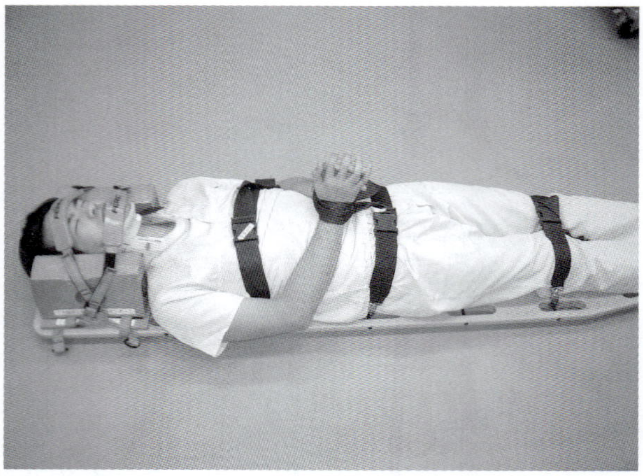

〔文献2）より引用〕

図Ⅲ-9-14　脊椎ボードによる固定

3 診断と治療

脊椎損傷の診断はsecondary surveyでの臨床所見に加えて，CTスキャンを中心とした画像診断によることになる。一方，脊髄については四肢の運動機能・知覚障害の有無や左右差，深部腱反射，肛門周囲の感覚と随意的な肛門括約筋の収縮を確認し，損傷の存在と障害レベルを診断する。

なお，意識障害がある場合の診断は，弛緩性の四肢麻痺，両下肢麻痺に加え，頸部より上の痛み刺激でのみ反応する（目を開ける，顔をしかめる，声を上げる），腹式呼吸，深部腱反射の低下，肛門括約筋の緊張低下，持続勃起症（実際には少ないが，あれば確実に脊髄損傷の診断ができる。患者や家族の前では“プリアピズム：priapism”と呼ぶほうが無難と思われる），外傷にしては徐脈で皮膚が温かいこと（神経原性ショック）などを参考にすることとなる。

頸椎の不安定型骨折や脱臼骨折に対しては可及的早期に牽引療法や，必要に応じ観血的整復固定術がなされる。脊柱管内に生じた硬膜外血腫による脊髄の直接圧迫所見があり，機能回復のチャンスがあれば緊急手術が考慮されるが，その割合は多くはない。ただ可及的早期の手術は，麻痺の回復のみならず呼吸器感染症や褥瘡などの合併症の防止により，急性期の管理や長期のリハビリテーションに有用である。

4 看護のポイント

初期診療の間，脊椎・脊髄損傷の有無にかかわらず，救急隊や他の医療スタッフと協力しながら，医師の行う処置の介助に加え，頸部の固定と保護を継続することが必要となる。さらに，看護師として早期からの褥瘡の予防，思うように動かない手足に不安を覚える患者への声かけ，患者家族の将来への不安に対する心配りなども重要な役割である。

時系列に，脊椎・脊髄損傷患者をイメージして初期診療を進めていく具体例を記載する（図Ⅲ-9-15）。

1）ホットライン

救急隊からの第1報で脊椎・脊髄損傷を疑う外傷機転として，頭部外傷，交通事故，飛ばされ，墜落・転落，高齢者などがある。救急隊からの主訴・所見の情報として，手足のしびれ，手足を動かさない，両下肢の脱力，後頸部の強い痛みや背部痛・腰痛，腹式呼吸，呼吸停止，徐脈と低血圧などがヒントとなる。

PS：primary survey
SS：secondary survey

ホットライン	脊椎·脊髄損傷を疑う外傷形態
救急車到着 ～救急外来	頸部保護，全身固定の確認
ストレッチャー ～初療ベッド	バックボードごと初療ベッドへ移す まずヘッドイモビライザーの除去 次いで体幹固定ベルトの除去
PS 開始　A	サクションでも気道閉塞あれば気管挿管の適応 （気管挿管時には，頸椎カラーを外し尾側より頭部を正中中間位に固定）
PS　B	呼吸停止，低酸素血症，高二酸化炭素血症などは気管挿管の適応 前頸部観察時には頭側より頭部を固定，腹式呼吸は頸髄損傷の特徴的所見
PS　C	ショックの存在は気管挿管の適応 相対的徐脈と低血圧は，脊髄損傷に伴う神経原性ショックの可能性
PS　D	GCS 合計点≦8，脳ヘルニアのサインは気管挿管の適応
SS の最初に trauma pan-scan	「切迫する D」がある場合は，このタイミングで脊髄の CT を撮る可能性がある
SS　頸部観察	前頸部の観察・後頸部の圧痛の確認時には頸椎カラーを外すため，この間は頭部を固定 観察後は頸椎の再固定
SS　会陰	持続勃起症は脊髄損傷の特徴的所見
SS　直腸診	肛門括約筋の緊張，随意的な肛門収縮の有無
SS　四肢	手足の麻痺，感覚障害，深部腱反射
SS　背面観察	バイタルサインをチェックした後に，医師の指示でログロールかフラットリフトを選択 背面正中部の圧挫や擦過傷，凹凸の有無，褥瘡の確認
X 線撮影時	頸椎カラー・バックボードを装着したままで頸椎 X 線撮影 開口位は頸椎カラーを外し，医師による頸部保持のもとで撮影 側面撮影時には両手を尾側前方へ引っ張り，C7 が描出されるようにする 必要に応じて CT，MRI

図Ⅲ-9-15　脊椎・脊髄損傷患者の取り扱いでとくに注意すべき点

2）救急自動車到着から救急外来への入室

バックボード・ヘッドイモビライザーと頸椎カラーで固定されてくる場合と，スクープストレッチャー・頸椎カラーで来院する場合がある。頸部保護がなされずに搬送された場合には，救急外来のベッドに移す際に頸椎カラーの装着と用手的頸椎保持が必要となる。

3）ストレッチャーから救急外来ベッド

Primary survey の A を開始するために，患者をバックボードごと救急外来のベッドに移し，まずヘッドイモビライザーを体幹固定に先んじて外す。決して体幹固定を先に外してはならない。頭部が固定された状態で体幹が自由に動くと，頸部がねじられて大きな負担がかかってしまう〔この状態をスネーキング（snaking）と呼ぶ〕。

次いで，患者が暴れないことを確認し体幹の固定を外す。暴れる場合には，バックボード固定を外さないまま primary survey を続ける。

4）Primary survey

緊急に気管挿管や外科的気道確保を行う場合，頸椎カラーを開放して，頸部を正中中間位で保持する。

第 4 頸髄以上の高位頸髄損傷では無呼吸，第 4 頸

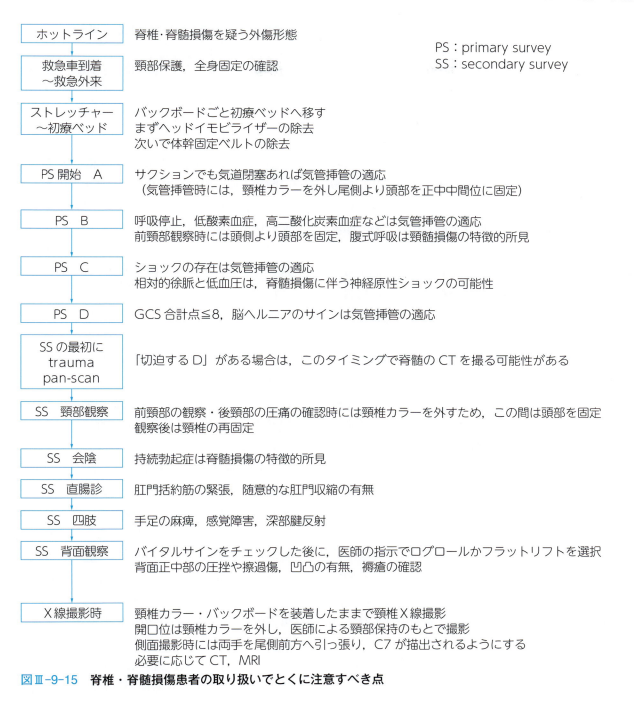

髄より下位での頸髄損傷では腹式呼吸となるため補助換気が必要となる。

脊髄損傷に神経原性ショックを伴うことが多い。胸腰髄から由来する交感神経は機能しなくなり，副交感神経〔脳神経である迷走神経（＝副交感神経）は脊髄損傷でも機能する〕が相対的に優位となり，徐脈・末梢血管拡張を惹起してショックに陥るためである。外傷にもかかわらず，脈はゆっくりしており，患者自身は暴れず（四肢の運動麻痺のため），落ち着いた（感覚障害で痛みを感じないため）印象を受ける。

頸髄損傷を疑う場合は，意識レベルを評価する際に鎖骨より下のみの疼痛刺激で判定せず，疼痛刺激を頸髄損傷でも障害されない脳神経の三叉神経領域にも加える必要がある。

5）Secondary surveyにおける頸部観察

頸部観察時には患者本人から，頸部痛，四肢の脱力，しびれなどの自覚症状の有無を聴取する。正確な所見がとれない場合（表Ⅲ-9-4）には，脊椎・脊髄損傷があるものとして，頸椎カラーはそのまま装着し，診断は画像診断に委ねる。所見がとれる場合は，頭部を正中中間位に保持して頸椎カラーを外し，前頸部の観察（視診・触診・聴診），後頸部正中の圧痛の有無を確認する。その後のsecondary surveyで行う四肢の麻痺，感覚障害，直腸診での肛門括約筋の緊張，深部腱反射なども加えて脊髄損傷の存在を確認する。椎骨の異常は放射線学的診断まで待たなければならないので，結局頸椎カラーと頸部保護は最後まで継続する。

6）Secondary surveyにおける背面観察

足先までの身体診察が終了したら，いったんバイタルサインを確認した後，背面観察を行う。ログロールにするか，フラットリフトにするかは，骨盤骨折，腹腔内臓器損傷，変形肢などの有無によって決定される。このときも頭側に位置する者がリーダーとなり，脊椎に負担をかけないように，かけ声に従ってタイミングを合わせて横転，あるいは挙上する。背面観察では，皮膚の擦過傷，正中部の異常な飛び出しや陥凹，触診での圧痛などから脊椎損傷を疑う。また，看護師としては肩甲骨部や仙骨部，胸背部正中など圧による皮膚の発赤などを確認し，褥瘡を作らないように配慮する。

表Ⅲ-9-4　正確な所見がとれない場合

①意識障害（頭部外傷など）
②アルコール，薬物（睡眠薬，鎮痛薬など）
③注意をそらすような他部位の激痛を伴う外傷
④その他：高齢者，乳幼児，精神疾患など

〔文献3）より引用〕

7）放射線学的検査における注意事項

胸部正面，骨盤正面のポータブルX線撮影時，そしてsecondary surveyで指示の出た頸椎3方向（正面，側面，開口位：開口できない場合には2方向）撮影時には，患者のそばに付き，移動，X線フィルムの敷き込み，体位変換などで脊椎が動揺しないように注意を払う。頸椎カラー，バックボードは放射線透過性であるため外す必要はない。頭部と体幹の位置関係を一定に保つよう心がける。そのためには十分な人手の確保が必要である。頸椎の側方撮影時には，第7頸椎が十分描出できるよう患者の両手を前面で尾側に引っ張り，肩関節が頸椎にかかるのを回避する。第6～7頸椎での頸椎・頸髄損傷は頻度が高いので，見逃さないようにする必要がある。

これに関連して，米国で行われたNEXUS（National Emergency X-Radiography Utilization Study）では，①頸椎正中後部の圧痛なし，②意識障害なし，③中毒・アルコールなし，④頸髄損傷を疑わせる神経学的所見なし，⑤他部位の激痛なし，の5項目が揃えば，頸椎X線そのものが不要としている。JATEC™では，骨折を見逃さないために受傷機転も考慮に入れて頸椎X線撮影を推奨している。

多検出列CT（MDCT）により，短時間で全頸椎CTが撮影でき，矢状断像や冠状断像を再構築することによって正確に全脊椎の検索が可能となっており，脊椎損傷に関してはCTが多用されるようになってきている。「切迫するD」がある場合には，secondary surveyの最初に全身CT（trauma pan-scan）により全脊椎のチェックが身体診察より先に

〈参考〉脊髄ショック

脊髄に衝撃が伝わった後しばらくすべての脊髄機能が一時的に消失することをいい，障害レベル以下の弛緩性麻痺，感覚脱失，反射の消失をきたす。短時間～数日で徐々に回復し，本来の障害程度を示すようになる。脊髄振盪とほぼ同義。循環異常を指す神経原性ショックとは異なる

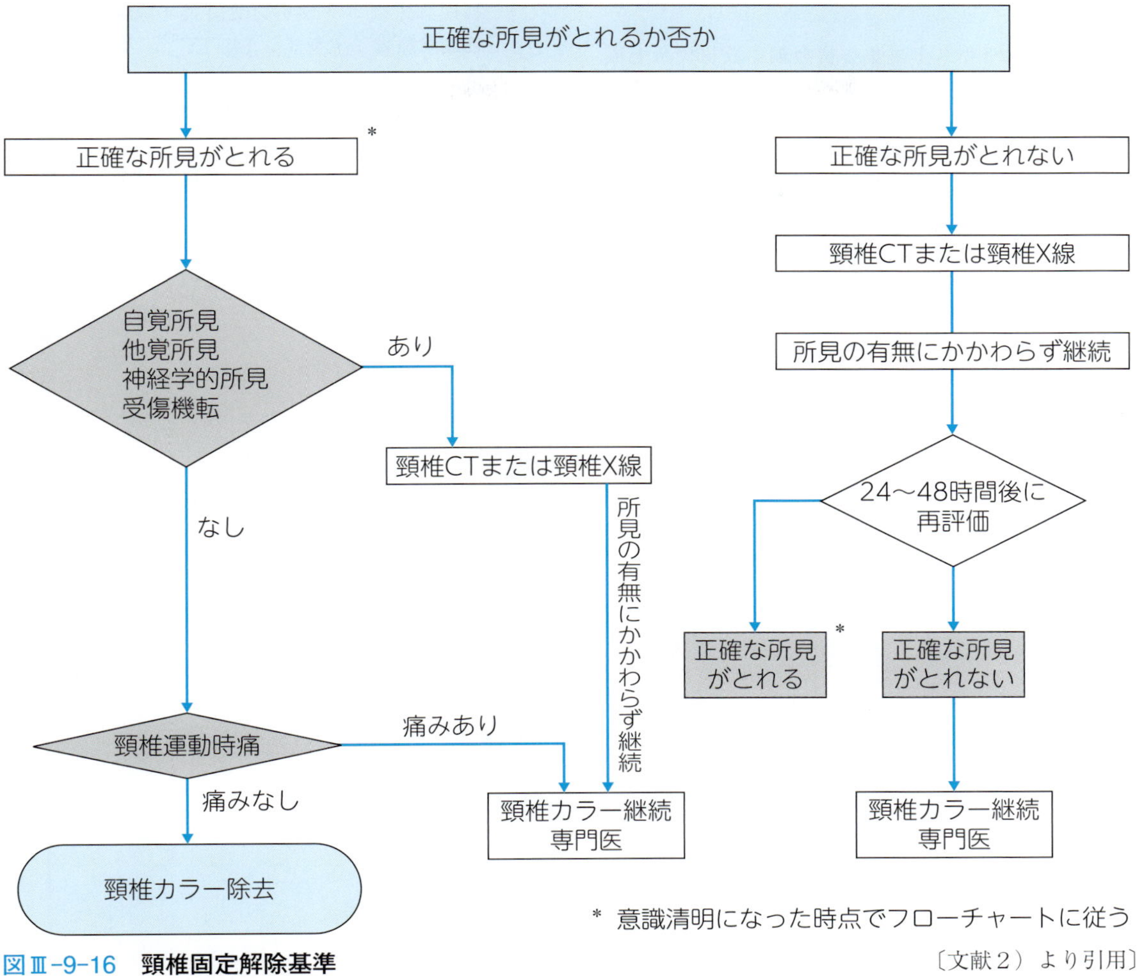

* 意識清明になった時点でフローチャートに従う
〔文献2）より引用〕

図Ⅲ-9-16 **頸椎固定解除基準**

行われる場合が今後増えると考えられる。

また，MRIは脊髄損傷，靱帯損傷を含む軟部組織損傷に大きな威力を発揮するが，むしろ偽陽性率が高くなる場合もある。体内の磁性体の挿入既往が不明な外傷患者や，呼吸・循環動態の不安定な急性期での検査にはコストや撮影可能な時間帯などの問題もあり，その適応については今後の検討を要する。

8）頸椎固定解除基準

正確な身体所見がとれる場合とそうでない場合に分けて，頸椎カラーの除去のタイミングを図Ⅲ-9-16に示す。

9）看護上の注意事項

脊髄損傷患者は，とくに早い時期から褥瘡を生じやすい。現場からバックボードと頸椎カラーが装着されて搬送されており，接触部位の確認は重要である。バックボードの使用は２時間までを限度とし，頸椎カラーも５日間の装着で半数近くに褥瘡を生じたという報告もあり，皮膚を清潔に保ち，局所へ除圧用クッションなどを使用し，ベッド柵など硬い部分に身体が当たらないよう配慮する。

このほか，尿路感染と便秘は，脊髄損傷患者に多い合併症であるため，尿道バルーン留置はとくに清潔を心がけ，排便のない場合，下剤などの使用を主治医に勧める。

5 まとめ

明らかに脊椎・脊髄損傷がないと確認されるまでは，頸椎の保護を継続する（スタンダードプリコーションの考え方と同様である）。ということは，外傷初期診療の中で頸椎カラーを外す必要はないと認識しておいてよい。もちろん頸椎カラーだけでは固定が十分であるとはいえず，意識して用手的に頸椎の保護を心がけることが，結果として二次的な脊髄損傷を惹起しないためにも重要である。

文 献

1) 救急救命士標準テキスト編集委員会編：救急救命士標準テキスト（第5巻），第8版，へるす出版，東京，2012.
2) 日本外傷学会・日本救急医学会監，日本外傷学会外傷初期診療ガイドライン改訂第5版編集委員会編：外傷初期診療ガイドラインJATEC™，第5版，へるす出版，東京，2016.
3) 日本外傷学会・日本救急医学会監，日本外傷学会外傷初期診療ガイドライン改訂第4版編集委員会編：外傷初期診療ガイドラインJATEC™，第4版，へるす出版，東京，2012.
4) JPTEC協議会編著：JPTECガイドブック，第2版，へるす出版，東京，2016.
5) 救急救命士標準テキスト編集委員会編：救急救命士標準テキスト（下巻），第9版，へるす出版，東京，2015.

10. 四肢外傷

四肢外傷の頻度は高く，重症外傷ではほぼ全例少なからず四肢外傷を合併しているといっても過言ではない。激しい疼痛を伴うことが多いのも四肢外傷の特徴の１つであり，結果的に重症例の外傷初期診療時には，四肢外傷がもっとも目立ちやすい。救命処置を先行するなかで，機能障害を防ぐための処置に注意を払うことが重要である。

1 初期診療

1）入室前情報収集と準備

JPTECに基づけば，救急隊からの重症例（ロード＆ゴー）の第１報（ファーストコール）では，生命にかかわらない四肢外傷についての報告は省略される。四肢外傷についての情報は，第２報（セカンドコール）でもたらされるのが一般的である。救急隊からの続報にも注意を払い，電話（ホットライン）を受ける医師（場合によっては，看護師）との連携が重要である。

四肢外傷の情報が得られれば，整形外科医の診療，放射線技師によるＸ線撮影が必要になる可能性が高いので，あらかじめ連絡手段などを確認しておく必要がある。

出血部位の情報が得られれば，処置台の出血部位に一致する場所に疎水性のシーツおよび吸水性のオムツなどを敷いておけば，後片づけを容易にするとともに感染防御の一助になる。

開放創が予想されれば，創洗浄，縫合処置の施行が想定される。また，骨折が予想されれば，部位によっては鋼線牽引が想定される。必要な薬剤，器具を処置時に速やかに準備できるよう確認しておく必要がある。創洗浄に使用する加温した生理食塩液は十分準備する。

表Ⅲ-10-1　骨折と出血量のおおよその目安

	閉鎖	開放
骨盤	2,000ml	4,000ml
大腿骨	1,000ml	2,000ml
脛骨	500ml	1,000ml
上腕骨	300ml	500ml

2）Primary survey：致死的な四肢外傷の発見と処置

四肢の動脈損傷に伴う動脈性の出血が遷延すれば出血性ショックに至る。

活動性の外出血には圧迫止血を行う。まずは，用手でガーゼを用いて出血部位をピンポイントで圧迫し止血が確認できれば，ガーゼを当てた上に包帯を巻き圧迫を継続する。出血の持続には注意を払い，持続するようならば，ゴム製のエスマルヒ駆血帯や空気止血帯（ターニケット）を出血部位より中枢側に巻いて止血を行う。簡便に止血が得られる軍事用のターニケットも国内で普及しつつある。また，血圧計のマンシェットを用いることも可能である。上肢では収縮期血圧よりも100 mmHg高く，下肢では150 mmHg高く加圧する。さらに，止血帯で止血している間に局所の止血処置を実施する。動脈性出血については，出血部血管を結紮し止血を図るが，主要動脈の場合は再建が必要となる。止血帯による止血は1.5～２時間が限界とされており，短時間で除圧，再血流を図る。

外出血がなくても，四肢骨骨折が出血性ショックを導くことがある。四肢骨骨折に伴い予想されるおおよその出血量を表Ⅲ-10-1に示す。複数部位の骨折は大量出血を招き，例えば両側の大腿骨骨折は生命を危険にさらすことがある。抗血小板薬や抗凝固薬を服薬している場合はとくに注意を要する。

表Ⅲ-10-2　開放骨折の分類（ガスティロ分類）

Type	開放創	汚染	軟部組織損傷	骨折部の被包	動脈修復
Ⅰ	1 cm以下	なし	軽度		
Ⅱ	1 cm以上	中等度	中等度		
Ⅲa	挫滅伴う	高度	高度	可能	不要
Ⅲb	挫滅伴う	高度	高度	不可能	不要
Ⅲc	挫滅伴う	高度	高度		必要

3) Secondary survey：骨折の発見と機能障害を残さないための処置

体表上の外傷（開放創，打撲痕），さらに骨折に伴う変形，腫脹がないか観察する。さらに圧痛，軋轢音の有無を触診する。骨折が疑われる部位は２方向（正面，側面）のＸ線撮影を行い，骨折の有無を確認する。

開放創のある部位で骨折がみつかれば，開放骨折の可能性がある。開放骨折のガスティロ（Gastilo）分類を表Ⅲ-10-2に示す。遅くとも６時間以内に確実な洗浄を行わないと，感染の危険が増大し骨髄炎を合併する可能性が高くなる。ガスティロ分類TypeⅢa～Ⅲcでは，洗浄に加えて組織除去（デブリドマン）を必要とすることが多いが，十分な洗浄に自信がないときは創閉鎖せずに，開放創のまま管理し適宜洗浄を追加する。

また，骨折を伴わなくても広範囲の組織挫滅や手袋状皮膚剝離（デグロービング損傷：degloving injury）でも感染の危険性が高いので十分洗浄する必要がある。

感染の危険があるときは，初期診療中に処置に先行して抗菌薬を受傷３時間以内に経静脈的に投与する。破傷風予防策にのっとり破傷風トキソイド，抗破傷風人免疫グロブリンの投与を検討する。おおむね1969年以降に国内で出生した者は三種混合ワクチンを乳児期に接種されており，破傷風に対する基礎免疫をもっている。

四肢外傷の重篤な感染は，骨髄炎，敗血症を招来し，生命予後を左右する原因になりかねない。

四肢の知覚異常，運動麻痺には十分な注意が必要である。骨折部位およびその末梢側に障害があるときは，骨折に伴う末梢神経損傷を疑う。脊髄損傷や引き抜き損傷に伴う障害にも留意する必要がある。筋力評価には，徒手筋力検査（manual muscle test；MMT，表Ⅲ-10-3）が行われることが一般的である。

表Ⅲ-10-3　徒手筋力検査（MMT）

0	zero	筋収縮なし
1	trace	筋収縮のみ，動かせない
2	poor	重力を除去すれば全可動域動かし得る
3	fair	重力に抗して全可動域動かし得る
4	good	抵抗に抗して全可動域動かし得る
5	normal	正常

四肢末梢の循環障害がないかどうかは，必ず初期診療時に確認する。橈骨動脈，足背動脈の触知とともに四肢末端の皮膚の色調，温度も観察する。動脈の触知が難しいときは，ドップラー装置を用いて動脈に拍動があるか観測する。血管損傷が考えられれば，血管造影検査，血行再建手術を行う。

骨折や脱臼に伴う変形部位では，神経や血管をはじめとした重要な組織が圧迫を受けていることが多く，可及的速やかに整復する。Ｘ線撮影にて骨の状況を把握したうえで，用手的に整復しシーネで固定する。必要に応じて鎮痛薬，鎮静薬の投与を行う。用手的な整復が無理なときは，手術による観血的整復を準備する。

変形がなくても，二次的な組織損傷や疼痛を防ぐために，骨折部のシーネによる固定が必要である。固定による安定化により，余計な出血を防ぐこともできる。原則として骨折部を挟む２関節を含めて固定する。関節は良肢位を確保して固定する。

関節部の疼痛，腫脹は骨折がなくても靱帯損傷の可能性があるので，安静に保つ必要があり，骨折と同じようにシーネで固定する。

2 注意を要する特殊な病態

1) 筋区画症候群（コンパートメント症候群）

高度の腫脹に伴い筋区画内圧が上昇し，筋虚血に陥る病態である。下腿，前腕が好発部位であるが，大腿や上腕でも起こり得る。骨折部疼痛の増強があるときは，この症候群を疑い，さらに，冷感，蒼白，知覚障害（しびれ）を生じてくるようであれば，緊急に筋膜切開処置を要する。放置すれば末梢循環不全，運動麻痺を生じ，さらに拘縮を引き起こし，患肢の機能は永遠に損なわれることになる。診断には経皮的に筋区画内にカテーテルを刺入して筋区画内圧を測定することが行われるが，必ずしも確実な診断法ではない。筋膜切開の適応は，臨床所見と合わせて判断する必要がある。

2）圧挫症候群（crush syndrome）

倒壊した重量物の下敷きなど長時間四肢を圧迫されたときに発症する特殊な病態を示す症候群である。長時間圧迫を受けた部位の末梢側は循環不全に陥り筋壊死が進行する。圧迫が解除されると筋崩壊に伴い血液中に遊出した物質が全身に再灌流されるとともに，体液が圧迫解除部にシフトする。このため救出時などの圧迫解除直後にショックとなり死亡に至ることも多い。また，急性腎不全，筋区画症候群を合併する危険性も高い。

圧挫症候群の初期には局所症状はしびれのみで，腫脹・疼痛は軽微で末梢の動脈触知も可能である。2時間以上の圧迫と，圧迫部のしびれがあれば，早期に積極的に圧挫症候群を疑う必要がある。血液検査を行い，CPKの上昇，高ミオグロビン血症，代謝性アシドーシスがあれば，圧挫症候群と診断して治療を開始する。高カリウム血症にも注意が必要である。

治療は，急速輸液と全身管理である。十分な尿量を確保できるよう十分な量の輸液をする必要があるが，急性腎不全や高カリウム血症には，炭酸水素ナトリウム投与にて尿アルカリ化を図る一方，持続血液濾過透析，血液透析が有効である。

3）四肢（肢指）切断

救急隊は，通常，切断肢指を乾燥した滅菌ガーゼで被覆したうえで，ビニール袋に入れ，ビニール袋ごと氷水につけて搬送してくる。再接着を試みる場合は，可及的速やかに手術を行う。再接着面組織の損傷や阻血は避けるべきであり，断端から出血している場合にも血管結紮など組織侵襲を伴う処置は慎重にすべきである。再接着のために転送する場合は，切断肢指を生理食塩液で十分に洗浄したうえでガーゼで包み，ビニール袋に入れ，ビニール袋ごと氷水につけて搬送する。

3 入院後に注意すること

1）脂肪塞栓症候群（fat embolism syndrome；FES）

骨折に続発して呼吸障害，意識障害を生じる症候群であり，受傷後12時間以上経過してから発症することが多いが，1～2時間後の初期診療中に発症することもある。

骨折に伴い骨髄中の脂肪組織が血液中に遊出し，活性化した各種サイトカインにより微小循環が障害され発症すると考えられている。

大腿骨骨折，骨盤骨折に合併することが多く，早期の固定は予防に通じると考えられている。

頻脈，呼吸障害，意識障害などが外傷による直接の症状として説明できないときは，眼瞼結膜や前胸部の点状出血などの発生に注視し，本症候群に留意する。治療は呼吸管理を中心とした対症療法が中心である。予後は一般的に良好であるが，急激な経過をとり，死に至ることもある。

2）深部静脈血栓症の予防

四肢外傷患者は，固定に伴いベッド上で安静を保つ期間が長期化する傾向がある。その際に起こる重篤な合併症に深部静脈血栓症がある。肺血栓塞栓症を続発すると死に直結する危険がある。

『肺血栓塞栓症/深部静脈血栓症（静脈血栓塞栓症）予防ガイドライン』[1]による整形外科手術後の静脈血栓塞栓症の予防法を表Ⅲ-10-4に示す。抗凝固療法（ヘパリン投与）と物理的血栓形成予防（弾性ストッキング，間欠的空気圧迫法）があるが，外傷後早期は出血を助長する危険から抗凝固療法は慎重に行うべきであり，間欠的空気圧迫法による予防がもっとも有効とされる。

日本整形外科学会がまとめた『症候性静脈血栓塞栓症予防ガイドライン2017』[2]では，画一的予防法の危険性が強く訴えられており，あえて同ガイドラインでは表を掲出していない。傷病者の背景や外傷形態に応じた最善の深部静脈血栓症予防策を講じるとともに，片側下肢腫脹などの所見を早期に発見することに留意する必要がある。

表Ⅲ-10-4　整形外科手術後の静脈血栓塞栓症の予防

リスクレベル	手術	予防法
低リスク	上肢の手術	早期離床および積極的な運動 （特別な予防の必要なし）
中リスク	脊椎手術 骨盤・下肢手術* （股関節全置換術，膝関節全置換術，股関節骨折手術を除く）	弾性ストッキング あるいは 間欠的空気圧迫法☆
高リスク	股関節全置換術 膝関節全置換術 股関節骨折手術**	間欠的空気圧迫法 あるいは 抗凝固療法☆☆（低用量未分画ヘパリンなど）
最高リスク	「高」リスクの手術を受ける患者に，静脈血栓塞栓症の既往，血栓性素因が存在する場合	〔抗凝固療法（低用量未分画ヘパリンなど）と間欠的空気圧迫法の併用〕 あるいは 〔抗凝固療法（低用量未分画ヘパリンなど）と弾性ストッキングの併用〕

〔抗凝固療法（低用量未分画ヘパリンなど）と間欠的空気圧迫法の併用〕や〔抗凝固療法（低用量未分画ヘパリンなど）と弾性ストッキングの併用〕の代わりに，用量調節未分画ヘパリンや用量調節ワルファリンを選択してもよい

血栓性素因：先天性素因としてアンチトロンビン欠損症，プロテインC欠損症，プロテインS欠損症など，後天性素因として，抗リン脂質抗体症候群など

間欠的空気圧迫法☆の使用は肺血栓塞栓症誘発のリスクを考慮し，また抗凝固療法☆☆は出血性合併症のリスクを考慮して，十分に説明し同意を得たうえで実施する

*骨盤・下肢手術における弾性ストッキングや間欠的空気圧迫法は部位によっては施行不能であるため，早期離床，早期荷重・積極的運動のみでの予防もやむを得ない

**股関節骨折手術においては確立した予防法がないため，可能な予防法を実施する

〔文献1）より引用・改変〕

3）麻痺・拘縮予防

四肢外傷に伴う固定や牽引のために，麻痺や拘縮を合併することがあり，可及的早期にリハビリテーションを開始して予防に努める。

下肢を鋼線牽引する際の架台により膝関節内側が圧迫されていることを見過ごし，腓骨神経麻痺を生じ運動障害を残すといった医療事故は，決してまれではない。患者の「固定具が当たって痛い」という訴えに対しては適切に対応し，固定されている四肢の感覚異常を早期に発見するよう努めなければならない。

4 まとめ

(1) 活動性出血を伴う四肢外傷は致死的になる危険性に留意し，速やかな止血と蘇生を要する。

(2) 四肢外傷に目を奪われて，体幹部の致死的外傷の診療を遅延させることは，もっとも戒めるべき注意点である。

(3) 骨折が疑われれば，原則として２方向のＸ線撮影を行い，安定化，疼痛軽減のために，シーネ固定を行う。

(4) 血管損傷，神経損傷の早期診断，開放創の感染予防に留意する。

(5) 整形外科的処置が円滑に実施できるように，必要な器材を適切に準備できるよう普段から心がけておくべきである。

(6) 合併症の予防・早期発見のために，患肢の観察は継続的に注意深く行わなければならない。

文　献

1) 肺血栓塞栓症/深部静脈血栓症（静脈血栓塞栓症）予防ガイドライン作成委員会：整形外科手術における静脈血栓症の予防．肺血栓塞栓症/深部静脈血栓症（静脈血栓塞栓症）予防ガイドライン，メディカルフロントインターナショナルリミテッド，2004，東京，pp. 55-64.
2) 日本整形外科学会監，日本整形外科学会診療ガイドライン委員会/日本整形外科学会症候性静脈血栓塞栓症予防ガイドライン策定委員会編：大腿骨遠位部以下の単独外傷・重度外傷．日本整形外科学会 症候性静脈血栓塞栓症予防ガイドライン2017，南江堂，東京，2017，pp. 62-68.

3）JPTEC協議会編著：JPTECガイドブック，第２版，へるす出版，東京，2016，pp. 83-86, 174-176.
4）日本外傷学会・日本救急医学会監，日本外傷学会外傷初期診療ガイドライン改訂第５版編集委員会編：四肢外傷．外傷初期診療ガイドラインJATEC™，第５版，へるす出版，東京，2017，pp. 175-185.
5）日本外傷学会監，日本外傷学会外傷専門診療ガイドライン編集委員会編：四肢外傷治療戦略．外傷専門診療ガイドラインJETEC，へるす出版，東京，2014，pp. 135-156.
6）Parnes N, et al：Upper extremity. In：Feliciano DV, et al eds, Trauma. 8th ed, McGraw-Hill, New York, 2017，pp. 765-802.
7）Dawson JR, et al：Lower extremity. In：Feliciano DV, et al eds, Trauma. 8th ed, McGraw-Hill, New York, 2017，pp. 803-836.
8）Gustilo RB, et al：The management of open fractures. J Bone Joint Surg Am 72：299-304，1990.
9）Hislop HJ, et al：Principles of manual muscle testing. In：Daniels and Worthingham's Muscle Techniques of Manual Examination. 8th ed, WB Saunders, Philadelphia，2007.
10）鶴田登代志，他：脂肪塞栓．鈴木勝已編，多発性骨傷（整形外科MOOK ５），金原出版，東京，1978，pp. 172-184.

11. 多発外傷

1 定 義

多発外傷は，直ちに治療しなければ死に至るような重症外傷が複数部位に存在するものをいい，多部位損傷と区別される。Abbreviated Injury Scale（AIS）では，３点以上を重症外傷と呼び，重症外傷（AIS ３点以上）が６身体部位の２カ所以上に存在するとき，多発外傷と定義される（表Ⅲ-11-1）。

表Ⅲ-11-1 多発外傷と多部位損傷の違い

多発外傷	重症外傷が複数部位に存在（AIS≧３が２カ所以上ある場合）
多部位損傷	軽症を含む外傷が複数部位に存在（各部位の外傷の重症度を問わず）

2 病 態

大量出血を伴う重症外傷患者の術中・術後の最大死亡原因は，生理学的恒常性が破綻した「外傷死の三徴」(deadly triad) である（図Ⅲ-11-1）[1)2)]。多発外傷では，治療の優先順位決定が課題となる。とくに出血の制御が難しく，このため，特別な治療戦略が必要となる。

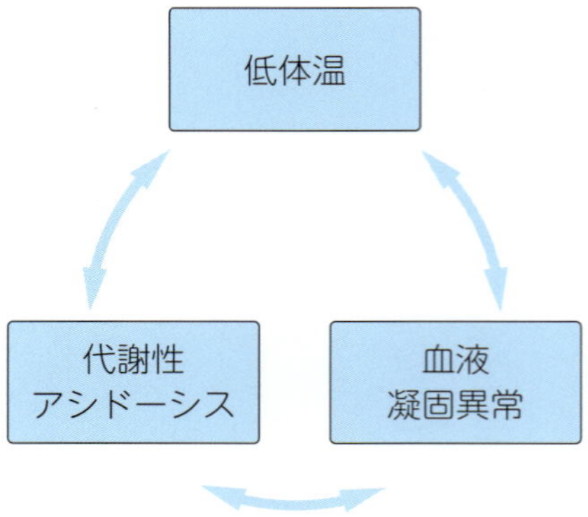

〔文献１）より引用〕

図Ⅲ-11-1 外傷死の三徴：代謝性アシドーシス，低体温，血液凝固異常

大量出血の結果，１つでも徴候がみられると死亡率が30％を超え，３つ揃った場合の死亡率は80％を超えるため救命が困難になる

3 初期診療

1）ダメージコントロール戦略（damage control strategy）

ダメージコントロール戦略とは，生理学的異常からの蘇生を優先する治療戦略である。

初回手術では蘇生止血（出血と汚染に対して確実なコントロール）を行い，ICUで集中治療（生理学的異常補正）を行った後に，48～72時間以内に再手術を行い，再建を完成させる（表Ⅲ-11-2）[3)4)]。

表Ⅲ-11-2 外傷手術に必要な工程

一般的な手術：一期的手術（①＋②＋③＋④）
ダメージコントロール戦略：
初回手術（①＋②＋③）＞全身管理＞待機手術（④）
①出血のコントロール（control of bleeding）
②損傷部位の同定（identification of injury）
③感染のコントロール(control of contamination)
④血行再建・消化管再建（reconstruction）

〔文献４）より引用・改変〕

ダメージコントロール戦略の優先順位は，①心タンポナーデまたは胸腔内活動性出血，②腹腔内出血，③骨盤出血，④四肢外傷の出血，⑤頭蓋内損傷，⑥脊髄損傷である。

複数部位の止血は，生命の危険にかかわる場所，大量出血部位，短時間で止血できる部位を考慮し優先順位が決められている（表Ⅲ-11-3）[5)]。

2）チーム医療

Primary surveyにおける循環の安定には，医師を含む各職種のチームメンバーと連携し，迅速性と的確性をもってチーム医療を進めなければならない[1)]。

表Ⅲ-11-3　複数部位の出血に対する止血の優先順位

胸腔	胸腔内活動性出血 心タンポナーデの解除
腹腔	腹腔内出血
骨盤腔	骨盤出血
四肢	四肢外傷の出血
頭部	頭蓋内損傷
脊髄	脊髄損傷

〔文献5）より引用・改変〕

3）頭部外傷合併多発外傷

頭部外傷患者では，血圧（平均血圧：mean blood pressure；MBP）を維持し，頭蓋内圧（intracranial pressure；ICP）亢進を制御し，脳灌流圧（cerebral perfusion pressure；CPP）を維持することが治療成功の鍵となる。

頭蓋内圧亢進を有する外傷患者の低血圧は脳灌流圧を低下させ，二次性脳損傷を生じるため，頭部外傷では血圧を高めに維持することが望ましいとされている[6)7)]。

頭部外傷患者では，一時的でも，収縮期血圧が90 mmHg以下になった場合の死亡率は50％以上といわれている[8)]。

出血性ショックに対して積極的に輸液療法を行うと血圧が上昇し出血が助長されるため，多発外傷による出血性ショックでは，低血圧を容認しながら輸液を調節する「permissive hypotension」が推奨される[9)]。

頭部外傷を伴う多発外傷で，収縮期血圧100 mmHg以上に維持できた低血圧容認蘇生は予後を改善するとの報告もある[10)]。

腹部外傷に伴う腹部コンパートメント症候群を回避するために，腹腔内圧（intra-abdominal pressure；IAP）は20 cmH_2O以上で減圧することが推奨されている[11)]。

4）多発外傷患者の顔面外傷の治療

気道・呼吸の異常を生じる，下顎骨多発骨折に代表される下部顔面外傷では，気道緊急に対して外科的気道確保，輪状甲状靱帯切開に対応できる態勢を整える。

大量出血を生じる，頭蓋底骨折に代表される上中部顔面外傷では，頭蓋内外主幹動静脈損傷の結果，大出血をきたすことがあり，ベロックタンポン，パッキング，IVRによる出血コントロールを考慮する。

5）整形外科外傷合併多発外傷

（1）早期内固定術（early total care；ETC）

多発外傷患者において，大腿骨骨折に対する手術を24～48時間以内に施行することで，早期手術患者では肺炎，脂肪塞栓症，急性呼吸促迫症候群（acute respiratory distress syndrome；ARDS）の発生が抑えられることから，早期内固定術（ETC）の有用性が指摘されてきた[12)]。

（2）創外固定術（damage control orthopedics；DCO）

重症外傷患者では，受傷時の侵襲（first hit）で炎症性化学物質が増加しており，受傷早期に行われる骨折内固定の侵襲（second hit）が加わると，ARDSや多臓器不全を惹起して死亡率を増加させる危険性がある。受傷から短時間で大きな侵襲を避ける目的で，多発外傷の大腿骨骨折の初期固定では創外固定を用いることが推奨される[13)]。

（3）ETC，DCOの適応（表Ⅲ-11-4）[14)]

①骨折部の整復と安定による出血量の抑制
②軟部組織の低酸素血症による壊死や麻痺の予防
③骨折部の安定による全身合併症の回避

骨折部の状況と全身合併症を考慮して，術式を決定する。

搬入時から全身状態が安定していれば，早期内固定をまず選択する。

全身状態が不安定な場合は，侵襲と効果を予想して術式を選択する。

「外傷死の三徴」がみられる重症外傷に対して骨折内固定術が行われることはない。

四肢の高度損傷では，切断肢の適応を考慮する状況も存在する。循環動態が不安定，神経の完全断裂，温虚血時間が6時間超過，挫滅が高度で血管再建・組織再建が困難なものである。

6）多発外傷患者の脊椎・脊髄損傷の治療

脊椎・脊髄外傷に対する早期固定手術は，呼吸器合併症に代表される全身合併症を減少させる。

脊椎・脊髄損傷治療のダメージコントロール（spinal damage control；SDC）は，限定的な脊椎固定と二期的な脊椎根治術で構成され，循環が不安定な多発外傷患者に一期的脊髄手術を行ったときに生じる過大侵襲による出血量増加，血液凝固異常の発生を予防する[15)]。

表Ⅲ-11-4　ETC，DCOの適応

全身状態	手術場所の選択	手術術式
安定	手術室	早期内固定：ETC
不安定	手術室	創外固定：DCO
きわめて不安定	初療室またはICU	創外固定：DCO 直達牽引（代替え療法）

〔文献14）より引用・改変〕

第１段階：小手技；脊椎アラインメントの矯正による脊髄圧迫除去。全身管理による循環の安定，全身合併症の回避。

第２段階：根治的手技；徐圧と強固な固定の追加。

4 まとめ

多発外傷で瀕死状態の患者は，直ちに止血しなければ死に至るような解剖学的損傷を複数伴い生理学的異常が生じている。

多発外傷においてもprimary surveyと蘇生の原則を守る。ダメージコントロール戦略が採用される機会が多くなるため，治療の優先順位を理解し，看護師としてチーム医療に心がける。

文　献

1）外傷外科手術治療戦略（SSTT）コース運営協議会編：外傷外科手術治療戦略（SSTT）コース公式テキストブック，へるす出版，東京，2013.
2）Moore FA：Initial Management of Life-Threatening Trauma. ACS surgery, 2005, pp. 1-20.
3）久志本成樹：Damage control surgery（DCS）の指標. 救急医学 36：1406-1408, 2012.
4）Wyrzykowski AM, et al：Trauma damage control. In：Feliciano DV, et al eds, Trauma. 6th ed, McGraw-Hill, New York, 2008, pp. 851-870.
5）Rhodes M, et al：Adult trauma resustitation. In：The Trauma Manual：Trauma and Acute Care Surgery. 3rd ed, Lippincott Williams & Wilkins, Philadelphia, 2008, pp. 71-80.
6）日本脳神経外科学会・日本脳神経外傷学会監，重症頭部外傷治療・管理のガイドライン作成委員会編：重症頭部外傷治療・管理のガイドライン，第３版，医学書院，東京，2013, pp. 18-21.
7）Brain Trauma Foundation, et al：Guidelines for the management of severe traumatic brain injury, 3rd ed. J Neurotrauma 24：S21-25, 2007.
8）Chi JH, et al：Prehospital hypoxia affects outcome in patients with traumatic brain injury：A prospective multicenter study. J Trauma 61：1134-1141, 2006.
9）Turner J, et al：A randomised controlled trial of prehospital intravenous fluid replacement therapy in serious trauma. Health Technol Assess 4：1-57, 2000.
10）Dutton RP, et al：Hypotensive resuscitation during active hemorrhage：Impact on in-hospital mortality. J Trauma 52：1141-1146, 2002.
11）Joseph DK, et al：Decompressive laparotomy to treat intractable intracranial hypertension after traumatic brain injury. J Trauma 57：687-693, 2004.
12）Johnson KD, et al：Incidence of adult respiratory distress syndrome in patients with multiple musculoskeletal injuries：Effect of early operative stabilization of fractures. J Trauma 25：375-384, 1985.
13）Roberts CS：Damage control orthopaedics：Evolving concepts in the treatment of patients who have sustained orthopaedic trauma. Instr Course Lect 54：447-462, 2005.
14）Lichte P, et al：Damage control orthopedics：Current evidence. Curr Opin Crit Care 18：647-650, 2012.
15）Stahel PF, et al：The impact of a standardized “spine damage-control” protocol for unstable thoracic and lumbar spine fractures in severely injured patients：A prospective cohort study. J Trauma Acute Care Surg 74：590-596, 2013.

12. 熱傷・電撃傷

風呂や暖房器具の安全設計の向上から国内の重症熱傷の発生は減少しつつある。その一方で超高齢社会の時代を迎えて高齢者の熱傷受傷者が増加しつつあり，治療に難渋する例は依然として多い。また，火災事故では同時に多数の熱傷傷病者が発生することから，テロや大事故で多数の熱傷傷病者が発生した際の対応が懸念されている。経験する頻度が少なくなった重症熱傷に対する初期看護をシミュレーション教育などを通して学ぶ重要性が増してきている。

1 分　類

1）受傷機転による分類

熱せられた液体による熱傷を熱湯熱傷（scald burn），炎による熱傷を火炎熱傷（flame burn），熱物体に接触することによる熱傷を接触熱傷（contact burn）という。

化学薬品の付着により生じた損傷を化学損傷（chemical injury）と呼ぶ。損傷を受けた皮膚の熱傷様変化を化学熱傷ともいうが，化学損傷と呼ぶほうが一般的である。

電気的障害による損傷を電撃傷（electric injury），摩擦熱による障害を摩擦熱傷（friction burn），放射線被曝による皮膚の熱傷様所見を放射線熱傷（radiation burn）という。

2）熱傷深度による分類

組織学的に熱障害が表皮にとどまる熱傷をⅠ度，真皮に達するが真皮内にとどまり皮下に達しない熱傷をⅡ度，皮下まで達した熱傷をⅢ度，筋肉や骨に及ぶ熱傷をⅣ度と呼ぶ。さらにⅡ度熱傷は，毛根部に陥入した表皮成分が残る層までに障害がとどまったかどうかで，浅在性Ⅱ度熱傷（superficial dermal burn；SDB）と深在性Ⅱ度熱傷（deep dermal burn；DDB）に分けられる。

2 初期診療

1）入室前情報収集と準備

日本熱傷学会による病院前熱傷救護教育プログラムであるPBEC（Prehospital Burn Evaluation and Care）によれば，現場で救急隊員は，熱傷例に対しても外傷合併の有無をJPTECに沿って観察しなければならないとしている。さらに気道熱傷の有無，熱傷面積を現場で評価し，MISTを病院にファーストコールする。

ファーストコールの内容を共有し，外傷患者受け入れの準備に加えて，熱傷の創処置に使用する物品などの準備を患者来院前に行う。

気道閉塞所見が現場で観察される気道熱傷など，緊急処置が必要な例は，熱傷を取り扱わない救急医療施設でもいったん受け入れて必要な緊急処置を施し，それから熱傷治療専門施設（高度救命救急センターなど）に転送する必要があることも理解し，熱傷の根本的治療を行わない救急医療施設であってもむやみに受け入れ拒否をすべきではない。

2）Primary survey：外傷合併の鑑別と熱傷に特化したABCDE survey

熱傷患者を初期診療する場合，火災などで現場から脱出した例や救出された例，爆発事故での受傷例などでは，まず一般的な外傷を合併していないかどうかを鑑別することが重要である。脱出や救出に伴い，高所墜落や転倒を伴っている例は珍しくない。体表の熱傷に目を奪われて，重篤な外傷を初期診療で見逃すと致命的になる可能性がある。また，外傷に比べて熱傷によって生命の危険が訪れるには，時間的余裕があることが多いので，熱傷の評価に先立って外傷患者としての観察，評価を優先しなければならない。

熱傷に特化したprimary surveyとしては，以下の点に注意する。

A：気道熱傷の有無

気道熱傷（inhalation injury）を合併していると，喉頭浮腫に伴い上気道閉塞を起こす危険がある。閉鎖空間での受傷は気道熱傷を合併しやすい。顔面の熱傷，鼻腔口腔内の出血や煤の付着，鼻毛の焼失，喘鳴，嗄声があれば気道熱傷を疑う必要がある。吸気時の胸骨上窩や肋間の陥凹，呼吸苦を伴う嗄声の進行は上気道閉塞が切迫している所見であり，閉塞する前に気管挿管を実施する必要がある。

B：肺実質型気道熱傷に伴う酸素化障害，胸部全周性Ⅲ度熱傷に伴う換気障害

気道熱傷に伴い煤や化学物質を気道末梢まで吸引すると，物理的，化学的刺激が気管支・肺胞の上皮の炎症を惹起し酸素化を障害する。また増加した分泌物により無気肺が引き起こされて酸素化が障害される。高濃度高流量の酸素投与を要する。また，胸部に全周性のⅢ度熱傷を負っていると，胸郭の運動が制限され換気障害を生じる。1回換気量が減少し，頻呼吸に陥る。症状により補助呼吸を要する。

C：熱傷性ショック

熱傷により血管透過性が亢進するために血管内から血管外の間質に血漿が移行し循環血液量が減少して，循環血液量減少性ショックに陥る。輸液により循環血液量を補わないと臓器障害を招来する。静脈留置針は熱傷を負っていない部位に穿刺することが望ましい。

適正な輸液量を維持するために，膀胱留置カテーテルを膀胱内に留置し，尿量の持続的測定を行う。

D：意識障害の原因検索

体表の熱傷により意識障害を合併する病態は考えにくい。熱傷患者が意識障害を伴うならば，熱傷以外の病態を疑う必要がある。閉鎖空間での火災に伴う熱傷患者は一酸化炭素中毒を合併することが多い。動脈血ガス分析によりCOヘモグロビン濃度を測定することにより診断は容易である。COヘモグロビン30%以上では意識障害が起こり，60%以上では昏睡に陥り死に至る。高濃度高流量の酸素投与，ならびに補助換気による換気量の増加を行ってCOヘモグロビンの低下を図る必要がある。住宅の内装素材の燃焼時にシアンガスを発生することがあり，シアンガス中毒が意識障害の原因となることがある。確実な診断は難しいが，治療法は一酸化炭素中毒と同じく酸素投与と補助換気である。頭部外傷や中枢神経の内因性疾患の合併，アルコールや睡眠誘導薬による中毒の可能性も考量する。

E：脱衣・保温

濡れた着衣は低体温症を招来することがあり，早期に脱衣させ，保温に努めるべきである。また，熱傷創の観察，評価のために全身を露出させる必要がある。水疱はできれば破らずに温存したほうが，治癒促進因子が含有される水疱液の喪失を防ぐとともに，鎮痛効果が期待できて望ましいとする意見がある一方で，除去したほうが感染を予防するという意見もあり，定まった見解はない。

3）Secondary survey：熱傷重症度の判定

熱傷患者の重症度は，患者の年齢，既往歴，合併損傷の有無により大きな影響を受けるが，体表の熱傷創による重症度評価は，熱傷深度と熱傷面積による。また熱傷部位によっては機能的，美容的に治療上留意する必要がある。

外傷を観察するためのsecondary surveyに加えて，熱傷深度，熱傷面積，熱傷部位を観察し，熱傷重症度を判定する。

（1）熱傷深度

Ⅰ度熱傷は発赤のみの所見で，水疱を伴わない。Ⅱ度熱傷は水疱を伴うことが特徴である。水疱を剝がした下の水疱底の色調が，SDBは赤色，DDBは白色を呈する傾向がある。Ⅲ度熱傷は，レザー様に硬化しており白色や黒色の色調を呈し，表在痛覚が消失している。Ⅳ度熱傷は，炭化している。

受傷早期の所見に比べて数時間後には所見が一変することは珍しくない。経時的な観察が必要である。

（2）熱傷面積

Ⅰ度熱傷は治療を要せず，予後に影響しない。そのため，熱傷面積にはⅠ度熱傷面積は算入せず，Ⅱ度およびⅢ度の熱傷面積の総和を熱傷面積とする。熱傷面積は，熱傷創（Ⅱ度，Ⅲ度）が全体表（BSA）に占める割合（% BSA）で表記する。算定方法には，以下の方法がある（図Ⅲ-12-1）。

（3）９の法則

成人の熱傷面積の算定方法。頭部，上肢（一側）を９%，体幹前面（胸腹），体幹後面（背），下肢（一側）を９×２＝18%，陰部を１%として計算する。簡便であるが，正確さに欠ける面がある。

（4）５の法則

幼児，小児は成人と比して体形のバランスが違う

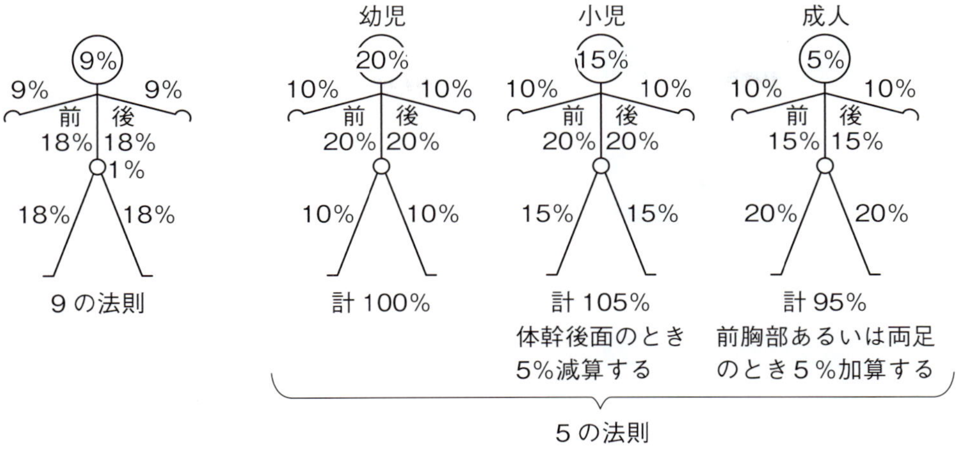

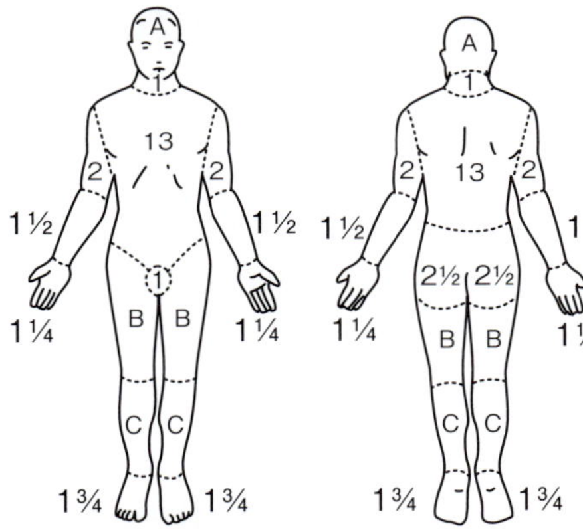

	年齢					
	0歳	1歳	5歳	10歳	15歳	成人
A-頭部の½	9½	8½	6½	5½	4½	3½
B-大腿部の½	2¾	3¼	4	4¼	4½	4¾
C-下腿部の½	2½	2½	2¾	3	3¼	3½

Lund & Browder の図表

図Ⅲ-12-1　熱傷面積の算定方法

〔文献 1）より引用〕

ので，頭部，体幹前面（胸腹），体幹後面（背），上肢（一側），下肢（一側）を5の倍数で計算する。

（5）手掌法

狭い面積の算定に用いる。患者本人の手のひら（指間を閉じて指まで入れた状態）を1％として算定する。

（6）Lund & Browder の法則

年齢に応じた部位ごとの換算数が表になって付されている Lund & Browder の図表を用いて算定する。部位ごとに熱傷創が○/○を占めていると評価し，○/○×（部位ごとの換算数）で部位ごとの熱傷面積を算定し，総和して％ BSA を計算する。9の法則などと比べて正確に算定できる。

（7）重症度判定

熱傷深度と面積を兼ね合わせた重症度の評価指標として熱傷指数（burn index；BI）がある。1/2×Ⅱ度熱傷面積＋Ⅲ度熱傷面積で算定される。10～15以上を重症とする。

さらに熱傷指数＋年齢を熱傷予後指数（prognostic burn index；PBI）として計算し，PBI 80以下は救命予測例，80～100を救命危険例，100～120を救命困難例，120以上を救命不能例として予後予測することもある。

（8）アルツ（Artz）の基準

Artz が提唱した重症度による熱傷分類で，重症熱傷に該当する症例は，熱傷専門施設で入院加療すべきとされている。中等度熱傷は，一般病院で入院加療が必要で，軽症熱傷は外来で治療可能と考えられる。生命予後ばかりではなく，機能予後まで配慮されている（表Ⅲ-12-1）。

4）初期治療

（1）気管挿管

気道熱傷例は気道閉塞前に気管挿管を施す必要がある。気道熱傷の確実な診断法は気管支鏡による気管粘膜の観察なので，気管挿管前に気管支鏡検査の実施が望ましい。また，一酸化炭素中毒などの原因により意識障害が高度ならば気道確保のために気管挿管が必要になる。

（2）輸液・全身管理

熱傷に伴う循環血液量減少に抗するために，細胞

表Ⅲ-12-1 熱傷重症度（Artzの基準）

軽症熱傷（外来通院で治療可能なもの）
Ⅱ度熱傷15％未満 Ⅲ度熱傷2％未満
中等症熱傷（一般病院での入院加療が必要）
Ⅱ度熱傷15％以上30％未満 Ⅲ度熱傷で顔面，手，足を除く部位で10％未満
重症熱傷（総合病院での入院加療が必要）
Ⅱ度熱傷30％以上 Ⅲ度熱傷10％以上 顔面，手，足の熱傷 気道熱傷合併 軟部組織損傷・骨折合併

〔文献1）より引用・改変〕

外液補充液を急速に輸液する必要がある。熱傷受傷早期の輸液製剤には，生理食塩液やリンゲル液といった細胞外液製剤を使用する。輸液速度は，受傷熱傷面積，体重に応じた初期輸液量計算公式がある。4×体重（kg）×熱傷面積（％BSA）mlを受傷後24時間の輸液量とするParkland（Baxter）の公式が汎用されてきたが，ABLSの公式が主流になりつつある（表Ⅲ-12-2）。

実際の治療では，時間尿量を一定（成人の場合0.5 ml/体重kg，小児の場合1.0 ml/体重kg）以上に保つように輸液速度を調整する。

（3）局所処置

創部の汚染，感染源となる危険のある焼痂を除去し，洗浄の後，滅菌したガーゼ，被覆材を用いて創部を被覆する。ガーゼの創部への接着を予防するとともに鎮痛効果を期待して軟膏を使用する。感染予防のため抗菌作用を期待して，抗菌薬入りの軟膏や銀含有のクリーム剤を使用することが一般的である。他施設に転送する場合は，清潔なシーツで被覆することにとどめて，軟膏や被覆材の選択は，転送先施設の判断に任せるべきである。

（4）減張切開

胸部の全周性Ⅲ度熱傷は，時間が経過し皮下組織の浮腫が進行するとともに，換気障害が増悪する危険がある。胸郭コンプライアンスを改善するために，焼痂に切開を加える減張切開を行う。

四肢の全周性Ⅲ度熱傷は，末梢側の血流障害を生じることがあるので，末梢側の循環に気をつけ，障害が生じれば，減張切開を行う。

（5）計画的植皮

Ⅱ度DDBおよびⅢ度の熱傷創は，上皮化，創閉鎖に時間を要するために，植皮手術の適応となる。とくに広範囲熱傷では，救命するために早期の植皮が推奨されている。受傷当日を含めた超早期植皮も検討されることがある。一方，一期的に広い面積の植皮を行うと長い手術時間と出血に伴う侵襲によって予後を悪くするので，計画的な植皮が必要になる。

3 注意を要する特殊な病態

1）化学損傷

化学薬品との接触による損傷を化学損傷という。体表の損傷は，化学薬品特有の色調や臭気を伴うことに加えて，熱傷と同じような所見を呈し，化学熱傷と呼ばれることもあるが，損傷は体表にとどまらない場合が多いことからも化学損傷と呼ぶのが一般的である。

化学損傷患者の来院時には，体表に残留する化学薬品により損傷が進行する危険があることから，十分な除染，洗浄を行う必要がある。二次汚染を防ぐために，着衣はビニール袋などに密閉する。化学損傷は，遅れて進行性に悪化することが珍しくないことから，たとえ体表に異常が認められない例でも，また病院前で洗浄処置が行われていたとしても来院後に改めて洗浄を実施する。水疱内に化学薬品が残留していることがあるので，水疱は破いて大量の流水で洗浄する。洗浄後は，保温に努める。

化学薬品の体表から深部への進入や，吸入によって体内深部，臓器に損傷が及ぶことがあり，慎重な観察，検査が必要になる。

2）電撃傷

電流による感電で生じる損傷であり，電気エネルギーおよび通電によって生じる熱エネルギー（ジュール熱）による直接の損傷を一次電撃傷，着衣に引火したことによる火炎熱傷や感電時の転倒による外傷を二次電撃傷と呼び，合わせて電撃傷と呼ぶ。すなわち，熱傷と同様に電撃傷には外傷の合併頻度が高く，合併外傷の注意を怠ってはならない。

接触した電源の電圧が高く，抵抗の低い通電しやすい状況で接触すると，高い電流が体内を流れて損傷程度が重くなる。1,000 V以上の高圧電流に接触表Ⅲ-12-2　ABLS初期輸液量を求める公式（ABLS 2010 fluid resuscitation formulas）

	成人	成人（電撃傷）	小児（14歳以下，40kg未満）
輸液量	2（ml）×体重（kg）×熱傷面積（%TBSA）	4（ml）×体重（kg）×熱傷面積（%TBSA）	3（ml）×体重（kg）×熱傷面積（%TBSA）
速度	熱傷面積計算前の開始速度：500ml/時（14歳以上），250ml/時（6～13歳），125ml/時（5歳以下） 熱傷面積計算・体重測定後：上記輸液量の1/2を最初の8時間で，残りの1/2を16時間で投与。ただし，時間尿量が2時間連続で指標より多い/少ない場合は，輸液速度を1/3ずつ減らす/増やす		
尿量	0.5ml/kg/時（30～50ml/時）		1ml/kg/時

〔文献２）より引用〕

した事故では，とくに注意を要する。

電流の体外からの流入部，体外への流出部には電撃潰瘍，電流斑と呼ばれる皮膚壊死を伴う創を認めるが，体表上の所見に比して内部組織の損傷が大きいのが電撃傷の特徴である。血管損傷や筋肉損傷に伴うコンパートメント症候群，横紋筋融解，ミオグロビン尿症に対する注意が必要である。

電撃傷による第一の死因は心筋の通電による心室細動である。受傷早期には心室細動を起こす危険が大きいので，心電図をモニターし必要に応じて速やかに除細動できるように準備する。神経損傷により意識障害や末梢神経障害を伴うことがある。

4　まとめ

（1）熱傷，電撃傷例の初期看護にあっては，物理的外傷の合併に留意して，通常の外傷と同様に致死的外傷の鑑別をまず行うべきである。

（2）気道熱傷の所見を見逃さず，気道閉塞を起こす前に気管挿管をしなければならない。

（3）熱傷深度，熱傷面積を評価し，尿量を計測しながら輸液療法を開始しなければならない。

（4）創部洗浄，焼痂切除，減張切開などの熱傷創処置を適宜行う。

（5）化学損傷に対しては，早期に十分な創洗浄を行うことが必要である。

（6）電撃傷に対しては，不整脈の発生に注意し，心室細動に対しては速やかに除細動できる準備が必要である。

文　献

1）日本熱傷学会用語委員会，熱傷用語集改訂検討特別委員会編：熱傷用語集，2015改訂版，2015.

2）日本外傷学会・日本救急医学会監，日本外傷学会外傷初期診療ガイドライン改訂第５版編集委員会編：熱傷・電撃傷．外傷初期診療ガイドラインJATEC™，第５版，へるす出版，東京，2016，pp. 187-193.

3）救急救命士標準テキスト編集委員会編：熱傷・化学損傷・電撃傷・雷撃傷．救急救命士標準テキスト（下巻），第９版，へるす出版，東京，2015，pp. 1022-1043.

4）Lund CC, et al：The estimation of areas of burns. Surg Gynecol Obstet 79：352-358, 1944.

5）Baxter CR, et al：Physiological response to crystalloid resuscitation of severe burns. Ann NY Acad Sci 150：874-894, 1968.

6）Artz CP, et al：Treatment of Burns. WB Saunders, Philadelphia，1969，pp. 94-98.

7）American Burn Association：Advanced Burn Life Support Course Provider's Manual. American Burn Association, Chicago，2011.

8）日本熱傷学会学術委員会編：熱傷診療ガイドライン，第２版，春恒社，東京，2015.

9）Debra AB, et al：Burn nursing. In：Total Burn Care. 5th ed, Elsevier, Amsterdam，2018，pp. 355-363.

13. 小児の外傷

小児の傷病に対する最良策は予防であるが，わが国における１歳以上15歳未満の５歳階級別で１～４歳と５～９歳では「不慮の事故」は２位，10～14歳では３位（2015年）であり，これらを合算すると9.7％（3,614人のうち351人）を占めるが，受傷機転として転落，交通事故など鈍的外傷がほとんどを占め，穿通性外傷はまれである。疫学上は乳幼児では転落が，学童では自転車に関連した事故が多く，小児の活動形態に応じ，年齢層によって主原因が異なる。

外傷初期対応は基本的には成人と同じであるが，小児特有の解剖・生理学的特徴により受傷形態が同じでも成人とは損傷の程度・部位が異なることが多く，これらの点を考慮したアプローチが必要となる。

1 外傷患児の準備と受け入れ

外傷患児が来院したら救急車から救急処置室へ移動する間に，第一印象を把握する。すなわち気道，呼吸，循環，中枢神経系のどこに異常を認めるのか瞬時に判断する。引き続いてprimary surveyを開始する。小児のバイタルサインの正常範囲は年齢により異なるため，おおよその正常範囲を理解しておく必要がある。あらかじめ救急診察ベッドにBroselow® Pediatric Emergency Tape（図Ⅲ-13-1）を敷いておけば，身長から標準体重，バイタルサイン（血圧，心拍数，呼吸数）のほか，蘇生薬品投与量，気管チューブなど各種カテーテル類の至適サイズなどが示されており，初療室の慌ただしい現場では有用である。

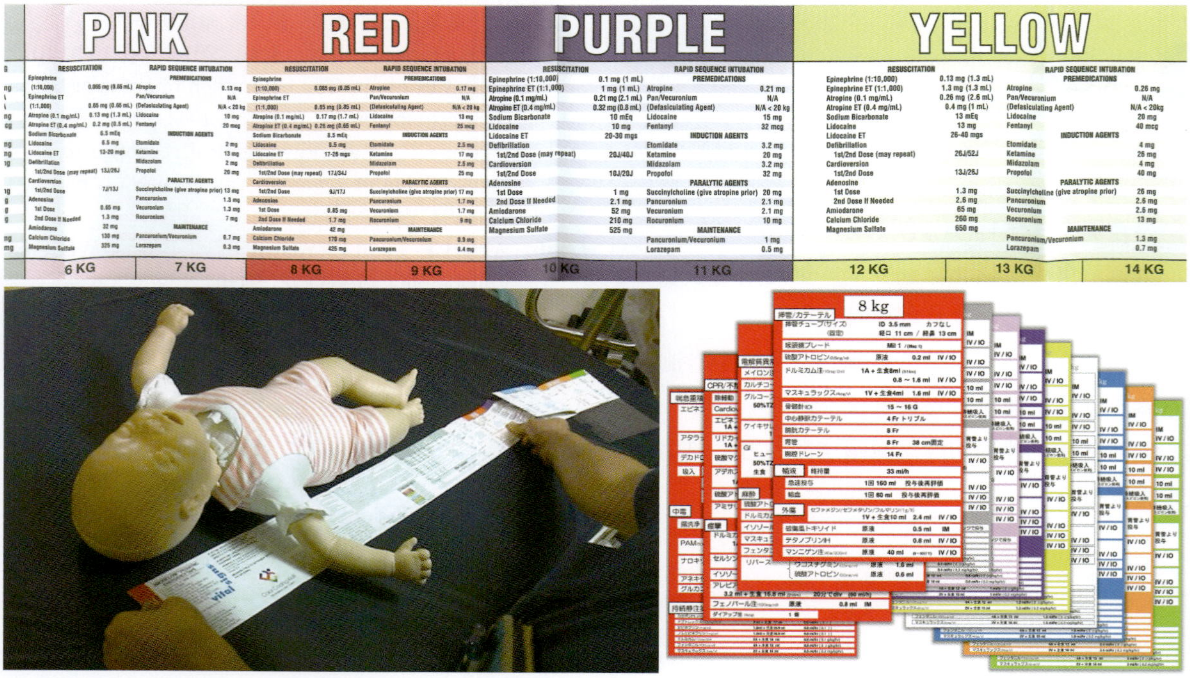

〔文献１）より引用〕

図Ⅲ-13-1　Broselow® Pediatric Emergency Tape

a，b：患児の身長から，体重と薬剤投与量，気管チューブのサイズなどを知ることができる
c：薬用量を希釈濃度と投与液量で記載したシート

2 初期診療のポイント

1）Primary survey

Primary surveyはABCDEアプローチに基づく。

気道（A）および呼吸（B）の評価・管理では，小児特有の気道の解剖学的特徴を理解しておく必要がある（表Ⅲ-13-1）。救急搬送に引き続き初療のはじめに高流量酸素を投与する。激しく啼泣しているか会話可能なら気道は開通していると判断できるが，この際も呼吸補助筋を用いた呼吸様式などを見逃してはならない。乳児の呼吸パターンは主として鼻呼吸であり，血液や分泌物により，容易に気道閉塞を呈する。

用手的気道確保として下顎挙上法を施行してバッグ・バルブ・マスク（BVM）換気を行う際は，頸椎固定を常に行うが，介助者は換気操作を妨げないよう患児の横に立ち，用手による頸椎保護を実施する。決してヘッドイモビライザーを過信してはならない。また乳幼児では解剖学的特徴から肩から背部に適度な厚みのタオルを敷くとスニッフィングポジションが得られ，頸椎が正中中間位に維持されるとともに気道の開通性が高まる。

BVM換気を行う際には，フルストマックを念頭に置くとともに，胃内へのガス流入を避けるように努める。

経鼻気管挿管は頭蓋底骨折の存在や乳児・小児の特徴である後鼻咽頭壁の急峻な角度を考慮すると避けるべきであり，経口気管挿管が第一選択となる。

気管挿管に備え喉頭鏡など挿管用器具，適切なサイズの気管チューブ（表Ⅲ-13-2），各種薬剤，吸引器を準備しておく。気管挿管に限らず気道管理の介助は看護師に求められるもっとも重要なスキルの1つである。

顔面外傷による著しい口咽頭腫脹のため気管挿管が不可能な場合には，経口挿管に代わる確実な気道確保を行う。このようなケースはごくまれとはいえ，時機を失することなく対応しなければならない。輪状甲状靱帯穿刺は14～16 G針を用いる手技であるが，完全上気道閉塞では圧損傷を合併するため禁忌である。たとえ輪状甲状靱帯穿刺を第一選択として実施しても酸素送気は一時的な換気であり，続いて迅速にほかの方法を用いての確実な気道確保が必要になる。乳幼児では輪状甲状靱帯切開後の声門下狭窄が懸念されるため，12歳以下の小児は禁忌とされており，実施にあたっては慎重な判断が求められる。

表Ⅲ-13-1　乳幼児の気道の特徴

1．舌が相対的に大きいため気道閉塞が起こりやすい
2．アデノイド（咽頭扁桃）が大きいため，鼻咽頭エアウエイの挿入や経鼻気管挿管が困難である
3．喉頭蓋が薄くてU字型をしているため，喉頭鏡の直型ブレードが必要である
4．喉頭が高位，前方にあるため，気管挿管時に声帯を視認するのが困難である
5．輪状軟骨レベルがもっとも狭いため，チューブサイズならびにカフの有無に配慮が必要である
6．気管径が小さく気管輪の距離が短いため，輪状甲状靱帯穿刺・切開が困難である
7．気管が短いため気管チューブが容易に片側挿管または脱落しやすい
8．気道が狭小なため気道抵抗が大きい

循環（C）の評価・管理については，CRT（毛細血管再充満時間），四肢末梢の冷感・発汗などショック所見の観察と併せて行う。CRTは末梢循環を評価する簡便な方法であるが，環境温，圧迫部位・強さによって影響され得る点に留意する。さらにFASTも必須の検査であり，超音波検査もいつでも行えるように準備しておく。Primary surveyではFASTと並んで重要な画像検査として，ポータブル撮影機器による胸部と骨盤の単純X線検査がある。これらの検査は呼吸・循環の異常発見に必須の検査であり，看護師はX線技師への連絡ならびに撮影のタイミングを見計らうなど全体の流れを十分に把握し，効率よく診察・処置ができるよう介入することが求められる。

静脈路が確保できたら温めたリンゲル液を20 ml/kg，ボーラスで投与する。バイタルサインが安定しない場合はさらに20 ml/kgを急速投与してバイタルサイン，末梢循環不全の程度を評価する。なおも不安定な状態が続くならば，さらに20 ml/kgを急速投与する。このときヘモグロビンの低下が著しければ赤血球輸血（10 ml/kg）を考慮するが，いずれにせよ外科的止血術あるいは動脈塞栓術による止血が必須であり，外科医などへのコンサルトを速やかに行う。ただし，動脈塞栓術は血管径が小さく成人に比べ容易ではないことが多い。

小児では静脈路の確保にしばしば難渋することがあり，代替法としては骨髄路（図Ⅲ-13-2）が推

表Ⅲ-13-2 **チューブなどの年齢別サイズ**

年齢	気管チューブ内径（mm）	口角から気管チューブの深さ（cm）	吸引カテーテル（Fr）	胃管カテーテル（Fr）	胸腔ドレーン（Fr）	尿道カテーテル（Fr）	血圧測定用マンシェット幅（cm）
～1歳	4	11	8～10	8～10	16～20	6～8	4～5
3歳	4.5	13	10	10	20～24	10	6～7
6歳	5.5	16	10	10～12	24～32	10	7～9
12歳	6.5	18	12	14	28～36	12～14	12～15

〔文献2）より引用・改変〕

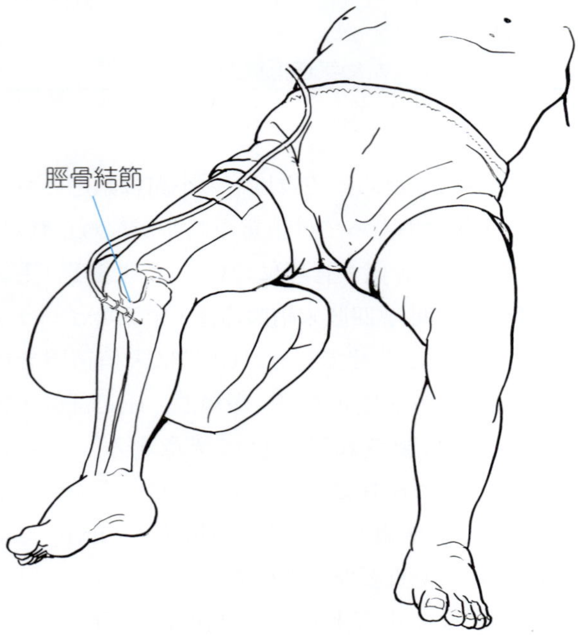

図Ⅲ-13-2 **骨髄内輸液**

奨される。最近は成人に対しても外傷例に限らず広く実施されており，骨髄内輸液針は従来のスクリュータイプに代わり，より簡便かつ安全なスプリングタイプあるいはドリルタイプが普及している。穿刺部位は脛骨近位端を第一選択とし，ほかには大腿骨遠位端，上前腸骨稜，脛骨遠位端などが用いられる。小児特有の注意点として，骨端線（成長板）損傷による成長障害があり，手技には十分慣れておく。骨髄路の特徴は輸液のみならず輸血もでき，さらに静脈路と同様にあらゆる薬剤を投与できることである。さらに吸引した血液は各種血液検査用検体としても利用できる。

中枢神経障害（D）の評価・管理では小児用GCS（p. 185，表Ⅳ-11-3参照）を用いるが，乳幼児は低血糖に陥りやすいことを念頭に置く。そして，切迫する中枢神経障害（「切迫するD」）の発見に努め，遅滞なく行うべき検査・処置の方針をチームで共有できるように心がける。

脱衣・体温（E）の評価・管理のうち体温管理は検査・処置に忙殺され，つい怠りがちであるが，乳幼児では体重当たりの体表面積が成人より大きいため，周到な保温に努めなければならない。濡れた衣類の脱衣，温めた輸液，ブランケットによる被覆，空調による室温管理などに配慮する。

2）Secondary survey

「切迫するD」が存在し，呼吸・循環が安定しているならば，secondary surveyのはじめに頭部CTを行う。引き続き全身CT検査（trauma pan-scan CT）を施行することが推奨される[3]。ただし，これはsecondary surveyが終了していないタイミングでの撮影であり，損傷の疑いのある部位に的を絞った撮影ではない点に留意する。

一方，「切迫するD」でない場合でも，多くは画像診断として全身CT診断がなされる。

看護師はCT検査の実施においても，primary surveyにおける単純X線検査と同様に，遅滞なく速やかに検査ができるように放射線技師への検査依頼など「次に行うべきこと」を的確に判断・調整できる能力が求められる。

またsecondary surveyのはじめにAMPLEヒストリーを聴取するが，これも人的余裕があれば看護師が両親，関係者，救急隊員から情報を得るなどの積極的な姿勢が望ましい。薬剤起因性アレルギー，破傷風予防接種歴も欠かさず確認する。

3 小児外傷の特徴

小児外傷の発生メカニズムは，直接的あるいは加速度とその直後の減速度による衝撃エネルギーの伝

表Ⅲ-13-3　小児外傷の特異性（成人との比較）

部位	解剖学的特徴	損傷の特徴
頭部	・頭部が相対的に大きく不安定なため転倒しやすい ・頭蓋骨は薄く軟らかく，骨縫合が緩い ・血液脳関門が未熟で抑制系が未発達である ・後頭部突出により気道確保，頸椎保護に工夫が必要である	・転倒時のとっさの防御が不十分なため，頭部外傷の頻度が高い ・骨折線を認めない陥没骨折，骨折線の幅が広い線状骨折，縫合離開が多い ・受傷部直下の脳挫傷が多く，反衝損傷は少ない ・軽微な外力で容易に脳浮腫（びまん性脳腫脹）をきたしやすい ・痙攣が起こりやすい
頸部（頸椎・頸髄）	・脊椎周囲の靱帯が柔軟で過伸展，不全脱臼が起こりやすい	・単純X線，CT検査で骨傷を認めない脊髄損傷（とくに上位頸椎，SCIWORA）がある
胸部	・胸郭が柔軟かつ筋・脂肪が薄いため，外力が内部臓器に直接作用する	・肺挫傷が起こりやすく，肋骨骨折は少ない
腹部	・腹壁の筋・皮下組織が脆弱である ・相対的に容積が大きい肝臓・脾臓が肋骨で保護されておらず，腹壁に覆われている	・実質臓器損傷の可能性が高い ・十二指腸，膵臓など後腹膜臓器損傷もまれでない
骨盤・四肢	・骨盤構成骨（恥骨，坐骨，腸骨）の癒合が未熟である ・骨膜が厚く弾性に富み，長管骨に成長板が存在する	・骨折を認めない骨盤輪の変形をきたす ・骨盤骨端部の裂離骨折（上・下前腸骨棘）が生じる ・不全骨折となることが多く，単純X線上で骨折がみられなくても成長板損傷の可能性がある

播によるものであり，身体の柔軟性のため運動エネルギーがかなりの程度吸収されることにより，内部臓器に損傷があるにもかかわらず体表上は目立った外傷所見を認めないことが多い。

表Ⅲ-13-3に身体各部位の解剖学的特徴をはじめとする特記事項と損傷の特徴を示した。

頭部外傷で意識レベルの評価が困難なことはしばしば経験するが，家族（父母）立ち会いで患児の反応を確認するのもよい方法である。また，乳幼児の場合は大泉門の開存により，慢性的な経過をとる病態では頭蓋内圧亢進をきたしにくいとされているが，外傷に起因する脳浮腫では急激に頭蓋内圧亢進が起こることがある。

頸椎・頸髄損傷は上位頸椎に多く，しかも単純X線やCT検査所見で異常を認めない（SCIWORA）ことがあるため，頸部痛など軽微な訴えも見逃してはならない。さらに知覚異常や筋力低下を一過性に認める場合はもちろんのこと，受傷後数日後に初めて神経症状が出現することもあり，初療段階で早期に頸椎・頸髄損傷はないと断定してはならない。また前述のように頸椎保護の際，小児では後頭部が突出しているため頸部が前屈位となり，気道閉塞を助長する。正中中間位保持のため，頸部前屈が補正される程度に背部にタオルを敷くなどの工夫が必要である。

胸郭コンプライアンスが大きいため，胸部外傷で肋骨骨折を認める場合は相当な外力が加わったことを示唆し，たとえ胸部X線所見に乏しい場合でも，重篤な肺挫傷をきたしていると考えるべきである。しかも小児は呼吸予備能が成人に比べて低く，容易に低酸素血症に陥るため，適切な呼吸管理開始のタイミングを逸しないようにする。

腹部の特徴として，肝臓と脾臓は成人と異なり肋骨に保護されず，腎臓は後腹膜臓器として占める容積が大きい。さらに胸郭の柔軟性と腹壁が薄いため，実質臓器損傷をきたしやすい。小児の呼吸パターンは腹式呼吸が優位であり，腹部損傷による腹腔内出血，あるいは不適切な補助換気による胃内ガス貯留で腹部膨隆をきたすと，横隔膜運動が障害され，呼吸状態のいっそうの悪化を招く。胃管を留置し，胃内ガスを抜くなどの対処を行う。

小児の骨盤・四肢外傷に対しては呼吸・循環の安定を図った後，骨傷の見逃しがないか改めて注意深く診察する。将来的な機能障害や成長障害をきたさないためにも注意深い診察が求められる。

4 児童虐待への注意

幼児・児童の虐待症例は増加の一途をたどり，深刻な社会問題となっており，日常診療では決してまれではない。身体的虐待では新旧混ざった外傷痕が特徴的であり，受傷部位は通常の外傷では生じにくい背部，腋窩あるいは膝窩，上腕や大腿内側などに認めることが多い。

乳幼児の頭部外傷で虐待が原因となる割合が高いことに留意する。頭蓋骨骨折として多発性骨折，両側性骨折，放射状骨折，骨縫合を越えた骨折線なども虐待を疑う根拠となる。さらに，乳幼児揺さぶられ症候群についても常に念頭に置く。これは乳幼児が揺さぶられ，架橋静脈の破綻により急性硬膜下血腫となるもので，たとえ虐待の意図がなくても起こり得る。

歩行できない患児の骨折または骨折痕は明らかに虐待の疑いが強く[4]，受傷から受診までの不自然な遅れ，親・家族の曖昧かつ矛盾した説明内容，無関心な態度も重要な手がかりとなる。細心の注意を払ったうえで虐待を否定できないと判断したら，患児が入院を必要とする旨を家族にうまく伝え，了解させなければならない。例えば全身の出血斑を認めるなら，「白血病や凝固障害など血液疾患の疑いがあり，さらに頭蓋内出血予防のためにも入院が必要である」とはっきりと家族に伝えるための機転と説得力が求められる。

虐待を疑ったら，頭部 CT 検査，全身骨単純 X 線検査に加え，虐待症例で特異的な眼底出血の確認のため眼底検査も実施する。

5 看護のポイント

家族（父母）への対応はきわめて重要である。興奮し我を失い，嘆き失望し，やり場のない怒りと悔恨の念，そしていちるの望みにすがる親の心情を思いやる細やかな配慮こそ，看護師に求められるもっとも大切な能力の１つといえる。

また，児童虐待への対応など，日ごろから準備を怠らない周到さ，瞬時の判断力，チーム医療の実践者としての自覚，患児と家族への限りない思いやりなど多様な側面をもち合わせることである。

文　献

1）日本外傷学会・日本救急医学会監，日本外傷学会外傷初期診療ガイドライン改訂第４版編集委員会編：外傷初期診療ガイドライン JATEC™，第４版，へるす出版，東京，2012.
2）日本外傷学会・日本救急医学会監，日本外傷学会外傷研修コース開発委員会編：外傷初期診療ガイドライン JATEC™，第２版，へるす出版，東京，2004.
3）日本外傷学会・日本救急医学会監，日本外傷学会外傷初期診療ガイドライン改訂第５版編集委員会編：外傷初期診療ガイドライン JATEC™，第５版，へるす出版，東京，2016.
4）日本小児救急医学会・日本小児外科学会監，日本小児救急医学会教育・研修委員会編：ケースシナリオに学ぶ小児救急のストラテジー，へるす出版，東京，2009.

14. 妊婦の外傷

1 妊婦の外傷とその対応の原則

先進国においては，出産時を除く妊産婦死亡の主な原因は外傷である。原因は第一に頭部外傷で，臓器損傷による失血が続く。一方，胎児死亡の原因は母体死亡，胎盤剝離，子宮破裂などである。とくに『産婦人科診療ガイドライン2017』[1)]には腹部への軽微な外傷でも３％程度に胎盤早期剝離が起こると報告され，外傷後には十分な管理が必要であることを強調したい。これ以外にも切迫早産や骨盤骨折による児への直接損傷も考えられる。

妊婦の外傷は妊娠週数に応じた特徴を理解する必要がある。妊娠初期には子宮は骨盤内に位置するため外傷は受けにくいものの，妊娠中期以降は子宮が増大し，相対的に外傷を受けやすくなる。この時期には妊婦全体の６～７％に外傷が発生すると報告されているが，それは，非妊娠時よりも危機に対する回避反応が遅くなり外傷を受ける頻度が通常の場合よりも高くなるためともいわれ，実際に入院するような外傷が起こるのは0.4％程度と少ない。

妊婦の事故は自動車事故や転倒による鈍的外傷が多いが，Pearlmanらは外傷の51.6％が自動車事故によるものと報告している[2)]。実際にシートベルトを着用していない場合には母体死亡は2.2倍，胎児死亡は4.1倍にも及ぶとされている。その理由は「足元がみえにくい」「体重が増加する」「重心が高くなる」，などの妊娠自体による生理学的・解剖学的な変化が多分に影響している。さらに家庭内の暴力によって発生する妊婦の外傷も少なくなく，妊婦外傷の17％が他者による暴力で，そのうち６％が家庭内暴力（domestic violence；DV）である。妊娠末期の腹部への外傷は常位胎盤早期剝離や子宮破裂の原因となるので，受傷機転とつじつまの合わない創傷の存在があればDVを疑うことが必要である。

妊婦の外傷を扱う原則として，母と児の２人分の外傷が起こり得るため，２つの命を救わなければならないが，胎児を気にするあまり母体自身の外傷に対する観察と重症度の評価が遅れることがあってはならない。妊婦の外傷の観察・処置の原則は一般の患者と変わらず，母体の評価と安定が最優先される。患者が妊娠していることで，必要以上に胎児の存在に医療者の意識が向いてしまい，通常の観察や処置が遅れることがないように母体に起こっている病態を正確に把握し，それに基づいて処置することが重要である。

2 妊娠に伴う身体の構造と機能の変化

まず妊婦の外傷を看護するうえで，妊娠に伴う生理学的・解剖学的な変化をよく把握しておく。妊娠が進めば進むほど変化は大きくなってくる。このなかでもっとも大きいものが循環血液量の増加で，次いで胎児重量を含む体重の増加，下腹部の体形の変化である。これらの変化で著しいものを下記に示す。

1）呼吸器系

妊娠後期には子宮底が大きく腹腔内にせり上がってくるため横隔膜が挙上する。この結果，換気面積の低下，機能的残気量が減少することになる。

一方，胎児の分を含めて基礎代謝量と酸素消費量は増加する。このため，わずかな換気障害でも非妊娠時に比べて容易に低酸素血症の引き金となる。妊娠末期では１回換気量の増加により分時換気量は増加し，過換気となる。一方，胎児の酸素分圧はもともと低いため，母体のショックや低酸素血症の影響を強く受ける。したがって，妊婦の外傷とくに呼吸器系の障害をきたすものは，早期から高濃度酸素投与はもちろんのこと，積極的な補助換気を行うことが重要である。

2）循環器系

一般に妊娠中期から後期にかけて急速に循環血液量が増す。妊娠前と比べると，心拍数で10〜20回/分，循環血液量は40〜50％，心拍出量は20〜30％増加する。ホルモンバランスの変化により末梢血管は拡張し，相対的には血圧は低下する。

妊娠末期の外傷では生理的な心拍数増加と血圧低下が存在するため，軽微な損傷でも重篤なショックと判断を誤る可能性がある。その一方で出血によって循環血液量が減少してもショック状態が現れにくい。例えば妊娠末期では外傷によって循環血液量の30〜35％（約1.2〜1.5 L）もの血液を失って初めて，出血性ショックの症状が現れはじめる。妊娠末期の妊婦の外傷では，出血量に比してショックの初期徴候が起こりにくいことに留意すべきである。

一般的に出血性ショックの状態にある患者は，減少した血液を体幹や脳の重要臓器に集める代償機能が働くが，妊婦ではさらに妊娠子宮への血流を減らすため，ショックに陥った場合に胎児の臓器は母体の循環維持の犠牲となり，胎児は低酸素状態となる。

妊娠20週以降では，仰臥位をとると大きな子宮が下大静脈を圧迫して静脈還流が減少するために，血圧低下，頻脈，めまい，顔面蒼白，悪心などの症状をきたす。子宮は同時に大動脈や下大静脈をも圧迫するので，子宮動脈の血流量はさらに減少する。これを仰臥位低血圧症候群といい，母体のみならず胎児にとっても好ましくない状態である。

3）消化器系

妊娠が中期から後期に入ると，子宮底が挙上し，物理的な圧迫による消化器の動きが低下する，このため妊婦の外傷では，胃内にはいつも食物残渣や胃液があると考えるべきである。また子宮によって胃が圧迫されて下部食道括約筋の機能も不完全となるため，胃内容物が逆流しやすい。このため，妊婦では体位管理や外傷後の嘔吐には十分注意が必要である。

4）生殖器系

妊娠13週ごろから子宮が増大し，子宮底は周囲を骨に守られた小骨盤腔をはみ出すようになる。子宮底の位置は20週で臍の高さ，36週で最高となって肋骨弓に達するが，以後は児頭が小骨盤腔に進行し，はまり込むと子宮底はやや低下する。妊娠初期では，胎児は骨盤と羊水に守られているため直接の損傷を受けにくいが，妊娠が進むにつれて骨盤から子宮がはみ出すため，外力が加わりやすくなる。このため，直接外力によって，子宮や胎児，胎盤の損傷を起こしやすくなる。

3 妊婦の外傷と評価の原則

1）Primary surveyと看護のポイント

Primary surveyでは，妊娠の生理的変化を考えながら，意識，気道，循環の３要素についてABCDEの順序に沿って観察し，生理学的な異常を把握し判断する。これらの観察や処置は，可能ならば産科医や助産師の指導のもとで行うとよい。

（1）呼吸の評価（A・B）

一般の外傷患者に行う評価とほとんど同じ内容を実施する。

妊婦は機能的残気量が減少し，生理学的に過換気状態にあるため，換気障害や低酸素に陥りやすい。また意識レベルが低下していると胃内容物は逆流しやすく，誤嚥の可能性が高まる。このため高濃度酸素投与はもちろんのこと，ヘモグロビン酸素飽和度を保つために必要があれば積極的な人工呼吸も考慮する。気管挿管をする場合には喉頭浮腫の発生に気をつけなければならない。胸腔ドレーンを挿入するときは，正常より横隔膜が挙上しているので，あらかじめ横隔膜の位置を超音波検査などで確認するとよい。

（2）循環（C）

妊婦の生理学的な特徴として心拍出量，循環血液量とも通常よりも増加しているために，失血してもショック症状が現れにくい。しかし胎児は低酸素に陥りやすい特徴がある。このために妊婦の循環の評価指標として胎児心音をモニターして判断することもある。

循環血液量が増加している妊娠末期では出血によって循環血液量が減少しても，脈拍の増加や末梢血管の収縮に伴う手指の冷感や湿潤がみられにくい。また代償として子宮血流量が低下しやすいために非妊娠時と比べてより早期から輸液による循環器系の補正が必要であり，血管収縮薬での血圧上昇は厳に慎むべきである。

仰臥位低血圧症候群を回避するため，全身固定においては，ベルトをかける際に子宮を圧迫しないよう注意し，固定したバックボードを若干左側臥位に傾けるようにする。診察時には頸椎損傷が否定できるならば，左側臥位をとるか，仰臥位の状態で右半身にタオルを入れるか，用手的に左側に子宮を圧迫する。

(3) 意識 (D)

妊娠末期になると妊娠高血圧症候群の合併がみられる。外傷時に意識レベル低下に高血圧，浮腫，蛋白尿が合併していれば子癇の可能性を念頭に置く。

(4) 体表観察と保温 (E)

Primary surveyでは，前述したABCDEアプローチのほかに全身を素早く観察し，陰部周囲の外出血などを観察する。出血妊婦は末期になると妊娠高血圧症候群の合併がみられることがある。

2) Secondary surveyと観察のポイント

Secondary surveyは非妊娠患者と同様に頭からつま先までの観察を行う。妊婦であっても基本的な考え方は一般患者と何ら変わるところはない。解剖学的に全身に損傷がないか観察する。Secondary surveyにはできるだけ産科医の参加を求め，子宮，胎児に関する診察を依頼すべきである。

(1) 頭部・頸部の観察

非妊娠患者とまったく変わりはない。

(2) 胸部の観察

気道ならびに胸部の観察は，非妊娠患者と同様である。胸部の触診を行う場合，横隔膜を含む腹部臓器が上に押し上げられているので，通常より頭側寄りで聴診・触診する。

多量の出血を伴う外傷では中心静脈圧をチェックし，同等の中心静脈圧の低下でも非妊娠時に比べて多くの血液を喪失していることに留意して，循環血液量の維持に努める。

(3) 腹部の観察

腹部の観察では，妊娠後期では腹壁が伸展され，また腹腔内臓器の位置異常や反応の変化によって，腹部の身体所見がとりにくくなる。

妊婦では下腹部痛と下腹部の張りの有無も確認する。妊娠後期で腹部外傷が疑われる場合は，腸管よりむしろ子宮や膀胱の損傷を合併しやすい。

妊婦の外傷では，子宮破裂と胎盤剝離の可能性を早期に検知することが必要である。超音波検査による診断率は50%以下と低い。このためX線撮影，頭部・胸部・腹部CT検査が必要なら，妊娠していることで撮影をためらう必要はないが，被曝線量を考慮して最低限の侵襲で行う。診断的腹腔洗浄が必要なら，子宮底よりも十分に高い位置に正中切開を行う。

(4) 骨盤の観察

骨盤骨折が起こると，児への直接外傷を引き起こすだけで大量の後腹膜血腫が起こる。妊婦では妊娠子宮を囲む血管が多く拡張しており，また静脈圧が上昇しているため，不正性器出血がある場合は胎盤剝離を疑う。胎盤剝離は軽症外傷の3%，母体の生命を脅かす外傷の50%に合併するといわれる。このため，視診では性器出血や破水の有無にも気をつける。

3) 胎児の初期評価と転院の判断

母体が安定していれば，ABCDEの評価に次いで胎児の評価を行う。妊婦の外傷では胎児死亡につながる子宮破裂と常位胎盤剝離を絶対に見逃してはならない。最低24時間はモニタリングを行い，超音波検査とモニタリングを繰り返す。外傷を伴う妊婦を診察する際の胎児への初期評価のポイントを以下に示す。

(1) 胎児心音モニタリング

超音波ドップラー聴診器を使って，胎児心拍数やリズムをモニターする。心拍数は120～160/分が正常であり，100/分以下の徐脈は胎児異常の所見である。胎児が動いたときに心拍数が増加しなかったり，子宮の収縮に伴う胎児心拍数の減少が持続する場合には，胎児の低酸素血症を疑う[3]。

(2) その他の胎児への初期評価

①初療時に胎児心拍が確認された場合は，直ちに超音波検査を行い，胎齢を同定する。

②胎児心拍が観察されない，または胎齢が妊娠26週未満であれば，JATEC™に従った母体の状態に対する治療を行う。

③胎齢26週以上で母体の状態が切迫していなければ，胎児モニターを装着して経過を観察する。経過中に胎児ストレスが観察されれば，その時点で帝王切開を行う。

④胎齢26週以上で母体に生命の危険が及んだ場合には，胎児を娩出する。

⑤母体が心肺停止に陥った場合は，胎児心拍が確認されていれば，心肺蘇生を行いながら帝王切開を行う。

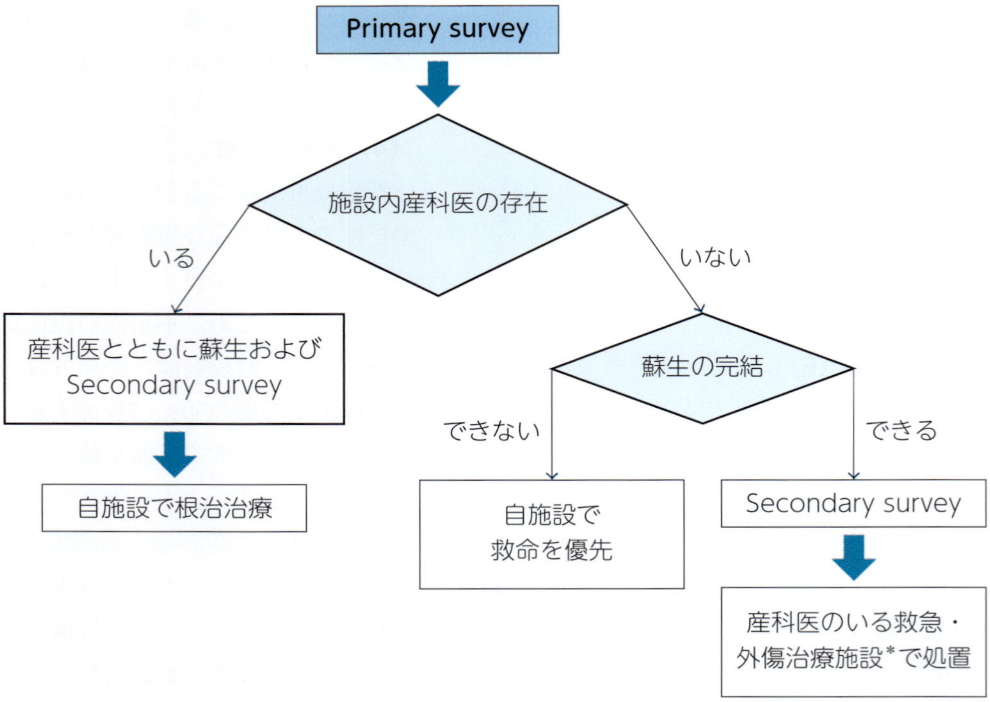

* 妊娠23週未満であればNICUを併設する施設を選定

図Ⅲ-14-1 **外傷妊婦への対応のアルゴリズム**

(3) 胎児死亡に至る原因

胎児死亡の原因でもっとも多いのが母体死亡である。さらに母体のショック，腹部や骨盤への直接外力による常位胎盤早期剥離や子宮破裂のほか，胎児自身の損傷なども原因としてあげられる。骨盤骨折を有する妊婦の25%で胎児が死亡するとも報告されている。妊娠後期になると子宮や胎児自身も損傷を受けやすくなり，母体にとって比較的軽微な外傷でも胎児が死亡することがある。

①子宮破裂

Secondary surveyで腹部の圧痛，腹壁の緊張，筋性防御，反跳痛などがあれば管腔臓器損傷と同時に子宮破裂を疑う。ただし，妊娠末期では，腹壁が伸びきって薄く弱くなるために，腹膜刺激症状をとらえることは難しい。胎児が斜めや横を向く位置異常，腹壁を通して胎児の各部分が容易に判別できる，子宮底を判別できない，などは子宮破裂の徴候である。X線写真で胎児の四肢が伸びきっていたり，胎児の位置異常，腹腔内のfree airは子宮破裂を疑わせ，緊急手術の適応である。子宮破裂では胎児はほぼすべてが死亡する。子宮破裂の超音波検査の正診率は50%以下と低い[4]。

②常位胎盤早期剥離

鈍的腹部外傷による胎児死亡の原因のトップは胎盤の早期剥離である。胎盤の表面の25%が剥離すると腟からの出血が起こる。妊娠末期では，わずかな損傷でも胎盤の剥離が起こることがあり，流産・早産の原因となる。母体死亡は1%以下であるが，胎児死亡は25～30%で重症外傷では胎盤の剥離が50%に起こる[4]。受傷後24～48時間経過してから発症することもある。早期剥離のゴールデンタイムは3時間ともいわれ，早期の診断が重要である。

胎盤剥離を疑わせる所見には，外出血（胎盤剥離の30%は外出血を伴わない），腹痛，子宮の圧痛，子宮の緊張の増加，子宮底の上昇，母体のショックなどがあるが，不用意な診察により子宮の異常収縮を誘発するので産科医に委ねるべきである。胎盤剥離により消費性凝固異常を併発する[4]。

(4) 転院の判断（図Ⅲ-14-1）

転院の判断はprimary surveyの後，secondary surveyの後に行われる。妊娠末期では子宮破裂，胎盤剥離に加えて胎児の損傷も妊娠中期より頻度が高くなるために，産科医の判断を仰ぐ。

①院内に産科医がいる場合

院内に産科医が在籍するならば往診を依頼する。前述した腹部の圧痛，腹壁の緊張，筋性防御の有無，反跳痛などの子宮破裂を疑う所見があれば緊急手術の準備を行う。

②院内に産科医がいない場合

院内に産科医がいない場合には，外傷の処置が行え，また産科の診察ができる病院への転送を急ぐべきである。

4 外傷妊婦での問診のポイント

外傷妊婦に対する問診のあり方も原則として非妊娠患者と変わらない。以下に妊婦に特有な点についてのみ述べる。

（1）妊娠週数と予定日を聴取。

（2）下腹部痛や下腹部の張り感の有無を尋ねる。

（3）性器出血がないか。性器出血は，常位胎盤早期剝離，子宮破裂，早産などでみられる。

（4）破水がないか。破水は陰部から乳白色ないし緑色の羊水が流出することで，胎児を包む羊膜が破れたことを示す。

（5）横隔膜が押し上げられているため，呼吸音の聴診は頭側で十分に行う。

（6）最低24時間のモニタリングと超音波で繰り返しチェックを行う。

5 母体への根本治療

母体への根本治療は，母体・胎児の２つの命を救命することになり，迅速な判断が求められる。

1）開腹止血手術

開腹止血手術については，妊婦では母体・胎児の双方の救命のため非妊娠患者より積極的に行われる。

2）母体の心停止の場合の帝王切開

母体が心停止に陥った場合の対処も，一般の外傷と同じである。母体の心停止後でも４，５分以内で条件が揃えば帝王切開で児を救命できることがあるので，あきらめずに心肺蘇生を行うことが重要である。

6 まとめ

妊婦の外傷処置（観察・処置・判断）の原則については一般の患者と何ら変わるものではないが，医療機関に到着後の妊婦外傷初療の対応と判断のポイントについて以下にまとめる。

（1）母体の状態（酸素化・循環の維持）をよくすることが胎児にとっても最良の処置である。

（2）母体はショックに陥ると，妊娠子宮の血流を犠牲にして自己の循環を保とうとするのでショックを認知しにくい。

（3）全例に高濃度酸素を投与し，母体と胎児の低酸素症を防ぐ。

（4）妊娠20週以降の妊婦の搬送は左側臥位で行う。全身固定が必要なときは，子宮を避けてベルトを渡し，固定したバックボードごと左に傾ける。左側に向けるのが困難なら右側でもよい。粗暴な触診など，妊娠子宮への不用意な操作を避ける。嘔吐に直ちに対処できる態勢をとることも大切である。

妊婦の外傷処置は母体・胎児の２人の命を担っている。外傷を受けた妊婦が明るい一生を暮らせるかどうかはたった１つの判断にかかっている。２つの命，将来を救命するためには平素からのトレーニングが重要である。

文　献

1）日本産科婦人科学会・日本産婦人科医会編集・監修：産婦人科診療ガイドライン産科編2017，日本産科婦人科学会，東京，2017.

2）Pearlman MD, et al：A prospective controlled study of outcome after trauma during pregnancy. Am J Obstet Gynecol 162：1502-1507，1990.

3）Desjardins G：Management of the Injured Pregnant Patient. http://www.trauma.org/archive/resus/pregnancytrauma.html（accessed on 2018-5-14）

4）Chang AK, et al：Pregnancy. In：Trauma. eMedicine, 2006.

5）関沢明彦：常位胎盤早期剝離の診断・管理は？ 日産婦会誌 63：N338，2011.

6）後藤摩耶子，他：妊婦外傷への対応．周産期医学 45：1263-1269，2015.

7）和田浩太郎，他：妊婦外傷．救急医学 39：1066-1072，2015.

8）後藤摩耶子，他：妊婦外傷への対応．産婦人科の実際 64：1161-1167，2015.

9）三鴨廣繁，他：妊婦外傷と感染．日外感染症会誌 8：371-374，2011.

10）坪内弘明，他：救急医が婦人科疾患を見出す際のpitfallと妊婦の外傷（交通外傷など）対応．救急医学 32：1083-1087，2008.

15. 高齢者の外傷

救急医療の現場においても高齢者の増加は大きな問題となっている。

高齢者がもち合わせる，各臓器の機能低下，侵襲に対する代償機能低下，基礎疾患の存在や薬物に対する反応が個々で異なるなどの特性は，高齢者外傷患者への対応を難しくしている。高齢者外傷初期診療においては，高齢者の特徴を理解したうえで診療・看護にあたらなければならない。

1 高齢者の疫学

総務省が発表した統計調査結果によると，65歳以上の高齢者人口は昭和25（1950）年には411万人（高齢化率4.9%）であったが以降上昇が続き，平成17（2005）年に2,560万人となり，高齢化率も20.4%と初めて20%を超えた。その後も年々増加し，平成28（2016）年には過去最高の3,459万人，高齢化率27.3%（総人口の約４人に１人は65歳以上），また75歳以上の人口（1,691万人）の総人口に占める割合が13.3%という「本格的な超高齢社会」を迎えている。

今後の予測として総人口が減少するなかで，高齢者は増加し，高齢化率は上昇を続け，2036年には33.3%で３人に１人は高齢者となり，いっそうの超高齢社会になることが見込まれている[1]。

救急医療現場においても高齢者の割合は年々増加している。わが国の平成27（2015）年の救急自動車による全搬送人員（547.8万人）のうち，65歳以上の高齢者は310.4万人（56.7%）であった。また一般負傷，交通外傷の救急自動車搬送人員（130.8万人）のうち49.3%が65歳以上の高齢者であった[2]。

厚生労働省平成28年人口統計によると，「不慮の事故」による死亡者は，１～14歳までの死因第２位（218人）であるが，絶対数でみると高齢者死亡者数は10,811人（65～79歳までの死因第５位）と群を抜いて多い[3]。また平成28年中の交通事故による死亡者数3,904人のうち65歳以上の高齢者は2,138人であり，これは交通事故全死亡数の54.8%（過去最高）を占めており，高齢者の外傷死は問題となっている[4]。

2 高齢者の特徴

高齢者外傷の初期診療に対応するためには，高齢者の加齢による身体的特徴，基礎疾患の影響，薬剤の反応性，受傷原因を理解しておく必要がある。

1）加齢に伴う生理的変化による影響

高齢者はすべての臓器系で加齢により生理的機能が低下し，各臓器の予備能が低下している。感染，外傷などのショック侵襲に対する代償機能が低下しており，恒常性維持（ホメオスタシス）機能が破綻しやすい。そのため軽微な外傷機転でも，重篤な状態に容易になり得る。

（1）呼吸器系

呼吸機能の低下をきたす。肺活量，１秒量の低下，残気量の増加，換気・血流不均等分布などが認められる。肋軟骨の石灰化や胸壁の弾力性低下，加齢による胸壁の筋肉や呼吸補助筋萎縮は胸郭コンプライアンスの低下につながる。また，気管支粘膜の線毛運動，咳嗽反射，咀嚼・嚥下機能の低下が認められ，誤嚥から肺炎を合併しやすい。

（2）循環器系

収縮期血圧が上昇し，心機能，血圧調節機能が低下する。

動脈硬化による末梢血管抵抗の増大に伴い，収縮期血圧が上昇する。高齢者には，健常時の血圧値を考慮に入れて循環の評価をしなくてはならない。高齢外傷患者の収縮期血圧が100 mmHgであったとしても，高血圧が基礎疾患にある場合には異常と判断する。

心機能，心拍数の低下，心収縮力低下による心拍出量の低下や心筋コンプライアンス低下により心不全になりやすい。βアドレナリンレセプターの減少によりカテコラミン感受性が低下するため，代償すべき心拍出量増加が得られにくい。また高齢者ではストレスに対して血圧調節機能がうまく反応しないため，ショックでも頻脈を呈さない場合があることを認識しておくことが重要である。

(3) 中枢神経系

脳血流量および酸素消費量は減少，脳のカテコラミン合成能の低下が認められる。認知症，脳血管障害の基礎疾患の存在があると，意識状態の把握や，現病歴,既往歴などの正確な情報収集が困難になる。骨筋力機能低下とともに神経伝達速度の遅鈍などが危険回避を困難にしている。視床下部，自律神経系機能の低下により体温調節機能が低下するため，低体温になりやすい。疼痛閾値の上昇により若年者に比べ痛みの訴えが軽度であり，損傷の見逃しにつながることがあるので注意が必要である。

(4) その他

①腎機能は低下する。腎血流量・糸球体濾過値は低下するが，血清クレアチニン値には反映されにくい。ショックにより容易に尿量は低下する。

②肝機能低下は蛋白合成能，凝固因子産生を低下させる。細胞内水分量の減少に合わせて，肝・腎機能低下は薬物クリアランスに影響する。

③聴覚，視覚などの感覚器の機能低下は，危険回避を難しくするとともに，コミュニケーションが困難になる。

④筋骨格などの運動器の機能低下は，転倒など外傷を引き起こす一因になり，骨粗鬆症の存在は骨折につながるリスクが高い。

2) 基礎疾患や薬物による影響

(1) 基礎疾患の合併

高齢者は半数以上に高血圧症，糖尿病，慢性閉塞性肺疾患（COPD），虚血性心疾患，癌などの基礎疾患を合併している。これら基礎疾患の存在は，高齢外傷患者の予後に大きく影響する。

肺気腫患者の気胸は，虚脱の程度に比して呼吸状態が悪化し，高度の呼吸困難を呈する。また，重篤な肺炎，膿胸などを合併しやすい。

慢性閉塞性肺疾患に対する高濃度酸素投与はCO_2ナルコーシスを引き起こす可能性が高いが，低酸素血症による呼吸困難を呈している場合は，酸素投与を躊躇してはならない。

(2) 薬物による影響

基礎疾患に対する薬物を多剤服用していることが多い。さらに，肝・腎機能の低下による薬物クリアランスの低下や，アルブミン減少のため薬物蛋白結合率の低下，さらに総水分量減少と体脂肪増加による薬物体内分布容積の変化などが高齢者の薬物動態に影響を与えている。また，視覚，聴覚，記憶力に障害がある高齢者は薬剤の管理能力が低下しており，誤服用などが発生しやすい。経口糖尿病薬による低血糖発作，抗不安薬，睡眠薬などによってふらつき，めまい，脱力が生じ，転倒の原因になる。また,降圧薬,とくにβブロッカーの服用患者はショックになっても頻脈を呈しにくいため，循環の評価が難しくなる場合がある。ワルファリンや新規経口抗凝固薬（novel oral anticoagulants；NOAC）などの抗凝固薬，アスピリン（アセチルサリチル酸）やパナルジン®（塩酸チクロピジン）などの抗血小板薬の内服は，出血を増強させ，頭部外傷患者や出血性ショック患者の予後を悪化させる。

3) 受傷原因

受傷原因としては，転倒，転落，交通外傷が多い。

高齢者の転倒者のおよそ５％は骨折や重大な軟部組織損傷を起こすとされている。視力低下,判断力，認知力，前庭神経系機能障害，筋骨格障害，薬物の使用などは転倒の危険因子となる。若年者と比して同じような外力を受けても，高齢者は重篤化しやすい。

年齢層別交通事故死者数では，65歳以上の高齢者が第１位である。状態別交通事故死亡者における高齢者の割合は歩行者65.2%，自転車乗車中60.0%，原動機付自転車乗車中47.3%と非常に高い。

また近年，高齢者虐待が社会問題になっている。家族による虐待，施設入所中の虐待など患者の社会的背景を考慮に入れなくてはならない。外傷機転にそぐわない傷や，古いあざなどから虐待を疑うことが重要である。

3 初期診療における看護のポイント

高齢者外傷の特徴を理解して対応することが大切

である。受け入れ準備に関しては，受傷機転，外力が同一であっても，若年者の外傷と比し，重症度を1～2ランク上げて収容前準備を行う（表Ⅲ-15-1）。

1）Primary surveyと看護のポイント

Primary surveyではバイタルサインの安定化が最優先事項となる。口腔内の義歯，抜けた歯などが気道および食道異物の原因になるため，口腔内の確認を行う。義歯は保管する専用の袋にまとめ，紛失しないよう物品チェックリストなどを用いて管理する。頸椎固定をする際に脊椎後彎が強度な場合には自然な姿勢を維持するように枕，タオルなどを背部に入れて安定させるように介助する。頬が陥没してマスクフィットが悪い場合のために，数種類のマスクを揃えておく。バイタルサインが安定していても，急変を見逃さないようにバイタルサインのチェックを頻回に行う。問診や意識レベル確認の際には，ゆっくりと大きめな声で話しかける。

室温調節やバスタオル，毛布などを用いて患者の保温に努める。体温の低下がある場合には，必要であれば電気毛布などを使用して加温を行う。

2）Secondary surveyと看護のポイント

本人から病歴，服薬を聴取するときは，わかりやすい言葉で，はっきりと簡潔に質問をする。とくに抗血小板薬，抗凝固薬の服用については「“血をサラサラさせる”“血を固まらせない”薬は飲んでいませんか？」とわかりやすい言葉で確認する。病歴，服薬などに関しては，かかりつけの医療機関に問い合わせをする。

家族への面接ができるように調整する。虐待については，時間の経過した創傷，皮下血腫などの存在に注意して観察し，家族との面会，病歴聴取においてもその背景を考慮しながら実施する。

軽微な受傷機転でも重症化しやすいことを念頭に置いて，常にバイタルサインのチェックを怠らない。高齢者の皮膚はテープなどの皮膚トラブルを起こしやすいので注意を払う。

4 外傷部位別にみた特殊性

1）胸部外傷

胸部外傷は軽微であっても致命的な損傷となる。呼吸機能の低下や誤嚥性肺炎の合併は呼吸管理を難しくする。肋骨骨折などによる疼痛のコントロールも大切である。

2）腹部外傷

疼痛に対する閾値の低下により，腸管損傷による腹膜炎が生じても腹痛などの訴えが少なく，腹部所見が不明瞭となるため注意が必要である。

3）頭部外傷

高齢者は局所性脳損傷が多く，急性硬膜下血腫の頻度が高い。高齢者が転倒し頭部を打ったときには，頭蓋内病変を疑って頭部CTを施行する。少量の出血ではまったく神経症状を呈さないこともあり，高齢者は軽微な外力で骨折がなくても脳損傷のリスクは高い。また，抗凝固薬（ワルファリンなど），抗血小板薬（アスピリン，パナルジン®など）を内服中の場合は，いっそう脳損傷による出血を増悪させる。

4）骨・軟部組織損傷

骨強度の低下が原因となり，軽微な外力でも大腿骨頸部，脊椎，上腕骨頸部，橈骨遠位端，骨盤，肋骨などで骨折が起こりやすい。大腿骨頸部骨折は寝たきりとなりやすく，機能予後がもっとも不良である。骨折は軽度であっても，後に外力を受けた部位の血腫が増大し，ショックになることがある。長期臥床による廃用性萎縮を避けるために，できるかぎり早期離床に努める。そのためには，早期のリハビリテーションをチーム（看護師，医師，理学療法士など）で計画を立てて実施することが大切である。

5 まとめ

成人外傷とは異なる高齢者の特徴を理解して，初期診療，看護にあたることが大切である。高齢者外傷では，軽微な外力や転倒などの受傷機転によっても致命的な損傷となる。基礎疾患，薬物服用などの情報を把握することも重要なポイントである。また，受傷原因に虐待の存在も疑ってかかる。

表Ⅲ-15-1 **高齢者外傷の特徴**

Primary survey		
	観察と処置における注意点	根拠および背景
A 気道	1. 義歯や抜けた歯が気道異物となる 2. 喀痰，吐物，異物の喀出が悪い 3. 気管切開を有していることがある 4. 頸椎の愛護的な扱いと，より慎重な頸椎固定を必要とする。不用意な扱いは頸椎損傷を増悪させ，脳虚血による意識低下を招く 5. 仰臥位での頸椎保護に際しては，上半身に毛布などを入れ脊椎変形に応じた自然な姿勢を維持する（とくにバックボード使用時など）	1. 歯科的装具が多い一方，自己の歯は軽微な外力で抜けやすい 2. 咳嗽反射や嚥下運動の低下が誤嚥を招き，胸郭の硬化や呼吸筋の筋力低下は気道からの喀出力を低下させる 3. 喉頭癌などによる頸部手術，呼吸器や重篤な手術歴のため 4. 変形性脊椎症や骨粗鬆症のため，頸椎の可動域が小さく，また脊柱管が狭い。同時に頸動脈や椎骨動脈に動脈硬化が存在し，血管の伸展で内腔が閉塞しやすい 5. 脊椎後彎が強くなり，しばしば円背が認められる
B 呼吸と換気	1. マスクフィットが悪く，バッグ・バルブ・マスク換気が困難 2. 酸素投与は，軽微な外傷でも適応となる 3. 外傷に限っては慢性閉塞性肺疾患（COPD）でも酸素投与を控えるべきではない。ただし，呼吸抑制に注意し，必要があれば補助換気を行う	1. 歯槽骨や下顎骨の萎縮，義歯を除去すると頬部が陥凹する 2. 呼吸機能が低下しており，軽度の外傷でも低酸素血症をきたしやすい 3. 慢性閉塞性肺疾患（COPD）の患者は，呼吸中枢への促進刺激は高二酸化炭素血症よりも低酸素血症に依存しているので，酸素投与により呼吸抑制を生じることがある。しかし，外傷では出血性ショックなどによる組織への酸素供給低下を回避することがより重要であり，酸素投与を控えるべきではない
C 循環	1. Capillary refill time, blanch test（爪など圧迫後の毛細血管再充満時間）は信頼し難い 2. ショックに特有な皮膚所見の観察が難しい 3. 出血性ショックの早期所見とされる頻脈を認め難い 4. 収縮期血圧の正常下限が高い	1. 動脈硬化のため末梢循環が低下。さらに，閉塞性動脈疾患により局所的に循環が低下している 2. 加齢により湿潤さや張りがなく，メラニン色素が少なく白っぽい 3. 加齢による変化としてカテコラミンに対する感受性が低下し，低容量，疼痛，ストレスなどに対して心拍数があまり増加しない。また，降圧薬や抗不整脈薬の影響もある。とくにβブロッカー服用ではショックになっても頻脈を呈さない。すなわち，警告サインを示さず，ショックに至りやすい 4. 加齢による動脈硬化のため，日ごろの収縮期血圧が高くなっている。また，降圧薬服用者は血圧を上昇させる仕組みが抑制されている。高血圧症の傷病者（収縮期圧150～160mmHg以上）が110mmHg を示せばショックの可能性が高い
D 中枢神経	1. 認知症，難聴などが存在する場合，正確な意識レベルの評価が難しい 2. 白内障や眼科手術による影響のため，瞳孔径や対光反射の評価が難しい場合がある 3. 発語の評価に複雑な質問は慎む。会話においては忍耐強く接する必要がある 4. 運動機能は，一側に限らず全体で評価する	1. 老人性認知症やアルツハイマー病など病的変化のみならず，加齢により見当識，運動および知覚が低下している。向精神薬の服用者も多い。このため，既往症と頭部外傷による新規の障害を区別することは困難である 2. 虹彩異常，眼疾患，中枢神経疾患により修飾されやすい 3. 視聴覚器の障害，構音障害などにより疎通性に欠ける。日ごろより年月，曜日や時間の認識が少なく地理にも疎い。また，自由回答を求める質問は，高齢者にとって返答は難しい。義歯を外していると滑舌が不良となる 4. 既往症に片麻痺があり得る
E 脱衣と保温	1. より積極的に保温に努める	1. 体温調節能力が低下し，炎症時の発熱が起こりにくい。また，外気温に対する代償が弱く，容易に偶発性低体温に至る

〔文献5）より引用〕

表Ⅲ-15-1 (続き)

Secondary survey		
	観察と処置における注意点	根拠および背景
受傷機転の評価	1. 受傷機転に基づく重症度予測やトリアージでは，非高齢者の場合より1～2ランク重く評価する 2. 軽微な受傷機転と侮ってはならない	1. 受傷機転が同じでも高齢者のほうが重症化しやすく，病勢の悪化が早い 2. 脳血管障害や循環器疾患の発症が先行し，外傷の契機になっていることが多い。既存症の増悪もある
既往歴の聴取	1. 非高齢者以上に病気，服薬の聴取は重要である 2. 家人や医療介護者との人間関係に配慮すべきである	1. 家人といえども既往歴や投薬内容まで情報をもっていないことがある 2. 本人は家人や介護者の前では真相を話さないことがあり，このような場合は高齢者虐待や自殺企図が背景に存在する
身体診察	1. 思わぬところに皮膚軟部組織の損傷がある 2. わずかな打撲でも，固定，圧迫，冷却や挙上が必要である 3. 四肢変形は，骨折ばかりとは限らない 4. 四肢の固定は愛護的に行う 5. 局所損傷の重症度は，非高齢者より1～2ランク重く評価する	1. 弾力がなく，コラーゲン量の少なくなった（紙のように薄い）皮膚は，軽微な外力で剝皮創や皮下出血を起こす 2. 末梢血管の脆弱，軟部組織の張りのなさは，容易に皮下出血，腫脹をきたす 3. 骨盤や四肢の変形性疾患により，変形を呈することがある 4. 変形性疾患により関節の可動域は狭く，骨粗鬆症により骨折しやすい。関節は必ずしもまっすぐに伸びない 5. 侵襲に対する生理的な代償が少なく，呼吸・循環の悪化が早い。また，既往症や治療中の病気が再発，増悪することがあるため
検査	1. 初期診療での血液ガス，採血，超音波検査，心電図検査を実施して患者の身体予備力を評価しておく 2. 頭部打撲の受傷機転があれば頭部CT検査の実施閾値を下げる	1. 貧血，低ナトリウム血症，低蛋白血症，凝固時間の延長，低心機能，低呼吸機能，低腎機能がもともと存在する可能性がある 2. 神経所見の正確な評価が難しい。軽微な頭部外傷でも重篤な頭蓋内病変に発展しやすい

〔文献5）より引用〕

文　献

1）内閣府：平成29年度高齢社会白書. http://www8. cao.go.jp/kourei/whitepaper/w-2017/gaiyou/29pdf
2）総務省消防庁：平成28年度版救急・救助の現況. http://www.fdma.go.jp/neuter/topics/houdou/h28/12/281220_houdou_2.pdf
3）厚生労働省：平成28年人口動態統計月報年計（概数）の概要. http://www.mhlw.go.jp/toukei/saikin/hw/jinkou/geppo/nengai16/dl/gaikyou28. pdf
4）内閣府：平成29年度交通安全白書. http://www8. cao.go.jp/koutu/taisaku/h29kou_haku/pdf/zenbun/h28-1-1-1.pdf
5）日本外傷学会・日本救急医学会監，日本外傷学会外傷初期診療ガイドライン改訂第5版編集委員会編：外傷初期診療ガイドラインJATEC™，第5版，へるす出版，東京，2016.

16. 画像診断と評価

外傷診療において，解剖学的な損傷の情報は治療戦略を立てるうえで必要であるが，患者の生理学的徴候が許す範囲内で，検査を行うことになる。得られた検査のなかで，必要な情報を得て，適切な治療法を選択することが求められる。Primary surveyとしてどのような画像検査を行い，どのような情報を得るのか，またそのときにどのような点に注意して患者のケアを行うのかが重要である。次にsecondary surveyとしては，どのような追加検査を行い，何に注意して，どのようなことを考えながら読影するのか知っておかなければならない。

1 Primary surveyにおける画像検査

気道・呼吸としては，診察情報（バイタルサイン・身体所見）からその不安定化する要素を把握し，対応するので画像検査を必要としない。循環動態の不安定化の要因もしくは，今後不安定化する可能性がある要素を検出するために画像検査を行う。具体的には，FASTとポータブルでの胸部・骨盤の単純X線検査を行う。これにより，必要な処置（輸液・輸血，気管挿管，胸腔ドレーン，骨盤の簡易ベルト固定など）を行う。

1）FASTの施行と注意点

超音波検査を行うことができる資格はとくに定められていないので，看護師が行ってはならないわけではない。もっとも，看護師は患者のケア（モニターの装着やバイタルサイン測定，採血と静脈路の確保，脱衣，所持品の管理，家族との連絡状況の把握など）を行わなければならず，現実的には看護師がFASTを行うことは少ない。また，客観的な評価ができないため，その後の比較のためにも継続して行うことができる同一人物（医師）が行ったほうがよい。しかしながら，FASTは簡易にできる検査であり，侵襲性も低く，繰り返し検査を行うことが勧められるため，看護師が行っている施設もある。

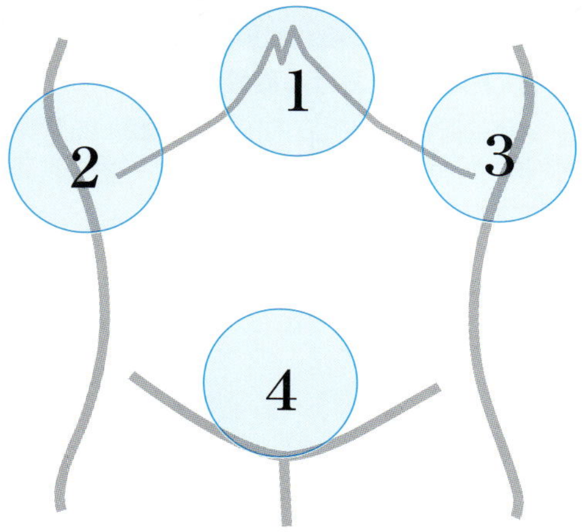

図Ⅲ-16-1　FASTで検索する４カ所の部位

心窩部（①）で心嚢液の貯留を確認する。モリソン窩（②）や脾臓周囲（③）で腹腔内出血を確認する。またその際には，必要に応じて肋間をずらして胸腔内の出血の有無も確認する。ダグラス窩（④）においても出血がないか，縦走査および横走査で確認する

FASTでは，４点の評価（図Ⅲ-16-1）で，心嚢液の貯留，腹腔内の液体貯留（図Ⅲ-16-2），大量血胸（図Ⅲ-16-3）の有無を検索する。

（1）心嚢液の貯留

「心嚢液の貯留」と「心タンポナーデ」はイコールではない。心嚢液の貯留は心窩部において，縦走査で検索するが，みにくい場合は横走査や肋間からの走査で心臓周囲の液体貯留を検索する。ただし，肋間走査で心嚢液の貯留を検索する場合でもプローブはコンベックス型（図Ⅲ-16-4）（腹部用の扇形のプローブ）で行うのが基本である。

心嚢液が貯留していることで，心臓が拡張障害をきたし，これにより循環不全に陥っているのであれば，心タンポナーデということになる。超音波装置を用いて，閉塞性ショックの１つである心タンポ

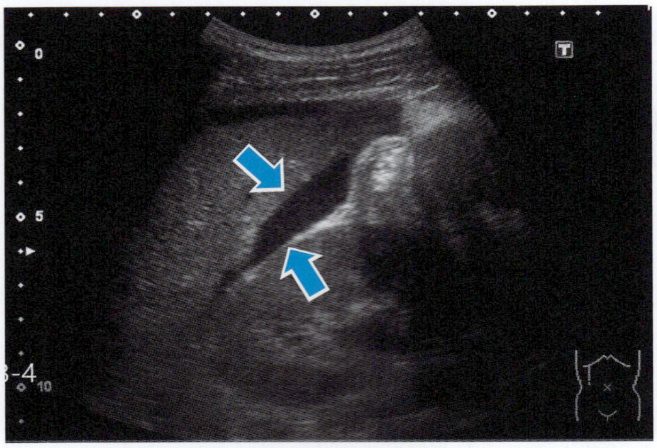

図Ⅲ-16-2　FASTにおける腹腔内出血

モリソン窩に貯留した腹腔内出血。肝臓と右腎臓との間（モリソン窩）に液体貯留を示す低エコー（矢印）が描出されている

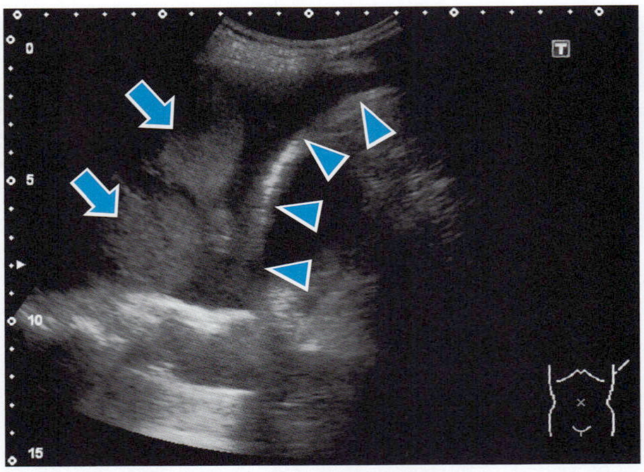

図Ⅲ-16-3　左胸腔内に大量液体貯留

左下部肋間走査にて横隔膜（矢頭）上に大量の低エコーの領域を認め，その内部に縮んだ肺（矢印）がみられる

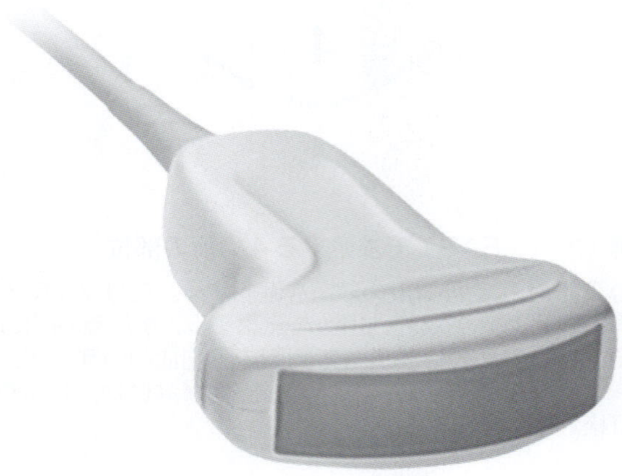

図Ⅲ-16-4　コンベックス型エコープローブ

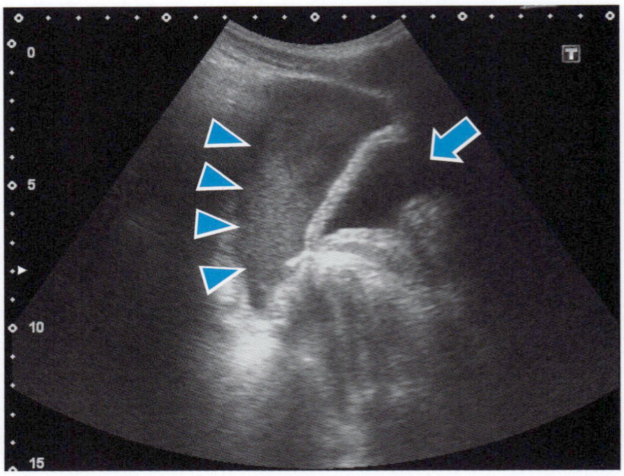

図Ⅲ-16-5　FASTにおける骨盤内出血

骨盤内に貯留した血性腹水を縦走査で検出している。膀胱内の尿の低エコー（矢印）に比して，腹腔内出血は血球成分の影響もあり，液体貯留の内部エコー（矢頭）が存在している

ナーデの有無，もしくは今後，心タンポナーデに移行する可能性に関して検索する。急速に貯留した場合は少量であっても心タンポナーデに移行するが，緩徐に貯留した場合は多量であっても心タンポナーデには移行しない。

（2）腹腔内液体貯留

腹腔内に出血すると重力に従い，貯留しやすい部位が決まってくる。具体的には，モリソン窩，脾臓周囲，ダグラス窩（直腸膀胱窩）の液体貯留である。少量の出血の際には見落としやすい場合があるので，1断面だけで評価するのではなく，広く評価する。また，急性期の出血は血球成分の影響で，必ずしも均一な低エコーにはみえない（図Ⅲ-16-5）ことがあるため注意する。

（3）大量血胸

大量血胸に関しては，後述の胸部単純Ｘ線検査で通常は検索するが，FASTでも十分に評価可能である。肋間走査で肋骨に平行にプローブを当てる。通常は肺の含気があるために胸腔内のエコーは無エコーになるが，液体貯留があれば検出することができる。また大量になると無気肺になった下葉も検出することが可能である（図Ⅲ-16-3）。ピットフォールとしては皮下気腫がある場合で，この場合，気腫により深部のエコーがみにくくなることがある

2）胸部単純Ｘ線検査

外傷のprimary surveyで行う胸部単純Ｘ線検査は臥位で行う。したがって，立位とは異なる影響を

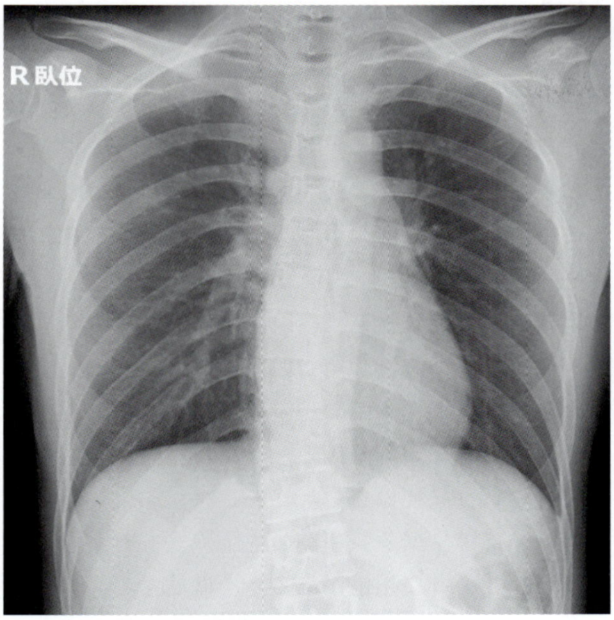

図Ⅲ-16-6　胸部単純X線検査（臥位AP像）

臥位像の場合，気胸が存在していても，空気は重力に従って軽いほう（腹側）に貯留する。そのため胸部単純X線検査では検出できないことがあるので，注意しなくてはならない。本症例では「deep sulcus sign」も認められない

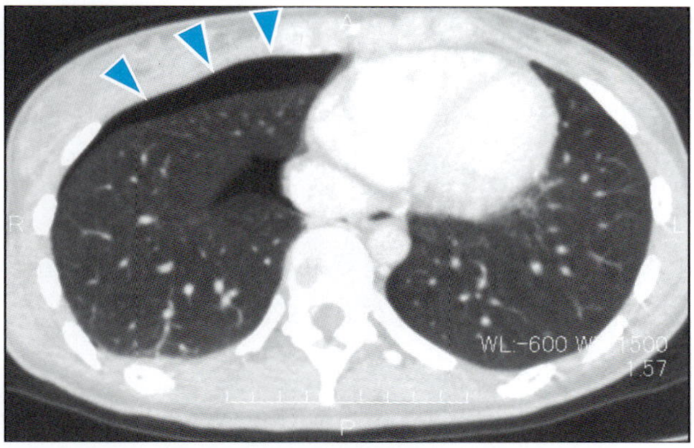

図Ⅲ-16-7　図Ⅲ-16-6と同一症例における胸部CT

右胸部の腹側において，気胸（矢頭）が確認できる。血胸や肺挫傷は認められない

考える。立位に比して臥位の特徴は，①縦隔陰影や心陰影が大きくなる，②肺野の透過性が低くなり，とくに上肺野の肺血管陰影が目立つ，③横隔膜が挙上する，④肩甲骨が肺野に重なりみにくくなる，などがあげられる。また気胸や血胸は，立位では気胸が肺尖部に，血胸が肺底部に貯留するが，臥位では気胸は腹側，血胸が背側に貯留するため，わかりにくいこと（図Ⅲ-16-6,7）があり，注意しなければならない。近年では，気胸の検出には胸部単純X線検査よりも超音波検査のほうが優れているといわれている[1)]。

Primary surveyで検索するのは「大量血胸」と「フレイルチェストをきたし得る多発肋骨骨折と肺挫傷」である。緊張性気胸では胸部単純X線検査を待たずに脱気することが必要である。

看護師としては，医師が行う身体所見の情報から，速やかに脱気や胸腔ドレーン，ならびに気管挿管を行うことができるように準備をしなければならない。また，バックボードなどで全身固定が行われている患者においては，腋窩付近の金属固定具などがきちんと外れているか確認するとよい。

3）骨盤単純X線検査

後腹膜腔出血の原因としてもっとも多いのが骨盤骨折であり，これを骨盤単純X線検査で検出する。骨折の形態によって出血量が決まるわけではないが，不安定型骨盤骨折であれば出血量は多くなる可能性が高い。

看護師としては，バックボードなどで全身固定が行われている患者においては，胸部撮影時と同様に骨盤付近の金属固定具がきちんと外れているか確認するとよい。またズボンのポケットに入っている金属やファスナーなども診断の妨げになることがあるため注意する。

2　Secondary surveyにおける画像検査

Secondary surveyを行うことができているということは，循環動態が安定していることを意味している。解剖学的な評価を行い，治療方針の決定をする。これまで行った画像検査の詳細な解釈，新たに必要と考え行った画像検査の解釈を含めて，全身状態を加味して治療方針を決定する。

1）CT検査

Primary surveyの生理学的徴候のうち，中枢神経系の機能評価として，GCS（Glasgow Coma Scale）を用いた意識レベルの評価，瞳孔の評価，麻痺の有無を行い，「切迫するD」であるならば，気管挿管，脳神経外科医への連絡を行い，secondary surveyのはじめに頭部CTを行う。「切迫するD」の場合，頭部CTに引き続いて，体部CTを行うことは許容されている。この場合，全身CT検査

(trauma pan-scan) を行うことになる。

「切迫するD」でない場合は，全身の身体所見からCTの必要性を判断し，必要な部位のCTを撮影する。ただし，症状のみられない部位でも異常所見を発見できる可能性があり[2]，撮影範囲と被曝に関しては十分な配慮が必要である。また経静脈性造影剤を用いることで，現在進行形の出血の有無を検索することができるためショックを伴っている，もしくはショックに移行する可能性を含んでいる患者では可能なかぎり造影CTを行う。

看護師としては，経静脈性造影剤を使用する場合の副作用への対応，経静脈性造影剤の接続などに注意する必要がある。耐圧チューブでなければ，造影剤注入時の圧力によって破損する可能性があること，接続がロック式でなければ注入圧によって接続が外れてしまうこと，などに注意する。もちろんCT撮影時，移動するために点滴や酸素チューブ・モニター類の配線が絡む場合があること，検査中に患者の呼吸・循環動態が変化する場合があること，などにも注意することは基本的事項である。

3 画像読影

画像結果を最終的に判断するのは医師であるが，看護師が画像所見を拾ってはならないわけではない。担当医が必ずしも画像診断に長けているとは限らないため，複数のスタッフで確認することは重要であり，診療放射線技師や看護師も協力して画像を解釈する。画像の解釈の方法として，JATEC™では3段階読影を1つの方法として紹介しており，ここでもその方法に関して記載する[3]。この方法は，緊急処置を要するような損傷を短時間でみつけることに主眼を置いている。また，画像診断を専門にしていない医師・看護師などでも容易に判断できるように簡素化された方法である。

第1段階で陽性となる所見が存在している場合は，CT室からそのまま治療できる部屋へ移動する，もしくは治療の準備を開始しなければならない。もっとも，第1段階ですべての損傷をみているわけではないので，第2段階の読影を可及的速やかに行い，最終的な治療方針の決定に役立てなければならない。

1）読影の第1段階（FACT）

これは，CT撮影時にCTのコンソール上で素早く行うものであり，撮影と同時に判断し，検査が終わってCT寝台から患者をストレッチャーに移すまでに終了させる。必要最小限判断しなければならないのは以下の6カ所のエリアであり，この部位に焦点を絞って（focused）判断する（assessment）ため，FACTと呼ばれている[4]。

医師の注意が読影の第1段階に向かうため，看護師としては，撮影の間の患者の状態に十分に配慮しなければならない。医師と一緒になって，読影の第1段階を行う必要はない。

(1) 頭部で，緊急減圧開頭血腫除去を行わなければならないような損傷があるかを確認する。

(2) 縦隔で，大動脈損傷や縦隔の血腫があるかを確認する。

(3) 肺底部で，大きな肺挫傷，血気胸，心嚢血腫がないかを確認する。

(4) ダグラス窩に貯留するような腹腔内出血の有無を確認する。

(5) 骨盤骨折，椎体周囲の血腫の有無を確認する。

(6) 実質臓器損傷，腸間膜血腫の有無を確認する。

2）読影の第2段階

読影の第1段階が陽性のために緊急手術を行う場合であっても，第1段階が陰性のために初療室に帰室する場合であっても，可及的速やかに第2段階の読影を行うことが勧められる。第2段階では，第1段階の6つのエリア以外での緊急処置を要する損傷を発見したり，多部位損傷の場合の治療の優先順位の決定であったり，多断面再構成画像での評価（とくに椎体や顔面など）を行うことが求められる。なかでも第1段階では時間がなく十分に確認できなかった血管外漏出像に関しては，その治療優先順位が大きく左右されるために動脈相と実質相とを比較するなど，詳細な読影が求められる。

看護師としては，この間に情報を整理し，手術への準備や患者および家族のケアで足りない部分を早急に補う必要がある。とくに読影の第1段階で緊急処置を要する損傷がなく，呼吸・循環動態が引き続き安定している患者では一度家族と話をしたり，状況によっては患者と面会したり，などの配慮が求められる。

3）読影の第３段階

CTの画像データは膨大であり，すべての画像を診療の合間に完全に読影するのは不可能である。したがって，診療が落ち着いた段階で，もしくは翌日に，画像を読影する専門医（放射線科医）から正式なレポートを求めるべきである。このレポートは重要であり，担当医は患者診療に追われ確認しそびれる可能性があるので注意する。

看護師としては，可能ならば後日当該患者のレポートを確認し，外来診療時の経過を振り返るとよい。

4）FAST

Primary surveyでもFASTを行っているが，secondary surveyでも再検を行い，その変化を認識する。とくにCTを行った症例では，CT画像との対比を行うことができる。FASTの感度は高いとされているが，primary surveyで陰性であった患者が，CTでは腹腔内出血がみられたという症例を経験することがある。FASTが不十分であったのか，FASTからCT施行時までの間に出血したのか，特定することは困難であるが，その後のフォローとして，再検するとよい。Secondary surveyのなかで，入院病棟に移動する前など，何度も施行すべきである。

5）胸部と骨盤の単純X線検査

Primary surveyで撮影した胸部と骨盤の単純X線写真を，secondary surveyで再度詳細に確認する。とくに「切迫するD」がない場合はCTを施行する前なので，より詳細に読影する。具体的には，胸部であれば，気管・肺野（気管損傷・肺挫傷），縦隔（大動脈損傷），横隔膜（横隔膜ヘルニア），骨成分（肋骨骨折・鎖骨骨折・肩甲骨骨折），軟部陰影（軟部組織損傷，皮下気腫），チューブ（気管挿管チューブの位置や胸腔ドレーンの位置など）を確認する。骨盤であれば，骨傷の確認を細かく行う。CTに勝る情報は得られないが，フォローする際には，当初の所見からの変化を確認することは重要である。

6）その他の画像検査

その他の画像検査で代表的なものとして，四肢の単純X線検査やMRI検査があげられる。四肢の骨折の有無に関しては，単純X線検査が主流であり，可能なかぎり２方向以上での撮影を行う。看護師としては，その間のバイタルサインの変化や局所からの活動性出血などに配慮する必要がある。MRI検査に関しては，代表的なものは脊髄の評価や頭蓋内の評価があげられる。頭部CTと臨床所見との解離がある場合に頭部MRIを施行することがあるが，緊急性は低い。脊髄に関しては骨折の形態と神経症状の有無に応じて撮影を行い，緊急で開放術を行ったり固定術を行うことがある。MRI検査を行う場合は，金属の有無など十分に注意しなければならない事項が多く，また検査中の患者の容態変化にも気を配らなければならない。

文　献

1）Wilkerson RG, et al：Sensitivity of bedside ultrasound and supine anteroposterior chest radiographs for the identification of pneumothorax after blunt trauma. Acad Emerg Med 17：11-17，2010.

2）Tillou A, et al：Is the use of pan-computed tomography for blunt trauma justified? A prospective evaluation. J Trauma 67：779-787，2009.

3）日本外傷学会・日本救急医学会監，日本外傷学会外傷初期診療ガイドライン改訂第４版編集委員会編：外傷CTの効率的な読影．外傷初期診療ガイドラインJATEC™，第４版，へるす出版，東京，2012，pp. 245-250.

4）一ノ瀬嘉明，他：時間を意識した外傷CT診断：Focused Assessment with CT for Trauma（FACT）からはじめる３段階読影．日外傷会誌　28：21-31，2014.

1. 受傷機転とアセスメント

外傷とは機械的外力（エネルギー）による身体組織の損傷を意味するものであり，受傷機転すなわち，エネルギーの大きさ，範囲，方向，作用時間，伝播経路などが把握できれば，損傷の部位を推測することができる。そのため，正確な受傷機転の把握により重症度や損傷臓器の推測を行うことができ，迅速な診察の遂行やその準備・介助の手助けとなる。

初期診療における詳細な受傷機転の聴取はsecondary surveyの最初に行うことが原則であるが，必要時にはprimary surveyおよび蘇生中に行われる。事前に可能なかぎり受傷機転の情報を収集しアセスメントすることで，万全な受け入れ準備を行うことができる。例えば小児の頭部・顔面外傷という受傷機転の場合は，事前に小児科医や脳神経外科医への応援要請や，速やかにCT撮影が行えるように放射線室への連絡などの調整ができる。さらに，顔面の外傷から気道確保の困難が考えられ，気管挿管や輪状甲状靱帯穿刺の物品準備を行うことができる。

また，受傷機転から生じる損傷をアセスメントすることで，患者に加わった外力と受傷部位を推測し，診察・診療の介助を速やかに行うことができ，異常の早期発見につながる。つまり受傷機転からアセスメントし対応することは，その患者の救命率を上げ，機能的予後に大きな影響を与えることにつながる。

1 受傷機転による緊急度・重症度の評価

わが国における外傷による緊急度と重症度の判断基準は，病院前救護・外傷診察において，①生理学的評価，②解剖学的評価，③受傷機転の３段階によって評価される。受傷機転は，それのみでISSや死亡率などの重症度を予測し得ることが知られており，生理学的評価と解剖学的評価に受傷機転の評価を加えることで，より正確に患者の病態を予測でき，患者の緊急度を見極めることができる。

受傷機転から事故発生状況を知り得ることにより，患者の受けた鈍的・鋭的外力の運動エネルギーの大きさを推測することができる。病院前救護において，受傷機転から重症以上との判断に高リスク受傷機転と称される基準がある（表Ⅳ-1-1）。高リスク受傷機転では，人体損傷も大きくなると予想され，重症化する可能性が高く，ロード＆ゴーの適応を考慮するとしている。

受傷が高リスク受傷機転に該当するか否かは，救急隊から病院への第１報で伝達される重要な項目の１つとされており（「MIST」のM＝mechanism），病院スタッフは高リスク受傷機転との連絡を受ければ，重症外傷の可能性が高いものとして対応する。また，MISTのほかに第２報として，バイタルサインや同乗者の有無などの患者情報が得られる場合があり，これらの情報を統合させ，より詳細に患者の病態を予測し，万全な受け入れ準備に努めていく。エネルギーが大きくなくても，重量物に挟まれるなどして外力が持続的に作用すると，外傷性窒息や圧挫症候群（crush syndrome）といった特異的な病態を呈する。これらも重症度が高く，挟圧外傷や圧挫外傷と称される。さらに刺創や杙創を認める場合は，重症度が高い可能性がある。

受傷機転により緊急度・重症度の評価を行うことが可能であり，事前に情報を収集し受傷機転から患者の状態のアセスメントを行うことが重要である。

2 外傷の分類

外傷は外力発生の種類，成傷器，受傷機転，損傷形態，損傷部位などによりさまざまな分類がなされる（表Ⅳ-1-2）。

とくに，外力の種類によって鈍的外傷と穿通性外

表Ⅳ-1-1　高リスク受傷機転

・車両事故の場合
同乗者の死亡
車外への放出
車の高度な損傷（変形・破損）
・歩行者もしくは自転車事故の場合
車に轢かれた
車に５ｍ以上跳ね飛ばされた，もしくは時速30km以上の車との事故
・バイク事故の場合
運転手が離れていた，もしくは時速30km以上のバイク事故
・その他
機械器具に巻き込まれた
体幹部を挟まれた
高所からの墜落（6m以上または3階以上）
※小児の場合：身長の2～3倍程度の高さからの墜落

〔文献１）より引用〕

表Ⅳ-1-2　外傷の分類

1．外力の種類による分類
A．鈍的外傷（鈍的損傷）
B．穿通性外傷（穿通性損傷）
2．外傷の原因や手段
交通外傷，労働災害，スポーツ外傷，戦傷など
3．成傷の動機による分類
他損（傷害），自損，不慮の事故など
4．損傷が開放性か否かによる分類
A．開放性外傷
B．非開放性外傷
5．損傷部位の数による分類
A．単独外傷
B．多発外傷
6．損傷部位による分類
A．表在性外傷
B．頭部外傷
C．顔面外傷
D．胸部外傷
E．腹部外傷
F．骨盤外傷
G．脊椎・脊髄外傷
H．四肢外傷

〔文献１）より引用〕

傷に大きく分類される。鈍的外傷は鈍的な形状の物体によって生じる外傷と定義される。具体的には交通事故や墜落，転落などがある。内臓損傷を引き起こすことが多く，体表面からの観察のみでは重症度を過小評価する危険がある。鈍的な外力により直接圧挫されたり，急な加減速により間接的に重症内臓損傷が生じたりする。一方，穿通性外傷は刃物や銃など鋭的な物体によって生じるもので，多くは傷害事件や自傷行為で生じる。局所の内臓に高度の障害を生じて重症となることも多い。また損傷部位の数によって単独外傷と多発外傷とに分類される。

3　損傷発生のメカニズム

運動エネルギーによって生じる人体損傷には，外力の作用部位直下に生じる損傷と衝撃が伝播されて生じる損傷とがある。損傷のメカニズムから損傷の程度をアセスメントすることができ，受け入れ準備や愛護的な移乗や体位の保持，循環や呼吸状態の悪化の予測を行うことができる。

1）外力の作用部位に生じる損傷（直達損傷）

外力が直接作用した部位もしくはその周囲に組織破壊が生じる。表皮の損傷を伴い，皮下の組織まで傷害が及ぶと開放創となる。また，外力が骨まで到達し，骨の損傷が生じた場合は骨折となる。このように直接的に損傷をきたす外力を直達外力という。

直達外力によって特殊な損傷を生じる場合がある。車のタイヤなどに巻き込まれ，表面の皮膚と筋骨格との構造物の間で伸展力や圧縮力，剪断力などが作用し，この機序で生じた損傷は，デグロービング損傷と呼ばれる。これらの損傷では開放創を伴わない場合がある。

2）外力の作用部位以外に生じる損傷（介達損傷）

外力が加わった部位から身体の内部構造を仲介し

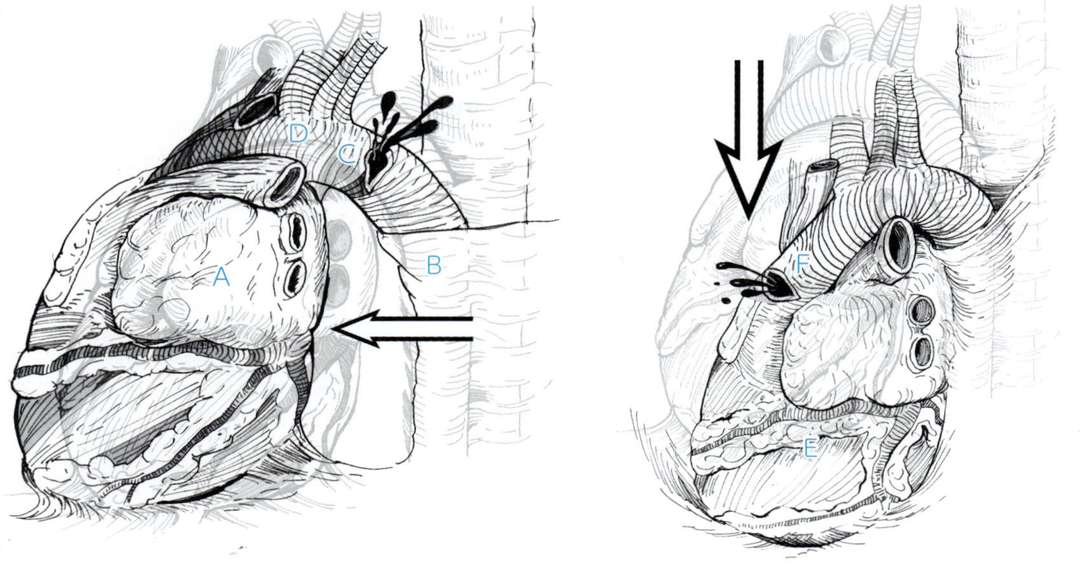

水平方向：減速作用機序
垂直方向：減速作用機序

図Ⅳ-1-1　**胸部大動脈損傷**　〔文献1）より引用〕

左鎖骨下胸部大動脈損傷は，古くより水平方向の減速作用機序で生じるとされてきた。固定性の弱い心臓（A）は慣性にて前方に移動するが，下行大動脈は椎体に固定されている（B）ために大動脈峡部（C）に剪断力が作用し，離断されやすい。Cの位置は動脈管索（D）より尾側に約1.5cmのところで，左鎖骨下動脈の末梢である

一方，垂直方向に減速作用が働くと上記のメカニズムによる大動脈峡部での損傷も生じるが，約1/3に大動脈根部（F）での損傷が認められるという。これは，心臓（E）が尾側に移動し，上行大動脈に伸展力が作用するためとされる

て力が伝播され，離れた部位に損傷が生じる。エネルギーの伝播を惹起する代表的な外力として，介達外力や減速作用機序によって生じる外力などがある。

(1) 介達外力

体内構造で力を伝播する代表例は骨で，硬いため力を伝播しやすく，しなり，圧迫，牽引，捻れなどの形（介達外力）で衝突部分以外に損傷を生じさせる。下肢からの墜落外傷の場合，直達損傷である踵骨骨折だけではなく，しばしば脛骨，大腿骨，骨盤骨折，脊椎圧迫骨折などの介達損傷を生じる。

(2) 減速作用機序（加速度の作用）

運動エネルギーを有する物体が衝突した際に物体（身体を含む）は急激な速度変化を受ける。この場合，身体側では臓器の固定性の違いにより損傷が生じる。墜落時に起こる胸部大動脈損傷や腎茎部血管損傷がこれにあたる（図Ⅳ-1-1）。

また，頭蓋骨に強い外力が加わると，衝撃時には外力を受けた側の脳組織に損傷が生じる（coup injury）。さらに，直後の反動で脳組織が対側の頭蓋骨に衝突し，外力を受けた部位と反対側に損傷が生じる。これを反衝損傷（contre-coup injury）という（図Ⅳ-1-2）。

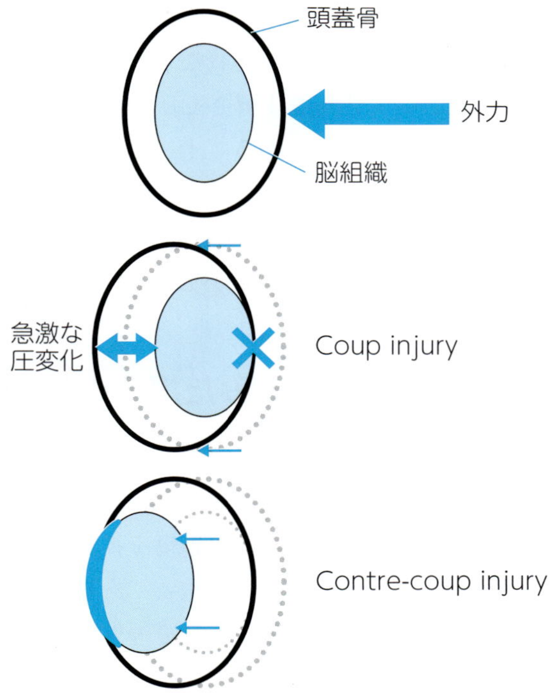

〔文献1）より引用〕

図Ⅳ-1-2　**Coup injuryとcontre-coup injury**

(3) 角加速度の作用

急激な外力の衝撃により，頭部や頸椎などに回転

表Ⅳ-1-3　乗用車の衝突による損傷

	構造物	主な損傷部位
正面衝突	ハンドル	胸郭，胸部（心臓・肺・大動脈など） 上腹部（肝臓，十二指腸，横行結腸など）
	ダッシュボード	膝（膝蓋骨，膝関節，膝窩動静脈など） 下肢（大腿骨，骨盤など）
	ペダル	足趾・足関節
	天井・フロントガラス	頭部（頭蓋内損傷，頭蓋骨など） 顔面（顔面骨など） 頸椎（頸髄損傷）
オフセット衝突 （前面の衝突部分が100％でない衝突）	正面衝突と同様	正面衝突同様であるが，時に回転運動が加わり損傷形態が複雑となる
側面衝突	ドア	肩（鎖骨，上腕骨など） 側胸腹部（肋骨，脾臓，肝臓，腎臓など） 腰部（骨盤，大腿骨，側方圧迫型の不安定型骨盤骨折など）
後面衝突	シート・ヘッドレスト	頸椎（椎弓，椎弓根，錬突起，頸髄損傷など）

性の剪断力が生じる。この衝撃により頭部や頸椎などに回旋が加わり障害が生じる。脳に回旋が加わることで，神経線維の伸展や断裂を生じることが大脳皮質や脳室上衣下脳梁部などに発生するびまん性軸索損傷の発症の一因と考えられている。

（4）内圧伝播

身体へ加わる外力は，消化管などの液体を貯留した閉鎖腔を介して内圧を上昇させ圧迫部以外のところで障害を生じることがある。十二指腸下行脚破裂や横隔膜破裂がこの機序によって発生すると考えられている。また，気管支や肺は胸部の圧迫に伴う胸腔内の内圧上昇によって破裂が生じる。

4 受傷機転からみた損傷の特徴

さまざまな受傷機転からアセスメントすることによって，患者の状態を推測することができる。とくに代表的な受傷機転から身体の損傷を推測することは診察や治療を容易にするため重要である。

以下，代表的な受傷機転ごとにその外傷の特徴を解説する。

1）交通事故

（1）車両乗車中の事故

乗用車の衝突による乗員の損傷は，衝突の仕方によってさまざまな損傷をきたす（表Ⅳ-1-3）。正面衝突の事故は自動車の急激な減速の反面，乗員は慣性の法則に従い前方に移動する。シートベルトやエアバッグがあればそれらとの接触部位に外力が加わる。シートベルトをしていない場合は，ハンドルやダッシュボードへの衝突により，多くの身体損傷を起こす。衝撃が大きい場合は，心損傷や胸部大動脈損傷も合併する。さらにオフセット衝突の場合は，車両に回転運動が加わり損傷形態が複雑となる。側面衝突の場合は，ドアや窓が室内へ嵌入し乗員に衝突する。身体側面の突出部である肩や側胸腹部，腰部に外力が作用し，鎖骨骨折，上腕骨骨折，肋骨骨折，脾損傷（肝損傷），腎損傷，骨盤骨折，大腿骨骨折などを受傷する。後面衝突の場合，衝突される車は衝突する車より速度が遅く，衝突時に外力が加わるため衝突された車は加速する。そのため，頸椎が過伸展となり，椎弓骨折，椎弓根骨折，錬突起骨折のほか，脊柱管の狭い人に頸髄損傷を合併する。

また，自動車の安全装置であるシートベルトやエアバッグによる損傷の可能性がある（図Ⅳ-1-3）。シートベルトから加えられた外力の大きさを示す目安として，シートベルト痕があり，鎖骨骨折や腹腔内臓器損傷などが生じる可能性がある。なお，シートベルトを装着していない場合，乗員が車外に放出される頻度が高い。その場合，車内にとどまっている場合に比べ，より重症となる。さらに，エアバッグは主として前面衝突時にシートベルトで保護しきれない頭部・顔面への傷害を減少するよう設計されている[2)]。しかし症例数は少ないが，このエアバッグによる頭部外傷，頭蓋内損傷による死亡例の報告

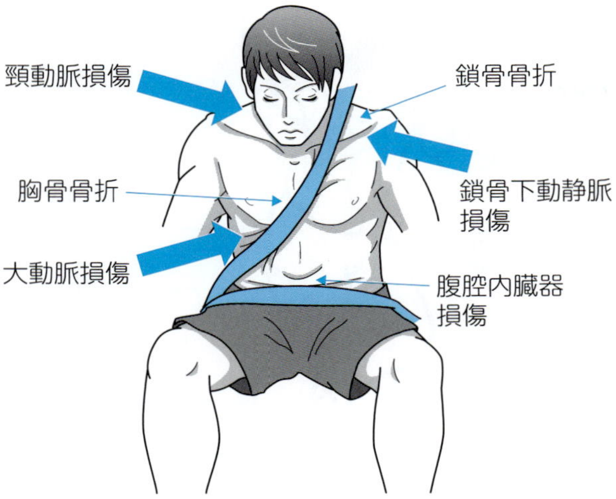

図Ⅳ-1-3　**シートベルトにより生じる外傷**
←通常の外力，⬅強い外力

がある[3]。

（2）自動二輪車・原動機付自転車乗員の事故

自動二輪車・原動機付自転車は，自動車と同程度のスピードで走行することができるが，事故の際には身体を衝撃から守るすべがなく外力は非常に大きい。外力の大きさは二輪車などと患者の離れていた距離や，他の車両との衝突であれば相手側のフロントガラスや車両の損傷の程度で運動エネルギーの大きさを推測する。

損傷様式としては，衝突によるものと転倒によるものが存在する。それ以外に投げ出されて地面や他の構造物と激突して二次損傷が生じる。図Ⅳ-1-4に示すように，身体突出部位にさまざまなタイプの損傷（図Ⅳ-1-4のａ～ｆ）を引き起こす。

（3）自転車乗員の事故

受傷形態は，自動二輪車や原動機付自転車の事故と類似している。損傷の重症度は関係車両のスピードに依存し，外力の大きさを測る目安は自転車の変形の程度と自転車と乗員の距離である。自動二輪車と同様，ヘルメットの装着の有無が重症度を左右する。

（4）歩行者の事故

歩行者が車に跳ねられた場合，図Ⅳ-1-5に示すように下肢，体幹，頭部など多発外傷を生じる。最初の衝撃でバンパーが下肢に衝突し下肢骨の骨折，関節の損傷や骨盤の骨折をきたす。その後，身体がボンネットやフロントガラスに衝突し，胸腹部や頭頸部顔面を負傷する。頸椎・頸髄損傷を合併することもある。最後に身体が地面，路上に叩きつけられ，さらなる損傷を受ける。また，身長の低い小児の場合は衝突した後，跳ね飛ばされ車の下に入り轢過されたりする。轢過された場合は，剪断力により皮膚軟部組織にデコルマン損傷が生じ，体幹を轢過された場合は胸腹部内臓が損傷される。

2）墜　落

「墜落」とは高所からの自由落下であり，「転落」とは斜面や階段などを転がり落ちることである。墜落のほうが身体への外力が大きく，より重症化する。重症度に影響する因子として，地面の性状，高さ，

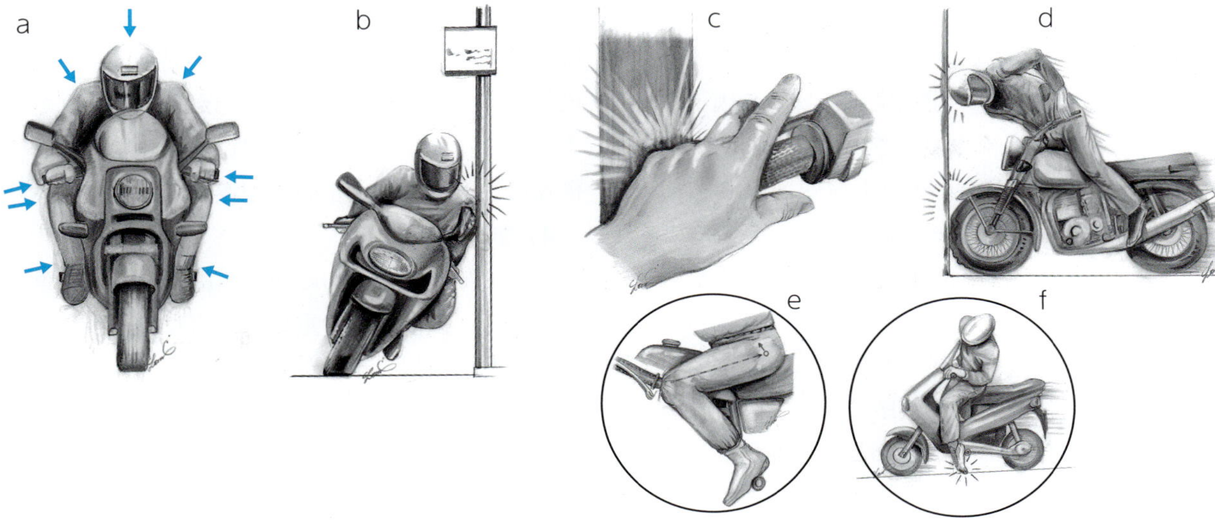

図Ⅳ-1-4　**自動二輪車乗員が受けるさまざまな損傷様式**
内容は本文参照
〔文献1）より引用・改変〕

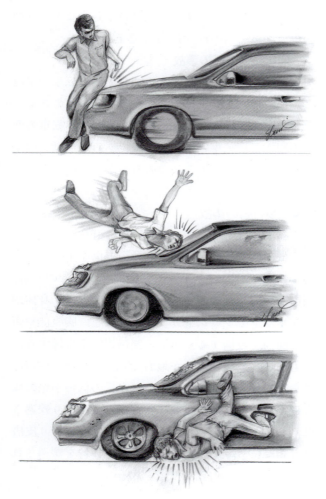

〔文献 1 〕より引用〕

図Ⅳ-1-5 **車との衝突により歩行者が受ける複数衝撃**

歩行者は 3 段階の衝撃を受ける

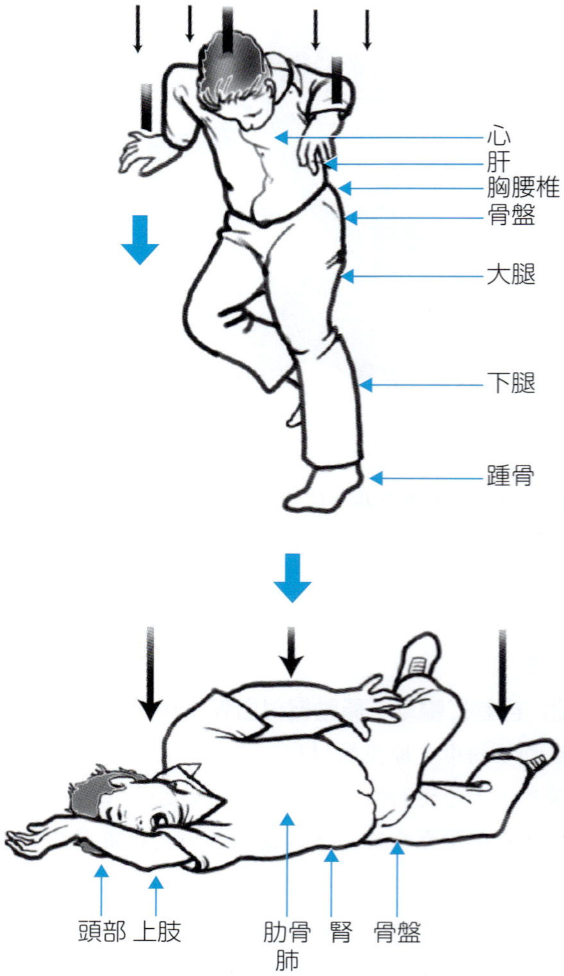

〔文献 1 〕より引用〕

図Ⅳ-1-6 **墜落外傷と損傷部位**

接地時の体位, 中間障害物の有無がある。墜落の際, 地面との衝撃が外力となるが, 地面の性状によって衝撃の強さが変わる。土に比べてコンクリート面のほうが, より衝撃が強いため, 地面の性状に関する情報は重要である。また, 重症度に影響する因子である墜落する高さも, 衝撃の強さに比例する。6 m 以上の高さの墜落で ICU 入室や手術頻度が高くなるため, 重症化の目安となっている。また高齢者の場合は転倒などの低衝撃でも重症化する可能性がある。

損傷する部位は, 地面と最初に接触した部位への直達損傷が多いが, 減速作用機序によって大動脈損傷, 心肺損傷, 肝損傷, 腎損傷などを合併する（図Ⅳ-1-6）。

3）刺 創

アイスピックや包丁・ナイフなど鋭利な成傷器が刺入してできる体表の創傷を指す。成傷器が到達する臓器が損傷されるが, 刺入部が小さくても内部ではより広範囲に（刺入部を中心に円錐形の範囲に）損傷が起こる場合がある。また, 刺創は 1 カ所とは限らず複数ある場合があるので注意が必要である。成傷器の長さによっては, 胸部から刺入されていても内部の損傷が腹部へ至っている可能性もあり, 成傷器の性状・長さを正確に把握する。

4）銃 創

わが国ではまれであるが, 刺創よりさらに重症化しやすい。損傷臓器や重症度に関しては, 銃器の種類, 弾丸の種類, 発射距離, 角度, 射入部位などさまざまな要素により規定されるため, 可能なかぎり情報を得るようにする。一般に弾丸の速度が速い銃器ほど内部損傷が大きいとされている。

弾道に沿って紡錘形をした立体的な損傷ができるため, 弾丸の通過部のみならず, 体内では損傷の広

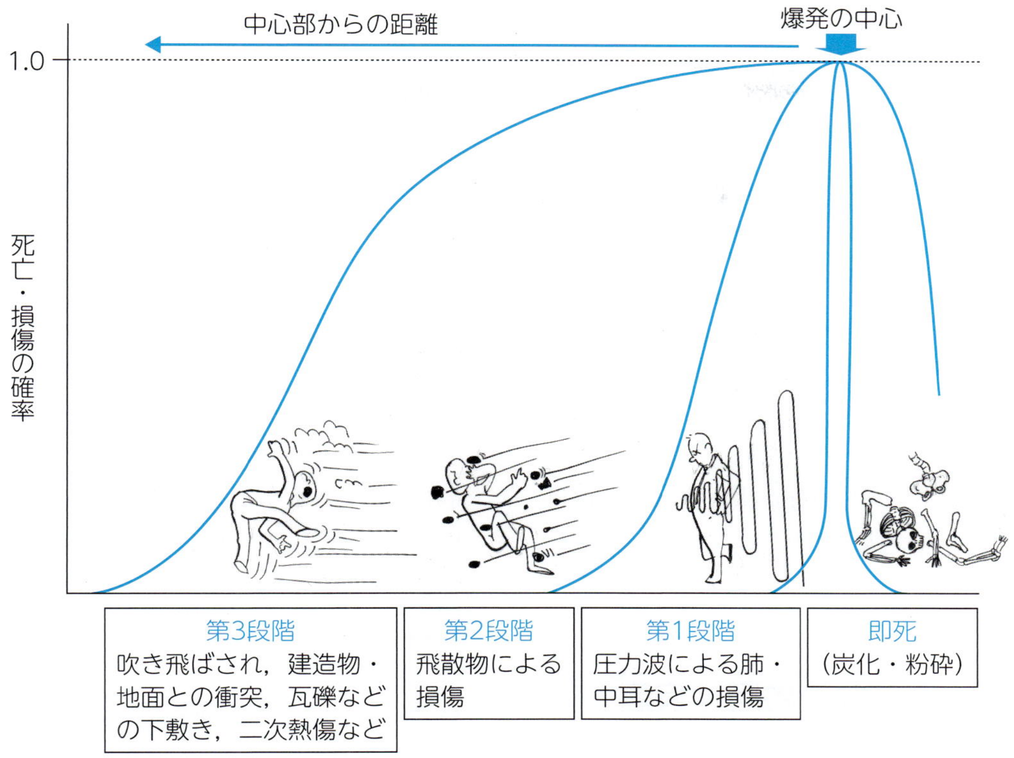

〔文献1）より引用〕

図Ⅳ-1-7　爆発による損傷

爆傷には，主に4つの異なる発生機序がある。爆発の中心部に近いほどすべての機序が重複する。中心より離れると圧力波の影響は小さくなるが，飛散物や爆風による外傷が目立つ。四次爆傷は，二次熱傷や化学損傷，放射線障害などである。実際の損傷形態は，爆発物の内容（性状・エネルギーの大きさ），爆発の中心からの距離，遮蔽物の有無，などにより大きく影響を受ける

がりが大きくなるとされる。さらに体内では弾丸の軌跡を変えたり，破裂して数片に分かれたりするためにその周辺をも巻き込んだ損傷が起こるとされている。したがって，単純に射入口と射出口を直線で結んだ軌跡を損傷部と推定してはならない。

5）杙　創

杙創とは，JATEC™では「先端が鈍である長尺物により起こる穿通性損傷」と定義されている。具体的には，鉄筋・鉄パイプ・杭・切り株などが転倒・転落あるいは墜落などの偶発的な原因（時に故意）で体内に貫入して生じる。先端が鈍であるため主要臓器を避けて貫通することが多く，救命率は比較的高い。刺創の場合と比較して接触面積が広く，成傷器が刺さったままの状態のときは，圧迫による止血が期待できる。このため，可能なかぎり現場では抜去することなく医療施設まで搬送することが求められる。

6）爆　傷

何らかの爆発によって受ける損傷を爆傷という。したがって，爆発物の種類や量，爆発の起こった環境（閉鎖空間か否かなど），爆発からの距離などにより，爆傷の種類や程度は大きく異なる。米国疾病予防管理センター（CDC）の示している爆傷のカテゴリーを一部改変して図Ⅳ-1-7に示した。一見，体表面に損傷がない場合であっても，図に示したように内部臓器に損傷をきたしている場合があり，注意を要する。身体的な外傷のみだけではなく，記憶障害などの精神症状を発生する脳損傷の発生の報告もある。爆傷は，わが国では比較的まれな外傷であるが，初療に関しては，JATEC™のprimary surveyとsecondary surveyが基本である。受傷機転の派手さに目を奪われて，大事な所見を見落とすようなことは決してあってはならない。

7）挟圧外傷

家屋の倒壊，荷崩れ，土砂崩れ，人の将棋倒し，大破した車両により身体を長時間圧迫されることで特徴的な外傷が発症する。

胸部が圧迫されると上半身の静脈圧が上昇し，脳

循環障害による低酸素症から意識障害をきたす。早期に救出されれば後遺症なく回復するが，圧迫時間が長いといわゆる圧死となる。

また，殿部や四肢を中心に長時間圧迫された場合，救出後に圧迫や無理な姿勢を強いられた骨格筋の融解（横紋筋融解症）が生じ，急性腎不全を発症する圧挫症候群（crush syndrome）となる。このとき，局所の骨格筋が筋区画内で腫れあがり，それより末梢の血行障害と神経損傷をきたすと筋区画症候群（コンパートメント症候群）を合併する[4)5)]。救出前には会話可能であった患者が救出直後に心肺停止に陥ることがあり，早期から十分な輸液による強制利尿を図り，循環不全や高カリウム血症への対策を行う必要がある。

5 受傷要因となる内因性疾患

外傷を引き起こす原因として，しばしば既存の精神疾患（自殺企図）や急性発症の内因性疾患などがあり，とくにてんかんや脳血管障害や急性冠症候群など後者の比率は意外に高いといわれている。内因性疾患が先行した場合は，通常の受傷機転と損傷様式に乖離を認めることがある。また，治療に際しては外傷のみならず原疾患の治療も必要となる。そのため，受傷機転から考えられる損傷と実際の身体所見を重ねながらアセスメントする必要がある。

6 看護のポイント

外傷患者の病態は，受傷機転によって損傷する部位や緊急度・重症度が異なってくる。受傷時には認められなかった隠れた病態が，診療の経過とともに明らかになってくることもある。それらの病態に対しても看護師は速やかに診療の介助を行えるよう準備しておかなくてはならない。

そのためには，外力がどのように患者の身体に加わったのか，その加わった外力は，身体のどの部分に障害を起こし得るのかを受傷機転からアセスメントし，予測し得る病態に対して速やかに対応できるように万全な準備をしておく必要がある。

7 まとめ

受傷機転から外力の種類や外力の大きさ，外力が作用する臓器を推察し，その結果として損傷部位や重症度を予測することができる。その推察から受け入れを万全に行うことや診察中の異常の早期発見につなげることができ，「防ぎ得た外傷死」の予防につながる。

文 献

1）日本外傷学会・日本救急医学会監，日本外傷学会外傷初期診療ガイドライン改訂第5版編集委員会編：外傷初期診療ガイドラインJATEC™，第5版，へるす出版，東京，2016.
2）JPTEC協議会編著：JPTECガイドブック，第2版，へるす出版，東京，2016.
3）一杉正仁，他：エアバッグ展開車両乗員にみられる交通事故死の特徴．日職災医会誌 53：305-310，2005.
4）篠原一彰，他：交通外傷の予防医学．医学のあゆみ 226：793-799，2008.
5）横田順一朗：挫滅症候群．日救急医会誌 8：1-16，1997.
6）日本外傷学会監，日本外傷学会外傷専門診療ガイドライン改訂第2版編集委員会編：外傷専門診療ガイドライン JETEC，第2版，へるす出版，東京，2018.
7）横田順一朗：外傷初期診療のめざす未来．救急医学 39：899-904，2015.
8）小野古志郎，他：交通外傷の発生メカニズムと評価法．工学技術者と医療従事者のためのインパクトバイオメカニクス，自動車技術会，東京，2006.
9）田熊清継，他：内因性疾患による交通外傷の検討．日救急医会誌 17：177-182，2006.

2. 第一印象のアセスメント

1 第一印象とは

第一印象は，患者が病院の前に到着し，救急自動車からストレッチャーで初療室に移動する間の患者に接ししだい，ほぼ同時にABCDEを評価する。そこで，まず緊急度と重症度の初期評価を行う。

また，受け入れ準備段階の情報から病態のアセスメントを行っているため，初療室の他の医療チームと現在の患者の状態を共有することが重要である（p. 139,「Ⅳ-1 受傷機転とアセスメント」参照）。そこで，得られた情報から，まず蘇生に必要と考えて準備した物品が速やかに出せることが，受け入れ準備から第一印象にかけての流れであり，看護師の重要な役割である。

2 第一印象のアセスメント方法

気道（A）と意識（D）の把握では，患者の鼻と口元に耳を近づけ「わかりますか，お名前は？」などのように呼びかけて反応をみる。

患者が「はい，わかります。○○です」と明確に発声できる場合には，気道は開放されていて，意識も清明であると判断できる。発声がない場合でも，呼吸を「見て」「聞いて」「感じて」確認できれば気道は開通と判断する。

呼吸（B）の把握は，胸部の動きをみて，呼吸が速いか遅いかを判断する。ここでは，呼吸数を数えて評価するのではなく，浅表性の努力様の呼吸をしているようであれば，異常と判断する。

循環（C）と体温（E）の把握では，脈の触れ具合や皮膚温度を触れて判断する。末梢が冷たく蒼白で，脈拍が微弱な場合には循環に異常があると判断する。異常な末梢冷感と判断した場合，両側の上肢で確認し，全身的なショック徴候であるのか否かを判断する。

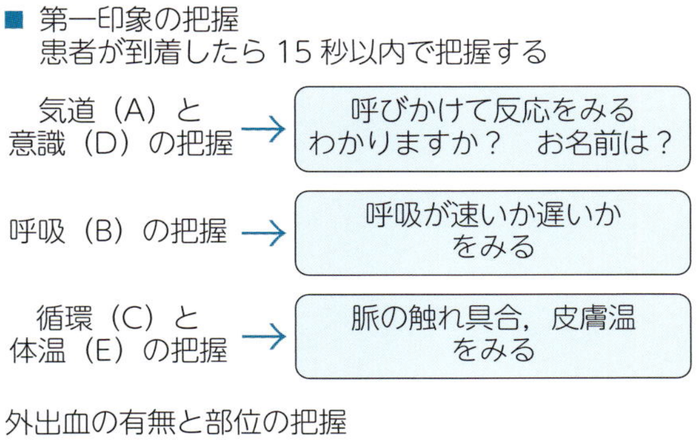
■ 第一印象の把握
患者が到着したら15秒以内で把握する
気道（A）と意識（D）の把握
呼びかけて反応をみる わかりますか？ お名前は？
呼吸（B）の把握
呼吸が速いか遅いかをみる
循環（C）と体温（E）の把握
脈の触れ具合，皮膚温をみる
外出血の有無と部位の把握

図Ⅳ-2-1 **第一印象の流れ**

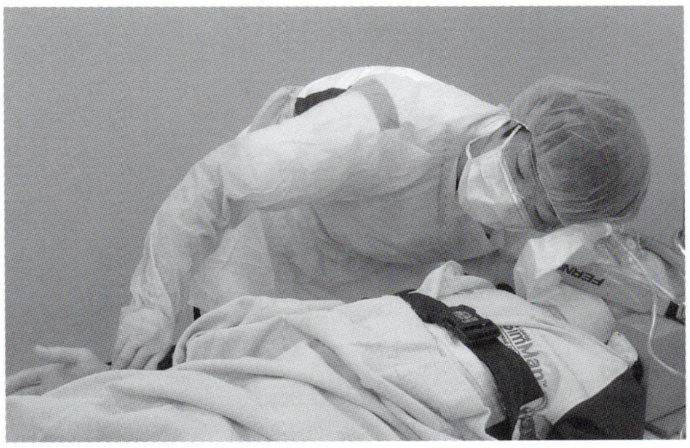

図Ⅳ-2-2 **第一印象のアセスメント方法**

最後に，全身を一見し，活動性の外出血の有無と部位を確認する（図Ⅳ-2-1）。

ABCDEの異常と外出血の有無を短時間で評価するポイントとして，気道（A）と意識（D）の評価時に，呼びかけながら，同時に顔を患者に近づけ，さらに患者の橈骨動脈を触知しながら，五感を使って評価することが重要である（図Ⅳ-2-2）。しかし，第一印象は，あくまで蘇生が必要な状態であるかを簡単に評価することが目的であるので，初療室が救急自動車搬入口から近い場合などは，第一印象をとるためにその場にとどまって行うことではないことを理解しておくことが重要である。

3 看護のポイント

外傷初期診療における看護師の役割のなかで重要なことは，情報のなかから病態を予測し，必要な物品を準備し，患者の状態をアセスメントしながら救命処置介助などに即応することである。

そのため，第一印象は，外傷患者の緊急度・重症度の評価をABCDEアプローチに沿って状態アセスメントを行い，その結果から次のprimary surveyでの病態について再度アセスメントし，対応できるようになるために必要なスキルとなる。

3. 問診とアセスメント

1 問診とは

問診は，患者の健康に関する情報や病態に関する主観的情報を収集するために行われる。医療者が患者に質問し，情報を収集する。問診を適切に行うことで，病態をある程度予測することができる。また，患者，家族の心理・社会的側面や生活環境などを把握することもできる。

2 問診の基本的な方法

通常の診察においては，問診を行った後に身体診察が行われる。問診は，①主訴，②現病歴，③既往歴，④家族歴，⑤社会歴，⑥服用薬物，⑦アレルギー歴，⑧系統的レビュー，⑨患者の生活像や個人の習慣を聴取する（表Ⅳ-3-1）。そして，患者の問題は何かをアセスメントする。さらに，この後に行う身体診察の結果と照合し，病態をアセスメントする。外傷初期診療時は生命危機の状態で搬送される場合もあり，9つの内容すべてを時間をかけて聴取できない場合が多い。しかし，患者の病態のアセスメントや診療の介助，患者，家族の精神的な援助を行ううえで必要な情報を短時間で得る必要がある。そのため簡潔で，要点を絞った問診を行う必要がある。

表Ⅳ-3-1 問診の基本的な内容

主訴	来院に至った主な訴え
現病歴	現在の病状の始まりから時間的な経過
既往歴	現在の病状とは直接関係ないが過去に罹患した病気，事故 手術，妊娠や出産・月経にかかわること，予防接種など
家族歴	両親，兄弟，子どもの死因や遺伝的体質に関係ある病気
社会歴	受けている社会的支援など
服用薬物	常用している薬
アレルギー歴	アレルギー体質の有無とアレルギーを起こす物質
系統的レビュー	現病歴，既往歴から，病態を把握するために必要な情報がほかにはないかということを吟味し，系統別に症状を問診する
生活像・習慣	個人の生活環境や食事・アルコール・喫煙などの習慣

表Ⅳ-3-2 MIST

M：Mechanism	受傷機転
I：Injury	生命を脅かす損傷
S：Sign	意識，呼吸，循環の状態
T：Treatment	行った処置と病院到着予定時刻など

3 外傷初期診療時の問診とアセスメント

通常の診察は問診の後に身体診察を行うが，外傷初期診療時は，患者の状態によっては観察をしながら問診を行う。生命維持のために生理機能を迅速に評価するprimary surveyと蘇生においては，詳しい問診は後回しにし，救命のための診断，治療を優先するという対応が求められる。根本治療に結びつけるsecondary surveyにおいては，解剖学的評価とともに問診を行って損傷臓器の検索を行う。

1）病院前情報の収集

救急自動車で搬送される場合，救急隊からの病院前情報を聴取することができる。病院前情報ではMIST（表Ⅳ-3-2）を聴取する。

2）主　訴

来院した理由が主訴である。患者から主要な症状を聴取する。外傷患者の場合，激しい痛みや強い呼吸困難，意識障害により，主な症状を聞いても答えることができない場合もある。その場合は，搬送時

Ⅳ

表Ⅳ-3-3 病歴聴取

項　目	具体例
受傷したのはいつか？	何月何日，何時ころか
受傷の原因は何か？	交通事故：歩行中，自転車・二輪車・軽自動車・普通車・トラック，転落，墜落，転倒，交通事故以外の事故，事件など
どのような状況になったのか？	飛ばされた，車外に放出，閉じ込め，轢かれた，挟まれた，巻き込まれた，刺された，打撲など
どのような痛みや症状が出現したのか？	部位，痛みの性質・程度，その他の随伴症状
受傷時の記憶はどの程度あるのか？	意識消失の有無，健忘の有無

の第一印象などから推測する。

3）現病歴

現病歴は，日時を軸に表Ⅳ-3-3の内容を可能な範囲で聴取する。

4）既往歴などの病歴聴取

外傷の検索と根本治療を決定するために必要な病歴を聴取する。問診の基本的な内容のなかから，必要とされる情報を迅速に聴取する（表Ⅳ-3-4）。

表Ⅳ-3-4 AMPLE（history）

A：Allergy	アレルギー歴
M：Medication	服用中の治療薬
P：Past history & Pregnancy	既往歴，妊娠
L：Last meal	最終の食事
E：Events & Environment	受傷機転や受傷現場の状況

5）系統的レビュー

系統的レビューは現病歴や既往歴などを聴取した後，聞き漏らしたことなどがないかを系統的に確認する。外傷は内因性疾患を契機に起こる場合もあるため，解剖学的な評価を行いながらレビューしていくことが必要である。また，身体所見と受傷機転が一致しない場合などは，内因性疾患が契機になっていることもあるので，注意が必要である。

6）発達段階に関する注意点

（1）乳幼児

乳幼児の場合は本人からの問診はできない。保護者から問診を行うことになるが，子どもの受傷によってパニック状態となり，正確な情報を提供することができない場合もあるため，観察をしながら問診を進めることが必要である。

（2）学　童

学童は乳幼児と異なり，意識障害がなければ，主訴や症状を訴えることができる。しかし，病歴など内容によっては保護者に問診を行うことが必要になる。乳幼児と同様に，観察をしながら問診を進めることが必要である。

（3）高齢者

高齢者には表Ⅳ-3-5のような特徴があり，意識障害がなくてもコミュニケーションがとれず，外傷初期診療に必要な情報を迅速に聴取することができない場合がある。また，多くの疾患をもっており，内因性疾患が契機となる場合や，成人期の患者とは違う病態を示す場合もある。問診とアセスメントには，高齢者の特徴を踏まえる必要がある。

表Ⅳ-3-5 高齢者の特徴

- 多くの疾患をもっている
- 病態が成人期の患者とは異なる場合がある
- 訴える症状が非定型的である場合や少ない場合がある
- 認知症などの精神症状がある場合はコミュニケーションがとれないことがある
- 神経疾患などにより受傷機転とは関係がない変形を伴う場合がある
- 検査結果に個人差が出る場合がある
- 水・電解質に異常をきたしやすい
- 外傷とは関係がない合併症を併発しやすい
- 治療や薬剤に対する反応が成人期の患者と異なる
- 予後に対して社会的・環境的な配慮がより必要となる

7）その他の注意点

（1）妊産婦の特徴，注意点

原則として非妊産婦と変わらない。追加で妊産婦には表Ⅳ-3-6に示す対応が必要である。現病歴の聴取以外に産科的病歴を聴取する必要がある。母子健康手帳を持参している場合は，記載事項の情報収集を行う。胎児についての異常の有無も確認する必

表IV-3-6　妊産婦への情報の特徴

妊娠週数と予定日，最終月経
胎動知覚の有無
早産の有無，帝王切開の有無
妊娠合併症（妊娠高血圧症候群，妊娠糖尿病）
前置胎盤
胎児の先天性疾患，胎位異常

要がある。

(2) 精神疾患などをもった人の特徴，注意点

精神疾患をもった外傷患者の多くは，混乱・緊張・不安・妄想・幻覚・易刺激性・自己破壊的などの症状を呈している。患者の訴えをしっかりと聞き，双方的コミュニケーションを心がける。不安や恐怖が強い場合には，患者に安心感と安全性を与えることを念頭に置き，緊張を解いてから問診を行っていく必要がある。

また，自殺企図患者は，精神疾患の有無に関係なく突発的に自傷行為を起こすことがある。行為に至る経緯は人それぞれのため，患者の状態や負傷部位，緊急度などをアセスメントしたうえで誠実な態度で話しかけ，訴えを傾聴する。

4 看護のポイント

問診は，患者の成長・発達段階や生活背景を踏まえる必要がある。そして，問診のタイミングや方法は，患者の状態に合わせて行う。そのためには，場所にも配慮が必要となる。

問診の内容は，患者の病態のアセスメントや診療の介助，患者や家族の精神的な援助を行ううえで必要な情報とし，簡潔に要点を絞ることが望ましい。

文　献

1) 救急救命士標準テキスト編集委員会編：救急救命士標準テキスト（下巻），第9版，へるす出版，東京，2015，pp. 931-932.
2) 日本外傷学会・日本救急医学会監，日本外傷学会外傷初期診療ガイドライン改訂第5版編集委員会編：外傷初期診療ガイドラインJATEC™，第5版，へるす出版，東京，2016.
3) 田中和豊：問題解決型救急初期診療，医学書院，東京，2003.
4) 日野原重明，他：フィジカルアセスメント；ナースに必要な診断の知識と技術，第4版，医学書院，東京，2006.

4. 気道（A）のアセスメント

1 外傷患者と気道

生体はエネルギー産生に不可欠な酸素を外界から体内に取り込み，身体の隅々まで供給することで生命を維持している。そして中枢神経（脳）への酸素供給が維持されることで，呼吸の命令（自発呼吸）が発せられ，呼吸，循環を介する生命の輪が形成される（図Ⅳ-4-1）。このため，外傷患者の観察，評価，対応では，気道の確保が最優先される。とくに気道閉塞は「防ぎ得た外傷死（PTD）」の原因として重要で，基本的な処置を確実に実施することにより回避しなければならない。原則として，外傷患者では全例で酸素投与を実施する。

また，気道管理においては頸椎の保護に努めなければならない。それは，不用意な扱いによって頸髄を二次的に損傷すると，呼吸抑制をきたしたり，神経原性ショックの合併により循環の評価が複雑になるからである。また，たとえ救命できたとしても機能予後がきわめて悪くなることがあるからである。

なお，気道と呼吸の観察と評価，および蘇生としての気道確保と換気は一体のものである。本書では別々に記載するが，臨床現場では同時に観察・評価し，処置を行う。

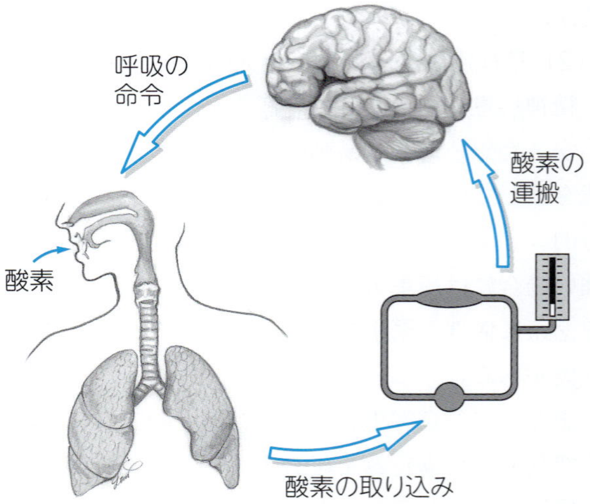

〔文献１）より引用〕

図Ⅳ-4-1　生命維持の仕組み

2 気道障害のアセスメント

気道の観察では，まず気道緊急の有無を評価する。

気道緊急とは，無反応，無呼吸，瀕死の呼吸状態など，直ちに何らかの気道確保が必要な状態を指す。気道が閉塞しているもしくは閉塞するおそれがある場合には，気道を確保する。用手的には頸椎の動揺を最小限に抑えるために下顎挙上法で行う。エアウエイの使用は用手法の補助と位置づける。吸引操作を併用し，異物があれば除去する。しかし，無呼吸，瀕死の呼吸状態（死戦期呼吸）などの気道緊急や，血液や吐物の誤嚥のおそれ，頸部の血腫，口咽頭損傷，顔面外傷など気道が閉塞している，もしくは閉塞する可能性が高い場合，用手法とエアウエイでは十分に気道の確保ができない場合には，確実な気道確保が直ちに必要となる。これ以外の場合でも，重症出血性ショックや重症意識障害などの場合は，低酸素血症や高二酸化炭素血症を速やかに改善するために確実な気道確保が必要になる。

確実な気道確保として最初に試みるのは，経口気管挿管である。無呼吸の場合や顔面に損傷がある場合には，経鼻挿管を試みてはならない。気道緊急で挿管が困難な場合は，直ちに外科的気道確保を採用する。緊急時の外科的気道確保は，通常，輪状甲状靱帯切開を行う。輪状甲状靱帯切開が間に合わない場合や12歳以下の小児の場合は，血管留置針（14～16 G）による輪状甲状靱帯穿刺を行う。ただし，穿刺では自発呼吸は困難でバッグ・バルブ・マスク（BVM）による換気もできないため，特殊なキットを使用した高圧ジェット換気が必要となる。一方，時間的に余裕がある場合は，挿管困難が予測されれ

表Ⅳ-4-1　**気道の観察**

気道確保が予測される病態	意識低下による舌根沈下 顔面（骨折を伴う場合）や頸部（とくに喉頭・気管）の外傷 気道異物（歯牙，義歯，血液塊，組織片，吐物など）
気道確保時に二次損傷が予測される外傷	頸椎損傷 喉頭や気管の直接損傷

ば気管支鏡を用いて挿管してもよい。挿管困難が予測されなければ，薬剤を用いて迅速気管挿管（rapid sequence intubation；RSI）を施行する。

3 外傷患者の気道の特徴

高度な顔面外傷がある場合や意識状態が悪い場合，胸郭運動の異常や努力様呼吸・チアノーゼが認められる場合などでは，酸素化と換気の障害をきたしている可能性がある。また，患者が暴れたり，不穏行動をとっている場合は低酸素血症，昏迷や昏睡に陥っている場合は高度な低酸素もしくは，高二酸化炭素血症をきたしている可能性がある。頻呼吸は，気道および呼吸の障害を早期に認知できる特徴の1つである。また，陥没呼吸，シーソー呼吸，吸気時の狭窄音は上気道狭窄時にみられる所見である。こうした所見がなくても，顔面・口腔に創傷，腫脹，熱傷，異物や出血を認める場合，血液やその他の分泌物による口腔内の異常音，喘鳴，嗄声を聴取する場合，空気の正常な出入りが感じられない場合には，気道閉塞の可能性がある。

1）気道閉塞をきたす外傷

外傷患者特有の気道閉塞では，損傷形態として顔面損傷，頸部損傷，喉頭損傷がある（表Ⅳ-4-1）。顔面外傷では，口腔内出血，分泌物増加，歯牙・歯肉脱落，下顎の体部両側骨折などが気道閉塞の原因となる。頸部の穿通性血管損傷では血腫形成が気道を圧迫することがあり，また鈍的頸椎外傷でも椎体前面を占拠する血腫により気道閉塞をきたす。嗄声，皮下気腫，舌骨や甲状軟骨・輪状軟骨の圧迫や轢音を認知すれば喉頭外傷による気道閉塞を疑う。

顔面外傷に伴う腫脹・変形，出血や異物による気道閉塞は，吸引や異物除去などによる気道の確保が困難なことが多く，迅速に確実な気道確保が必要となる。加えて，経口気管挿管そのものが困難なことも予想され，常に外科的気道確保の準備が必要である。

2）肺挫傷や穿通性外傷による気道内出血

肺挫傷や穿通性外傷による気道内出血は進行性に呼吸障害を生じる。持続性に出血をきたすと，血液の流れ込みにより損傷を受けていない周囲，あるいは対側の正常な換気を障害するため，気管チューブから大量の血液が吸引される場合には緊急の対応が必要となる。

4 気道の観察の進め方

1）頸椎保護

外傷患者の気道確保は，常に頸椎・頸髄損傷の可能性を念頭に置いて実施しなければならない。不用意な扱いによる二次的な頸髄損傷は，機能的予後を悪化させるとともに，突然の呼吸抑制，神経原性ショックなどを引き起こす可能性がある。したがって，画像診断などで損傷が否定されるまでは頸部の保護に努め，気道を確保する。

初療室に搬入された外傷患者には，必ず，頸椎・頸髄損傷が隠れているものとして頭部，頸椎は愛護的に扱い，頸椎カラーの装着が必要である。とくに，意識レベルの低下や鎖骨から頭側に外傷がある患者には，頸椎カラーによる固定が必須である。また，頸部の観察や気道確保を行う場合は，用手的に正中中間位で頭部を保持し，頸椎カラーの前面のみを外す。

Primary surveyと蘇生中は，頸椎保護に努めるが，これは不用意な頸椎の動揺を起こさないように気道確保をするという意味であり，決して必要な気道確保を犠牲にしてまで頸椎保護が優先されることはない。何より優先されるべきは，気道確保である。

2）気道の観察

気道の観察は，直ちに気道確保が必要かどうか，経過中に気道確保が必要になる可能性があるかどうかを評価し，必要に応じて下顎挙上など気道確保を行うことである。

まず患者に声をかけ，発語の有無を確認する。患者に発語があれば気道は開通しているため，次の段階である呼吸の評価に移る。しかし，患者に発語がなければ，胸郭の挙上を「見て」，呼吸の音を「聞いて」，空気の出入りを「感じて」，気道開通の有無を評価する。胸郭の動きや呼吸の音，空気の出入りを確認することができれば，気道は開通しているため，次の段階である呼吸の評価に移る。しかし，胸郭の動きや呼吸の音，空気の出入りを確認することができなければ，気道は開通していると判断できないため下顎挙上などの気道確保を行う。また，気道の観察時に，分泌物の貯留音を認めた場合は，吸引を実施する。

気道の観察に伴い，吸引や気道確保など何らかの処置を行った場合は，処置の効果を確認するためにA（気道）の再評価を実施する。

◆「見て，聞いて，感じて」

①見て

・胸郭挙上の有無・程度，陥没部の有無

・気道の直接観察：口腔咽頭内の異物，軟部組織の浮腫・血腫や損傷，流出する血液などの有無

②聞いて

・吸気時，呼気時に観察される口腔内の異常音

・いびき：咽頭・喉頭部での閉塞を疑う

・うがい様のガラガラ音・ゴロゴロ音：気道に血液，吐物，唾液などが存在する

・喘鳴：吸気時にガラスをひっかくようなキュー音は上気道閉塞を疑う

・嗄声：口頭での閉塞，損傷を疑う

③感じて

・空気の出入りを患者の口元で評価する

5 看護のポイント

外傷診療において気道確保はもっとも優先順位が高い。そのため，気道の観察は迅速に行い，その緊急度を判断しなければならない。観察は，まず患者に声をかけ気道開通を迅速に確認するが，発語がない場合は視覚や聴覚など五感を使って気道の開通を確認する必要があるため，観察時にどこを「見て」，何を「聞いて」「感じる」のかを把握しておく必要がある。また，気道の観察に伴い，確実な気道確保など何らかの処置が必要と判断した場合は，直ちに処置を実施するため，確実な気道確保の適応や気道確保のアルゴリズムを理解し，必要物品の準備と処置時の迅速な対応，処置後の気道評価を実践しなければならない。そして，気道緊急は，気道の観察時だけでなくその後の診療経過中にも生じる可能性があるため，その可能性を常に考え観察を継続し，随時評価し対応する必要がある。

● 文 献

1）日本外傷学会・日本救急医学会監，日本外傷学会外傷初期診療ガイドライン改訂第３版編集委員会編：外傷初期診療ガイドラインJATEC™，第３版，へるす出版，東京，2008.
2）日本外傷学会・日本救急医学会監，日本外傷学会外傷初期診療ガイドライン改訂第５版編集委員会編：外傷初期診療ガイドラインJATEC™，第５版，へるす出版，東京，2016.
3）池松裕子編著：クリティカルケア看護の基礎，メヂカルフレンド社，東京，2003.
4）日本呼吸ケアネットワーク（JRCN）編：呼吸アセスメント；呼吸ケアのためのチーム医療実践ガイド，メジカルビュー社，東京，2006.

5. 呼吸（B）のアセスメント

1 外傷患者と呼吸

生命は，酸素を体内に取り込み全身の臓器に供給することで維持される（p. 152，図Ⅳ-4-1参照）。そのため，外傷患者の観察，評価，対応では，気道確保に次いで適切な換気と酸素化が優先され，呼吸管理が重要となる。

外傷患者の死亡は，酸素化の障害（呼吸）と組織灌流の低下（出血）による細胞レベルでの低酸素症が最大の原因である。また，正常な外呼吸は脳幹延髄からの命令が頸髄，胸髄および横隔神経を介して肋間筋，横隔膜に作用して胸郭運動を生じさせることで成立する。その結果，気道を介して空気が出入りし，肺胞でガス交換が行われる。そのため，呼吸の異常は単に気道や呼吸器（胸部）の外傷のみならず，上半身（頭部・顔面頸部・胸部・腹部）いずれの外傷によっても生じる（表Ⅳ-5-1）。呼吸障害は胸部外傷による肺障害，肺出血による換気障害，肋骨骨折による胸郭運動の制限，顔面外傷・気管損傷による気道閉塞，頸髄損傷による呼吸抑制など外傷が直接影響する場合と，頭部外傷や循環動態の悪化などから意識障害を呈することにより二次的に起こる場合がある。

表Ⅳ-5-1　呼吸生理学と呼吸を損なう外傷性の原因

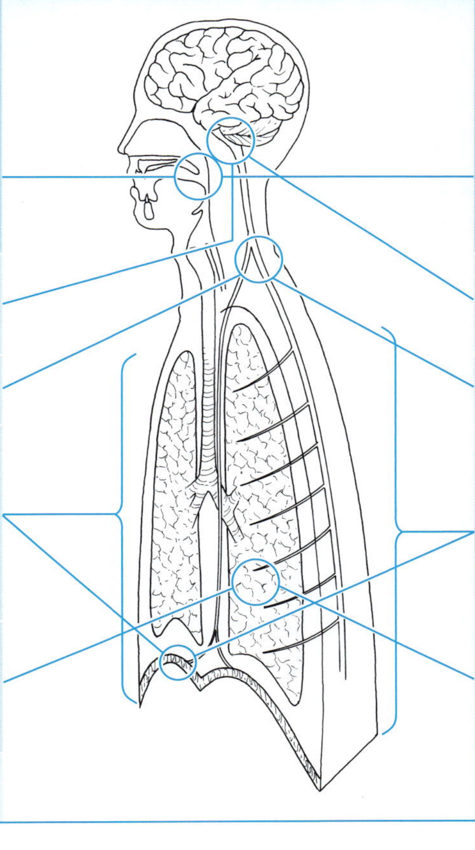

呼吸の生理学		解剖学的な原因（損傷の種類など）
A	気道の開放	意識低下による舌根沈下 顔面（骨折を伴う場合）や頸部（とくに喉頭・気管）の外傷 気道異物（歯牙，義歯，血液塊，組織片，吐物など） 不自然な頸部固定 エアウエイの位置異常 気管チューブの抜去
B	換気 　呼吸の命令	脳幹損傷 大孔ヘルニア 脳循環低下をきたす種々のショック
	神経伝達	頸髄損傷 横隔神経損傷
	胸郭の運動	フレイルチェスト 横隔膜損傷 開放性気胸 緊張性気胸 血気胸 肋骨骨折などによる疼痛
	拡散（換気・血流不均衡を含む）	外傷後の肺水腫 肺挫傷 無気肺，肺虚脱 血液・吐物の誤嚥
C	換気・血流不均衡をもたらす肺灌流低下	肺循環低下をきたす種々のショック （出血，心タンポナーデ，緊張性気胸など）

〔文献１〕より引用〕

2 呼吸のアセスメント

外傷では主に，胸部外傷，意識障害，循環不全によるアシドーシスの代償により外呼吸が障害され，循環動態の悪化（出血によるショック状態）では内呼吸が障害される。

1）換気障害

換気は呼吸運動により行われる大気と肺胞気との間の空気の移動である。取り込まれた空気が肺胞までいきわたるためには，呼吸筋群が正常に働き，胸郭が十分拡張し，胸腔内の陰圧が維持され，空気の通り道が確保されていなければならない。そのため，呼吸に伴う胸郭の動き，皮下気腫の有無，横隔膜の運動制限の有無，気道の開通などの観察が必要である。

換気障害が生じる外傷としては，胸部外傷による肋骨骨折，とくに多発肋骨骨折（フレイルチェストなど），気胸，肺挫傷など肺・胸郭の損傷や，頸髄損傷による呼吸筋障害，気道損傷・顔面外傷による気道浮腫や血液誤嚥による気道閉塞，頭部外傷による意識障害から生じる舌根沈下などがある。

2）ガス交換の障害

ガス交換は，酸素と二酸化炭素が肺胞気と血液との間を移動することで，肺胞内と肺毛細血管内との間で，各々のガス分圧差による拡散によって行われる。拡散が障害されるとガス交換ができないため，低酸素状態になる。拡散障害の原因になる外傷は，肺挫傷による肺実質の障害，外傷や循環不全などの侵襲から生じる急性呼吸促迫症候群（ARDS）などがある。

3 外傷患者の呼吸の特徴

1）胸部外傷

(1) 緊張性気胸

緊張性気胸は，主に胸部外傷による肺や胸膜の損傷時，気管・気管支損傷時に生じる閉塞性ショックを呈する気胸であり，もっとも緊急性が高い病態の1つである。

緊張性気胸は，肺もしくは胸壁の損傷が一方弁となって空気が胸腔内に閉じ込められて生じる（図Ⅳ-5-1）。胸腔内圧が上昇し，静脈還流が障害され循環不全に陥るとともに，患側肺が虚脱する。一方で，対側肺も縦隔の偏位によって圧排されて呼吸不全を生じる。症状は，胸痛・呼吸困難，呼吸促迫とともに，循環不全の所見として頻脈・低血圧などがみられる。身体所見として，視診では患側の胸郭膨隆・頸静脈の怒張，聴診では一側呼吸音の減弱・消失，触診では皮下気腫，頸部の気管偏位（気管の健側への偏位），打診では鼓音を認める。

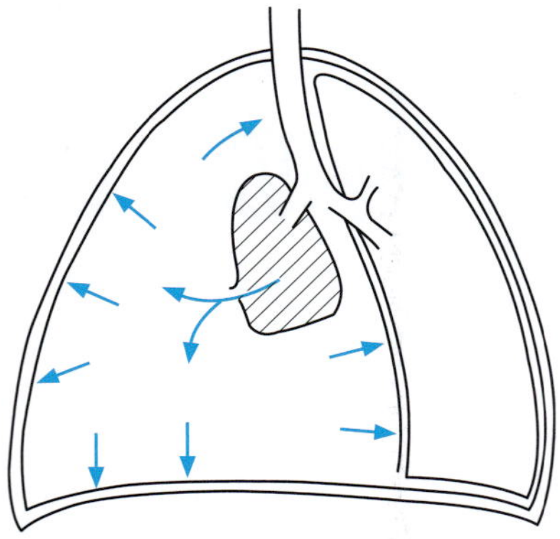

図Ⅳ-5-1 **緊張性気胸**

同じく閉塞性ショックを呈する心タンポナーデとの鑑別として，患側の胸郭膨隆と患側呼吸音の減弱・消失，打診上の鼓音がある。また，人工呼吸管理中に生じる緊張性気胸では，気道内圧の上昇や突然の低血圧が特徴的である。

緊張性気胸に対する処置は，p. 224を参照のこと。緊張性気胸は，身体所見で診断すべきであり，胸部X線写真による確定診断を待つことで治療が遅れることがあってはならない。

◆ポイント

- 胸郭運動の左右差（患側の胸郭膨隆と胸郭運動の低下）
- 頸静脈の怒張（視診）
- 呼吸音の左右差，患側の呼吸音減弱・消失（聴診）
- 気管の偏位（触診）
- 皮下気腫（触診）
- 鼓音（打診）

(2) フレイルチェスト

胸部外傷のなかで肋骨骨折は比較的多く，多発肋骨骨折の場合，フレイルチェストを合併すると重症度は高い。フレイルチェストとは，胸壁の一部が他の胸郭との骨連続性を失ったときに発生し，具体的には2カ所以上の肋骨・肋軟骨骨折が上下連続して複数本存在し，吸気時に陥没し呼気時に膨隆する奇異な胸郭運動のことである。通常なら吸気時に膨らむはずの胸郭が陥没し，呼気時に膨らみ，正常な胸郭運動と逆の胸郭運動をすることで，正常な胸郭運動を妨げる。この呼吸運動を奇異運動，連続性を失った胸壁部分をフレイルセグメントという。奇異運動は，自発吸気時の胸腔内陰圧によって起こるため，陽圧換気下では消失する。

また，フレイルチェストは胸壁の前面・側面で生じやすく，比較的頑強な筋肉で覆われている背部でみられることはまれである（p. 77，図Ⅲ-6-6参照）。

胸壁の不安定性そのものが換気・呼吸不全の原因となることは少なくない。フレイルセグメントを生じるような強い外力による肺挫傷の合併とその程度が，フレイルチェストの重症度を左右することになる。肺挫傷によるガス交換能の低下とともに，気管支・細気管支への出血や分泌物が気道内に貯留することによる気道抵抗の増加により，自発呼吸下での吸気に強い胸腔内陰圧が必要となり胸郭の奇異運動は悪化する。また，フレイルチェストでは激しい疼痛を伴うため，1回換気量の減少と気道内貯留物の排泄が障害される。すなわち，フレイルチェストに併発する呼吸不全は，併存する肺挫傷に伴う低酸素血症と呼吸運動の低下に起因する換気障害が相互に関与し合った結果である。

フレイルチェストの診断は，身体所見から行う。胸郭の奇異運動を視診で確認するとともに，胸壁に手を当て触診で奇異性の運動をする胸郭部分の存在を評価する。低酸素血症や高二酸化炭素血症が生じていないかを，パルスオキシメータや血液ガス検査によって評価する。

初期治療では，換気不全と低酸素血症を認める場合には気管挿管下に陽圧換気を行う。その後，根本治療として陽圧換気管理を継続するinternal pneumatic stabilizationや肋骨骨折に対する整復固定術が選択される。気管挿管下の陽圧換気を行わない場合は，厳重に経過を観察する必要があり，十分な換気と排痰を促すため，麻薬，持続硬膜外ブロックなど鎮痛薬の投与による除痛が必須となる。

◆ポイント

・激しい疼痛（問診）

・奇異性の運動（視診）

・胸壁動揺，圧痛，轢音の有無（触診）

表Ⅳ-5-2　致死的な胸部外傷

Airway obstruction	気道閉塞
Flail chest	フレイルチェスト
Open pneumothorax	開放性気胸
Tension pneumothorax	緊張性気胸
Massive hemothorax	大量血胸
Cardiac tamponade	心タンポナーデ

2）胸部外傷以外の呼吸障害をきたす外傷

（1）脳幹・延髄損傷，テント切痕ヘルニアを合併する大脳損傷，高位頸髄損傷

呼吸の命令が伝達されなくなり，呼吸抑制，無呼吸となる。

（2）第4頸椎以下の頸髄損傷

肋間呼吸が消失，横隔膜呼吸のみとなり，換気障害が生じる。

◆ポイント

・呼吸の有無

・胸郭の挙上の有無（視診）

4　呼吸の観察の進め方

気道の評価に引き続き（気道確保が必要な場合は，気道確保した後に）呼吸の観察を行う。呼吸の身体観察は「視診，聴診，触診，打診」を原則に進め，頸部～胸部にかけてくまなく観察する。

頸部・胸部の観察では，致死的な胸部外傷の有無を判断し，緊急事態を回避することが重要となる（表Ⅳ-5-2）。また，胸部外傷の症状は胸痛，呼吸困難，頻呼吸，血痰であるが，初期には症状が現れず，体動や胸部運動に伴って症状が増強したり，ショック症状が現れない場合も少なくない。そのため，明らかな胸部外傷の症状や徴候がなくても，X線で確認するまでは，胸部外傷の存在を念頭に置いたフィジカルアセスメントが重要である（表Ⅳ-5-3）。

1）頸　部

頸部を観察するために，用手的に正中中間位を保持し頸椎カラーを外す。その後，視診により頸静脈怒張の有無，胸鎖乳突筋などの呼吸補助筋の使用を観察し，触診により気管偏位や皮下気腫の有無を観察する。頸部の観察が終了し，ここまでの観察で蘇生の必要がなければ頸椎カラーを再度装着する。

表Ⅳ-5-3 フィジカルアセスメントにより得られる所見と疑うべき病態

	所見	病態
視診	胸壁の打撲痕，擦過傷	胸腔内損傷
	冷汗，苦悶様顔貌	心タンポナーデ，大量出血，緊張性気胸
	吸い込み創	開放性気胸
	胸壁奇異運動	フレイルチェスト，気道閉塞
	顔面・頸部の浮腫，点状出血	外傷性窒息
	頸静脈怒張	心タンポナーデ，緊張性気胸，鈍的心損傷
	胸壁膨隆	緊張性気胸
	チアノーゼ	胸部外傷を伴う呼吸不全
触診	肋骨・胸骨骨折	胸腔内損傷
	皮下気腫	緊張性気胸，気胸，気管・気管支損傷
	頸動脈・上下肢動脈における脈の左右差	大血管損傷
	胸壁動揺	フレイルチェスト
聴診	呼吸音の減弱，消失	気胸，血胸，緊張性気胸
	心音減弱	心タンポナーデ，血胸
	心雑音，血管性雑音	心・大血管損傷
	胸腔内腸雑音	外傷性横隔膜ヘルニア
打診	鼓音	緊張性気胸，気胸
	濁音	血胸

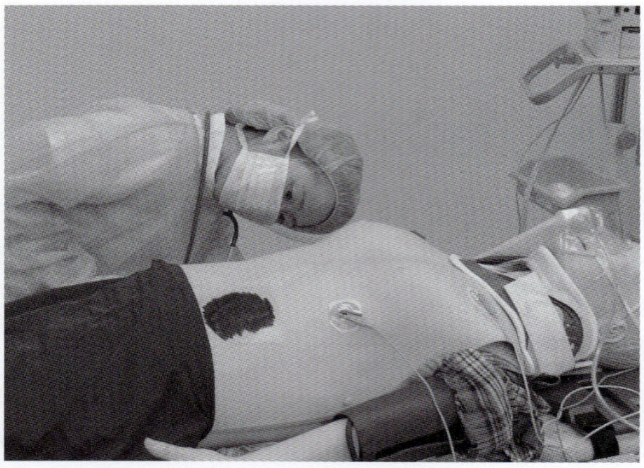
図Ⅳ-5-2 視 診

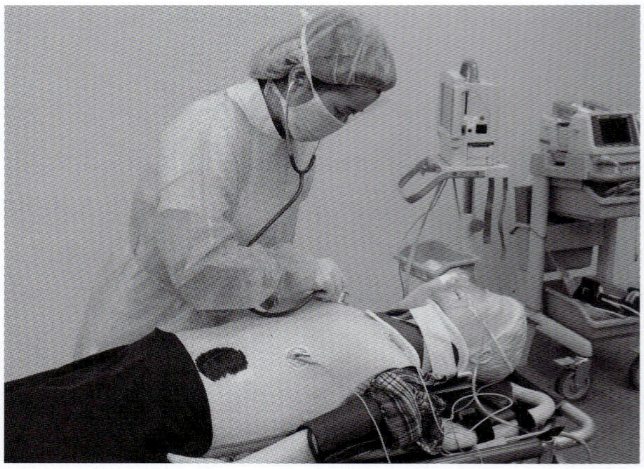
図Ⅳ-5-3 聴 診

2）胸 部

胸部の観察は，視診→聴診→触診→打診の順で進めていく。

(1) 視 診

呼吸回数，呼吸様式，胸郭運動，胸壁動揺，打撲痕，挫創，開放創，打撲痕の有無を観察する（図Ⅳ-5-2）。SpO_2の値，実施されている処置も確認する。

(2) 聴 診

左右の呼吸音（前胸部・側胸部 計4点）を観察する。

ここでは，呼吸音の性状よりも呼吸音の減弱・消失・左右差の確認が中心である。一側の呼吸音の減弱・消失は，気胸や血胸の存在を示す重要な所見である（図Ⅳ-5-3）。

(3) 触 診

皮下気腫の有無，胸壁動揺の有無，圧痛，轢音の観察を行い，胸郭や皮膚軟部組織の異常を評価する。

触診は，健側（上部→下部）から患側の順で実施し，両手で胸郭を覆い愛護的に実施する（図Ⅳ-5-4）。

(4) 打 診

鼓音・濁音の有無を観察する。

打診は，聴診と同じ周辺部位で行う。

3）呼吸のモニター

(1) パルスオキシメータ

パルスオキシメータは，酸素化のモニターとして

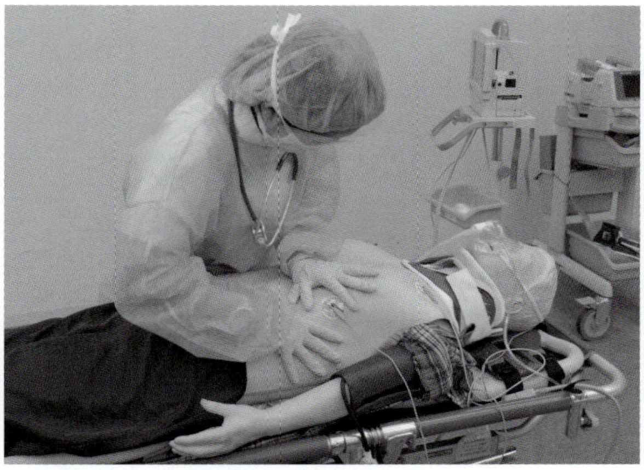

図Ⅳ-5-4　**触　診**

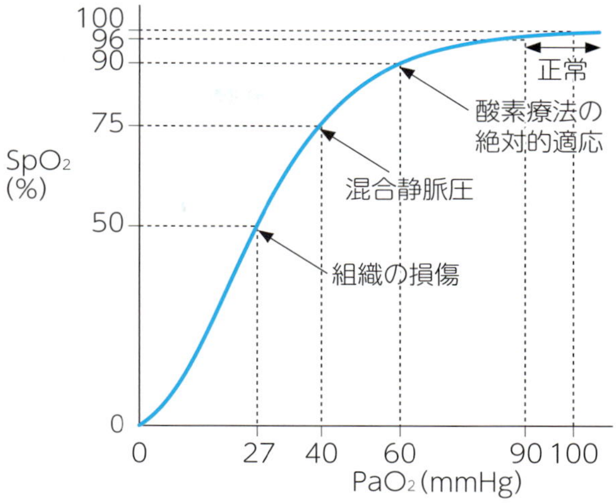

図Ⅳ-5-5　**ヘモグロビン解離曲線**

簡便かつ有用性が高い。酸素飽和度は，ヘモグロビン解離曲線（図Ⅳ-5-5）に依存しているが，経皮的動脈血酸素飽和度（SpO_2）が90％でも，動脈血酸素分圧（PaO_2）は60 mmHgにすぎないため，SpO_2が95％以上を正常値の目安とする。

指先や耳朶，前額部などで測定されるが，損傷四肢の指は使用しない。心電図モニターと脈が合っているか，酸素飽和度が適当かを把握し，飽和度が低い場合は，生理学的な原因（気道閉塞，胸郭運動の異常）を検索する。注意点としては，二酸化炭素分圧はわからないため，換気障害の発見が遅れることである。

末梢循環不全では脈波を検出しにくいため測定できないことがある。また，低体温（30℃以下），重症貧血（ヘモグロビン5 g/dl以下）では信頼度は低く，COヘモグロビン・メトヘモグロビンが高値の場合では値が信頼できなくなるため，受傷機転を考慮し，血液ガス分析も必要とする。

（2）カプノメータ

カプノメータは呼気中の二酸化炭素濃度を瞬時に測定する装置である。気管挿管時に食道内の誤挿入を確認するのに有用である。カプノメータで呼気中の二酸化炭素を確認できれば，気管に挿入されていると判断できる。カプノメータは呼気終末の二酸化炭素濃度（$ETCO_2$）を測定するため，実際の二酸化炭素分圧（$PaCO_2$）よりも正常で5 mmHg程度低く表示される。

肺胞内の$PaCO_2$と血液中の$PaCO_2$はほぼ等しく，呼気が肺胞内のガスだけであれば，$PaCO_2$が$ETCO_2$と等しくなる。しかし呼気の中には気管支，挿管チューブの中のガスも含まれるため，実際の$PaCO_2$よりも低くなる。正常の$ETCO_2$は35 mmHg程度である。実際の$PaCO_2$と$ETCO_2$を比較することで，その後は採血をしなくても$ETCO_2$をモニターできるため換気障害の有無を早期に観察することができる。

5　看護のポイント

呼吸は，視診・聴診・触診・打診の順に頸部から胸部をくまなく観察し，致死的胸部外傷の有無を判断し，緊急事態を回避する必要がある。そのため，致死的胸部外傷の呼吸の特徴と視診・聴診・触診・打診のフィジカルイグザミネーションを用いた頸部と胸部の観察内容を把握し，観察結果からどのような致死的胸部外傷が存在するかアセスメントしなければならない。とくに視診は，呼吸補助筋の使用や胸郭運動の左右差などをみることで直ちに緊急度が察知できるため，判断に有用である。緊急性が高いと判断した場合は，直ちにチーム内で情報を共有し緊急処置の準備と対応を進める必要がある。また，搬入時や呼吸の観察時には症状が現れず，時間経過や体動に伴って症状が出現・増悪することもあるため，症状を認めない場合も胸部外傷の存在を念頭に置いて観察を継続しなければならない。

救急搬送された患者は突然の事故や慣れない環境，疼痛などの症状から不安を生じ，呼吸状態に影響を及ぼす可能性がある。呼吸困難感を訴える患者は，その苦しさから恐怖を感じ，さらに不安は増強し呼吸状態の悪化を招くため，搬入時から患者への声かけや観察時の説明など不安の軽減を図る必要がある。また，鎮痛薬を投与するなど疼痛管理を行うことも重要である。

文 献

1) 日本外傷学会・日本救急医学会監，日本外傷学会外傷初期診療ガイドライン改訂第５版編集委員会編：外傷初期診療ガイドラインJATEC™，第５版，へるす出版，東京，2016.
2) 阿部俊子監：観察ポイントとアセスメントの根拠，プチナースVol. 13 No. 6(５月臨時増刊号)，照林社，東京，2004.
3) 池松裕子編著：クリティカルケア看護の基礎，メヂカルフレンド社，東京，2003.
4) 日本呼吸ケアネットワーク（JRCN）編：呼吸アセスメント；呼吸ケアのためのチーム医療実践ガイド，メジカルビュー社，東京，2006.
5) 溝端康光：輪状甲状靱帯穿刺と経気管ジェット換気．救急医学 27：1152-1155，2003.

6. 循環（C）のアセスメント

1 外傷患者の循環障害とその特徴

循環の維持に必要な３要素「血液」「ポンプ作用」「血管容積」のいずれかに急激な変調をきたした状態がショックである。

外傷では，循環血液量減少による出血性ショックがもっとも多い。出血によらないショック＝非出血性ショックでは，緊張性気胸と心タンポナーデの閉塞性ショック，心損傷による心原性ショックや，脳幹損傷，脊髄損傷，血管迷走神経反射による神経原性ショックなどがある。

これらの急性の全身性循環障害が増悪すると致死的となるため，患者搬入時より適切なフィジカルアセスメントを行う必要がある。

2 循環動態のアセスメント

循環異常に対して，人体には「代償機能」のメカニズムがある。すなわち出血による循環血液量の減少に対して，血管外から血管内へ体液が移動し，また交感神経が賦活化し血管収縮や心収縮力を強化し循環を維持しようとする。このような代償機能が働いているうちは，収縮期血圧の低下といったショックの代表的な症状を呈さない場合があり，状態が一見，安定しているようにみえる。しかし代償機能で維持しきれなくなると，一挙に不可逆的な状態に陥っていく（図Ⅳ-6-1）。

そのため収縮期血圧の数値にとらわれるのではなく，患者が示す初発の全身症状よりショックを早期にとらえることが重要となる。その過程では出血性ショックと同様に緊急度が高い緊張性気胸，心タン

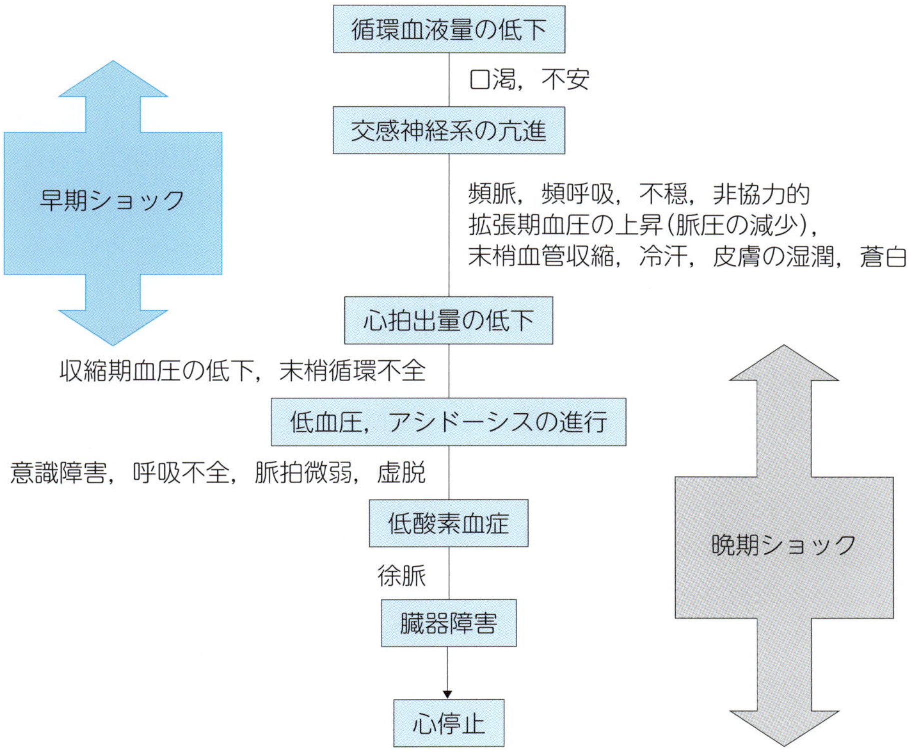

図Ⅳ-6-1　ショックの進行と症状

表Ⅳ-6-1　出血性ショックを早期に認知するのに役立つ観察ポイント

1.	蒼白（pallor）
2.	冷汗（perspiration）
3.	虚脱（prostration）
4.	脈拍触知不能（pulselessness）
5.	呼吸不全（pulmonary insufficiency）
6.	表在性静脈虚脱
7.	呼吸促迫
8.	CRT
9.	脈圧減少
10.	血圧低下（収縮期血圧90～100mmHg以下）
11.	乏尿（25ml/時以下）

＊1～5はショックの5徴候（5P）

ポナーデの症状の出現の有無を同時に観察し評価する必要がある。

出血性ショックを早期に認知するためには，皮膚所見，毛細血管再充満時間（CRT），脈拍，呼吸，意識レベル，血圧などを観察する必要がある（表Ⅳ-6-1）。それらを観察することでショックの早期発見に努める。代表的なものとして5Pと呼ばれる5つの徴候がある（表Ⅳ-6-1の1.～5.）。とくにショックの三主徴とは，①蒼白で湿った皮膚・冷汗（血流低下や交感神経緊張），②無欲・無関心・虚脱（脳血流の減少），③弱い脈をいう。

1）皮膚所見

循環障害が生じると，交感神経は緊張し，脳や心臓などの重要臓器に優先的に血液を灌流させるため，腹部臓器，筋肉，皮膚などの血管は収縮し，血流が制限される血流再分布が起こる。また体温を低下させて全身代謝を抑制する。カテコラミンが汗腺を刺激することで冷汗が生じる。

皮膚蒼白，皮膚温の低下，冷感，冷汗，湿潤などはショックの徴候と判断する。

体表温と深部体温の差が生じるが，体表温と深部体温の差が4℃以上ある場合は重篤なショックと判断する。チアノーゼは，出血性ショックでは貧血の進行が速い場合には認められないことがある。

脊髄損傷による神経原性ショックでは，交感神経系の遮断により，ショック時の通常の反応である頻脈，皮膚蒼白，皮膚温の低下，冷感，冷汗を示さない。徐脈となり，皮膚は通常色，湿潤はなく，温感がある。

表Ⅳ-6-2　脈触知と脈拍によるショック状態の目安

- 橈骨動脈で触知せず→収縮期血圧80mmHg以下
- 大腿動脈で触知せず→収縮期血圧70mmHg以下
- 頸動脈で触知せず→収縮期血圧60mmHg以下
- 60回/分以下：虚血心またはブロックの存在
- 60～100回/分：おおむね正常
- 100～120回/分：ショックに近い
- 120回/分以上：ショック（驚愕や痛みを除外）

2）毛細血管再充満時間（CRT）

爪床，小指球を5秒ほど白くなるまで圧迫し，圧迫を解除した後，再び赤みを帯びるまでの時間（再充満時間）で末梢の循環不全を判断することができる。再充満時間が2秒以上になると異常で，ショックの徴候とされている。

小児では，足底や脛骨前面を圧迫してもよい。ただし，年齢や外気温，血管作動薬，脊髄損傷，末梢血管損傷，局所循環障害などによって影響を受けるので，他の所見とともに判断する。

3）脈　拍

交感神経の緊張，カテコラミンの刺激により，心拍数が増加し頻脈となる。低容量と末梢血管収縮のため，脈の触知は微弱である。

出血性ショックでは脈拍数の変化は比較的早期に出現する。脈を触知したときの脈の速さ，強弱，整・不整を観察する。弱く速い脈（速拍・微弱）であればショックと判断する（表Ⅳ-6-2）。

注意する点としては，代償機能を妨げる因子によっては必ずしも頻脈が生じるとは限らず，高齢者，βブロッカー服用中，低体温，運動選手ではショックでも頻脈にならないことがある。

4）呼　吸

循環不全によって，組織への酸素が十分に供給されず，代謝性アシドーシスが進行する。低酸素刺激や酸素需要の増大を代償しようとして頻呼吸が出現する。

呼吸は循環と密接な関係にあり，循環不全が一段と進行していくと下顎呼吸，鼻翼呼吸を呈し呼吸不全となる。

臓器は低酸素・虚血状態に陥り，やがて呼吸停止に至る。

5）意識レベル

ショック早期では出血があっても脳の血流は維持

されるため意思の疎通は可能であるが，カテコラミン刺激により不穏，攻撃的，非協力的な態度がみられる。ショックが進行し脳が低酸素状態となると，活気がなく意識レベルが低下する。

さらに重篤な急性循環不全では，脳血流が得られず，無反応や昏睡となり危険な状態となる。

6）血　圧

収縮期血圧の数値だけではショックの早期認知の指標とはならない。これは，およそ30%までの血液減少では循環の代償機能により収縮期血圧が維持されるためである。

中等症のショック（出血量が15～30%）では収縮期血圧は維持されるが，拡張期血圧が上昇し脈圧が低下する。30～40%の出血量では収縮期血圧が90 mmHg以下となる。収縮期血圧が低下しはじめる，もしくは初期から低い場合はショックの進行が代償機能を上回っていることを意味し，重篤なショック状態と考える。

脈圧は収縮期血圧と拡張期血圧の差で表されるが，正常では40～60 mmHgであり，30 mmHg以下のときは血管内容量の減少を意味する。

例えば収縮期血圧が100 mmHg，拡張期血圧が80 mmHgであれば，みた目には血圧は維持されているが，脈圧をみると20 mmHgとなり，血管内容量が減少していると判断できる。これは，ショックにより頻脈となると動脈が十分に拡張できないまま再び収縮することになり，結果として拡張期血圧が高くなる。拡張期が短くなるということは心臓（左室）が十分に拡張できなくなることを意味しており，左室内に溜めて押し出す血液の量が少なくなる。このために心拍出量は減少し，結果として収縮期血圧が低下する。

7）尿　量

尿量の低下は腎血流の減少を反映する。腎血流量と尿量には密接な関係があるために，ショック初期の軽度な組織血流障害で尿量は減少する。尿量減少はショックの際の血圧低下などにより反応性に上昇するカテコラミン，アンギオテンシンⅡ，抗利尿ホルモンなどによる腎動脈の収縮と腎臓での水分の再吸収により生じる。

成人の場合は毎時50 ml以上の尿量があるが，ショックが遷延すると腎血流量が減少し，乏尿・無尿へと移行する。注意を要する点として，出血性ショックの場合，適切な輸液が行われないままに昇圧薬を投与すると，腎動脈の収縮が助長され急性腎不全へ移行してしまうことがある。

3　出血性ショックの重症度とその評価法

出血性ショックの重症度評価法としてショック指数がある。これは，心拍数/収縮期血圧の式で算出される。例えば，脈拍120回/分，収縮期血圧60 mmHgの人であれば，ショック指数は120/60＝2.0となる。すなわち約２Lの出血量と推定できる。

ショック指数＝心拍数/収縮期血圧

（正常値＝0.54±0.07）

1.0＝約１Lの推定出血量

1.5＝約1.5 Lの推定出血量

2.0＝約２Lの推定出血量

臨床症状と出血量で分類しているものもある（表Ⅳ-6-3）。

ショックスコアは，ショックの原因にかかわらず，ショックの重症度を客観的かつ定量的に段階評価しようとするものである（表Ⅳ-6-4）。

ショックスコアは循環系の指標として，①収縮期血圧および，②脈拍数，中枢神経機能として，③意識障害の程度，腎臓系（組織の血液灌流の状態を表す）の指標として，④尿量，代謝系の指標として，⑤base excess（BE）の５つの項目を用い，これらの指標をスコア化して重症度を算出する方法である。

4　初期輸液療法に対する反応をとらえる

外傷初期診療で行われる最初の輸液を「初期輸液療法」という。低容量の状態に対する治療で，温めた乳酸もしくは酢酸リンゲル液などの等張電解質輸液を，成人では１～２L急速投与し，それに対して循環が安定してくるか，そうでないかを経時的に評価していくものである。この初期輸液療法に対する反応をとらえることでショックの重症度のみならず，診療の方向性が予測できる。

循環の安定化は，皮膚色調，脈拍数，意識レベル，呼吸状態，血圧，CRT，酸塩基平衡，尿量などで

表Ⅳ-6-3 出血性ショックの重症度と臨床症状

出血量（ml）	重症度	出血量（%）	ショックの程度	臨床症状	脈拍（/分）	血圧（収縮期血圧）	尿量（ml/時）	中心静脈圧
＜750	クラスⅠ	循環血液量の15%まで	なし	無症状，あっても めまい，四肢冷感，顔面蒼白	正常～時に頻脈	不変	正常～時に減少	正常
750～1,500	クラスⅡ	循環血液量の15～30%まで	軽症	呼吸促迫，脱力感，冷汗，不穏～失神，めまい，四肢冷感	頻脈（＞100）	拡張期圧↑	乏尿傾向	低下
1,500～2,000	クラスⅢ	循環血液量の30～40%まで	中等症	四肢冷感 蒼白軽度 不穏～意識混濁	頻脈 （＞120） 脈拍微弱	収縮期圧↓ 拡張期圧↓	乏尿 （5～15）	ほぼ $0\ cmH_2O$
＞2,000	クラスⅣ	循環血液量の40%以上	重症	昏睡，下顎呼吸 虚脱 斑点状チアノーゼ	頻脈（＞140）か徐脈 脈拍微弱～触知せず	収縮期圧↓ 拡張期圧↓	無尿	$0\ cmH_2O$ 以下

表Ⅳ-6-4 ショックスコア

項目	スコア0	1	2	3
収縮期血圧：BP（mmHg）	100≦BP	80≦BP＜100	60≦BP＜80	BP＜60
脈拍数：PR（回/分）	PR≦100	100＜PR≦120	120＜PR≦140	140＜PR
base excess：BE（mEq/L）	－5≦BE≦＋5	±5＜BE≦±10	±10＜BE≦±15	±15＜BE
尿量：UV（ml/時）	50≦尿量	25≦尿量＜50	0＜尿量＜25	0
意識状態	清明	興奮から軽度の応答の遅延	著明な応答の遅延	昏睡

非ショック：0～4点，軽度および中等度ショック：5～10点，重症ショック：11～15点

総合的に判断する。

初期輸液療法に対する反応として，以下の３つのタイプに分ける。

①安定しない（non-responder）

初期輸液療法を行っても循環が安定しない。出血量は循環血液量の40%を超えていると推測される。緊急度・重症度がきわめて高く，死が切迫している。気管挿管の適応となり，直ちに輸血を開始し，緊急手術での止血操作が必要となる。

②一過性の安定が得られる（transient responder）

初期輸液療法により循環は安定するが，輸液の減量で再び循環が悪化する。持続する出血や不十分な蘇生を示唆する。重症度が高くなるリスクをはらんでいる。輸血と積極的な止血が必要となる可能性が高い。

③安定し維持できる（responder）

初期輸液療法で循環の安定が得られる。また滴下量を維持量に落としてもショック症状が出現しない。通常20%以下の出血にとどまっていると考えられ，それ以上の輸液・輸血，止血術を必要としない。

5 外傷がもたらすショックの特徴

1）胸部外傷による循環の変調

胸部には呼吸・循環を司る重要臓器（心臓，肺，大血管）があり，この部位の損傷は生命維持に不可欠な気道，呼吸，循環の異常へ直結する。胸部外傷における出血性ショックは大量血胸，大血管損傷によるものであり，いずれの場合も緊急度・重症度がきわめて高い。

鈍的あるいは穿通性外傷を問わず，決して見逃してはならない病態として，気道閉塞，心タンポナーデ，フレイルチェスト，大量血胸，緊張性気胸，開放性気胸がある。ここでは循環に影響をきたすものに関して述べていく。

（1）大量血胸

大量血胸とは胸腔に1,500 ml以上の血液が貯留した場合をいう。肺虚脱による換気・血流分布不均

表Ⅳ-6-5　症状からみたショックの鑑別

		皮膚所見	末梢血管抵抗	心拍出量	肺動脈楔入圧	中心静脈圧
循環血液量減少性ショック		冷，蒼白	増加	減少	低下	低下
緊張性気胸および心タンポナーデ	左室への血流障害	蒼白	不変	低下	上昇	上昇
	右室への血流障害	蒼白	不変	低下	低下	上昇

衡が起こり呼吸不全を生じ，循環血液量の減少と胸腔内圧の上昇による循環不全をきたす。

循環血液量減少のため，頸静脈怒張は目立たないことが多い。

損傷側の呼吸音は減弱または消失し，打診では濁音となる。処置対応としては，胸腔ドレナージが施行される。胸腔ドレーンからの出血量，輸液に対する循環動態の反応などにより開胸手術の必要性を判断するため，ドレーン管理を含めた経時的な観察は重要である（p. 79，表Ⅲ-6-3）。

(2) フレイルチェスト

フレイルチェストは上下連続した肋骨が２カ所以上で骨折している場合などで発生する。主たる病態は胸壁に加わった外力による肺挫傷で呼吸不全をきたすものであるが，多発肋骨骨折がある場合には，そのこと自体によって出血性ショックに陥る場合がある。

胸部の視診により，損傷側の胸郭挙上異常，フレイルチェストが確認される場合には，血胸増大などによる出血性ショックの可能性を念頭に置かなければならない。また血胸のみならず，気胸も合併していることが多い。皮下気腫の出現，損傷側の呼吸音の減弱，打診では鼓音が認められる。とくに陽圧換気が行われる場合は緊張性気胸への進展の危険性がある。

(3) 開放性気胸

開放性気胸とは，胸腔と大気が交通し，吸気時に胸腔内に空気や血液が吸い込まれ，呼気時に空気が開放創から泡状となって噴出する状態で，肺虚脱と低換気により低酸素血症をきたすものである。プレホスピタルの段階では応急処置として三辺テーピングが施されてくる。この際，呼吸状態の観察とともに，開放としている一辺から血液がドレナージできており，空気が排出されているかを確認しておく。一辺が開放されていない状況では，緊張性気胸をきたすおそれがあるためである。

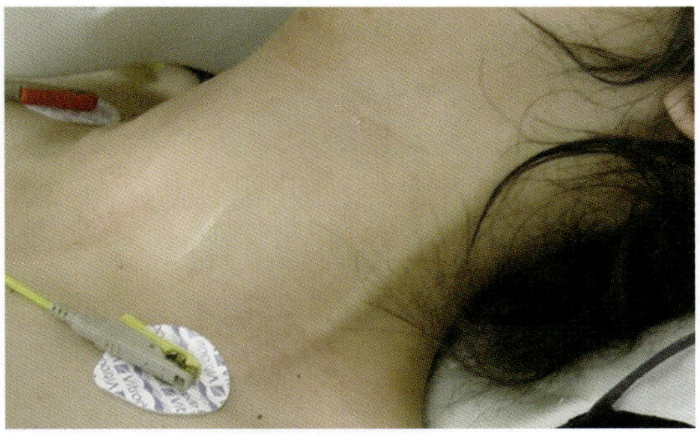

図Ⅳ-6-2　頸静脈の怒張

(4) 緊張性気胸

緊張性気胸，心タンポナーデでみられるショックは，胸腔内圧，心嚢内圧の上昇により，静脈還流が低下し，心拍出量が減少するために生じるもので閉塞性ショックという。出血で説明できないショックの場合には閉塞性ショックの存在を考える（表Ⅳ-6-5）。

緊張性気胸は，肺もしくは胸壁に生じた損傷により一方弁が形成され，空気が胸腔内に閉じ込められることで発生する。患側肺は虚脱し健側肺は縦隔を介して圧排され，呼吸不全となる。また胸腔内圧上昇により静脈還流が障害され循環障害が生じ，致死的な状態に陥る。緊急度の高い病態の１つであり，緊張性気胸はＸ線で診断するのではなく，身体所見から診断するものとされている。

早期症状としては呼吸困難，頻呼吸，患側の呼吸音の減弱，打診では鼓音となり，頻脈，血圧低下傾向が生じる。進展過程では呼吸困難，頻呼吸，頻脈の増悪がみられ，皮下気腫の出現と拡大，低血圧を呈し，晩期症状では頸静脈怒張（図Ⅳ-6-2），チアノーゼ，ショック，頸部気管偏位を呈する。循環血液量減少を伴っている場合は，頸静脈怒張はみられないことがある。気管偏位まで出現すると心停止寸前の状態である。

(5) 心タンポナーデ

心タンポナーデは，心嚢内に血液または空気が貯留し，心拡張が制限されて静脈還流低下から循環障害をきたすもので，緊急度が高い。心タンポナーデはFASTと身体所見から診断される。ベックの三徴〔静脈圧上昇(頸静脈怒張：循環血液量減少を伴っている場合にはみられないことがある)，血圧低下，心音減弱〕や奇脈，クスマウルサインなどは特徴的な所見である。

2) 腹部外傷による循環の変調

腹部の外表上の打撲痕，皮下出血の有無，腹壁の膨隆と緊張，そして腹痛の訴え，圧痛，嘔気，気分不快などの腹部症状と併せて循環動態の経過を観察し，腹腔内の異常をアセスメントする。

腹部外傷では，損傷部位が腹腔か後腹膜腔かによって症状の出現などに差があることに注意する。

腹腔には肝臓，脾臓などの実質臓器と消化管などが存在し，それらの損傷によって血液や消化液が貯留する。腹腔内出血は進行性の出血が主であり，診断方法としてはFASTなどがある。

後腹膜腔には腹部大動脈，下大静脈，膵臓，腎臓などが存在するが，体表から深い位置にあるため症状がわかりにくく，大量の出血があるにもかかわらず，明らかな所見を欠くことがある。ただし大血管が存在する場所であるため，頻脈，収縮期血圧の低下などショック症状の出現の有無，輸液に対して血圧が反応するかどうかの経過を注意深く観察する必要がある。

3) 骨盤外傷による循環の変調

骨盤は血行に富み，骨折そのものが多量の出血を伴うが，骨折したことにより骨盤周囲の動脈が損傷され，後腹膜に大量の出血をもたらす。骨盤骨折は，胸部外傷，腹部外傷と並んで出血性ショックとなる可能性が高い損傷である。また骨盤骨折は腰仙神経叢や尿道の損傷を合併することが多い。

骨盤骨折の型には，骨盤の輪状構造に破綻のない安定型骨折と，靱帯損傷，転位を伴い，輪状構造に破綻をきたした不安定型骨折があり，不安定型骨折は後腹膜腔への出血量が多くなる。骨折による疼痛の存在下で血圧が100 mmHg前後ではショック状態へ移行する危険性が高い。

骨盤骨折の有無を観察する際には，腰部～下肢の痛みの有無，腸骨翼の位置と皮下血腫や打撲痕，脚長差を観察する。会陰部の皮下血腫は高頻度に出現する。

不安定型骨盤（輪）骨折を確認するための用手的骨盤動揺性検査は，骨折部を動揺させ出血を増加させる危険性があるため禁忌である。

4) 四肢外傷による循環の変調

多発外傷に伴う四肢骨折は生命予後に直接影響することが少ないために，急性期では治療が後回しにされることがある。しかし，開放骨折となれば，出血量も多くなり，また両側大腿骨骨折はロード&ゴーの対象である。骨折に伴う出血量は決して少なくはない。ショック症状の出現に注意する必要がある（図Ⅳ-6-3）。

骨折の有無は変形や腫脹，疼痛，轢音などから判断できる。骨折による合併症として，血管損傷，神経損傷がある。急速に増大する皮下血腫はないか，開放骨折の場合は拍動性の出血はないか，遠位部の脈は触知できるか，また運動および感覚機能を左右差に注目して評価する。血管損傷が疑われる場合には，血管造影を施行し動脈損傷の有無を確認する必要がある。

四肢では，伸縮性のない筋肉組織に腫脹や出血が起こることでしだいに内圧が高まり，血管や神経が圧迫され，圧迫が増強すれば血管が閉塞して循環が途絶える筋区画症候群（コンパートメント症候群）をきたすことがある。進行期の症状としては６Ｐ徴候(pain：疼痛，paresthesia：感覚異常，paleness：蒼白，pulselessness：拍動消失，paralysis：麻痺，poikilothermia：温度変化）が認められる。減圧処置が必要となるため，早期にこの可能性をとらえる必要がある。

6 心原性ショックによる循環の変調

心原性ショックとは，鈍的心損傷などにより心筋挫創や中隔の破裂，弁損傷，冠動脈損傷などをきたした結果，心臓のポンプ機能低下によって起こる循環異常である。

鈍的心損傷のスクリーニングとして信頼性の高い検査は12誘導心電図検査である。明らかな原因のない中心静脈圧の上昇も鈍的心損傷が疑われる。

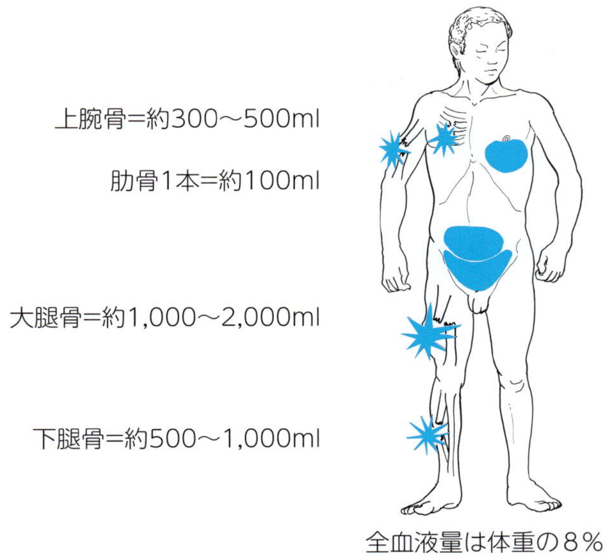

図Ⅳ-6-3　骨折部位とそれに伴う出血量

7 神経原性ショックによる循環の変調

神経原性ショックは，脊髄損傷などによる交感神経の遮断によって起こる循環異常をいう。

末梢血管が拡張し相対的に循環血液量が低下し，血圧が低くなるが，交感神経の緊張がないため出血性ショックのような冷汗，蒼白，頻脈を認めない。皮膚は温かく湿潤はなく，普通色である。脈拍は正常もしくは徐脈である。

その他，四肢運動障害や知覚異常を認める。脊髄損傷の部位によっては，呼吸停止をきたすことがあるため注意が必要である。また，出血を伴っている場合は早期から重篤なショック状態となる。

8 看護のポイント

(1)　ショック症状を把握し，経時的にショック進行の有無を評価する

ショックは進行すればするほど不可逆的な状態に陥るため，早期ショックの症状をとらえることがまず重要となる。ショックには必ず何らかの原因があり，その解明を急ぐ検査とショック症状の進行を防ぐための初期治療が同時に行われていく。検査結果，および身体観察（創や打撲痕や変形，痛みなどの有無，圧迫止血をしているのならば止血できているのか）を把握しつつ，初期輸液療法に対するショック症状の変化（バイタルサインのみならず身体症状を含めて総合的に評価する）をとらえていき，ショックの重症度を判断する。

(2)　初期治療に対するショック進行の有無の評価から診療の予測をもつ

ショックの重症度が高いと判断できる状況は，さらなる蘇生処置が必要となる。気管挿管の準備，十分な輸血の準備，緊急止血術の準備，人員の手配などの調整を進めておく。

(3)　保　温

ショックは体温低下を伴いやすい。低体温となると，凝固異常，電解質異常，アシドーシスの増悪因子となり得るため，早期からの保温に努める。室温，輸液・輸血の加温，体表保温を行う。濡れた衣服は速やかに取り除く。

(4)　患者の不安に対応する

ショックへの治療は次から次へと効率よく行われていくなかで，意識がある患者にとっては，「自分はいったいどうなってしまうのだろうか」など不安と恐怖を強いる状況となりやすい。不安が助長すれば患者は落ち着きがなくなり，治療への協力が得られなくなることもあり得る。これから行われることの説明をしながら診療を進めていくよう心がける。患者に絶えず声をかけることは，一方で異常の早期発見にもつながっていく。

文 献

1）日本外傷学会・日本救急医学会監，日本外傷学会外傷初期診療ガイドライン改訂第５版編集委員会編：外傷初期診療ガイドラインJATEC™，第５版，へるす出版，東京，2016.
2）小川道雄編：知っておきたい侵襲キーワード，メジカルセンス，東京，1999，p. 32-33.
3）小林国男編：救急ケアマニュアル（エキスパートナースMOOK 7），照林社，東京，2004，p. 147.
4）JPTEC協議会編著：JPTECガイドブック，第２版，へるす出版，東京，2016.
5）山本保博監：救命救急医療へのMultiple Approach；理論と実践，ファイザー，東京，2005.
6）平沢邦彦：Killip分類．救急医学 24：383，2000.
7）黒川顕，他：救急治療ハンドブック，中外医学社，東京，2000.
8）大橋教良編：特集/ショック；病態の理解と治療方針．救急医学 29：1〜124，2005.
9）山本保博監：救急治療・薬剤ハンドブック，第２版，じほう，東京，2006.
10）相川直樹監：救急レジデントマニュアル，第３版，医学書院，東京，2003.
11）Moreno C, et al：Hemorrhage associated with major pelvic fracture：A multispecialty challenge. J Trauma 26：987-994，1986.
12）Jacobs BB：Thoracic and neck trauma. In：Trauma Nursing Core Course. 5th ed, Emergency Nurses Association，2000，pp. 115-140.
13）藤川正：心囊穿刺．救急医学 25：1369，2001.
14）浅井康文：心外閉塞・拘束性ショックの病態と治療．救急医学 29：35-40，2005.
15）Rhee PM, et al：Survival after emergency department thoracotomy：Review of published data from the past 25 years. J Am Coll Surg 190：288-298，2000.
16）太田富雄，他編：脳神経外科，金芳堂，京都，2000，pp. 1109-1111.
17）土肥謙二：神経原性ショックの病態と治療．救急医学 29：25-29，2005.

7. 意識障害（D）のアセスメント

1 外傷患者における意識障害のアセスメント

意識障害とは，物事を正しく認識したり，周囲の刺激に対して適切な反応ができなくなった状態である。意識障害には，覚醒を司る上行性網様体賦活系・視床下部調節系の障害で生じる意識レベルの低下と，認知を司る大脳皮質の障害で生じる意識変容（意識内容の変化）があり，両方が混在することも多い。

外傷による意識障害の原因は，頭部外傷による頭蓋内病変だけではなく，気道（A）・呼吸（B）・循環（C）・体温（E）などの異常が原因となることがある。気道・呼吸・循環障害によって酸素やエネルギーが脳に供給されない場合や，低体温や高体温による脳の代謝異常の場合に意識障害を生じる。そのため頭蓋内病変の有無や重症度を正確に判断するためには，primary surveyと蘇生により，気道・呼吸・循環をまず安定化させる必要がある。また交通外傷や傷害事件では飲酒が原因の場合や，墜落などの自殺企図では薬物による影響がある。糖尿病などの基礎疾患により意識障害をきたした結果，外傷をきたす場合もある（表Ⅳ-7-1）。また，頭部外傷には一次性脳損傷と二次性脳損傷がある。一次性脳損傷は外力により直接生じる脳損傷であるため，医療者が介入することは困難である。しかし，頭蓋内因子・頭蓋外因子による二次性脳損傷（p. 59，表Ⅲ-3-1参照）は最小限にすることが可能である。

Primary surveyにおける中枢神経の評価の最大の目的は，直ちに緊急手術が必要となる頭蓋内占拠性病変の有無を神経症状と身体所見から推測することである。必ず観察すべき神経学的所見は意識レベル，瞳孔所見（瞳孔不同と対光反射の有無），片麻痺である。

表Ⅳ-7-1 外傷における意識障害の原因

低酸素血症，高/低二酸化炭素血症（A・Bの異常）
循環障害（Cの異常）
頭蓋内病変（Dの異常）
低/高体温（Eの異常）
その他 急性アルコール中毒，薬物中毒，一酸化炭素中毒，基礎疾患による意識障害

2 意識レベルの評価

意識レベルの評価スケールにはさまざまなものがあるが，外傷患者の評価にはGlasgow Coma Scale（GCS，表Ⅳ-7-2）を用いることが望ましい。Japan Coma Scale（JCS，表Ⅳ-7-3）は日本で広く使用されており，病院前からの状態の変化を把握するためにprimary surveyでは併用してもよい。

1）GCSによる評価

GCSは，E（eye opening：開眼），V（verbal response：言語音声反応），M（motor response：運動反応）の3つの評価項目でそれぞれを得点化し，各項目の合計点を求めるもので，15点が最良で，最重症は3点となる。

GCSの利点は異常肢位を区別して評価することができ，また合計点数によって頭部外傷の重症度分類ができることである。しかし，合計点が同じであっても重症度や病態が異なる場合もあり，また3つの項目のうち運動反応が予後不良の予測因子となり得るため，記録をする際は合計点のみでなく，E3V4M5のように各項目の得点を記載することが必要である。

意識レベルを観察する際は，刺激の強さを段階的に増しながら観察することが原則である。すなわち，まず無刺激の状態での患者の反応を観察し，次いで言語による刺激を与え，最終的に痛みによる反応を

表Ⅳ-7-2　Glasgow Coma Scale（GCS）

評価項目	分類	スコア
E：開眼（Eye opening）	自発的に	4
	呼びかけにより	3
	痛み刺激により	2
	開眼しない	1
V：言語音声反応（Verbal response）	見当識あり	5
	混乱した会話	4
	不適当な発語	3
	無意味な発声	2
	発声がみられない	1
M：運動反応（Motor response）	指示に従う	6
	痛み刺激部位に手足をもってくる	5
	痛みに手足を引っ込める	4
	上肢を異常屈曲させる（除皮質肢位）	3
	四肢を異常伸展させる（除脳肢位）	2
	まったく動かない	1

表Ⅳ-7-3　Japan Coma Scale（JCS）

0	意識清明
Ⅰ	刺激しなくても覚醒している 1　だいたい清明だが今ひとつはっきりしない 2　見当識障害がある 3　自分の名前，生年月日がいえない
Ⅱ	刺激をすると覚醒する 10　普通の呼びかけで容易に開眼する 20　大きな声または身体を揺さぶると開眼する 30　痛み刺激を加えつつ呼びかけを繰り返すとかろうじて開眼する
Ⅲ	刺激をしても覚醒しない 100　痛み刺激に対して払いのける動作をする 200　痛み刺激で少し手足を動かしたり顔をしかめる 300　痛み刺激に反応しない
R（Restlessness：不穏），I（Incontinence：失禁），A（Apallic state：自発性喪失）	

観察する。頸髄損傷などで四肢・体幹への刺激反応がない場合は，三叉神経領域（眼窩上切痕）にも刺激を加えてその反応を評価する。

（1）Eye opening（E：開眼）

自発的な開眼はE4と評価する。閉眼している場合で，呼びかけで開眼する場合はE3と評価する。この際に肩などに軽く触れてもよい。呼びかけに反応しない場合は，身体に痛覚刺激を加え，開眼すればE2，開眼しなければE1と評価する。

（2）Verbal response（V：言語音声反応）

見当識は「時，人，場所」で判定する。「時」は現在の月が答えられるかを確認する。「人」は自己認識と他者認識を確認する。自己認識は自分の名前が答えられるか，他者認識は周囲の医師，看護師，家族などを認識できるかを確認する。「場所」は現在の場所（病院）が答えられるかを確認し，3つすべて正答できてV5と評価する。1つでも間違えると見当識障害がありとし，V4と評価する。「しごと」「あつい」などその場にそぐわない不適切な単語はV3，「あー」「うー」といったうめき声（発声）はV2，発声がない場合はV1と評価する。気管挿管を実施している場合も発声ができないので，表記はVTとし加点するときは1点とする。

注意点としては，声かけで反応がない場合は痛覚刺激を与えてその反応を評価する。

（3）Motor response（M：運動反応）

簡単な指示に従えればM6と評価する。簡単な指示とは，離握手や眼・口の開閉などに従えるかを確認することであるが，離握手は把握反射を示しただけの場合と区別するために握手・離手の両方を確認する。指示に従えない場合は，痛覚刺激を与えてその反応を評価する。刺激部位に手足を持っていく，または払いのければM5，顔面や体幹への痛覚刺激では顔をしかめたり体幹をよじり，四肢への痛覚刺激ではその四肢を引っ込めれば（逃避屈曲）M4，

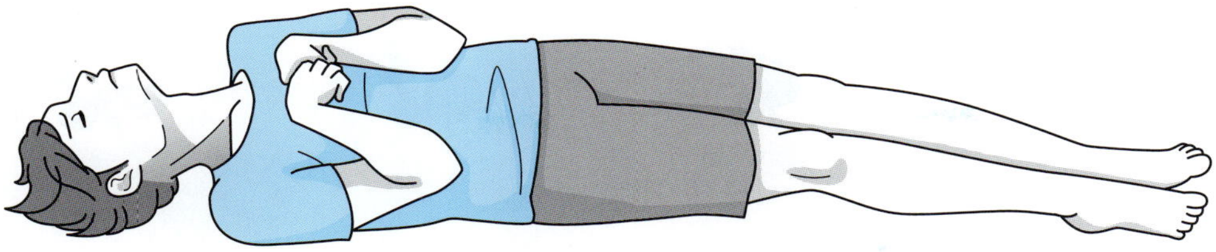

除皮質硬直（除皮質肢位）

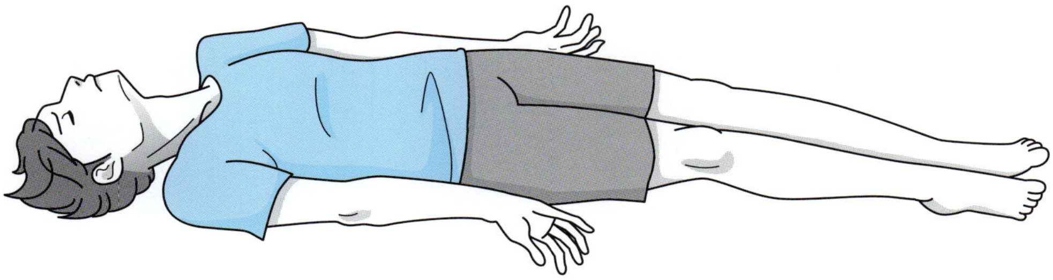

除脳硬直（除脳肢位）

図Ⅳ-7-1　**異常肢位**

上肢は脇を締めて肘・手首を屈曲させ，下肢は伸展させる場合（除皮質肢位）はM3，上下肢ともに伸展させる場合（除脳肢位）はM2，まったく反応がない場合はM1と評価する。

注意点として，麻痺などで左右で異なる反応の場合は，よい側の反応を採用すること，刺激は複数箇所に実施し最良の運動反応を見出す。例えば指先に刺激を与え逃避屈曲をした場合はM4であるが，胸骨に刺激を与えて払いのける反応があればM5であるので，最良の運動反応であるM5と評価する。頸髄損傷で四肢麻痺がある場合は，眼や口の開閉の指示に従えるかを確認し，従えばM6，従えなければM1と評価する。

3　その他の神経学的意識評価

1）瞳孔所見

瞳孔の観察は，自然光で左右の瞳孔の大きさを確認する。正常な瞳孔の大きさは2.5～4 mmで，2 mm以下を縮瞳，5 mm以上を散瞳とし，それらを瞳孔異常という。左右差が1.0 mm以上を瞳孔不同とする。対光反射の観察は光を片眼ずつに当てて，光を当てた側の瞳孔の縮瞳の有無を観察する（直接対光反射）。迅速に1 mm以上収縮するのが正常である。Secondary surveyでは光を当てた側と反対側の瞳孔の縮瞳の有無を観察する（間接対光反射）ことで，視神経障害や動眼神経障害によるものかを予測することができる。

2）麻痺・異常肢位

麻痺・異常肢位は，痛覚刺激に対する反応を観察する。片麻痺（一側の上下肢の麻痺）は，脳ヘルニアが切迫した状態であることを示す危険な徴候である。

痛み刺激により除皮質硬直（除皮質肢位），除脳硬直（除脳肢位）（図Ⅳ-7-1）がみられた場合も，脳ヘルニアが切迫した危険な状態を示す。除皮質硬直は大脳皮質や白質が広範に障害されたときに生じ，上肢を屈曲内転し，膝関節・足関節は伸展位をとる。さらに障害が進み脳幹部に及ぶと，上肢を回内伸展し，下肢も伸展した除脳硬直がみられる。これは除皮質硬直より重症であり，予後不良の徴候として知られている。

3）クッシング現象

脳は頭蓋骨に覆われているため，脳組織量，頭蓋内の髄液量，頭蓋内の血流量のいずれかが増加すると頭蓋内圧（ICP）は上昇する。頭蓋内圧が200 mmH_2O（15 mmHg）を超えた場合を頭蓋内圧亢進と定義している。脳血流量は脳灌流圧（＝平均血圧－頭蓋内圧）に比例しており，頭蓋内圧の上昇は脳循環障害を招く。上昇する頭蓋内圧に対抗し脳灌流圧を維持するため，生体は自動調節能（autoregulation）により平均血圧を上昇させる反応を起こす。これが臨床的に収縮期血圧の上昇，脈圧の増加，徐脈として観察され，クッシング現象（図Ⅳ-7-2）

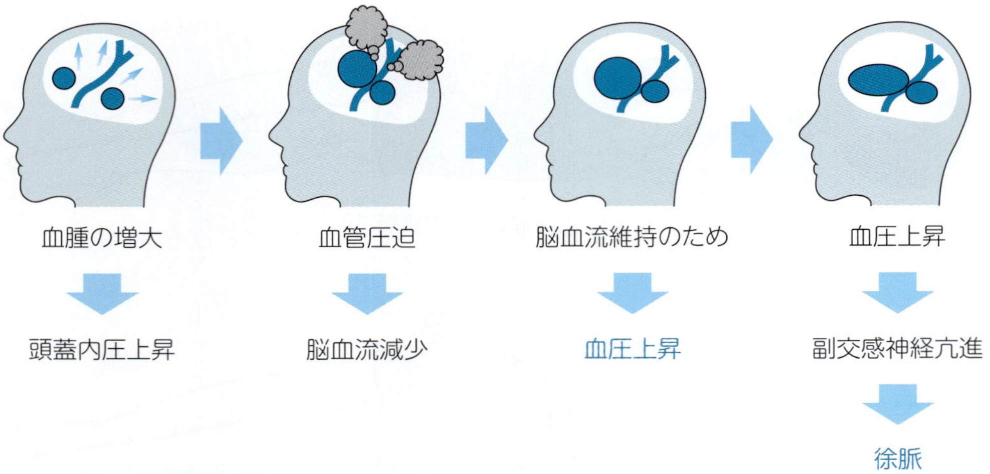

図Ⅳ-7-2　**クッシング現象**

と呼ばれる。クッシング現象は頭蓋内圧が40 mmHgを超えると出現するといわれ，脳ヘルニアの起こる危険性が非常に高まった状態を示している。

4 「切迫するD」の判断

生命を脅かす頭蓋内病変の状態をJATEC™では「切迫するD」(p. 233，表Ⅴ-8-1参照）と呼称している。Primary surveyにおける「D」の評価の目的は，神経症状と身体所見から「切迫するD」に当てはまるかどうかを判断することである。「切迫するD」と判断した場合は，secondary surveyの最初に頭部CT，または全身CT（trauma pan-scan）による画像評価を速やかに実施できるように対応しなければならない。

5 看護のポイント

意識（D）の確実な評価は気道（A）・呼吸（B）・循環（C）が安定していることが条件になるため，医療チームとともに速やかに気道・呼吸・循環の安定化を図ることができるように努めることが求められる。

文　献

1）寺師榮，他監：救急看護アセスメントマップ，日総研出版，名古屋，2000，pp. 109-131.
2）James W：The Principles of Psychology. Macmillan, London, 1890.
3）松本清編：知っておきたい意識障害の診断と治療，真興交易医書出版部，東京，2000.
4）井上聖啓監訳：昏睡と意識障害，メディカル・サイエンス・インターナショナル，東京，2001.
5）宮崎和子監：脳神経外科，中央法規，東京，2001.
6）日本外傷学会・日本救急医学会監，日本外傷学会外傷初期診療ガイドライン改訂第5版編集委員会編：外傷初期診療ガイドラインJATEC™，第5版，へるす出版，東京，2016.

8. 体温異常（E）のアセスメント

外傷患者は，受傷時の環境温の変化，脱衣による熱の放散，大量輸液・輸血により短時間で急速に体温が低下する。多発外傷の死亡原因のなかで，受傷から２～３時間後に訪れる第２ピーク群の死亡を防ぐ，すなわち病院搬送されてきた外傷患者に対して迅速かつ適切な治療を開始しなければ，「外傷死の三徴」といわれる出血傾向，低体温，代謝性アシドーシスが進行する。また，この時期の対応がその後の生命予後や機能回復にも大きな影響を及ぼす。そのため，看護師は救命と機能回復のために，外傷患者の低体温に関して早期に介入し，予防に努めていくことが必要である。

1 外傷患者の体温アセスメント

1）低体温と生体の反応

体温が何らかの原因により低下し，低体温に陥った場合，さまざまな生体反応が出現する。体温が35℃以下になると，カテコラミンの分泌が盛んになり末梢血管が収縮し，体熱の放散を防ぐ。また，悪寒戦慄，筋強直などにより体温を上昇させようとする反応がみられ（寒冷反応），酸素消費量は著しく増加する。やがて，体熱の喪失が熱産生を上回るようになると体温は徐々に低下する。

2）外傷時の低体温

外傷時の低体温には，組織代謝の抑制から起こる低体温と輻射，伝導，対流などから起こる低体温がある（図Ⅳ-8-1）。

（1）組織代謝の抑制から起こる低体温

外傷患者はさまざまな原因によりショック状態で搬送されてくることが多い。ショックでは，組織灌流の低下から代謝が抑制され，低体温を招いている。

（2）輻射，伝導，対流などから起こる低体温

①輻射による低体温

外傷診療時には脱衣によって体表面が外気にさらされる。これにより輻射が生じ体温低下を招く。

②伝導・対流による低体温

天候や受傷機転により患者が濡れて搬送されてくることがある。体表面が濡れた状態であると伝導・対流などにより低体温を招く。

3）低体温による合併症

低体温は呼吸・循環などの臓器に悪影響を与える。低体温による合併症について表Ⅳ-8-1に示す。

4）ショックと体温

ショックとは「主要臓器への有効な血流が低下して組織代謝に異常をきたし，細胞機能が維持できないことによる症候群である」と定義されている[1]。キーワードとなるのは，組織の低酸素と低灌流である。

なかでも外傷による出血性ショックは，強い衝撃が身体に加わって血管や臓器が損傷，破綻することにより，循環血液量が減少し，組織の低酸素と低灌流が起こった状態である。同時に，末梢血管の酸素や栄養素の供給も障害され代謝が低下することで，体温も低下する。低体温は出血傾向を助長し，代謝性アシドーシス，凝固異常とともに生命を脅かす危険な因子である。つまり，適切かつ早急な体温管理が重要であるといえる。

出血性ショックの基本治療は，①気道確保，②酸素投与と換気，③アシドーシス補正，④大量輸液・輸血，⑤保温，⑥出血部位の止血である。とくに傷病者が病院に到着した直後の第一印象において皮膚温や冷汗の観察を行うことは重要である。これは，体温を生理学的徴候としてとらえ，ショックの病態を早期に予測する手立てとなるためである。また大量輸液や輸血は，低体温に傾いている深部体温をさらに低下させ，中等度から重度の低体温へ移行させる危険性があるため，体温のモニタリングと保温が重要となる。

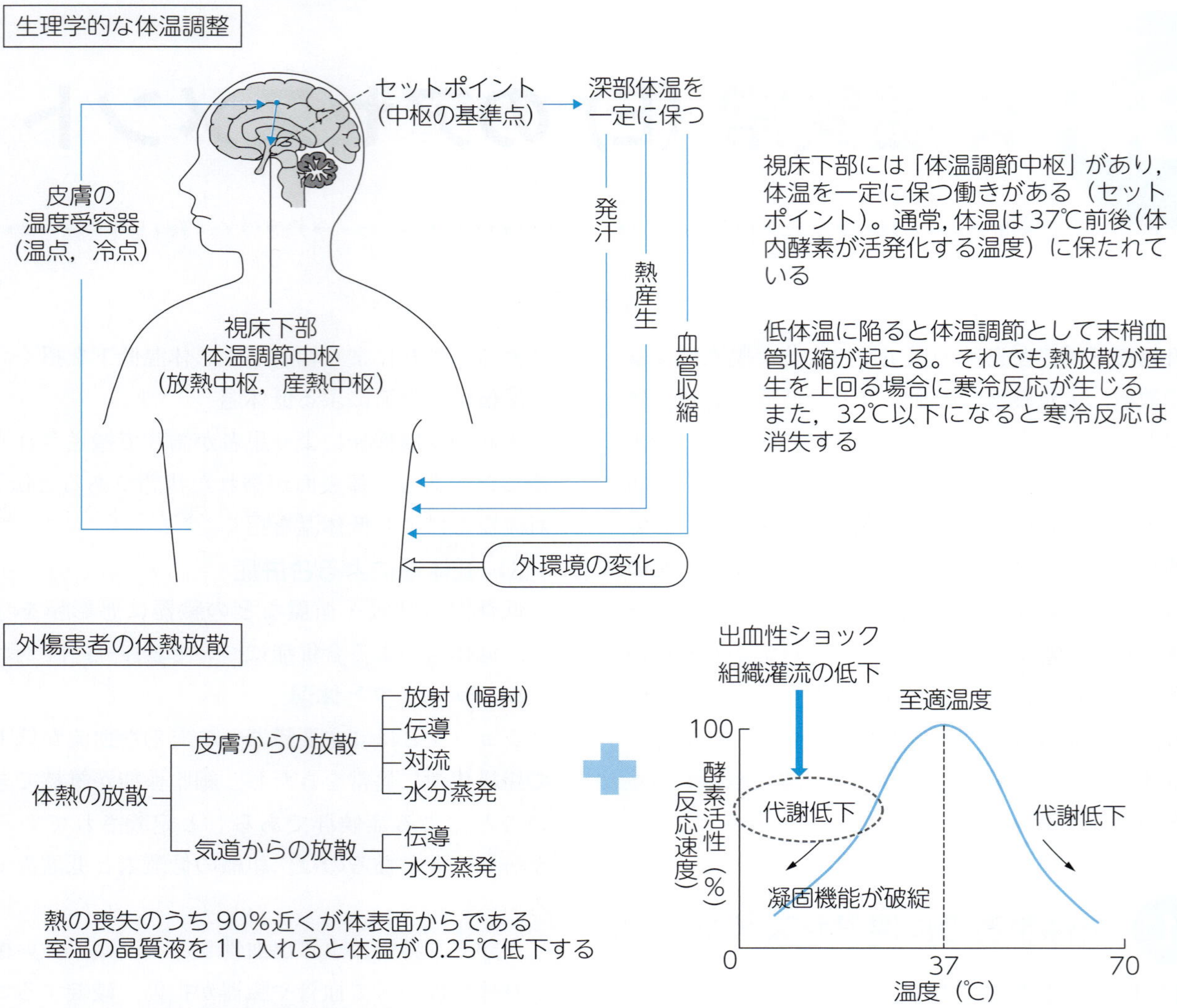

図Ⅳ-8-1　体温変化に影響を及ぼす因子

〔文献２）より引用・改変〕

表Ⅳ-8-1　低体温による合併症

障害部位	合併症
呼吸	呼吸数減少，１回換気量減少 気道内分泌物量と粘稠度の増加 肺炎，無気肺
循環	心拍出量の低下，酸素運搬量の低下 代謝性アシドーシスの進行 不整脈の出現
意識	脳血流量の低下 意識障害の出現
凝固系	出血傾向の助長 血管内凝集
その他	尿量減少 低カリウム血症

表Ⅳ-8-2　適正温度

室温調整	室内温度28℃設定
輸液・洗浄液の加温	保温庫で39℃に加温 輸液は加温効果の落ちない装置を常備
輸血の加温	専用加温器で37℃に加温
酸素吸入	42～46℃に加温加湿

2 看護のポイント

外傷患者は低体温症のハイリスクになるので，体温管理に細心の注意を払い，さらなる体温の低下の予防と熱の産生をサポートすることが大切である（表Ⅳ-8-2）。

1）環境調整，体温管理を行う

診療の早期から蘇生の妨げにならないように全身の保温に留意し，不必要な皮膚の露出を少なくする。寝衣や掛け物，室温の調整により保温に努める。衣類が濡れている場合には，できるかぎり早く衣類を除去し，乾いたタオルで皮膚の水分の除去を図る。大量輸液や輸血の影響，鎮静薬投与の影響など治療的介入により体温低下をきたす場合は多い。こうした治療・処置の影響を考慮して，体温変動を予測して介入することが重要である。使用する輸液と輸血，洗浄液の加温，必要に応じて加温加湿された酸素吸入を実施する。とくに，体温が36℃以下の場合は，電気毛布や加温装置（温水循環マットレスや温風式加温装置）などを併用し，36℃以上を目標に復温を行う。患者の深部体温を考慮して加温装置の温度設定を行い，外部からの低温熱傷にも注意を要する。保温は身体への影響が比較的少なく安全性が高いが，全身状態を把握するためにモニタリングしながら体温のサポートに努める。

2）全身のモニタリング

体温測定は鼓膜温のほうが腋窩温より信頼性が高く，蘇生を必要とする患者では，直腸温や膀胱温のモニターを早期に開始する。低体温の症状が進行していくと，不整脈，徐呼吸，意識障害などが出現するリスクが高まる。モニタリングをしながら，重篤な症状の出現に注意する。また，低体温時には腎不全の出現のリスクもあるため，水分出納バランスの確認が必要である。

文　献

1）日本外傷学会・日本救急医学会監，日本外傷学会外傷初期診療ガイドライン改訂第5版編集委員会編：外傷初期診療ガイドラインJATEC™，第5版，へるす出版，東京，2016，pp. 1-11.
2）増田敦子：解剖生理をおもしろく学ぶ，サイオ出版，東京，2015.
3）井上潤一：ICU入室．INTENSIVIST 2：490，2010.
4）高須朗：低体温と出血性ショック．救急医学 37：1025-1027，2013.
5）日本手術医学会：手術医療の実践ガイドライン，改訂版，2013，p. S40.
6）厚生労働省医薬・生活衛生局：血液製剤の使用指針，2017.
7）宇佐美知里：集中治療における体温管理；看護サイドからみた体温管理．ICUとCCU 38：481-490，2014.

9. 代謝異常のアセスメント

生体が細胞を作り，生命を維持するためには，エネルギーが必要である。エネルギーを産生するために必要な化学反応を代謝という。また代謝の過程は，生体の恒常性を保つために神経系や内分泌系などの働きにより調節されている。外傷は生体へのもっとも強い侵襲であるといわれており，生体の恒常性を維持し，生命を維持するためにさまざまな代謝異常をきたす。そのために外傷が生体に及ぼす代謝異常について理解しておく必要がある。

1 外傷時の代謝異常のアセスメント

1）外傷時の代謝異常とは

外傷初期の病院到着時は呼吸障害や出血により死が切迫している場合があり，生命にかかわることが最優先される。ここでは，生命の危機が脅かされるショック状態が及ぼす代謝異常について説明する。

2）外傷時の代謝異常のメカニズム

ショック状態の初期には細胞は代謝を亢進させてエネルギー需要が増加する。ショックが遷延すると，代謝基質と酸素の不足から細胞内のエネルギーが枯渇して不可逆的変化に陥る。外傷のような大きな侵襲が生体に生じたときは，生命を維持するために脳と心臓へ酸素と栄養を供給しつづけることが不可欠である。ショック状態では組織への灌流低下により酸素供給量が低下し，TCAサイクルが機能しなくなる。そのために酸素を必要とする好気性代謝から，酸素を必要としない嫌気性代謝に切り替わる。さらに循環血液量の20～30％以上が急激に減少した場合は，交感神経の緊張によりカテコラミンの分泌が亢進する。またコルチゾール，グルカゴン，成長ホルモンの分泌亢進などが生じて脳や心臓への酸素と栄養を供給し，生命を維持するよう代謝の調節が行われる（表Ⅳ-9-1）。

表Ⅳ-9-1　ショック時におけるホルモンの反応

	生体への作用	ショック時の反応
ACTHコルチゾール	血糖値上昇 カテコラミン補強作用	分泌増強
甲状腺ホルモン	基礎代謝低下 心機能低下	分泌抑制
成長ホルモン	蛋白同化 血糖値上昇	分泌増強
バソプレシン	抗利尿作用 血管収縮 心拍出量増大	分泌増強
カテコラミン	心拍出量増大 末梢血管収縮 血糖値上昇	分泌増強
グルカゴン	血糖値上昇 脂肪分解促進	分泌増強

血圧や心拍数の正常化はショック状態から完全に離脱したことと同義ではない。組織代謝が障害されていても，初期輸液療法や身体の代償機能により，バイタルサインは安定することもある。つまり，代謝性アシドーシスや乳酸値の上昇という代謝異常は，蘇生が十分であるかという評価の重要な指標となる。

また，外傷患者はショックにより，体温が低下し，低体温に陥りやすい。低体温になると，酸素解離曲線は左方移動するため，ヘモグロビンの酸素親和性が低下し，組織への酸素供給量が低下してしまう。さらに，ショック状態では，酸素需要量が増加しているため，酸素の需要が供給を上回ることで嫌気性代謝は亢進し，乳酸値が上昇する。つまり，低体温も代謝性アシドーシスを助長させる要因となる。

（1）エネルギー消費量の増大

ショックの初期には代謝を亢進して対応しようとするためにエネルギー消費量が増大する。しかし，ショック状態では組織への酸素供給が低下し，エネ

表Ⅳ-9-2 酸塩基平衡異常の指標の変化

	pH 7.35～7.45	HCO_3^- 23～28 mmol/l	$PaCO_2$ 35～45 mmHg	base excess −2.0～+2.0 mmol/l
代謝性アシドーシス	↓	↓	↓	↓
代謝性アルカローシス	↑	↑	↑	↑
呼吸性アシドーシス	↓	↑	↑	—
呼吸性アルカローシス	↑	↓	↓	—

ルギー産生が嫌気性代謝に切り替わり急速にATPの産生が低下する。そのためエネルギー源として肝臓や筋肉に貯蔵されているグリコーゲンなどの糖質が使われるが，貯蔵量は少ないのですぐに枯渇してしまう。ショック状態が遷延するとエネルギー消費量の増大に見合ったATPの産生ができずに，①体温の保持，②心臓の拍動，③呼吸運動，④安静臥床時の筋肉の緊張など，生命の維持に必要最小限のエネルギーとなる基礎代謝量も得られない状態に陥る。

(2) 血中乳酸値の上昇

ショックによる血流の低下により酸素供給が不十分になると嫌気性代謝に切り替わり，グリコーゲンを分解した後，ピルビン酸から乳酸が生じる。乳酸は嫌気性代謝の最終産物であり，血液の中に蓄積し血液を酸性にする。そのため血中乳酸値が上昇し，代謝性アシドーシスを引き起こす。ショック状態が遷延し，生体の恒常性が限界を超えると代謝性アシドーシスが進行し，不可逆性ショックに陥って死に至る。また，乳酸値の上昇は大量の出血やショックを鋭敏に反映させる指標であり，外傷患者の死亡率を予測する因子でもある[1]。代謝性アシドーシスが持続する場合，出血や不十分な蘇生に起因することが多く，炭酸水素ナトリウム（メイロン®）の投与は細胞内のアシドーシスを助長するおそれがあるため，ルーチンで使用すべきではない[2]。

代謝性アシドーシスはショックの重症度を反映し「外傷死の三徴」の1つとされるが，腎不全などにより値が変化することを考慮する必要がある。血液ガス分析データで血中乳酸値（基準値：0.4～1.8 mmol/l）の測定が可能であれば測定し，組織への酸素需要に見合った十分な酸素供給が保持できているかを判断する。血中乳酸値が経時的に増加している場合は，ミトコンドリアの機能障害など組織での代謝障害が生じており，意識，呼吸，循環を担う各組織の低灌流を示唆している。つまり，乳酸値のモニタリングは，呼吸や循環など蘇生における治療効果や各組織への酸素供給-需要バランスを評価するのに役立つ。

またショックの初期段階では，呼吸は浅表性で頻呼吸を呈する。そのため$PaCO_2$の一時低下がみられ，呼吸性アルカローシスを呈する場合がある（表Ⅳ-9-2）。

(3) 高血糖

急激な循環血液量の減少を心房や大動脈弓などにある圧受容体が感知し，循環を保持するために交感神経の緊張が生じる。交感神経は，アドレナリン・グルカゴン・成長ホルモンなどの血糖の上昇に関連するホルモンの分泌を亢進させる。さらに血糖の低下に関連するインスリンの分泌は抑制される傾向にある。そのため肝臓でのグルコースが増加し，血液中の血糖値は上昇し高血糖が生じる。高血糖はショック状態から生体の恒常性を保持する働きが亢進していることを示す。

(4) 組織代謝系の変化

ショック状態では循環血液量減少から細胞が低酸素状態になり，嫌気性代謝が亢進してATPの産生が減少する。細胞内のATP減少は細胞膜の透過性を亢進し，細胞膜の性質を変え細胞内環境が破壊される。またATP減少は細胞膜でのナトリウム-カリウムポンプ機能を障害し，ナトリウムと水は細胞内へ移行し，カリウムは細胞外へ移行する。そのため細胞内にはナトリウム濃度の上昇と水が貯留し，細胞膨化による浮腫がみられる。細胞外でのカリウム濃度が上昇することにより代謝性アシドーシスを引き起こす。

(5) 負の窒素バランス

生体の窒素バランスは，摂取した窒素量と排泄した窒素量が等しくなるように保持されている。しかしショック状態ではエネルギー消費が増加し，骨格筋での蛋白分解による異化が亢進する。そのため窒素は摂取量以上に必要となり，筋肉中に多く含まれている窒素が尿中から尿素として排泄され，窒素バランスは負に傾く。窒素は蛋白にしか含まれないので窒素バランスは生体での蛋白質の代謝の指標であり，エネルギー消費が増加していることを示す。

2 看護のポイント

外傷患者は強い侵襲を受けて，さまざまな生体反応を示す。この生体反応である代謝異常のメカニズムを理解することは，外傷患者の病態をアセスメントし，適切なケアを選択するために必要不可欠である。単にショック状態における身体症状のみを把握するのではなく，何に起因する症状なのかという生体反応を理解することで，適切にアセスメントすることができ，今後起こり得る変化などを予測することも可能である。

乳酸値は簡便に測定することができ，外傷患者の状態を評価する有用なデータとなる。ショックなどにおける代謝障害を判断する指標として，素早い初期対応に役立つ。

血糖値も乳酸値と同様に簡便に測定できる。高血糖は交感神経の緊張だけではなく，炎症反応で増加したサイトカインにより，インスリン作用が低下することでも出現する。そのため高血糖は外傷によるストレス反応を把握する一助となる。外傷に起因して低血糖になることは少ないが，高血糖治療による副作用として低血糖が出現することもある。低血糖は脳障害など病態を悪化させるため，継続的に血糖値の推移を把握することは病態アセスメントに必要である。

このように，緊急度や重症度の判断が重要な外傷患者への対応において，代謝異常における生体反応の知識を活用し，患者のアセスメントから病態を把握し，ケアや処置介助を素早く適切に実践することが重要である。

● 文 献

1) Regnier MA, et al：Prognostic significance of blood lactate and lactate clearance in trauma patients. Anesthesiology 117：1276-1288, 2012.
2) 日本外傷学会・日本救急医学会監，日本外傷学会外傷初期診療ガイドライン改訂第5版編集委員会編：外傷初期診療ガイドラインJATEC™，第5版，へるす出版，東京，2016.
3) 安田和弘：外傷の病態生理．図説救急医学講座第5巻；外傷救急，メジカルビュー社，東京，1989，pp. 8-13.
4) 北野光秀，他：外傷性ショックの病態と治療．図説救急医学講座第5巻；外傷救急，メジカルビュー社，東京，1989，pp. 14-23.
5) 嶋津岳士：輸血・輸液療法．図説救急医学講座第5巻；外傷救急，メジカルビュー社，東京，1989，pp. 60-63.
6) 小林国男：侵襲と生体反応．標準救急医学，第3版，医学書院，東京，2001，pp. 20-32.
7) 相川直樹：ショック．日本救急医学会監，標準救急医学，第3版，医学書院，東京，2001，pp. 183-199.
8) 前川和彦：外傷．日本救急医学会監，標準救急医学，第3版，医学書院，東京，2001，pp. 288-296.
9) 伊藤寛志：栄養・代謝・体温．チャート基礎医学シリーズ4；生理学，医学評論社，東京，2001，pp. 371-385.
10) 石川統：恒常性の維持．ダイナミックワイド図説生物，東京書籍，東京，2004，p. 80.

10. 精神症状のアセスメント

1 外傷患者にみられる一般的精神症状とアセスメント

外傷患者には，強度の不安，パニック，恐怖，そしてこれらの精神症状に付随した身体症状が生じることがある。このような反応は，基本的には病的な精神疾患ではなく，突然の受傷によって生じる精神反応ととらえられることが多い。受傷した事実とボディイメージの変容，次々と行われる搬送処置や治療の連続などによって，その精神症状は表在してくることも多い。

精神状態に付随する身体症状のうち，もっとも多くみられるのは過呼吸発作である。過呼吸発作は若い女性に多くみられ，呼吸器系の心身症として気管支喘息とともに高頻度にみられる。多くの場合は情緒的刺激を契機として，不随意に起こる過呼吸を繰り返しながら激しい不安を伴って呼吸器，循環器，神経-筋系など心身両面にわたる多彩な機能的症状を示す。

このような一般的な精神反応は通常一過性であり，時間を経ると精神的に落ち着く。しかし，緊急の処置が必要となるケースもあり，問題言動，症状の重症度，現実適応能力などを総合的にアセスメントする。とくに，自傷行為，他者への危害がある場合には，安全をもっとも優先する。

精神症状をアセスメントする際には，患者の様子を注意深く観察する。不安な言動や表情，落ち着きのない態度，攻撃的発言，怒りの表情などに注意する。意識は，外傷患者のすべてに行う意識障害の有無をまず観察し，そのうえで外因性精神障害や内因性精神障害の存在を確認する。態度や振る舞いは落ち着いているか，活発な態度なのか興奮した態度なのかなどを観察する。不安，恐怖，興奮，焦燥などによって態度が変化し，振る舞いにも特徴がみられる。そのほか，身体の不自然な傷や打撲痕など，虐待などの事件性がある場合も同様の精神症状をきたしやすい。このような患者は，時に口をつぐみ，自ら症状や状況を語ろうとしないことも多く，外傷の特徴に関連した情報を得ることが必要である。

重要なことは，患者の抱く不安が医療者にとっては些細なことであったとしても，患者のその価値観が医療者と同一のものと判断しないことである。患者は漠然とした脅威にさらされているのであって，不安の軽減や置き換えには患者自身の理解の仕方や理解でき得る状況にあるかが大きく関与するからである。医療者は，このような患者の精神症状に留意し，時には時間をかけて患者自身が解決できるための援助を行うことも求められる。

2 精神障害のある外傷患者のアセスメント

外傷患者の背景に精神疾患を伴っていることは少なくない。とくに自傷行為・加害といったケースが多く，背景にはうつ状態，自殺の衝動，アルコールやドラッグ，孤独，暴力，妄想，思考障害，失見当識などが多くみられ，繰り返されることもある。来院時の既往歴に関しては不明なことも多く，正確な情報収集に欠ける場合がある。さらに，精神症状が持続している場合は本人からの情報収集が難しく，臨床症状・患者の反応を注意深く観察する必要がある。また，精神症状が身体所見の評価を難しくする場合もあり，家族や同乗者など周囲の人々からの情報を得ることも必要である。

身体所見では，手首の切創痕や注射痕，不自然な外表所見などは注意深く観察する。向精神薬を服用している場合などは痛みに対して鈍感であったり，訴えが乏しかったり，極度に我慢強い傾向もあり，問診だけでは診断が遅れることがあるので注意が必要である。このようなときには事件性があるため，

表Ⅳ-10-1 自殺の危険因子

医学的危険因子	精神疾患 アルコール 薬物使用 身体疾患 ・末期の状態の疾患，慢性疼痛を伴う疾患・罹患が重荷になっている場合 精神病症状 ・患者にとって人生における重要な人物の声で命令してくる形の幻聴を伴っている
病歴上の危険因子	以前の自殺企図 自殺の家族歴 高い衝動性の既往歴
疫学的危険因子	男性 40歳以上 独身または最近の離婚 失業中であるが技能をもたない 死をもたらす手段に容易に接近できる 投獄が見込まれる犯罪者，とくに配偶者や子どもに対する暴力犯罪または性犯罪

〔文献1）より引用・改変〕

警察の関与がなされる場合が多い。行為に使用した道具や凶器は重要な情報源となり得るため厳重に管理し取り扱う。

このような患者には，精神科への早期のコンサルテーションが望ましく，患者の精神的症状の観察は診断にも役立つため，患者の行動・言動を記録に残しておく必要がある。精神科救急としていつでもコンサルテーションできる調整体制を作ることが望ましい。

1）自　殺

自殺は精神疾患患者の死因の主なものである。不幸にも外傷患者として搬入されるケースが後を絶たない。

希死念慮は患者によって計画性をもっていたり，目的達成の手段であったり，消極的なものであったり，衝動的なものであったりとさまざまな段階や因子が含まれている。そこで，自殺患者と一概にアセスメントするのではなく，「さまざまな段階のどこに位置しているのか」「自殺実行にまで進むことになった契機は何か」「その重症度はどのくらいか」という評価が必要である。そして，精神疾患によって自殺行為を行った患者は，「死にたくて死ぬわけではない」ということも知っておかなければならない。

表Ⅳ-10-2 加害行動の危険因子

- 暴力の既往
- 明らかな焦燥
- 感情制御障害
  中毒，精神遅滞，認知症，せん妄，器質的脳障害，躁病，人格障害（反社会性，境界性）
- 精神疾患
- 自殺企図歴
- 暴力的・攻撃的な人格
- 孤立もしくは援助組織の欠如
- 状況的ストレス
- 暴力的な養育を受けたこと
- 暴力的な内容の空想または想像
- 利用可能な手段があり犠牲者に近づけること
- 男性
- 13～45歳

〔文献1）より引用・改変〕

入院以降は，再企図の意思を経時的に確認していくことも必要である。

自殺の危険性の予測には，精神科入院歴，自殺企図歴，精神疾患のコントロール（症状の強さ），希死念慮の強さ，援助者の存在，社会背景などが関連している（表Ⅳ-10-1）。

2）加害行動

加害性・暴力性は意図的に他者を攻撃することや危害を加えることである。加害行動のタイプは２種類あり，１つは計画的で特定の人物に向けられたもの，もう１つは自分の行動を制御できないものである。加害・暴力性の患者の場合，どのような精神医学的な要因が加害行動の原因なのか，危険因子からアセスメントすることと行動を警戒する必要もある（表Ⅳ-10-2）。

暴力が切迫してくると多くの場合，焦燥を伴う。焦燥は情動的苦痛が亢進した状態で，落ち着きがない，うろうろしている，暴言，点滴やカテーテルの抜去動作，威嚇的な話し方などがみられる。このようなときには，複数で対応するなど，医療者の安全の確保も重要である。

加害行動をとる患者の診療や緊急に精神状態のコントロールが必要とされた場合，精神保健福祉法に基づき，任意入院や措置入院となることもある。他者に危害を加えるおそれのある患者の入院判断は以下の７Ｄを参考にする[2]。

①Destructiveness（破壊性：自殺あるいは殺人

の傾向）

②Disorganization（混乱・無秩序：患者が，自身のケアをすることを不可能にさせる自我の境界線の喪失）

③Dysphasia（気分変調：重度のうつ）

④Disorientation（感覚の消失：器質性精神障害）

⑤Deviancy（逸脱や異常：表面上の罪や逮捕に起因する基礎をなす精神問題）

⑥Detoxification（解毒：アルコールや薬の離脱の医学的管理）

⑦Doctor（医師：入院を要求するもの）

3）アルコール・薬物乱用

アルコール依存の徴候には，アルコール臭，不明瞭な会話，運動失調，感情不安定，めまい，振戦，意識消失があり，重度の場合は昏睡さらには死に至る。これら中毒の症状は血中アルコール濃度と相関があるが，症状の出現には個人差がある。アルコール中毒は，身体所見の評価を困難にさせることがあり，頭蓋内病変，代謝疾患，低血糖などとくに意識障害を伴いやすい病態との鑑別が必要である。

薬物乱用で多いのは，睡眠・抗不安薬として用いられるベンゾジアゼピン系やバルビツール系の薬物である（表Ⅳ-10-3）。また，自殺目的でアセトアミノフェン，アスピリン，抗ヒスタミンなどの市販の感冒薬などの過量摂取もみられる。これらは簡易的な尿中の薬物検査で判定することができるため，採尿し確認する。これらの物質乱用では嘔吐を誘発する場合も多く，全身固定がされている場合は，嘔吐への警戒と素早い対応が必要である。

3 看護のポイント

1）精神症状のアセスメント

外傷患者においては身体的観察・治療が優先されるのはもちろんであるが，身体面だけでなく，患者の精神症状を注意深く観察することが重要となる。バイタルサインの変化に精神的な問題が影響していないか，患者の表情・目つき・態度・振る舞い・言動などに看護師は十分目を向け，常に心身を総合的に観察することが必要である。

精神症状が出現している場合は，まず，身体疾患に起因した精神症状を疑い，それが除外できた後に，原発の精神疾患を考える。精神疾患に罹患している患者でも，精神症状が急激に悪化した場合や，いかなる年齢であっても，初めて精神障害をきたした場合は，身体疾患に起因した精神症状をまず疑う必要がある。

表Ⅳ-10-3　代表的な向精神薬の種類と作用

種類	作用機序	適応症状
抗精神病薬	神経伝達物質受容体遮断作用	うつ・躁状態・せん妄
気分安定薬	炭酸リチウムによる作用	躁状態
抗うつ薬	三環系，四環系，選択的セロトニン再取り込み阻害	うつ状態
抗不安薬	抑制性の神経伝達物質として機能するGABAに関与	不安
睡眠薬	GABAを介したニューロンの抑制機能増強	不眠

精神症状が強く出現している患者，アルコールや薬物使用患者，自傷行為・自殺企図に及んだ直後の患者は，精神的に混乱している可能性が高く，自らの身体的苦痛を的確に表現することができないために，適正な重症度評価を下せないことも考え得る。また，患者が高齢者の場合は，脳が器質的に脆弱化しているために精神症状を起こしやすいが，加えて加齢に伴う身体的な耐容能が低下していること，さらに高齢者が自分自身の身体状況を正しく認知し，周囲の環境に適応するのに時間がかかるという要素も忘れてはならない。

2）病歴聴取（情報収集）

病歴聴取は非常に重要である。精神症状がある患者に対しては，外傷に関する病歴だけでなく，精神疾患や精神症状に関連する身体疾患の既往歴，アルコール・薬物に関する情報収集が大切である。精神疾患のかかりつけ医がある場合は，診療情報提供を請求する。なお，最近は覚醒剤などの違法薬物使用者も多く，違法薬物による幻覚・妄想が出現することもあるため，そういった情報収集も重要である。精神症状が出現している場合や，意識レベルが低下している場合は，患者自身からの情報収集が困難であるため，家族や同乗者，救急隊から情報を得ることが必要である。また，患者自身の持ち物も重要な情報源となる。薬物や障害を与えるおそれのある危険物は厳重に管理する。

3）安全確保

何らかの原因で患者が興奮し，自傷他害行動がみられる場合には，その現場に危険が及ぶような鋭利な物品や薬物がないかの環境を確認するとともに，警備員を含む人員の応援を要請しなければならない。とくに救急外来などで，他患者がいる場合には，避難させなければならない状況もある。さらに，看護師自身も患者を抑止しなければならないという義務感にとらわれるのではなく，自らの安全を確保することに努める。

文 献

1）Garcia KS編，松島英介，他監訳：WM臨床研修サバイバルガイド；精神科，メディカル・サイエンス・インターナショナル，東京，2005.
2）Oman KS，他著，川原礼子監訳：ナーシングシークレットシリーズ 救急看護，エルゼビア・ジャパン，東京，2006，p. 160.
3）Oman KS, et al：Emergency Nursing Secrets. 2nd ed, Mosby Elsevier, Philadelphia，2007.
4）市村篤：もう困らない！ もう迷わない！ 精神症状を有する救急患者への対応. Emergency Care 23：121, 2010.
5）川野雅資編著：精神症状のアセスメントとケアプラン，メヂカルフレンド社，東京，2012.

11. 小児外傷のアセスメント

小児外傷の診療手順は成人と同様であるが，小児には発達段階に応じて解剖・生理学的な特異性が存在し，これらの理解に基づいて観察評価を行う必要がある。また，年齢によって必要とする資器材のサイズも大きく異なる。小児の搬入に際して看護師ができるもっとも重要なことの1つは「あらかじめ準備しておくこと」である。

そして，患児とその家族に優れた治療を提供するうえでコミュニケーションは重要である。小児にとっての恐怖やストレスも成人とは多少異なっていること，そして，家族にとって患児はかけがえのない存在であることを念頭に置き，治療が円滑に進むよう配慮する必要がある。

1 受け入れ準備

成人と同様，MISTに沿った受け入れ準備が必要であるが，小児の場合，適切なサイズの資器材がすぐに使えるようにしておかなくてはならない。小児の身体の大きさは年齢により異なるため，Broselow® Pediatric Emergency Tape（Broselow Tape）のような簡易測定テープの使用が有用である（p. 118，図Ⅲ-13-1参照）。Broselow Tapeをあらかじめ救急診察ベッドに敷いておくことで，患児の身長から標準体重，バイタルサイン（血圧，心拍数，呼吸数）のほか，気管チューブなどの各種カテーテルサイズや薬剤投与量などを速やかに知ることができる。身長-体重換算に限定したPedia Tape™も入手可能である。

そのほかにも，体重ごとに必要なサイズの資器材一式を小児用救急カートなどにまとめることや，薬剤希釈方法や投与方法を周知するなどの業務改善をしておくことも，エラーの回避や時間の無駄を省くうえで重要である。

2 初期診療でのアセスメント

1）Primary surveyと蘇生

成人と同様，ABCDEアプローチで迅速に生理学的機能を評価し，蘇生の要否を判断する。ここでは小児特有の評価について述べる。

2）Airway：気道

小児の気道は，細いうえに痰や分泌物の喀出力も弱いため，粘液や血液，浮腫によって狭窄を起こしやすい。陥没呼吸などの努力呼吸の増強，吸気性喘鳴などの呼吸音の異常では上気道の狭窄を疑う。努力様呼吸を呈しているにもかかわらず，気道音や呼吸音が聴取できない場合は上気道の閉塞を疑う。とくに，乳児は鼻呼吸主体で換気を行っているため，出血や分泌物による鼻腔の閉塞は気道閉塞に直結するので注意が必要である。また，小児の場合，体幹と比較して頭部が大きく，後頭部が突出しているため前屈位になりやすく，それにより気道閉塞をきたす場合がある。頸部が過伸展しない程度に，肩～後頸部や背部にタオルを入れることで前屈位を解除するとともに，正中中間位を保つことができる（図Ⅳ-11-1）。

3）Breathing：呼吸

小児の場合，体重当たりの酸素消費と二酸化炭素生産が多いため，少ない1回換気量に対し，呼吸数を増加させることで代償している。そのため年齢により呼吸数が異なる（表Ⅳ-11-1）。年齢を問わず，小児では呼吸数が毎分60回を超える場合は異常である。

年少児ほど機能的残気量が少ない一方で体重当たりの酸素消費量が多いため，低酸素に対する予備能が低い。肋間筋などの呼吸筋の発達が未熟であるため，年少児ほど腹式呼吸が優位である。1回換気量が横隔膜の可動域に大きく依存しており，腹腔内出血など腹部膨満により容易に換気不良に陥るため，

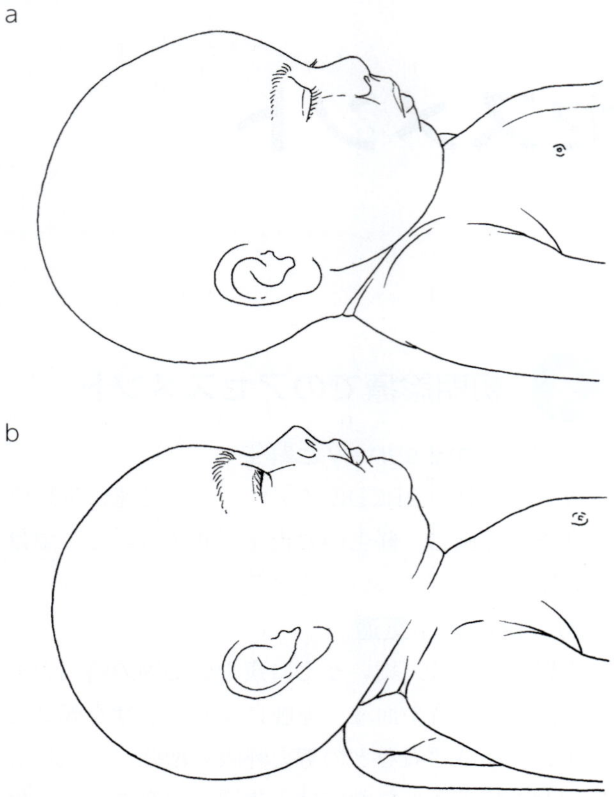

〔文献1）より引用〕

図Ⅳ-11-1　**仰臥位での乳児の姿勢**

a：後頭部が突出しているため，仰臥位では前屈位となる
b：気道確保および頸椎保護のために，タオルなどを背面に入れて正中中間位とする

注意深い観察が必要である。

小児によくみられる努力呼吸として，鼻翼呼吸（吸気のたびにみられる鼻孔の拡大），陥没呼吸（吸気時に胸壁軟部組織や肋骨が内向きに動くもの），頭部の上下首ふり，シーソー呼吸（吸気時に胸部がへこみ腹部が膨らむ，呼気時にはその逆となる）がある。

4）Circulation：循環

年少児ほど体表面積当たりの酸素需要が大きい。しかし，1回拍出量が少ないため心拍数を増加させることで代償している。そのため循環不全を伴う徐脈は切迫心停止と認識すべきである。心拍数は年齢や意識状態（覚醒しているのか，眠っているのか，おとなしくしているのか，興奮しているのか）により影響を受けることを考慮する。年齢別の心拍数の目安を表Ⅳ-11-1に示す。

正確な血圧を測定するためには，適切なサイズのマンシェットを選択することが大切であり，年齢より上腕周囲長や体格に合わせたほうがよい。ゴム嚢の幅が，上腕周囲長の40％を超え，長さが上腕周囲を80％以上取り囲むものを選択する。年齢による収縮期血圧の許容下限値を表Ⅳ-11-2に示す。

表Ⅳ-11-1　**年齢による呼吸数と心拍数の目安**

年齢（歳）	呼吸数（/分）	心拍数（/分）
0～1	30～60	110～160
1～3	20～40	90～140
3～6	20～30	80～120
6～15	15～25	60～110
成人	10～25	60～100

〔文献2）より引用〕

表Ⅳ-11-2　**年齢による収縮期血圧の許容下限値の目安**

年齢	収縮期血圧の許容下限値
1カ月未満	60mmHg
1カ月～1歳未満	70mmHg
1歳～10歳未満	70＋2×年齢 mmHg
10歳以上	90mmHg

〔文献2）より引用〕

心拍数，血圧ともに，循環を評価するうえで重要な項目であるが，成人と同様，呼吸促迫，脈拍触知，毛細血管再充満時間（CRT）の延長，脈圧の狭小化，皮膚所見などの身体所見からショックの徴候をとらえることが重要である。

5）Disfunction of central nervous system：中枢神経障害

小児の場合，血液脳関門の未熟性にも起因して，容易に高度な脳腫脹へと進行しやすい。脳血流量と脳酸素需要が大きく，低酸素や虚血に対して脆弱と考えられている。また，小児では抑制系ニューロンの未熟性から痙攣を起こしやすい。低酸素や低血糖を回避することも二次性脳損傷を予防するうえで重要である。

意識障害の評価に関しては，小児用Glasgow Coma Scale（GCS）は会話能力獲得前，あるいは会話ができない小児のために改変されている（表Ⅳ-11-3）。

6）Exposure & Environmental control：脱衣と体温管理

全身脱衣を行い，出血，熱傷，不自然な打撲痕などの虐待を疑わせる所見がないかを調べる。

表Ⅳ-11-3　小児のGlasgow Coma Scale

<table>
<tr><th rowspan="2">評価項目</th><th rowspan="2">スコア</th><th rowspan="2">成人</th><th colspan="2">Pediatric Glasgow Coma Scale</th></tr>
<tr><th>幼児～学童</th><th>乳児</th></tr>
<tr><td rowspan="4">E：開眼
（Eye opening）</td><td>4</td><td colspan="3">自発的に</td></tr>
<tr><td>3</td><td colspan="3">呼びかけにより</td></tr>
<tr><td>2</td><td colspan="3">痛み刺激により</td></tr>
<tr><td>1</td><td colspan="3">開眼しない</td></tr>
<tr><td rowspan="5">V：言語音声反応
（Verbal response）</td><td>5</td><td>見当識あり</td><td>年齢相応な単語，会話</td><td>笑い，喃語</td></tr>
<tr><td>4</td><td>混乱した会話</td><td>混乱した単語，会話</td><td>持続的な啼泣・叫び声</td></tr>
<tr><td>3</td><td colspan="2">不適当な発語</td><td>痛み刺激で啼泣</td></tr>
<tr><td>2</td><td>無意味な発声</td><td>うめき声</td><td>痛み刺激でうめき声</td></tr>
<tr><td>1</td><td colspan="3">発声がみられない</td></tr>
<tr><td rowspan="6">M：運動反応
（Motor response）</td><td>6</td><td colspan="2">指示に従う</td><td>自発的に目的をもって動く</td></tr>
<tr><td>5</td><td colspan="2">痛み刺激部位に手足をもってくる</td><td>接触（触れる/つかむ）から逃避する</td></tr>
<tr><td>4</td><td colspan="3">痛みに手足を引っ込める（逃避屈曲）</td></tr>
<tr><td>3</td><td colspan="3">上肢を異常屈曲させる（除皮質肢位）</td></tr>
<tr><td>2</td><td colspan="3">四肢を異常伸展させる（除脳肢位）</td></tr>
<tr><td>1</td><td colspan="3">まったく動かない</td></tr>
</table>

〔文献1）より引用・改変〕

とくに乳幼児は体表面積/体重比が大きく，皮下脂肪が薄いため，熱を喪失しやすい。そのため脱衣や大量輸液により容易に低体温に陥る。不必要な露出を避けることはもちろん，搬入前から室温を上げ，ブランケットや加温器，加温輸液を使用するなど成人以上に積極的な体温維持に努める必要がある。

3 看護のポイント

発達段階に応じた準備，身体的な評価はもちろんのことであるが，患児とのコミュニケーションをうまくとることも診療を円滑に進めるうえで重要である。患児とコミュニケーションを図るためには，異なる発達段階にある小児がそれぞれどのようなコミュニケーション方法をとるのかについて理解しておく必要がある。表Ⅳ-11-4は発達の指標と問題点，対処方法である。

いうまでもなく家族への対応は非常に重要である。家族は患児の受傷に対して感情的になっていることが多く，怒りや不安，後悔などを看護師にぶつけてくることもある。患児が家族にとってかけがえのない存在であることを認識し，家族の気持ちを受け止め，誠意をもって情報提供などを行うことが重要である。

小児に特有な受傷機転として，虐待も考慮する必要がある。病歴聴取の際には5W1H（when/where/whom/who/what/how）に照らし，親など養育者から聴取された受傷機転と実際の損傷形態に乖離や矛盾がないかを判断する。例えば，発症から受診までの時間（遅すぎる場合は養育放棄など），発症場所（遠方か，近所か，家庭内かなど），誰が患児に付き添ってきたのか（母親，父親，祖父母，家族全員，他人など），受傷機転に不審な点はないか，などである。

児童虐待を受けたと思われる小児を発見した者は，速やかに市町村，都道府県の設置する福祉事務所もしくは児童相談所に通告する義務がある。患児の安全を守るためにも，矛盾点をみつけた場合，それらをカルテに記載しておき，後にチームで検討するなどの対応が望まれる。

表Ⅳ-11-4　小児の年齢層ごとの治療上の問題点

年齢（歳）	発達	主要な恐怖	有用な手法
乳児期 （0～1）	言葉は非常に少ない 両親の一部分のように感じている 物理的な環境に敏感（不安が強い）	両親との分離	両親を境界におく 空腹を避ける 温かい手で触れる 部屋は暖かくしておく
幼児期 （1～3）	自分で話す言葉より聞いて理解できる言葉のほうが多い 自分自身を一個人としてとらえる 自己主張したがる	短時間の両親との分離 痛み	言葉によるコミュニケーションを保つ 可能ならば両親と一緒に診察する 可能ならばいくらかの選択を許す
就学前児童 （3～5）	考えや気持ちを表現する能力に優れている 空想に富んだ生活 魔法的な発想 自分についての強い概念	長時間の両親との分離 痛み 外見を損なうこと	表現を受け入れる 空想したり遊んだりするのを促す 治療への参加を促す
学童期 （5～10）	完全に発達した言語 身体の構造と機能について理解する 推論したり妥協したりできる 死についての理解は不完全	外見を損なうこと 機能の喪失 死	処置について説明する 病態生理や治療について説明する 予想されるよい結果を伝える 状況を理解できる子どもの能力を強調する 身体に関する恥じらいを尊重する

〔文献3）より引用・改変〕

● 文　献

1）日本外傷学会・日本救急医学会監，日本外傷学会外傷初期診療ガイドライン改訂第5版編集委員会編：外傷初期診療ガイドラインJATEC™，第5版，へるす出版，東京，2016.

2）日本救急医療財団心肺蘇生法委員会監：救急蘇生法の指針2015 医療従事者用，第5版，へるす出版，東京，2016.

3）キャンベル JE，他編著，ITLS日本支部監訳：救急救命スタッフのための小児ITLS，第2版，メディカ出版，大阪，2011.

4）関根弘子編：特集／はじめての子どものフィジカルアセスメント．小児看護 37：266-354，2014.

5）日本高血圧学会高血圧治療ガイドライン作成委員会編：高血圧治療ガイドライン2014，ライフサイエンス出版，東京，2014.

12. 妊婦外傷のアセスメント

1 外傷を受けた妊婦への対応

妊婦の外傷の観察・処置の原則は一般の患者と変わらない。患者が妊娠していると，必要以上に胎児の存在に医療者の意識が向いてしまい，通常の観察や処置が遅れることがある。このようなことがないよう母体に起こっている病態を正確に把握し，それに基づいて処置することが重要である。

2 外傷を受けた妊婦のアセスメント

1）Primary survey

評価にあたっては，母体の蘇生が前提となるため，胎児の蘇生よりも母体のprimary surveyと蘇生を優先させる。したがって，呼吸，循環の変化と妊婦の特徴に関する知識が必要である。母体の外傷が軽度な場合や，ショックに至っていない場合でも，胎盤の血流が障害されることで胎児の死亡に至ることがあるため，慎重に対応しなければならない。

母体の評価に続き，胎児の評価を行う。胎児の観察や処置は，可能ならば産科医の指示のもとで行うことが望ましい。

（1）気道の評価と頸椎保護（A）

非妊娠外傷患者とほぼ同じ評価を実施する。妊娠末期は，顔面，口腔内，頸部の浮腫により気管挿管が困難になることがある。気道の評価と確実な気道確保の手技の習得は非常に重要となる。

（2）呼吸の評価（B）

妊婦は，妊娠末期には子宮底が大きく腹腔内にせり上がってくるため，横隔膜が挙上する（図Ⅳ-12-1）。

この結果，機能的残気量が減少する。機能的残気量が減少することで生理学的に過換気状態にあるため，換気障害や低酸素に陥りやすい。また，意識レベルが低下していると胃内容物は逆流しやすく，誤嚥の可能性が高まる。そのため，妊婦には早期から

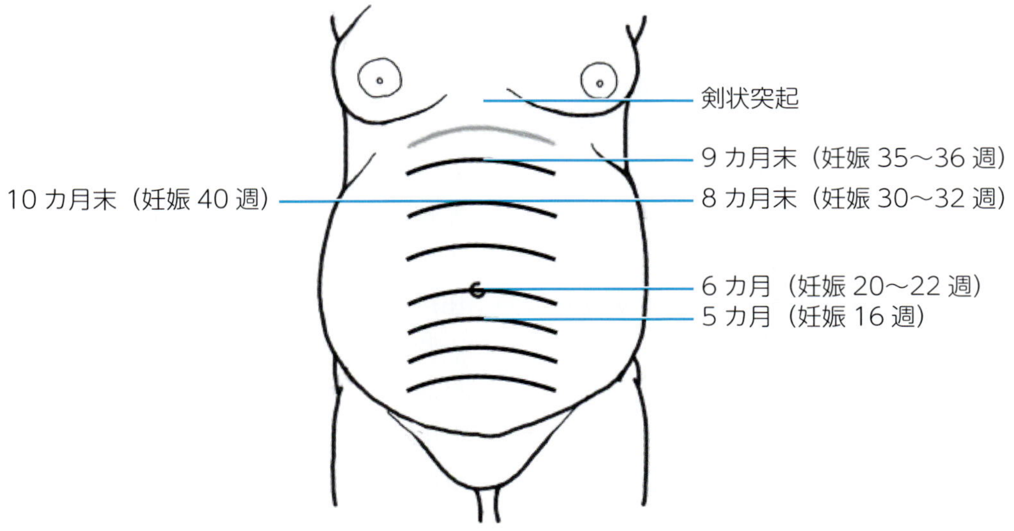

〔文献1）より引用〕

図Ⅳ-12-1 妊娠月数と子宮底の位置

触診により，子宮底の高さを評価しておくことは，妊娠月数の把握だけでなく，その後の超音波検査時の指標ともなる

高濃度酸素投与はもちろんのこと，積極的な補助換気が必要となる。胸腔ドレーンを挿入するときは，横隔膜が正常より挙上しているため，横隔膜の位置を確認する必要がある。

（3）循環の評価（C）

妊娠中期から末期にかけて急速に循環血液量が増す。妊娠前と比べると，心拍数で10～20回/分，循環血液量は40～50％，心拍出量は20～30％増加する。ホルモンバランスの変化により末梢血管は拡張し，相対的に血圧は低下する。一般の患者は，出血性ショックの状態になると減少した血液を体幹や脳の重要臓器に集める代償機能が働く。しかし，妊婦は妊娠末期になると1.5 L程度の血液を喪失するまではショック症状を認めにくくなる。したがって，妊娠末期の妊婦の外傷ではショックの初期徴候が起こりにくいため，ショックのサインを見逃さないように注意深く観察する必要がある。

妊婦では，仰臥位をとると大きな子宮が下大静脈を圧迫し，静脈還流が減少するために血圧低下，頻脈，めまい，顔面蒼白，悪心などの症状をきたす。子宮は同時に大動脈をも圧迫するため，子宮動脈の血流量はさらに減少する。これを仰臥位低血圧症候群といい，母体のみならず胎児にとっても好ましくない状態である。そして，出血性ショックと紛らわしいことがあり，血圧低下に伴って子宮や胎盤血流も減少するため，判断が難しくなる。そのため，診療の妨げにならなければ，仰臥位はできるだけ避けたほうがよい。また，妊娠末期は，子宮周囲の血管の拡張と静脈圧の上昇により，骨盤骨折では大量の後腹膜血腫を認め，大腿骨骨折でも血腫が増大する。したがって，医師が施行するFASTの結果を確認し，評価を継続する。

母体がショックに陥ったときの胎児の臓器は，子宮への血流を減らすため母体の循環維持の犠牲となる。そして，胎児は低酸素状態となる。したがって，母体の血圧低下は回避すべきである。そのためにも，積極的な輸液と適正な輸血が必要となる。

（4）中枢神経障害の評価（D）

中枢神経障害の評価は，非妊娠外傷患者と同様である。妊娠中期以降に痙攣発作を認めた場合，頭部外傷による頭蓋内病変も考えるが，高血圧，浮腫，蛋白尿が合併していれば子癇を疑う。このとき，必要に応じて専門医（産科や神経科）への連絡が必要となる。

（5）体表観察と保温（E）

体表観察は，非妊娠外傷患者に行う観察に加えて，性器出血の有無を観察する。また，妊娠中期以降では，分娩切迫の有無，破水の有無も観察する。

◆放射線による被曝

Primary surveyのなかで，胸部・骨盤の単純X線撮影を行う。母体が重症であれば，X線撮影だけでなく，secondary surveyでCT撮影が必要となるが，このとき被曝線量を考慮する。CT撮影による放射線被曝で胎児に影響を及ぼすのは妊娠初期である。FASTによる評価を繰り返すことが望ましく，母体の救命のために必要な検査であれば，躊躇してはならない。したがって，状況に応じて撮影の必要性を説明する。

2）患者の観察や管理上の注意点

10～50歳代の女性は，妊娠の可能性がある。女性の外傷患者のなかには，来院時に妊娠が確認されていない場合もあり，画像検査を行うためには，問診だけでなく尿検査で妊娠の有無を確認することも必要である。

妊婦の外傷診療において注意する点は，母体と胎児の２人の治療にあたる必要があることである。そして，胎児にとっての最良の診療は，母体に対する最適な評価と状態の安定である。母体の外傷が軽症であっても，胎児が死亡に至る場合があるため，早期の胎児心拍数モニタリングが必要である。胎児を気にするあまり母体自身の外傷に対する重症度の評価が遅れ，観察が中断されることは望ましくない。

そして，診療時は仰臥位低血圧症候群を防ぐために患者を左側臥位とすることが望ましい。頸椎損傷が否定できない場合は，右半身全体にタオルを挟み，左側臥位のログロールに対応できるようにすることも手段の１つである。また，子宮を用手的に左側に圧排する方法もある。

胸部の観察は，非妊娠患者と同様である。胸部の触診を行う場合，横隔膜を含む腹部臓器が頭側に押し上げられているため，通常より頭側寄りで聴診・触診する。

妊婦の腹部は，妊娠末期は腹壁が伸展され，また腹腔内臓器の位置異常や反応の変化によって，身体所見がとりにくくなる。そして，妊娠末期で腹部外傷が疑われる場合は，腸管よりむしろ子宮や膀胱の損傷を合併しやすい。妊婦の腹部の観察では，下腹部の痛みと張りの有無も確認する。妊婦の外傷では，子宮破裂と胎盤剥離の可能性を見落とさないことが重要である（表Ⅳ-12-1）。

骨盤骨折が起こると，大量の後腹膜血腫をきたす。妊婦は，妊娠子宮を囲む血管が多く拡張し，静脈圧が上昇しているため，不正性器出血がある場合は，胎盤剥離を疑う。胎盤剥離は軽症や中等症の外傷の２～４％，重症外傷の50％にみられる。このため，視診では不正性器出血や破水の有無も観察する。

3 看護のポイント

外傷を受けた妊婦に対する問診のあり方は原則として非妊婦と変わらないが，問診では妊娠週数と予定日を聴取する。

外傷を受けていなくても，下腹部の痛みや張り感の有無を確認し，観察や処置時に子宮への不用意な操作を避けるよう注意する。

聴診は，横隔膜が押し上げられていることを意識し，頭側で十分に行う。また，母体と胎児の低酸素症を防ぐために，全例に高濃度酸素を投与する。

表Ⅳ-12-1 子宮破裂や胎盤剥離を疑う所見

・腹部の圧痛，自発痛
・子宮の緊張，収縮
・不正性器出血
・破水
・胎児の心音異常

外傷による出血以外に，不正性器出血や破水がないかを確認する。

妊娠20週以降の妊婦の搬送は，仰臥位低血圧症候群を避けるために左側臥位で行う。また，嘔吐に直ちに対処できる態勢を整えておくことも必要である。

文 献

1）日本外傷学会・日本救急医学会監，日本外傷学会外傷初期診療ガイドライン改訂第５版編集委員会編：外傷初期診療ガイドライン JATEC™，第５版，へるす出版，東京，2016.

2）JPTEC協議会編著：JPTECガイドブック，第２版，へるす出版，東京，2016.

13. 高齢者外傷のアセスメント

高齢者は若年者と異なる点が多く，一般的な外傷初期看護に加え，その特徴をよく理解したうえで看護にあたらなければならない。

高齢者の呼吸器系，循環器系，中枢神経系，感覚器系における加齢に伴う変化を十分理解しておく。また，基礎疾患や投薬による影響も考慮する必要がある。

受傷機転としては鈍的外傷が多く，思いもよらず重篤化することがあるため，繰り返し観察・評価することが重要である。受け入れ準備から家族・関係者とのコミュニケーションまでのアセスメントと看護のポイントを以下にまとめた。

1 受け入れ準備と第一印象

受傷原因は，転倒，墜落・転落，交通外傷が多い。交通外傷では感覚機能，運動機能の低下により危険察知対応能力が低下していることから，歩行中の受動的な受傷のケースが多くなっている。単独の転倒，墜落・転落に関しては，原因として運動機能の低下だけでなく，内因性疾患，睡眠薬などの薬による影響が隠れている場合もあり，外傷の評価だけではなく，それらに対する予測と準備，スタッフの意思統一を図っておくことが重要である。したがって，受傷機転だけでなく，既往歴や内服薬を詳細に聴取することが重要である。また，若年者と同等の外傷を負っても高齢者ではより重篤化する可能性があること，受傷機転には虐待の可能性があることも考慮しておく必要がある。

受け入れ時には，通常の準備に加え高齢者の場合，

①頰部の陥没によりマスクフィットが困難であることが多いため，マスクを数種類用意しておく。また，義歯の有無や残存歯数によっても口周囲の形が変わり，マウスフィットに影響することを考慮しておく

②体温調節機能の低下により偶発的に低体温に陥りやすいので，室温調整と加温輸液の使用，肌の露出を必要最低限に抑えることができるように掛け物の用意や毛布による保温，電気毛布などによる加温ができるように準備する

③内服薬を所持，あるいは家人や施設職員などが内服薬を持参している可能性が若年者より高い。また，義歯や老眼鏡，補聴器など診察時に取り外す所持品がある可能性が高い。それらの物品の管理がしっかり行えるよう留意し，態勢を整えておくこと

などを考慮すべきである。

来院時の初期対応においては，「高齢者に敬意を払って接する」ことを忘れてはならない。高齢者は「われわれよりはるかに苦難の時代を生き抜き，今のわれわれの豊かな時代の礎を築いた方々である。診療の対象としてだけではなく，人間として敬意を払うべき人たち」である[1)]。そのために，第一印象確認時に声かけを行うときから，丁寧に接することを心がける。

2 移動と体位管理

円背など脊椎の変形や四肢の拘縮などにより，若年者より体位固定が難しいことが多い。若年者と同様の固定や不用意な扱いで状態を悪化させないように，より慎重に頸椎固定を行い，必要時は毛布やタオルなどの補助物品を用いて体位を固定することを心がける。感覚機能，認知能力が低下していることから，不用意な体動により頸椎の安静が保てなくなる可能性が高く，頭部保持・頸椎保護の解除は慎重に行う。また，皮膚が脆弱なため，体位変換時には，バックボード・ベルト類などで皮膚を損傷しないように配慮が必要である。

3 気道確保と呼吸管理

義歯や抜けた歯が気道異物や口腔内損傷の原因になりやすいので，口腔内の観察をしっかり行う。また，咳嗽反射や嚥下機能の低下により誤嚥を起こしやすく，呼吸筋の筋力低下により喀出力の低下を認めやすいので，鼻出血や口腔内出血，嘔吐を認めた場合は，気道閉塞を起こしやすい可能性があり，吸引や誤嚥を防ぐための体位変換などの処置が直ちに行えるようにしておく必要がある。また，加齢により胸郭のコンプライアンスが低下するため，胸部外傷時には，疼痛といった少しの負荷が加わっただけでも容易に酸素化障害を起こしやすい。

バッグ・バルブ・マスク換気時には，「受け入れ準備と第一印象」でも述べられているように，歯槽骨や下顎骨の萎縮や義歯を除去した際の頬部の陥没によりマスクフィットが困難となるため，患者に合ったマスクを使用し，有効な換気ができるようにしておく。

4 循環管理

加齢とともにカテコラミンへの感受性は低下し，ストレスに対する心拍数の反応が低下するため，外傷により循環血液量減少性ショックをきたしても頻脈・冷汗・末梢冷感などが出現しない場合がある。動脈硬化のため末梢循環が低下しており，日ごろの収縮期血圧が高値になっていることがあるため，収縮期血圧が低くなくてもショック状態に陥っていることがある。また，末梢循環の低下に加え，皮膚に張りがなくメラニン色素が若年者より少ないため，皮膚が白っぽくみえることが多く，毛細血管再充満時間（CRT）もあてにならないことがある。

以上より，若年者に比べ皮膚所見や収縮期血圧，脈拍での直接的な循環評価は信憑性に乏しいと考えられ，過小評価となることでショックの認知が遅れないように注意する必要がある。

経過観察中に突然ショック状態に陥ることがあるため，FAST，胸部・骨盤X線の結果が出るまでは，気道・呼吸・循環・意識状態の生命維持の仕組みが保たれているか，外傷部位の変化の有無など継続した十分な観察が必要である。

心疾患などの既往がある場合は，降圧薬，βブロッカーやジギタリス製剤の服用により頻脈にならない可能性，抗凝固薬，抗血小板薬の内服により出血が助長される可能性もあるため，できるだけ早い段階で本人または家族・関係者に，既往歴や内服薬について問診を行っておくことが重要である。また予備能力の低下があるため，輸液の過剰投与により容易に心不全状態に陥りやすいので，輸液開始後の観察は慎重に行う。

5 意識障害

認知症，中枢神経疾患などの病的変化や，加齢による見当識および知覚の低下を認めることがあり，頭部外傷が原因で意識レベルの低下をきたしているのかどうかを判断することが困難なことがある。既往歴を正確に聴取できるまでは，先入観をもたずに診察を行う。瞳孔径，対光反射の評価も，白内障をはじめとした眼科疾患とその手術歴，虹彩異常などにより評価が難しいことがある。

GCSにおける言語反応の評価は，視聴覚器の障害，既往の構音障害などにより評価が困難なことがある。若年者より意思疎通能力が低い場合があり，年月日，時間，地理的な認識も乏しい。これらのことから，声の高さや大きさ，質問の内容を工夫しなければ正確な評価は難しい。運動機能においては，運動能力，筋力，認知力の低下により，麻痺との区別がつきにくい。したがって，意識障害の評価は粘り強く接することが重要である。家族や日常的に世話をしている人などに，日常と変化があるかどうかを確認するとよい。

頭部外傷後，帰宅可能となった場合には，慢性硬膜下血腫の可能性を十分に家族に説明しておく必要がある。

6 体温管理と脱衣

体温調節能力，外気温に対する代償機能が弱く，偶発的に低体温に陥りやすいため，不必要な露出は避け，前述したように，加温した輸液以外にも毛布，電気毛布などの使用による積極的な保温，加温に留意して管理を行うよう配慮する。脱衣は皮膚が脆弱化していることを十分に考慮して行う。

7 家族・関係者とのコミュニケーション

既往歴，内服薬とその服用状況の情報聴取は非常に重要であるため，できるだけ早く情報を取得するよう心がける。その際，一方的な質問にならないように配慮する。独居や施設入所などで家族が遠方に居住しているケースも多いため，早期に連絡がとれるよう関係者に協力を求める。高齢者虐待や自殺企図が背景に存在することもあり，本人，家族，医療介護者との人間関係に配慮し，真相を話しやすい環境づくりを心がける。

高齢者外傷は若年者に比べ予後が悪い傾向があるが，そのこと自体は蘇生開始の妨げになるものではない。高齢者だからといって初期治療開始を躊躇すべきではない[2)]といわれているが，初期診療後も回復が見込めない場合には，家族に代理意思決定を委ねられる可能性があり，倫理的な介入が必要となることも考慮しておく。

8 看護のポイント

高齢者は治療中の疾患や手術歴を有していることが多く，血圧測定や末梢静脈路を確保する際は，麻痺や乳癌手術によるリンパ節郭清の有無，透析のシャントなどの有無の確認も必要である。

また高齢者とのコミュニケーションでは，加齢による理解力や判断力，聴力の低下，認知症などにより，意図していた内容とは違う返答やすぐに返答がない場合もある。しかし，そのような場合でも決して「伝わらない」という態度をとるのではなく，低い声でゆっくりと，簡単な言葉で話しかけ，返答を待つように心がける。話すスピードや一度に与える情報量を相手に合わせ，ゆっくりと会話を進める必要がある。

時には筆談などの視覚的なコミュニケーションも利用し，表情をみながら，意図が伝わっているかを判断し，理解度を確認しながら話を進める。非言語的コミュニケーションも利用し，相手の感情や理解度を把握するとともに，理解しているというメッセージを伝えることも大切である。

高齢者を取り巻く関係者は，消防や警察に加え，ケアマネジャーやケアワーカー，MSWなど多職種にわたる。また高齢者の生活の場は家だけではなく，グループホームやサービス付き高齢者住宅，福祉施設など多岐にわたる。初期治療の開始とともに，退院後の生活を視野に入れ，受傷前のADLや要介護度の把握，生活環境などを把握することも重要である。その際，家族だけでなく，患者の情報を把握しているケアマネジャーや福祉関係者とも早期から連携を図る必要がある。

繰り返す入退院や施設入所に伴い，DNARの意思表示を行っているケースがあるかもしれない。しかし，外傷の原因が原疾患の急変や悪化によるものではない可能性もあり，DNARだからといって安易に蘇生処置をあきらめることはあってはならない。家族を含め，外傷初療を担当するチームで意思統一を行う必要があり，その場のマネジメントは大切な役割であると考えられる。

文 献

1) 寺沢秀一：救急外来における高齢者の診療．救急医学 29：1801，2005.
2) 日本外傷学会・日本救急医学会監，日本外傷学会外傷初期診療ガイドライン改訂第５版編集委員会編：高齢者外傷．外傷初期診療ガイドライン JATEC™，第５版，へるす出版，東京，2016，pp. 211-215.
3) 星名聖剛，他：高齢者外傷．救急医学 29：1834-1838，2005.
4) 大庭建三，他：高齢者の身体的特徴．日医師会誌 138（Suppl ２）：50-53，2009.
5) 多田則子：高齢者のトリアージ．臨牀看護 29：2197-2199，2003.
6) 日本外傷データバンク：Japan Trauma Data Bank Report 2017（2012-2016）：Japan Trauma Care and Research. 2017.

14. 家族・関係者のアセスメント

1 家族の心理的・社会的特徴

外傷患者の家族は，突然の出来事によりさまざまな心理的・社会的特徴を有する（表Ⅳ-14-1）。しかし，意識障害などで患者から直接情報を収集できないときは，家族が重要な情報源となるため，家族の心理的・社会的特徴をアセスメントし，かつそれらに対応しながらできるかぎりの患者情報を得る必要がある。

重症外傷という予想もできない事態に遭遇した家族の心理は，患者と同様に強い衝撃を受ける。突然の出来事による精神的危機状態では，家族は病院や警察などからの急な知らせで曖昧な情報しかもっておらず過度の不安を引き起こすことがある。人は，平常時であればさまざまなストレスで心理的な恒常性が揺さぶられても，意識的あるいは無意識的な問題解決方法によって不均衡を解消し，心理的な恒常性を維持しようとする。しかし，いつも行っているような習慣的な問題解決の仕方では対処しきれない問題が生じると，その心理的恒常性は崩れて，不均衡が持続するようになる。これが心理的危機状況であり，その状況が急激かつ困難であればあるほど危機的状況は深刻になる。

ほかに，事態が急激でかつ問題が大きいときは現状を認識するうえで困難があること，正確に現状を認識することが難しいため過度の期待や悲観をもちやすいこと，侵襲の大きい処置が行われるため患者のそばにいる機会が少なく，治療に参加できないことへの無力感をもつという特徴がある。また，患者への強い心配感情をもつ，希望と不安が交錯している，医療者に対する信頼と不信感をもつ，患者によい家族にならなければと自分を鼓舞する気持ちをもつこともある[1)]。

また，家族は否認，不安，恐怖などさまざまな心配感情をもつ。事故や事件の場合，加害者または被害者のどちらかの立場になるために，自責の念や怒りなどを示すことも特徴的である。助かるに違いないという期待と，助からないかもしれないというあきらめの感情のなかで，激しい動揺がみられる。とくに外傷では身体的な変化があることが多く，元気だったころの姿と現状の姿のギャップが大きいために，現状を認めることが困難になり，現状認知に時間がかかることもある。

表Ⅳ-14-1　外傷患者家族の心理的・社会的特徴

外傷患者家族の心理的特徴
1．突然の出来事に遭遇して困惑，動揺，不安，怒りなどの情緒的反応が強い
2．出来事や患者の状態を受け入れにくい
3．行われている処置や病状についての情報が少なく，過度の期待や悲観をもつ
4．治療参加ができないために無力感をもちやすい
5．患者の生命の危機を目の当たりにしパニックに陥りやすい
外傷患者家族の社会的特徴
1．突然の出来事で，日常的なやり方では対処できない
2．先の見通しが立たず，周囲の環境に流されやすい
3．事故・事件の場合，加害者・被害者どちらかの立場が存在する
4．患者の突然の入院によって，家族役割が変化する（家族システムの変化）

2 関係者の心理的・社会的特徴

患者が救急搬送され来院する際，同乗者が家族以外の関係者であることも少なくない。現場に居合わせた友人や同僚が救急自動車に同乗することもある。関係者も患者家族に準じた心理的・社会的特徴を有することがあり，家族と同様に心理的・社会的特徴をアセスメントして対応する必要がある。

付き添って来院したのが関係者である場合は，患

表Ⅳ-14-2　重症・救急患者家族のニード（CNS-FACE Ⅱより）

社会的サポート	医療者，家族，知人などの人的・社会的リソースを求めるニード サポートのなかでも，社会的サポートシステムを志向するようなニード
情緒的サポート	自己の感情を表出することによってそれを満たそうとするニード サポートのなかでも，情緒的表現を通して，それを受け止めてもらったり対応してもらいたいと，意識的あるいは無意識的に表出されるもの
安楽・安寧	家族自身の物理的・身体的な安楽・安寧・利便を求めるニード
情報	患者のことを中心にしたさまざまなことに関する情報を求めるニード
接近	患者に近づき，何かしてあげたいと思うニード
保証	患者に行われている治療や処置に対して安心感，希望などを保証したいとするニード

者の個人情報保護について考慮する必要があるため，家族の了解なく治療の状況を説明することができない。しかし，家族が病院に到着していない場合，患者との関係性を確認後，関係者に持ち物の管理や，確認のサインなど重要な役割を依頼することもある。また，関係者も患者の重要な情報源であることから，治療に必要な患者情報を得る必要がある。関係者は，患者の情報は得られないなか重要な判断を委ねられることで，医療者側に不快感をもつこともある。看護師はこうしたギャップが起こりやすいことを理解したうえで，さまざまなコミュニケーションスキルを活用し対応する必要がある。

3 家族のニード

重症・救急患者家族の心理的特徴を把握し，効果的な家族援助を行うためには，家族の抱くニードに注目することが多い。家族ニードは，患者の重症度や家族の価値観，家族形態，患者と家族の関係性によって相違がみられるが，共通するニードを理解することで予期的な看護介入が可能となる。

家族のニードをアセスメントするための重症・救急患者家族のアセスメントツールとしてCNS-FACE Ⅱ（Coping & Needs Scale for Family Assessment in Critical and Emergency care settings，表Ⅳ-14-2）がある。CNS-FACE Ⅱの尺度は，ニードの6カテゴリーとコーピングの2カテゴリーで構成されている[2)]。ニードは，医療者，家族，知人などの社会的リソースを求める社会的サポートのニード，自己の感情表出によってそれを満たそうとする情緒的サポートのニード，家族自身の物理的・身体的安楽を求める安楽・安寧のニード，患者に関する情報を求める情報のニード，患者に何かをして役に立ちたいという接近のニード，患者への治療と処置に安心感や希望をもちたいという保証のニードである。コーピングは，ストレス状況に情動反応を調節して対処しようとする情動的コーピングと，直接その問題を解決できるようなやり方で対処する問題志向的コーピングである。そのなかでも，外傷の初期には突然の出来事についてもっと強く知ろうとする情報のニードが高く，命が助かってほしいという保証（希望）のニードも高くなる。また，情緒的混乱も大きいため，それを解消しようとするニードが高くなる。一方，外傷では，外観の変化が大きく，接近のニードについては，他の内科系疾患に比べて高いとはいえない。

4 待機家族・関係者の認識と行動の特徴

救命救急センターに搬送された患者の家族や関係者は待合室などで待機している間，現実を認識するための張りつめた感情を体験している。救急搬送されたことへの自責の念や原因探しを行うなど，自分なりの解釈を試みるという特徴がある。また，患者本人との隔離による不安や，予後に対する不確かな状況による不安などを感じている。一方では，ほかの家族を心配するなど現実的問題を認識していることや，医療機関へ来たというとりあえずの安堵感をもつ場合もある。時間の経過によって少しずつ現実を直視し，落ち着いていくというプロセスをたどるとされている。

5 看護のポイント

外傷初期看護の場面では，限られた時間内に患者家族や関係者のニードを把握し，対応する能力が求められる。看護師は，患者家族や関係者の心理状態をアセスメントし，適切な精神的援助方法を見出すためにコミュニケーションスキルをもつことがポイントとなる。また，患者の治療に必要な情報を収集することでPTDの回避につなげることが必要である。

文　献

1) 山勢博彰：救急・重症患者と家族のための心のケア；看護師による精神的援助の理論と実践，メディカ出版，大阪，2010.
2) 山勢博彰：重症・救急患者家族のニードとコーピングに関する構造モデルの開発；ニードとコーピングの推移の特徴から．日看研会誌 29：95-102，2006.

1. 外傷初期診療に求められる環境

外傷はいつどこで発生するかわからないため，救急医療では，プレホスピタルケアからインホスピタルケアに至る連携が患者の救命率に大きく関与する。

外傷診療は「防ぎ得た外傷死」(PTD) の回避を目的としており，外傷初期治療に携わる看護師は，救急医療チームの一端を担い，救急患者への迅速で的確な医療の展開を業務とすることが望まれている。そのために，外傷初期診療に求められる環境について，十分に理解しておく必要がある。

1 外傷患者を受け入れる病院施設の環境

1）患者搬送のルートの確保

外傷患者は安全かつ迅速に救急処置室（初療室）に搬入される必要がある。搬送経路は整理整頓されており，患者を迅速かつ安全に搬送できる環境を作る必要がある。また，可能なかぎり救急患者の搬入口まで医師・看護師が患者を出迎え，救急隊員によってなされている処置を交代し継続することが必要である。

2）検査室

(1) 放射線検査

外傷診療では，primary surveyの一環で画像検査が必須であり，迅速に超音波やX線撮影などの検査がなされ，診断・治療が行われる。患者の状態によっては，放射線撮影室などへの移動や移動にかかる時間は，生死にかかわることも十分に考えられる。そのため，可能なかぎり放射線技師と協力し，ポータブルX線検査を行う。また，昼夜を問わず検査までの時間が短縮できるように放射線技師との医療連携がとれるシステムの構築や顔のみえる関係を形成しておくことが重要である。

(2) 血液検査

外傷患者の重症度は多様で，病状が刻々と変化する。とくに循環血液量減少性ショックを呈している患者に関しては，緊急輸血が必要となる場合が多く，血液型の判定はできるだけ早く実施できる環境が望まれる。このような生死を分ける状態では，交差適合試験を行う猶予がなくO型赤血球製剤を使用する場合がある。そのため，そのような状況に速やかに対応できるように施設内での基準を定めておくことが重要となる。

(3) その他

外傷の状況によっては，専門的器材を用いて診断・治療を行う耳鼻咽喉科や眼科系の診察が必要な場合もある。できるならば，その器材も救急処置室（初療室）内に確保してあることが望まれる。また，夜間でも各科の診療医師へコンサルテーションが行えるシステム構築が望ましい。

2 その他の環境

1）守衛や警備員の配置

外傷では事件性があったり，大きな事故が絡むこともある。その状況によっては，家族以外の関係者やマスコミ関係者などで受付などが混乱したり，家族が不安のあまり医療者に攻撃的な態度に出て診療の妨げになることもある。家族や家族以外の関係者，マスコミ関係者などにも対応できるよう，病院入口には守衛や警備員が配置され，協力を求められる体制が必要である。可能であれば救急処置室（初療室）または病棟内に守衛や警備員への直通電話や呼び出しボタンなどが設置されているのが望ましい。

2）救急隊・警察官の受付場所

救急隊の患者搬送時や，警察官が介入する場合の受付について，施設内のどこが担当窓口であるかをシステム化しておく必要がある。そのうえで，事務・

治療に携わる医療者が知り得た情報や提供する情報の双方が，互いに共有できるように連絡方法など，施設内で構築しておくことが必要である。

3 救急処置室（初療室）の環境

施設によっては，救急外来の一般診療を行っている同じ室内で，外傷患者を受け入れなければならないこともある。外傷患者の初期診療においては，一般的に診断・治療に与えられる時間的余裕が少ない。そのため，ベッド周囲には気道管理に必要な酸素・空気・吸引などの配管が設置してあることは必須である。またその場で緊急処置や手術が行えるように，麻酔器や無影灯の設置など治療に必要な処置物品や検査器具などをすぐに使用できるように準備しておく。また，外傷患者の緊急処置などが，一般診察を受ける患者の視界に入らない工夫を行う必要がある。

外傷患者は診療のため脱衣することがあり，体温の低下を助長するおそれがある。そのため，処置・治療に合わせて，救急処置室（初療室）の適正な温度調整が必要で，容易に調整が行えるよう整備しておく。

4 救急処置室（初療室）での診察の調整

来院した患者の状態によっては，医師を待たずに応急処置を行わなければならない場合もある。多くの処置を必要とする外傷患者を診療するための診察室やベッドを専用にする準備，外傷患者に対応する看護師の人員確保などの調整が必要である。

また，救急自動車で搬送される患者を一見重症で緊急性が高いと考えて優先してしまいがちであるが，独歩で来院した患者のなかにも緊急性が高い患者が存在していることや，状態が急激に変化することもある。そのため，待合室の患者の状態を密に観察し，状態変化を見過ごさないことが求められる。

人員確保が可能であれば，来院する患者の緊急度・重症度を判断して診療の調整を行うことが望ましい。その際，事務職員の協力を得て，緊急度・重症度による診察の順番変更の可能性をあらかじめ説明しておけば，待ち時間や診察順番などに関するトラブルの回避にもつながる。

5 安全管理への配慮

外傷患者が来院した場合，感染症の検査が未検査の状況で即座に治療を開始しなければならない。とくに患者の状態が急を要する場合など，現場は混乱することが多い。混乱した現場で使用する医療材料の選定にあたっては針刺し事故防止，放射線被曝防止などを考慮する必要がある。また，その管理方法を周知徹底することも必要である。

外傷患者の床に落ちた血液や体液に接触，もしくはそれらが飛散することもあると考えられる。これらを処理するために，救急処置室（初療室）の床には排水溝があり，洗浄が容易に行えることが望ましい。また，事故などで患者の服に付いたガラス片が飛び散ったりしたときにも，医療者がそのことを把握し除去できるよう，床の模様や色調も配慮されていることが望まれる。

爆発事故，漏洩事故などで，化学物質が付着した状況で搬送されてくる外傷患者もいる。その場合は，二次災害を防ぐために当該患者をその他の患者と区分けして診療する必要がある。また化学物質を取り除くために，除染を行うスペースを確保しなければならない。除染方法には，まず脱衣と衣服の交換がある。脱いだ衣類はビニール袋に入れてしっかりと口を閉め，風通しのよい場所に保管する。そのほかに，温水シャワーを浴びる，または天花粉を使用して化学物質を吸着するなどの方法がある。これら除染を行ったうえでの診療に自施設が対応できるのかを把握しておく必要がある。

適切な安全管理を行うことが自らの安全だけでなく，他者の安全を守ることになるということを十分に考える環境づくりが重要である。

6 保温と所持品の管理

外傷患者では，全身の観察が必要となることも多く，治療を迅速に行うために衣服を取り除く必要がある。しかし，脱衣が困難であったり急を要する場合は，必ず患者本人や家族に了解を得たうえで，衣服の裁断を行う。治療上，身体を露出する時間もあるため，患者の保温に十分に配慮する必要がある。

そのため，救急処置室（初療室）の室内の温度調整が容易にできる環境が望まれるが，それが不可能な場合は温風式患者加温システムなどの保温器具や加温輸液を行うための保温庫などを整備・設置することが必要である。

また，脱衣や裁断した衣類，貴重品類などの所持品，義歯などは専用の袋や容器に保管する。多数の外傷患者や重症患者が搬送されてくることもあるため，これらの所持品や衣類を保管する専用のワゴンやカゴを用いて，他の患者の物と紛れないようにする。これらを取り扱うときは，必ず複数のスタッフで確認し，記録に残し，患者とともに移動する必要がある。そして記録と所持品とを照らし合わせて患者本人や家族に確認し，手渡す際に，誰がどの人に何を渡したかを記録に残し保管しておく。

患者の意識がない場合や家族が後から来院する場合は，貴重品は金庫で預かるなど慎重に取り扱う。患者の身元がわからず，所持品で身元のわかるものを確認する場合は，必ず看護師立ち会いのもとで警察に介入してもらうなどのシステムを作っておくことで，後に家族とのトラブルを避けることができる。

7 効果的な情報の収集と正確な看護記録に努める環境

救急で搬送されてくる外傷患者は，いつ・どのような患者が・どのような状態で・どのような搬送手段で来院するかわからない。施設によっては，救急依頼の電話を看護師が受けることもある。このときにMIST（p. 149，表Ⅳ-3-2参照）のほか，出動した救急隊名，所属，警察介入の有無や病院到着予定時間を聴取し，ホワイトボードなどに記載しておくことで，必要な受け入れ準備を十分に行うことができる。また，多数の外傷患者や他の患者が搬送されてきた場合に正確な患者基本情報内容を書ける用紙やボードをテーブルに置いて管理する。

救急隊員からの情報や，来院時からの経時的記録は，収集した情報や観察した内容，刻々と変化していく患者の状況から緊急事態のサインの把握につながる。継続的ケアを行う医療チーム間の情報の共有と伝達の手段ともなる。そのため，記録物の統一化や電子カルテの導入などを行い，簡潔にまた正確に記載できるように整理しておく必要がある。

8 患者のプライバシーが保持できる環境

患者は，突然の受傷により医療機関へ搬送されたと同時に医療機器や多くの医療者に取り囲まれ，飛び交う医療用語を聞き，痛みや不安を感じながら，自分の身体を自由に動かすことを制限されるなどストレスフルな状況に置かれる。また全身観察や外傷処置に伴い，脱衣が必要とされ，患者のプライバシーが十分に確保できないことも多い。このような状況から生命の危機的状態を感じ，極度の緊張感や不安から混乱などのパニック反応を示し，治療に対し協力的な態度をとれないこともある。そこで，救急処置室（初療室）は，個室で治療や処置が行えるような造りで患者のプライバシーが十分に守られることが必要である。また，他所から聞こえてくるさまざまな医療機器の音や多くの医療者の言葉が聞こえないような防音効果があること，必要に応じて音楽などを流すことのできる環境が求められることもある。しかし，これらすべてを兼ね備えるのは難しい。それぞれの施設において，患者のプライバシーを保護し，患者の苦痛や不安を軽減するための配慮，工夫が求められる。

9 家族が待機すべき環境への配慮

外傷はいつでも，どこでも，誰にでも起こり得るため，救急患者は医療機関を選択する余地がない。医学的判断に基づく緊急度・重症度と患者・家族が感じている不安の大きさは必ずしも一致しない。医療者が医学的に急を要しないと判断した場合でも，患者・家族にとっては身体的苦痛とそれに伴う不安を抱えている。また家族は，患者と同様に，突然の受傷により心理的に強く動揺している。このような動揺や不安を抱いている家族については他の一般診察の患者家族とは別の待機場所を確保し，不安などの感情を表出できる環境を提供することが望まれる。可能であれば，家族個々で待機できる個室が確保できればよいが，それが無理な場合はパーテーションを用いるなど，プライバシーが守れるような配慮・工夫が必要である。

家族は患者の安否を気遣い，診察を待つ間に医療者から何の説明もない場合には放っておかれたとい

I II III IV V VI A

う思いになることもあるため，事務職員や医療者は家族の様子にも気を配り，適宜家族へ患者の状況，治療内容の情報提供を行い，家族が患者の状況を認知できるように連携をとる必要がある。そのためには，待機場所は事務室や救急処置室（初療室）に近い場所に確保できればよい。場所確保が難しい場合は，患者家族の状況に合わせて，可能なかぎり配慮ができるように施設内での工夫が必要である。

そのほかに待機室に求められることは，救急処置室から連絡できるように内線電話やインターホンの設置，ほかの家族との連絡のための公衆電話，外の情報が得られるようにテレビの設置，待ち時間を利用しての飲食ができるように自動販売機や売店が近くにあることが望まれる。また，身体を横たえて休めるような長いすや空気の換気ができる窓がある，心を落ち着かせるような植物を置くなど，家族の体調や心情に配慮する心がけが必要である。

文　献

1）日本外傷学会・日本救急医学会監，日本外傷学会外傷初期診療ガイドライン改訂第5版編集委員会編：外傷初期診療ガイドラインJATEC™，第5版，へるす出版，東京，2016.

2）JPTEC協議会編著：JPTECガイドブック，第2版，へるす出版，東京，2016.

3）日本救急医学会監：標準救急医学，第3版，医学書院，東京，2001，pp. 33-36.

4）坂田育弘編著：ナースのための救急・集中治療，メディカ出版，大阪，2006，pp. 2-6.

5）中村惠子監：救急実践に活きるアセスメント（救急看護QUESTION BOX 2），中山書店，東京，2006，pp. 2-53.

6）中村惠子監：外傷の初期対応（救急看護QUESTION BOX4），中山書店，東京，2006，pp. 6-13.

7）中村惠子監：プレホスピタルケア・災害看護（救急看護QUESTION BOX 9），中山書店，東京，2006，pp. 92-93.

8）高橋章子監：救急看護の基本技術，Emergency Nursing 2004年夏季増刊，メディカ出版，大阪，2004，pp. 11-13.

9）中村惠子編：〈ベーシック〉ファースト・エイドマニュアル，医歯薬出版，東京，1993，pp. 1-22.

2. 外傷初期診療に必要な物品

初期診療において，使用する物品や器具・機器・薬品などの整備や点検は重要である。とくに外傷初期診療においては，日々の物品や機器の管理が治療を迅速，かつ的確に行えるかどうかに影響を与える。外傷の初期診療に必要な物品・器具・機器・薬品などの整備事項としては，使用可能かどうか，故障の有無や機器の充電の状況，薬品や滅菌物の使用期限の確認などがあげられる。さらに各資器材が対象患者の状況に合わせすぐに準備できるように効率的な配置がされ，常に所定の場所に整備されているかを確認する。また，物品や機器の使用方法や注意事項の説明書は，誰もが読めるように備え，いつでも誰でも使用できるように，わかりやすいように明示しておく必要がある。物品や薬品を使用した場合はそのつど補給し，いつでも使用可能な状態にしておくと同時に，新たに必要となる物品の有無の確認を行う必要がある[1)〜3)]。

1）気道（A）の管理に必要な物品

表V-2-1に示す。高度な顔面外傷に伴う腫脹や変形などが認められる場合は，迅速な気道確保が困難な場合が多く，通常の気管挿管の準備に加え，輪状甲状靱帯穿刺セットなども含めた外科的気道確保の準備が必要である。

表V-2-1　気道管理に必要な物品

吸引	吸引器 吸引チューブ
エアウエイ	口咽頭（経口）エアウエイ 鼻咽頭（経鼻）エアウエイ
気管挿管	気管挿管チューブ（サイズ別） 喉頭鏡（ビデオ喉頭鏡） スタイレット バイトブロック 開口器 マギール鉗子 固定用テープ（挿管チューブホルダー） 潤滑剤 カフ用シリンジ 呼気二酸化炭素モニター
声門上器具	ラリンゲアルマスクエアウエイ ラリンゲルチューブ® コンビチューブ® 潤滑剤 カフ用シリンジ
外科的気道確保	14G血管留置針 輪状甲状靱帯穿刺キット（クイックトラック®） 輪状甲状靱帯切開キット（ミニトラックⅡ®） 気管切開セット

2）呼吸（B）の管理に必要な物品

表V-2-2に示す。緊張性気胸やフレイルチェストなどの致死的胸部外傷では，換気障害やガス交換障害のおそれがあるため，リザーバー付き酸素マスクやバッグ・バルブ・マスクの準備，脱気目的の胸腔ドレーンの準備などが必要となる。

3）循環（C）の管理に必要な物品

表V-2-3に示す。外傷では，循環血液量減少による出血性ショックがもっとも多い。そのため多くの輸液や輸血を投与できるよう18 G以上の留置針の準備や，心タンポナーデによる心嚢穿刺セットなどの準備が必要である。また緊張性気胸による閉塞性ショックの場合，その病態から呼吸不全とともに循環不全も伴うため，脱気目的の「胸腔穿刺」と「胸腔ドレナージ」は呼吸管理のみならず循環管理の目的としても準備をする必要がある。

4）中枢神経（D）の管理に必要な物品

表V-2-4に示す。瞳孔所見を観察するためのペンライトや緊急手術のための剃毛セットが必要である。

5）脱衣・体温（E）の管理に必要な物品

表V-2-5に示す。外傷患者は環境温の変化や脱衣による熱の放散，大量輸液などにより，容易に低

表V-2-2 呼吸管理に必要な物品

酸素投与	リザーバー付き酸素マスク 酸素流量計
用手的人工呼吸	バッグ・バルブ・マスク ジャクソンリースバッグ 酸素流量計・酸素チューブ
人工呼吸	マニュアルジェットベンチレータ（MCS-3®）
※胸腔穿刺	聴診器 18G以上静脈留置針
※胸腔ドレナージ	18～21Gカテラン針 胸腔ドレーン（28Fr以上） 胸腔用吸引ボトル・低圧持続吸引器 接続チューブ クランプ用鉗子

※緊張性気胸で閉塞性ショックによる呼吸・循環の異常が認められる場合，「胸腔穿刺」と「胸腔ドレナージ」は，呼吸・循環管理に必要な物品ととらえ準備する

表V-2-4 中枢神経管理に必要な物品

対光反射の確認	ペンライト・瞳孔計
術野確保	剃毛セット
腱反射診断	打腱器

体温に陥りやすい。体温計の準備はもちろん，脱衣のための裁断用ハサミや保温のための毛布，電気毛布，温風式加温装置が必要である。

文献

1）中村惠子監：器具・機器・薬品（救急看護QUESTION BOX 8），中山書店，東京，2005.
2）中村美鈴編：Newわかる！ できる！ 急変時ケア，学習研究社，東京，2005.
3）勝見敦，他編：急変時の対応とモニタリング，照林社，東京，2009.
4）日本外傷学会・日本救急医学会監，日本外傷学会外傷初期診療ガイドライン改訂第5版編集委員会編：外傷初期診療ガイドラインJATEC™，第5版，へるす出版，東京，2016.
5）高橋章子監：救急看護の基本技術，Emergency Nursing 2004年夏季増刊，メディカ出版，大阪，2004.

表V-2-3 循環管理に必要な物品

輸液路確保	18G以上の静脈留置針（小児は22～24G） 駆血帯 中心静脈留置カテーテル 骨髄穿刺針
モニタリング	生体監視モニター 自動血圧計 パルスオキシメータ
輸液	39℃に保温された輸液２L以上（乳酸または酢酸リンゲル液） 輸液ライン 輸液加圧装置
止血	ガーゼ ターニケット・カフ エスマルヒ駆血帯 骨盤固定具 大動脈閉塞バルーン 開胸・閉胸セット
心嚢穿刺	18G静脈留置針 心嚢ドレナージセット ピッグテイルカテーテル ドレナージバッグ 超音波検査装置 除細動器

表V-2-5 脱衣・体温管理に必要な物品

脱衣	裁断用ハサミ
	衣類，貴重品管理袋
体温管理	体温計（深部体温計）
	毛布，電気毛布
	温風式加温装置
	赤外線ヒーター
	輸液加温器

3. 外傷初期診療の標準予防策

外傷患者が搬送される救急外来は，患者の外出血などで医療スタッフが血液や体液に接する機会が多く，感染の曝露のリスクが大きい場所である。一方，外傷患者の多くは，身体損傷に伴い感染しやすい状態にあり，医療スタッフの手を介した病原微生物の伝播や日和見感染のリスクも高い状態にある。したがって，外傷初期診療時の感染対策は，医療スタッフと外傷患者を感染の曝露から守ることを目的として実践しなければならない。

1 標準予防策（スタンダードプリコーション）

わが国における標準予防策は，米国疾病予防管理センター（CDC）で提唱されたスタンダードプリコーションに準じている。これは，汗を除くすべての湿性生体物質（血液，尿，便，鼻汁，唾液，痰，消化液，精液，腟分泌液，胸水，腹水，心囊液，脳脊髄液など），傷のある皮膚，粘膜は感染性があるものとして対応する方法である。患者と医療スタッフ双方の感染リスクを低減するために実施される感染対策であり，外傷初期診療時はもちろんのこと，日常的に行われるべきものである。

具体的な実践内容は複数の感染対策の方法から成り立っている（表Ⅴ-3-1）。実践内容をみてわかるように，医療スタッフは外傷患者の初期診療時，出血をはじめとするさまざまな湿性の生体物質に触れる機会が多いため，徹底した標準予防策を講じる必要がある。

2 外傷初期診療時の具体的対策

1）患者の受け入れ準備時

医療チームは，外傷患者が搬入される前に標準予防策にのっとり，個人防護具（personal protective equipment；PPE）を装着する。

V

表Ⅴ-3-1　標準予防策の具体的実践内容

標準予防策		実践内容
①手指衛生		湿性生体物質や汚染物に触れた後，手袋を外した直後，患者へのケアや処置ごと
②個人防護具	手袋	創傷のある皮膚や粘膜に触れるとき，湿性生体物質に触れるとき
	ビニールエプロン，ガウン	湿性生体物質が飛散して衣類を汚染することが予測されるとき
	サージカルマスク アイプロテクション （ゴーグル，フェイスシールド）	湿性生体物質が飛散して目・鼻・口の汚染が予測されるとき
③患者配置		環境を汚染させるおそれのある患者は個室に配置する
④患者に使用した医療器材の取り扱い		汚染した器材は，他の患者や環境を汚染しないように取り扱う 再生可能な器材は，適切な洗浄・消毒・滅菌処理をする
⑤リネンの適切な取り扱い		血液・体液で汚染されたリネン類は皮膚との接触，衣服の汚染，他の患者や環境を汚染しないように取り扱う
⑥その他		針および鋭利な器材の取り扱い，感染性廃棄物の取り扱い，呼吸器衛生/咳エチケット，環境対策（清掃に関すること），安全な注射処置，腰椎穿刺時のマスク着用

〔文献1）より引用・改変〕

(1) 手　袋

血液・体液・排泄物やそれらに汚染された医療器材に触れることが多いため，使い捨ての清潔な未滅菌手袋を着用する。耐久性・密着性のある手袋を選択する。

(2) ガウン

血液・体液・排泄物などに接触したり，飛散する危険がある場合は，両上肢と胸腹部から膝にかけて保護できる防水性の未滅菌ガウンを着用する。

(3) サージカルマスク，ゴーグル，フェイスシールド，キャップ

血液・体液・分泌物などが跳ねたり，しぶきが生じて顔面や頭髪が汚染される危険があるため，サージカルマスク，ゴーグル，フェイスシールド，キャップなどを着用して保護する。

(4) シューズカバー（必要時）

足元が湿性生体物質で汚染される危険性が高い場合は，シューズカバーを着用して保護する。

2）患者到着時

外傷患者が到着したら，医療チームのリーダーは全身と周囲を観察し，外傷部位や出血状況を把握する。スタッフの動きに注意を払い，移動時の安全を確保する。処置台に患者を移動するときは，血液などの湿性生体物質が飛散しやすいので注意する。

3）検査・処置時

患者の処置・検査の実施や介助の際には，処置や検査によって生じる曝露状況を予測し，常に湿性生体物質の存在に注意を払い行動する。

①針刺し事故防止のため，静脈路確保や採血などに使用した注射針は絶対にリキャップしない。

②処置・検査で使用した汚染手袋は廃棄し，そのつど新しい手袋を着用する。

③処置の際に出た医療廃棄物は，感染性廃棄物として専用容器に入れて処分する。

④脱衣した患者の衣類や所持品が血液や体液で汚染されている場合は，プラスチック袋などに入れ，素手で触れないように注意する。

⑤血液や体液で汚染された床は速やかに清拭し，放置しない。

表Ⅴ-3-2　注意すべき血液媒介感染症の病原体

B型肝炎ウイルス（HBV）
C型肝炎ウイルス（HCV）
後天性免疫不全症候群（AIDS）・ヒト免疫不全ウイルス（HIV）
出血熱ウイルス
サイトメガロウイルス
EBウイルス　など

4）血液感染症のスクリーニング

血液検査時には患者・家族に同意を得て，必ずHBs抗原，HCV・HIV抗体などのスクリーニングを実施する。血液を介して感染する病原体にはB型肝炎ウイルス（hepatitis B virus；HBV），C型肝炎ウイルス（hepatitis C virus；HCV），ヒト免疫不全ウイルス（human immunodeficiency virus；HIV）などがある（表Ⅴ-3-2）。これらは，医療スタッフの職業感染予防の対象として重要である。

5）受け入れ終了後

ガウンや手袋などのPPEは，外側が汚染されていることを念頭に置いて脱ぐ必要がある。適切に脱がないと着用者や周囲環境を汚染する危険性があるので注意する。血液や体液で汚染された床は速やかに清拭し，必要に応じて洗浄・消毒を行う。日常の救急外来の環境管理手順を作成しておくことも標準予防策に含まれる。

文　献

1）小山田玲子，他：すべての人に適用する「標準予防策」を理解し実践しよう．INFECTION CONTROL 21：350-351，2012.
2）赤嶺みすず：感染対策はじめの一歩！ 標準予防策．INFECTION CONTROL 24：314-363，2015.
3）国公立大学附属病院感染対策協議会編：病院感染対策ガイドライン，第2版，じほう，東京，2015.
4）矢野邦夫，他訳・編：医療現場における隔離予防策のためのCDCガイドライン，第2版，メディカ出版，大阪，2007，pp. 1-214.
5）日本救急医学会監，日本救急医学会専門医認定委員会編：救急診療指針，第5版，へるす出版，東京，2018，pp. 80-82.

4. 頸椎保護とアンパッケージング

1 用手的正中中間位固定法による頸椎保護

患者の鼻筋と患者の体幹の正中線とを一直線に合わせ，両手でしっかりと支え，その状態を保持しつづける（図V-4-1）。頸椎カラー装着の有無にかかわらず，頸椎損傷が否定されるまでは，必ず用手的正中中間位固定法を実施しなくてはならない。患者を移動させたり体位変換を行う際はとくに重要となる。

2 頸椎の安静保持を促す

病院内では移動時や体位変換時を除き，患者が安静を保持できている状態ならば必ずしも用手的な頭部保持を行う必要はない。しかし，できるかぎり安静を保つために頭部の安静を促す声かけを行う。これにより頸椎の安静保持と同時に患者の意識や呼吸の観察，処置の進行状況など全体を把握した看護を実践できる。

3 頸椎カラー

頸椎カラー固定は，頸椎・頸髄の二次的損傷をきたすような動揺を避けることが目的である。頸椎の安静保持を目的とする場合は，顎まで支えのある硬性頸椎カラー（フィラデルフィアネックカラーとも呼ばれる）を，適切なサイジングと確実な装着のもとで使用する（図V-4-2，3）。ソフト頸椎カラーは固定性がほとんどないため推奨されない。しかし，硬性頸椎カラーを使用しても頸椎の固定は完全ではない。屈曲・伸展に対してはある程度抑制できるが，側屈に対する固定性は弱いため，移動や体位変換時は用手的な保護の併用が必要となる。また，長時間

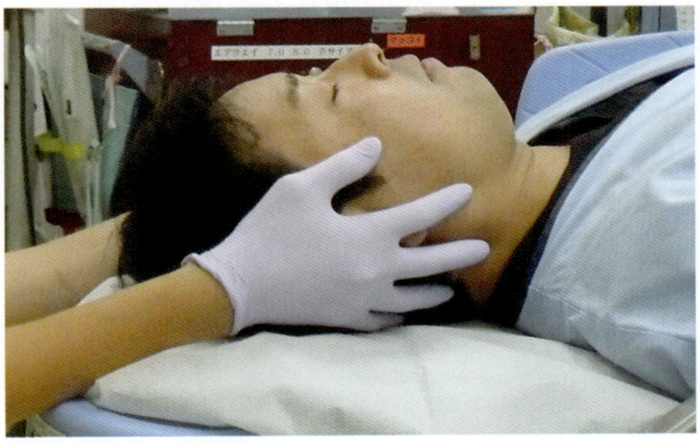

図V-4-1　用手的正中中間位固定

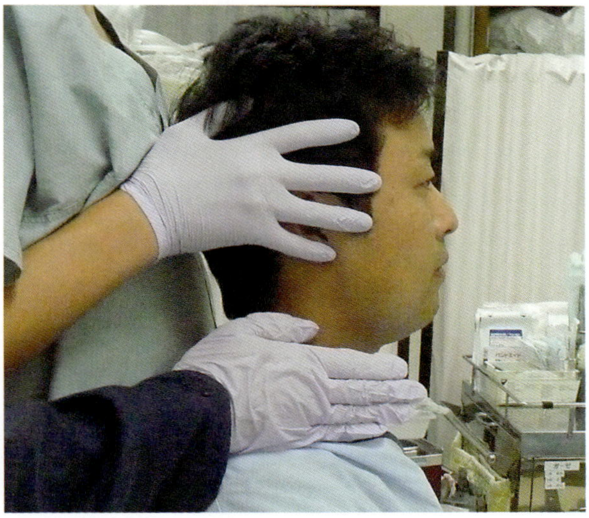

a：立位

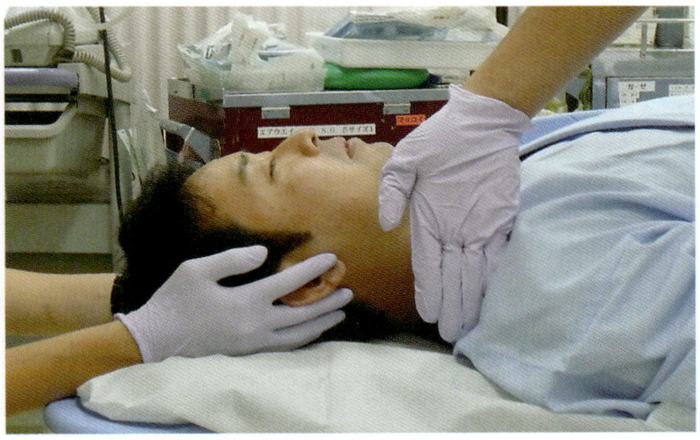

b：臥位

図V-4-2　頸椎カラーのサイジング

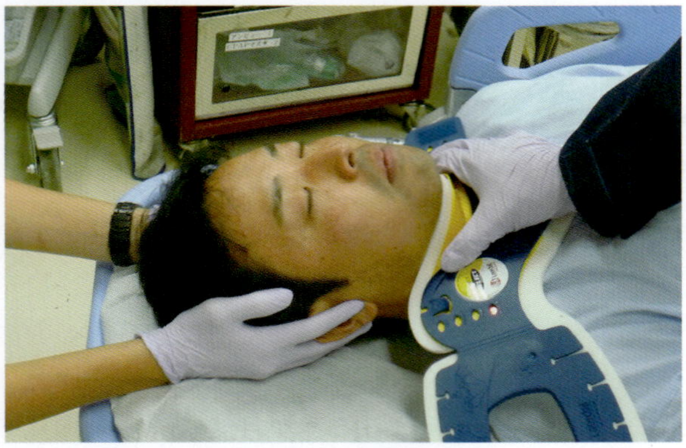

図V-4-3 頸椎カラーの装着

表V-4-1 意識障害がある場合の脊髄損傷を示す徴候

1．鎖骨より上部のみの範囲で痛み刺激に顔をしかめるなどの反応をする（C4）
2．肘は屈曲するが伸展しない（C5～C6）
3．腹式呼吸（横隔膜呼吸）がある（C5～T6）
4．深部腱反射低下，四肢弛緩，肛門括約筋緊張低下
5．持続性勃起
6．血圧低下，徐脈，皮膚が温かい（脊髄ショックの徴候）

の装着では褥瘡発生の原因にもなるので注意が必要である。頸椎カラーは，高齢者などで頸椎の変形が強い場合には使用しない。

4 アンパッケージング

バックボードに固定された患者を開放状態にすることをアンパッケージングと呼ぶ。アンパッケージングは搬送後，primary surveyや処置をするために実施する。手順として，まず患者に頸椎保護の必要性を説明し安静を保つよう促すが，協力が得られない患者に対しては，確実な頭頸部の保持を行いアンパッケージングを実施する。バックボードを外す際は，頭部を保持し用手的正中中間位固定法を行った後，ヘッドイモビライザーを外す。次に体幹のベルトを外し（装着と逆の手順），不意に身体を動かしてしまっても頸椎に無理な力が加わることを予防する（スネーキングの予防）。

5 頸椎カラーの除去

頸椎カラーの除去は正確な診察の後，医師の指示により除去することを原則とする。救急隊によりすでに頸椎カラーを装着されてきた場合，初期診療の間は頸椎カラー固定を継続する。緊急に気道確保が必要な場合にはその限りではないが，可能なかぎり用手的正中中間位固定法を行う。

頸椎カラー除去の判断は，患者の意識がしっかりしている場合，自覚・他覚・神経学的所見に異常がないことが必要である（表V-4-1，図V-4-4）。もしこれらに異常が認められた場合，明らかに頸椎・頸髄損傷が疑われる症状や受傷機転，意識障害がある場合は，画像診断（頸椎X線3方向やCT）や専門医の診断によって頸椎カラー除去のタイミングが判断される。頸椎・頸髄損傷が否定されるまでは，頸椎カラーを装着させ，頸椎の安静を保持するように努める。

GCS合計点14以上で，こちらの説明により十分な安静を保つことができる，疼痛がなく体位を保つことができる場合には，移動や体位を変えるとき以外は，用手的正中中間位固定法を解除し，頸椎カラーの継続で経過をみてもよい。

また，48時間以上，意識障害などで麻痺やしびれなど脊髄損傷を疑う自覚症状を把握できないときには，専門医の判断に委ねる。

6 パッケージング（全身固定）

頸椎カラー，バックボード，固定ベルト，頭部固定具を用いて患者をバックボードへ固定することをパッケージング（全身固定）と呼ぶ。パッケージングは転院などの患者搬送時や，安静が保持できない患者に対する脊椎運動制限のために実施されるが，損傷臓器や骨折部位の保護にもつながる。その手順は，スネーキングを予防するために体幹から固定し，最後に頭部固定を行う。ベルト固定時は，呼吸抑制に注意し，損傷部位やライン・チューブ類の圧迫に注意する。

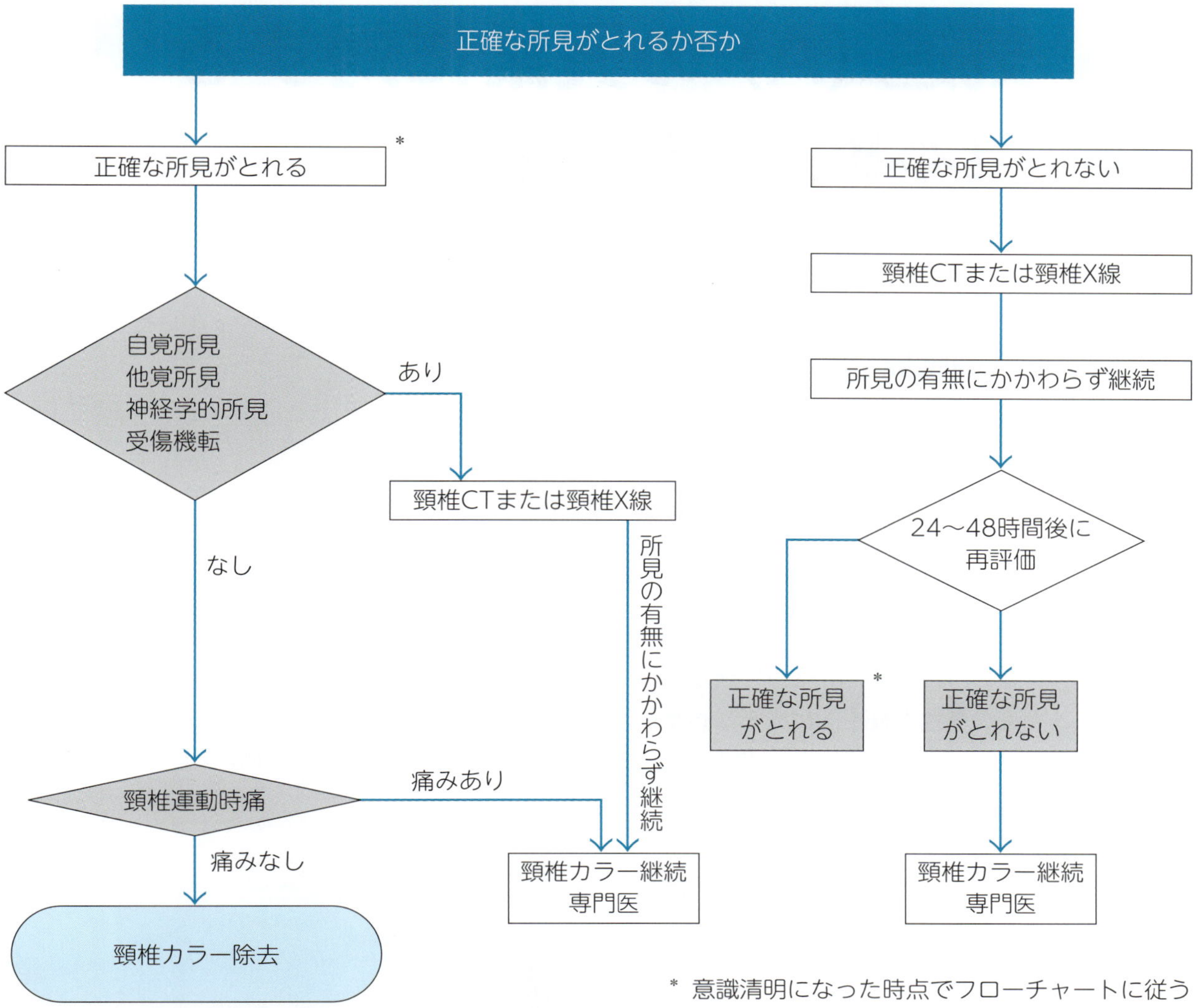

〔文献1）より引用〕

図Ⅴ-4-4　頸椎固定解除基準

文　献

1）日本外傷学会・日本救急医学会監，日本外傷学会外傷初期診療ガイドライン改訂第5版編集委員会編：外傷初期診療ガイドラインJATEC™，第5版，へるす出版，東京，2016.

5. 気道（A）の異常に対する基本的処置と対応

1 用手的気道確保

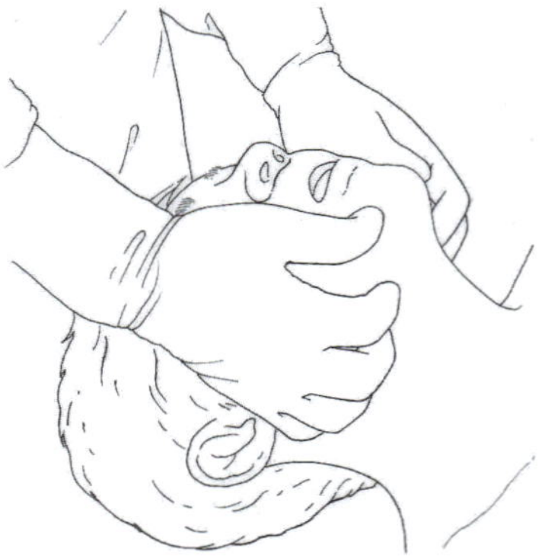

〔文献２）より引用〕

図Ⅴ-5-1　下顎挙上法（頭側アプローチ）

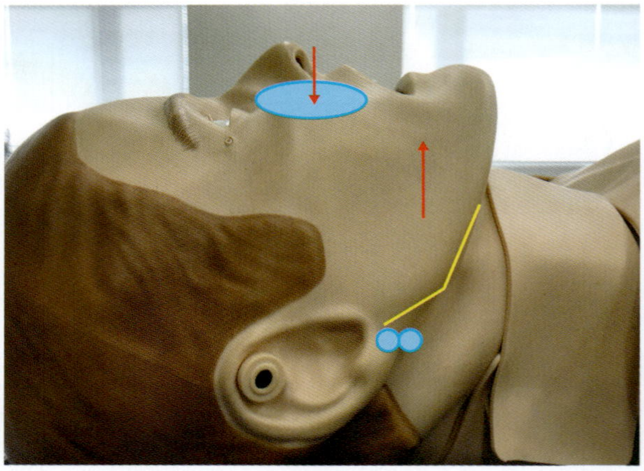

図Ⅴ-5-2　下顎挙上法による力の方向

（青楕円）は頬部の固定，（青丸二つ）は第４・５指，→は力の方向を表す

1）目　的

舌が軟口蓋や後咽頭壁の上に落ち込むことを防ぎ，気道を開放させ，適切な酸素化と換気を維持することである。

2）用手的気道確保

用手的気道確保は，器具を使わない気道確保の方法であり，気道確保の方法として，第一に試みるべき手技である。頸椎の動揺を最小限に抑える必要があり，簡便法の代表的なものとして，下顎挙上法，あご先挙上法がある。

（1）下顎挙上法

下顎挙上法は，患者の下顎骨を上方へ持ち上げることで気道確保するものである。方法は，いくつか推奨されており，適宜使い分ける。

①頭側からの下顎挙上法

頭側から行う場合は，母指または母指球で頬部を固定し，第４，５指で下顎角を持ち上げる（図Ⅴ-5-1，図Ⅴ-5-2）。その際，頸部が後屈しないように注意する。

②尾側（足側）からの下顎挙上法

患者の横に位置し，顎側から手を差し伸べ，頬骨上に母指を置き，第４指と第５指で下顎を持ち上げる。

＜注意点＞

（1）気道・呼吸管理の手技は，生体に対して少なからず侵襲的であるため反射の誘発，嘔吐，循環動態や脳圧への影響などを念頭に置いて実施する必要がある。

（2）頸椎・頸髄の保護には十分に注意する。

（3）用手的気道確保後は，患者の呼吸状態を継続的に観察し，口腔内血液や分泌物がある場合は，適宜吸引する。

（4）下顎挙上法は，一時的な対応であるため，確実な気道・呼吸管理ができるように気管挿管の準備をする。

（2）あご先挙上法

２人で行う。１人が頭部の用手的正中中間位固定を維持しながら，もう１人が指２本で下顎を前上方に持ち上げる（図Ⅴ-5-3）。

2 口腔内吸引・異物除去

頸椎を固定した外傷患者の気道は，顔面・口腔の

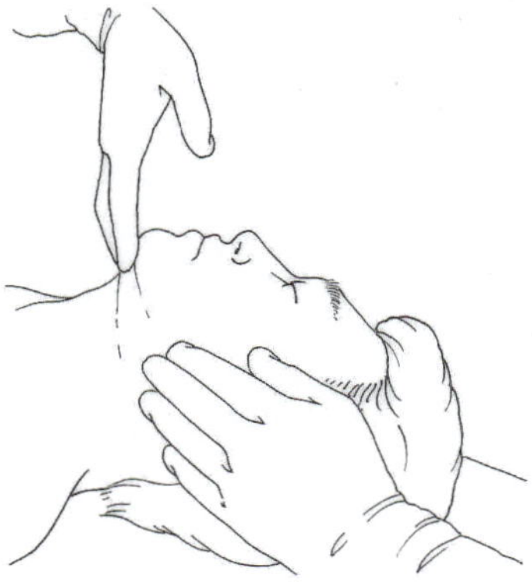

〔文献２）より引用〕

図Ⅴ-5-3　**あご先挙上法**

創傷・腫脹・熱傷・異物または出血・吐物などで閉塞することがある。血液や分泌物，吐物が口腔内に貯留し，誤嚥することもある。その緊急処置として口腔内吸引をすることが必要である。口腔内吸引が早急に行えるよう事前に準備をしておくことが重要である。気道異物には，歯牙，義歯，血液塊，組織片，吐物などがある。口腔内吸引では，血液や分泌物や吐物を吸引する。

1）目　的

口腔内吸引の目的は，気道の開放性を維持・改善し，肺胞でのガス交換能を維持・改善することである。

2）血液・分泌物などの異物除去

(1) 意識の確認，気道の評価時に，気道に異物がある場合は，口腔内を観察し直ちに除去しなければならない。口腔内に血液・分泌物・吐物などが貯留している場合は，口腔内吸引を行い，気道を開通させることが重要である（図Ⅴ-5-4）。口腔内吸引に使用するカテーテルは，12 Fr・14 Frを準備する。形状については，カテーテル先端が気管粘膜を損傷しないように鈍的に処理されているカテーテルを使用する。

(2) 初療室搬入時に患者が嘔吐した場合は，バックボードに固定したまま，バックボードごと側臥位にして口腔内を吸引する（図Ⅴ-5-4b）。

(3) 患者がアンパッケージ後に嘔吐した場合は，ログロール（患者を側臥位にする，p. 249参照）を行い，嘔吐が落ち着いてから口腔内に残ったものを吸引する（図Ⅴ-5-4c）。

(3) 口腔内吸引をした後は，必ず気道・呼吸の評価を行う。

a

b

c

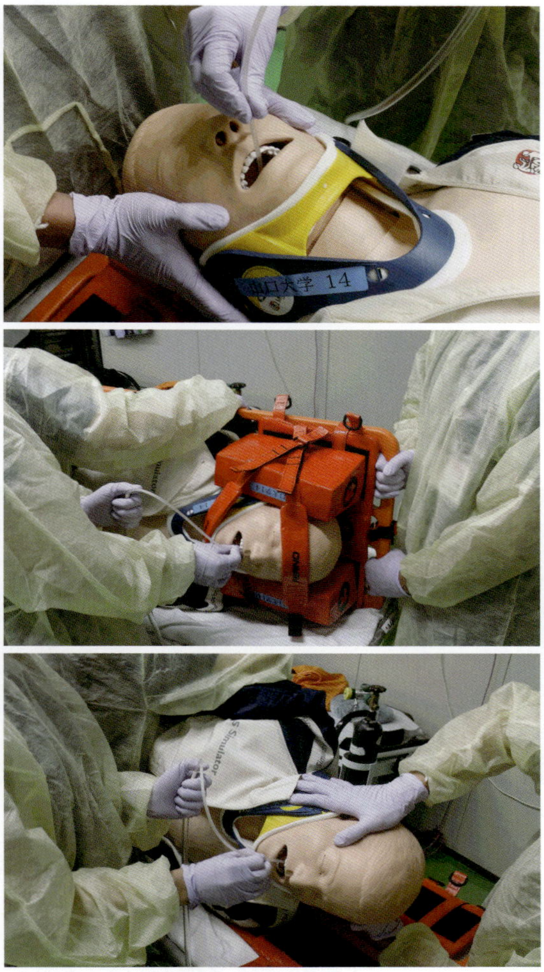

図Ⅴ-5-4　**口腔内吸引**

＜注意点＞

(1) 内径が太い吸引カテーテルほど，吸引する効果は高いが気道内に過度の陰圧がかかり無気肺を形成しやすく，細すぎると効果的な吸引ができない。

(2) 患者を側臥位にする場合は，頸椎の保護に注意し行う。

(3) 口腔内吸引時は，咽頭を刺激し嘔吐反射を起こさないように吸引する。

3）歯牙・義歯などの異物除去

口腔内を確認し，すぐに取り出せる位置にあるなら，鉗子などで異物を取り出す。咽頭内であるなら喉頭鏡で確認し鉗子で取り出す。気管に異物がある場合は内視鏡を用いて取り出す。喉頭鏡や内視鏡を使用する場合は，器具の準備を行う。

しかし，有鉤義歯などが食道で異物となった場合には，直達鏡下に摘出するのが困難であることもあり，食道外切開による除去を余儀なくされる場合もある。

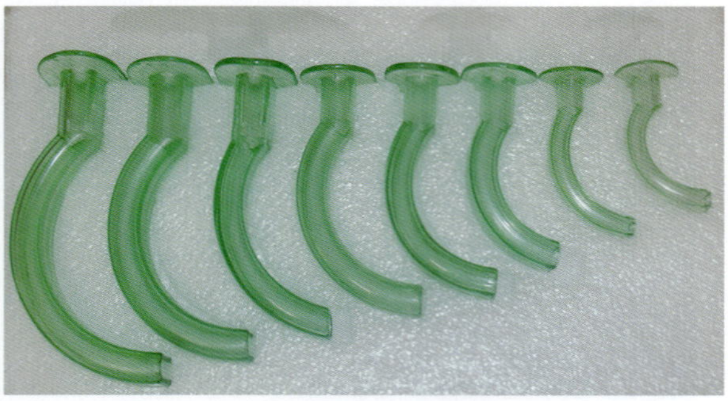

〔文献 1 〕より引用〕

図V-5-5　経口（口咽頭）エアウエイ

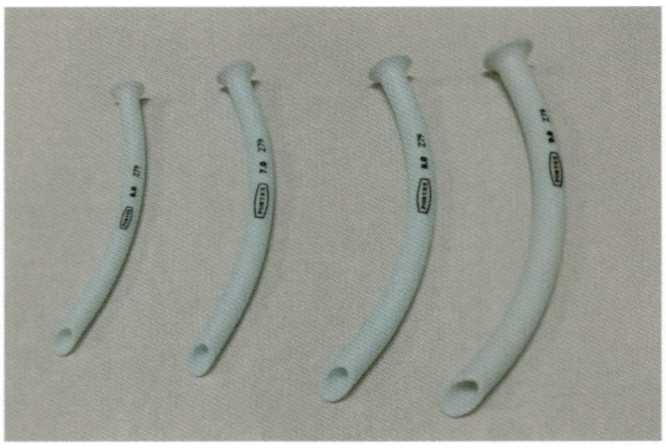

〔文献 1 〕より引用〕

図V-5-6　経鼻（鼻咽頭）エアウエイ

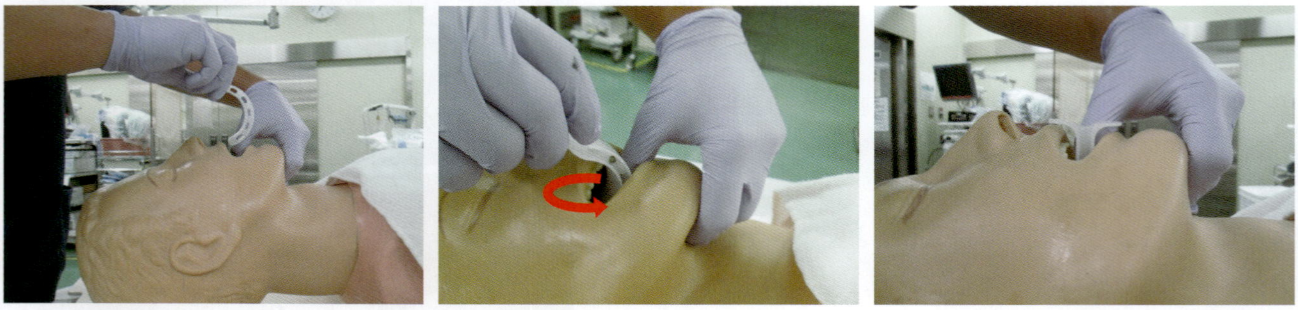

a：片手で開口させる。このとき舌が沈下しないように母指で軽く押さえるとよい。最初は図のように口咽頭エアウエイの凸面を舌側に向けて挿入する

b：口咽頭エアウエイが舌を越えたところで180°反転させ，舌を引き上げるように位置する

c：口咽頭エアウエイの端は門歯から 1 ～ 2 cmほど出す

図V-5-7　経口（口咽頭）エアウエイ挿入の手順

3　器具を用いた気道確保

1）エアウエイ（経口，経鼻）：airway

エアウエイには経口エアウエイ（口咽頭エアウエイ；図V-5-5）と経鼻エアウエイ（鼻咽頭エアウエイ；図V-5-6）の 2 つがある。経口エアウエイ，経鼻エアウエイともに各種のサイズがある。

経口エアウエイを挿入する場合は，指交差法で開口し，舌上よりエアウエイを回転させながら挿入する（図V-5-7）。喉頭鏡があると挿入しやすいが，なければ舌圧子を用い，舌を舌圧子で前方に押し上げて挿入する（挿入者は患者の頭側に位置する）。無理に経口エアウエイを挿入すると舌根を押し下げ，かえって気道を閉塞させる場合があるので注意する。

患者に合った大きさのエアウエイを挿入することが大切である。

挿入したエアウエイを患者が吐き出したり，咳をして飛び出したりする場合は，エアウエイは不必要と考えてよい。

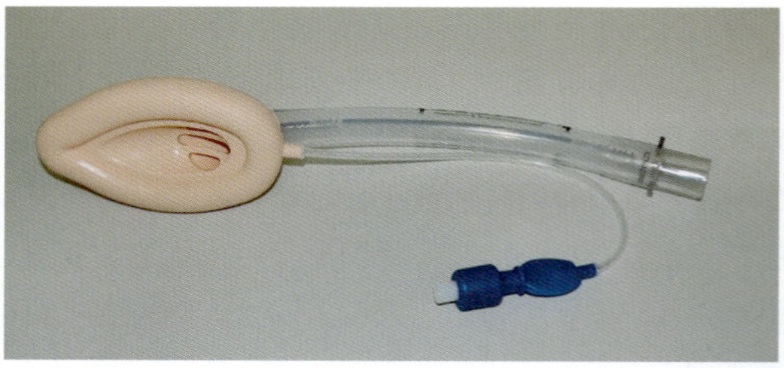

〔文献 1 〕より引用〕

図V-5-8　ラリンゲアルマスクの例

2）ラリンゲアルマスクエアウエイ：laryngeal mask airway

ラリンゲアルマスクエアウエイは図V-5-8に示すようなチューブで，経口的にバルーンをしぼませて挿入してバルーンを膨らませると，バルーンの先端部によって食道が閉鎖され，喉頭蓋を含めた喉頭部がマスクで覆われ気道の確保がなされる。このエアウエイは気道が確保できると同時に，エアウエイ

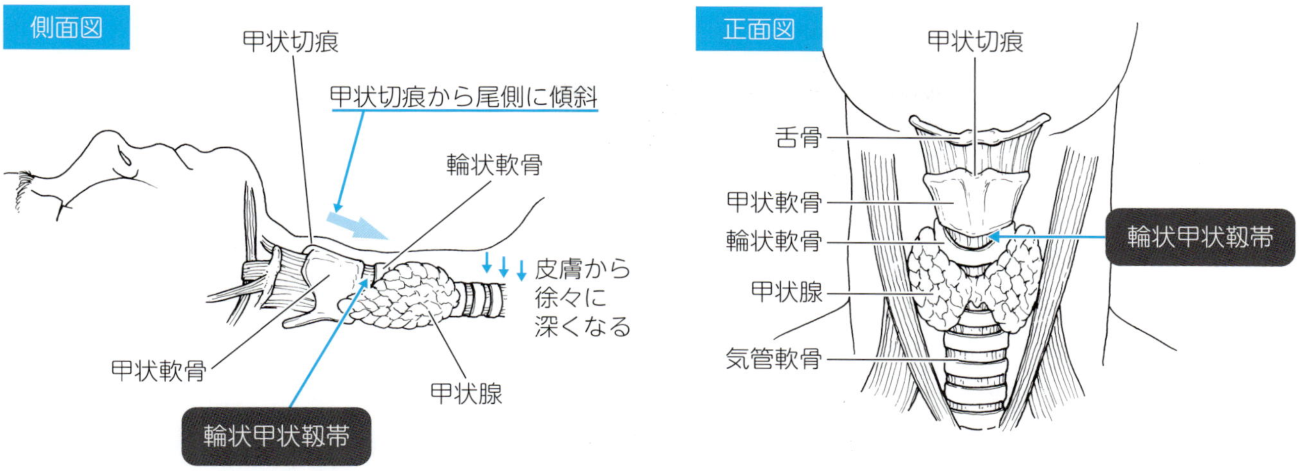

〔文献２）より引用〕

図Ⅴ-5-9　**喉頭解剖図**

を用いて人工呼吸を行うこともできる。ラリンゲアルマスクエアウエイには各種のサイズがある。

3）気管挿管：tracheal intubation

もっとも確実な気道確保の方法である。気管挿管にも経口気管挿管（orotracheal intubation）と経鼻気管挿管（nasal-tracheal intubation）がある。

4　外科的手技を用いた気道確保

1）輪状甲状靱帯穿刺・切開

異物や損傷・血腫・腫瘍などによる上気道の気道閉塞の場合に緊急に行われる気道確保の方法である。これは，甲状軟骨と輪状軟骨との間にある輪状甲状靱帯（図Ⅴ-5-9）をメスで切開するか，16～18 Gの注射針４～５本もしくは専用の穿刺針を穿刺して緊急の気道確保を行う。分泌物がある場合はこれから吸引を行う。

2）輪状甲状靱帯穿刺の方法

準備物品を図Ⅴ-5-10に示す。

(1) 適　応

①開口困難例や気管挿管不成功例

②顔面外傷・大量出血などの気管挿管不可能例

③喉頭浮腫・喉頭痙攣などの上気道閉塞例

上記例において，ほかに気道確保の手段がなく，心停止・呼吸停止が切迫する緊急時に適応となる。

(2) 手　技

①可能ならば肩枕を入れるなどして頸部伸展位をとり，術野を消毒する。外傷などで頸椎損傷が疑われる場合は，頸部中間位のまま施行する。

②右利きの術者は患者の左側よりアプローチする。左母指・中指にて気管を挟み，示指で甲状軟骨の上甲状切痕（アダムのりんご）を確認し，これを尾側へたどると小さな陥没を感じた後，輪状軟骨を触知する。この甲状軟骨下縁と輪状軟骨との間のくぼみが輪状甲状靱帯である。

③まず左母指・中指は左右から気管を固定したまま，示指を輪状甲状靱帯の皮膚上に置いて穿刺部位とする。

次に10 mlのシリンジを付けたできるだけ太い注射針（できれば14 G以上の血管内留置針）を右手に持ち，左示指を皮膚から離すと同時に，これを同部位に穿刺する（図Ⅴ-5-11）。あらかじめシリンジ内に生理食塩液などを入れておき，陰圧をかけながらこれを尾側に向けて45°の角度で穿刺していく。

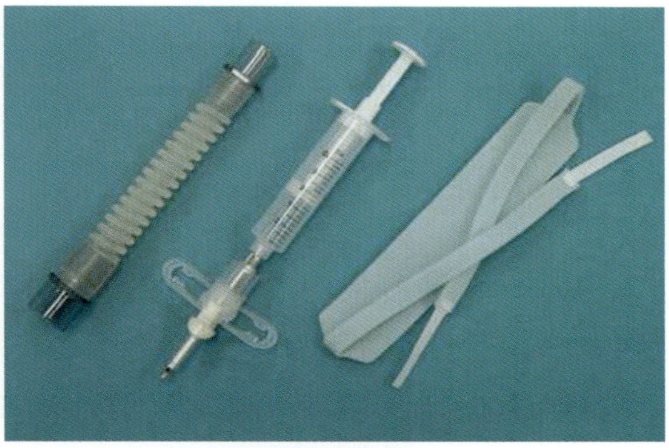

図Ⅴ-5-10　**輪状甲状靱帯穿刺キット**
〔クイックトラック®，スミスメディカルジャパン〕

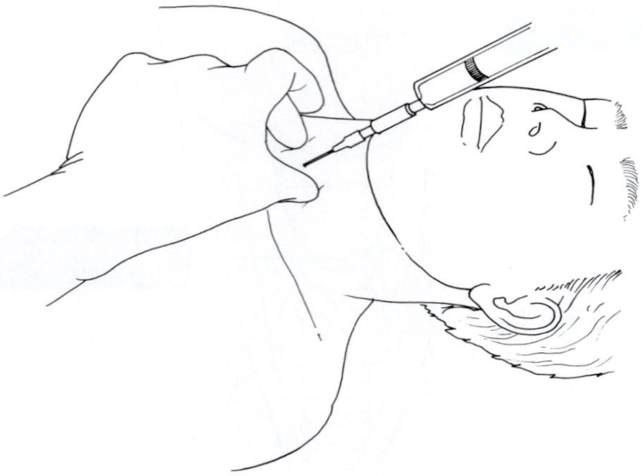

〔文献２）より引用〕

図V-5-11　輪状甲状靱帯穿刺の手順

針を約45°傾けて，尾側へ進める

すると急に抵抗がなくなり，シリンジ内に空気が吸引されることで，針先が気道内に達したことが確認できる。留置針はその外筒をさらに進めてこれを留置する。皮膚から気道までは１cm以内とされ，深く刺入しすぎて気管後壁を損傷しないよう注意する。また穿刺角度が皮膚に対して垂直になると，血管内留置針は屈曲・閉塞する可能性がある。通常さらに数本の穿刺針が必要とされるが，下記の穿刺キットを用いるのが望ましい。

④数種類の穿刺キットが市販されているが，いずれも輪状甲状靱帯（できれば輪状軟骨上縁）を垂直に穿刺し，ダイレーターやガイドワイヤーを用いてカニューレを留置する。カニューレを気管に対して垂直に貫通させることがコツである。

⑤上記のカニューレをＹ型コネクター付き酸素投与回路に接続し，通常は最大流量である15L/分で送気，コネクターの一方を開閉することにより，１秒送気（吸気），４秒脱気（呼気）で換気させる。これである程度酸素化は維持され得るが，二酸化炭素が蓄積してくるため，早期に輪状甲状靱帯切開や気管切開への移行が必要となる。

文　献

1）救急救命士標準テキスト編集委員会編：救急救命士標準テキスト（上巻），第９版，へるす出版，東京，2015.

2）日本外傷学会・日本救急医学会監，日本外傷学会外傷初期診療ガイドライン改訂第５版編集委員会編：外傷初期診療ガイドラインJATEC™，第５版，へるす出版，東京，2016.

3）池松裕子編著：生命危機状態へのアプローチ．クリティカル看護の基礎，メヂカルフレンド社，東京，2003，p.110.

4）道又元裕：人工呼吸ケアのすべてがわかる本，照林社，東京，2001.

5）浅井隆：エアウェイスコープの現状と未来；マッキントッシュ喉頭鏡は今や無用の長物か？ 日臨麻会誌 30：611-618，2010.

6）鈴木昭広：DAMと間接声門視認型喉頭鏡．日臨麻会誌 30：585-592，2010.

7）村島浩二：DAMとラリンジアルマスクエアウェイ．日臨麻会誌 30：577-584，2010.

8）中川雅史：気道管理とシミュレーション学習；DAM．救急医学 31：1509-1514，2007.

6. 呼吸障害（B）に対する基本的処置と対応

1 酸素投与

外傷患者では全例高濃度酸素投与を原則とする。高濃度酸素投与とは，リザーバー付き酸素マスクを使用して高流量（10～15 L/分）の酸素を供給することにより100％近い濃度で酸素投与を行うことをいう。

細胞レベルでの生命の維持はエネルギー産生に依存し，酸素を体内に取り込み，全身の臓器に供給することによる。したがって，適切な換気と酸素化，および循環機能を正常に維持する必要がある。この酸素供給には血液，とくにヘモグロビンが重要な役割を果たしている。動脈血中の酸素含有量とは，ヘモグロビンに結合する酸素と血漿に溶解する酸素の総和（通常，血液100 ml中，20 mlの酸素が含まれているとした場合，前者が19.7 ml，後者が0.3 ml程度となる）であり，血液喪失に伴うヘモグロビンの低下は酸素含有量の低下を意味する。一方，血漿への酸素溶解量はヘモグロビンの1/60と少なく，酸素分圧 1 mmHgにつき0.003 mlしか溶解できない。それでも高濃度酸素投与により動脈血酸素分圧（PaO_2）を上昇させ，血漿中の酸素溶解量が増加すれば細胞への酸素供給が期待できる。そのため，高濃度酸素投与は状態の安定が図れるまで継続することを原則とする。

通常，慢性閉塞性肺疾患（COPD）患者ではCO_2ナルコーシスのおそれから慎重に酸素を投与することが勧められるが，外傷では酸素化の維持を優先し，適宜，陽圧換気を追加する。なお，リザーバー付き酸素マスクを使用するにあたっては，リザーバーバッグの膨らみを確認し，低流量では用いない。

2 人工呼吸

酸素投与を行っていても持続的な低酸素がある場合は，人工呼吸（バッグ・バルブ・マスクによる徒手換気や人工呼吸器による機械換気）が必要となる。人工呼吸は呼吸状態を改善させることばかりではなく，低酸素による二次的損傷を予防することにもつながる。しかし，人工呼吸（とくに機械換気）に続発する弊害（緊張性気胸，血圧の低下，不均等換気，無気肺，圧障害など）も念頭に置き，観察を続け，異常時は早期に医師へ報告し，素早く対応していくことが重要である。

1）徒手換気

マスクや気管挿管チューブにバッグ・バルブ・マスクを装着して徒手換気を行う。バッグ・バルブ・マスクは看護師の判断で実施できる換気法であるが，陽圧換気に伴う合併症を熟知したうえで実施しなければならない。

＜バッグ・バルブ・マスク換気法＞

◆ポイント

・できるかぎり２人法で行う（two-person technique）。２人法とは，１人がマスクを保持し，１人がバッグを押して換気する方法をいう。
・外傷患者のすべてに頸椎損傷があると仮定し，バッグ・バルブ・マスク使用時も頸部の屈曲や回転を避けるため，頸椎保護を併用して行う（p.153参照）。
・人員にゆとりがある場合は，換気と頸椎保護を分担したほうがよい。
・マスクを用いた徒手換気の場合，空気の漏れがないよう患者の顔とマスクを密着させる。
・バッグ・バルブ・マスクは，自己膨張式のバッグ部分と一方弁でできており，酸素供給源に接続することが可能である。リザーバーバッグを使用することで，15 L/分の酸素流量の場合，60～95％の高濃度の酸素投与が可能となる。
・過換気を避け，適正な換気の回数と量で実施する。バッグを強く圧縮すると1,000 ml以上の

V

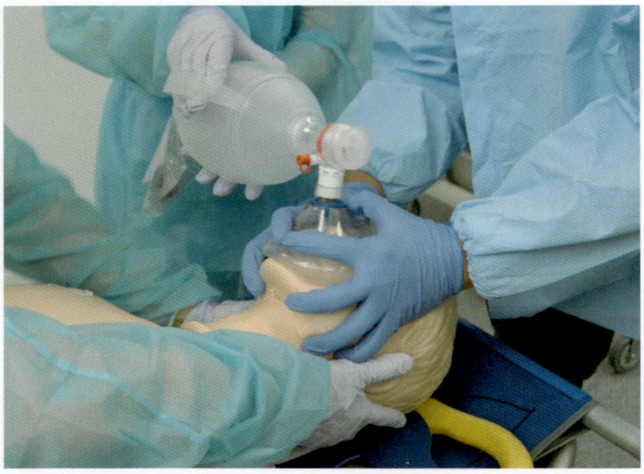

図V-6-1　**両手によるECテクニック（2人法＋頸椎保持）**

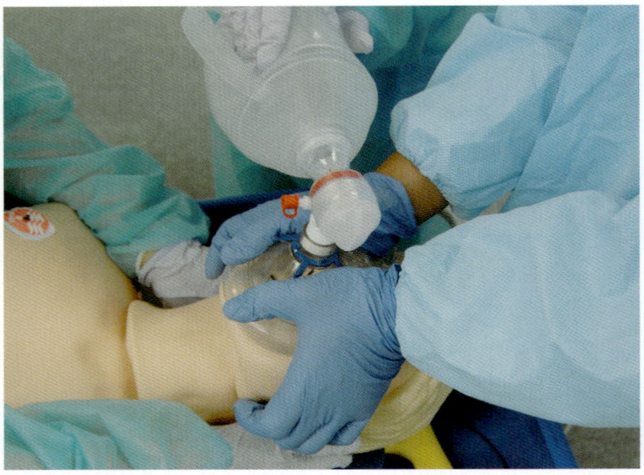

図V-6-2　**母指球法（2人法＋頸椎保持）**

送気があることから，換気の適切性を胸の動きから評価する。

・不用意な陽圧換気による緊張性気胸の合併に注意する。頸静脈怒張（循環血液量が減少している場合にはみられないこともある）や気管の健側への偏位，胸郭運動の低下，呼吸音の減弱，鼓音，皮下気腫を観察する。

■目　的

・自発呼吸の消失や換気量の著しい低下があり，酸素投与だけでは十分な酸素化が図れない場合に他動的に換気を行うために用いられる。

■準備物品

・バッグ・バルブ・マスク

■合併症

・低換気
・胃拡張
・嘔吐，誤嚥
・頸椎・頸髄損傷の増悪
・（頭蓋底骨折の場合）気脳症，髄膜炎

■方法（2人法）

(1) 患者の顔に合ったサイズ(眉間から下顎まで)のマスクを選択する。

(2) バッグ・バルブ・マスクに酸素を接続し，酸素流量を10 L/分以上にする。酸素使用時には，可能なかぎりリザーバーバッグを装着する。

(3) マスクの尖ったほうを患者の鼻側に当て，顔にマスクを密着させる。

(4) 1人が簡便法による気道確保を行いながらマスクを密着させる。すなわち，両手の母指と示指でマスクを持ち，患者の顔に密着させて口と鼻を覆い，中指，環指，小指で下顎を引き上げて保持する（両手によるECテクニック，図V-6-1参照）。または，両手の母指球をマスクに押し当てて顔に密着させ，その他の指で下顎挙上を行う（母指球法，図V-6-2）。その際，頸椎保護を併用する。

(5) もう1人がバッグを押して，胸郭の動きが最小限確認できる換気量で1～2秒かけてゆっくり換気する。

(6) 換気回数は12～15回/分程度とする

(7) 換気の適切性を患者の胸の上がり下がり，皮膚色，SpO_2モニター値から評価する。

■方法（1人法）

1人で実施する場合，患者の頭側に位置し，母指・示指でマスクを支え，中指，環指，小指で下顎を引き上げて保持する（片手によるECテクニック，図V-6-3）。もう片方の手でバッグを圧縮し送気する。その際，頸椎保護を併用する。

2）機械換気

侵襲性の高い処置やICU入室後の治療，手術などを目的として気管挿管を実施し，持続的に人工呼吸が必要な場合に適応となる。人工呼吸器を装着する前には，必ずバッグ換気で気道抵抗を評価し，胸郭の運動や呼吸音の左右差などを確認しておく。

◆ポイント

・機械換気を開始する場合の気管挿管は，経口的に行われることが多い。経鼻気管挿管は鼻出血や顔面骨骨折など頭蓋底骨折が疑われる場合は禁忌である。

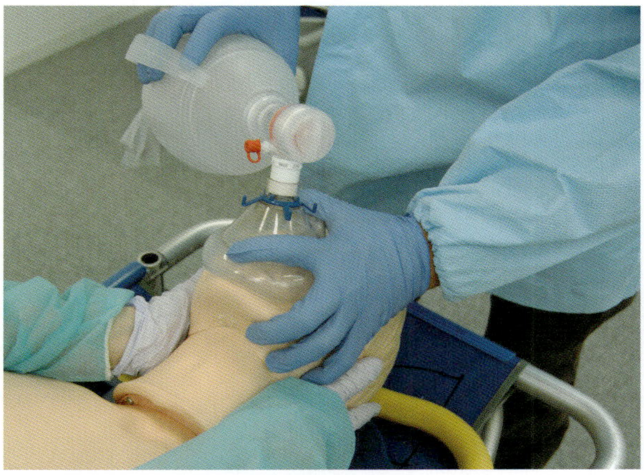

図V-6-3　片手によるECテクニック

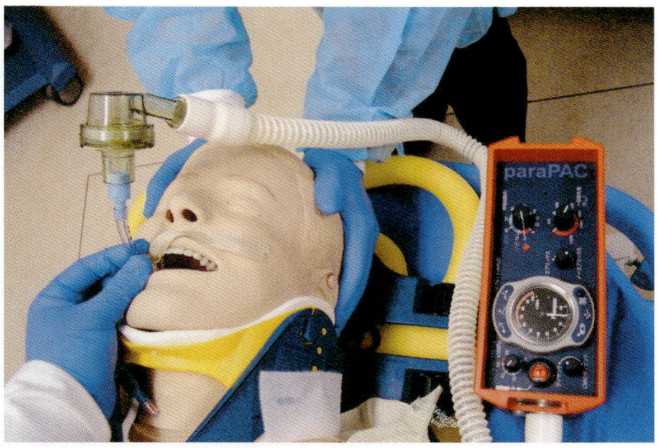

図V-6-4　移動時の頭部とチューブ保持

・人工呼吸器の初期設定は1回換気量8～10 ml/kg，呼吸数12～15回/分，酸素濃度は低酸素を予防するため吸入酸素濃度（FiO_2）は1.0とし，血液ガス値をみながら適宜調節する。
・高PEEP（呼気終末陽圧）では気胸を生じるおそれがあるため，開始時はPEEP 5 mmHg程度とし，その後も血液ガス値をみながら調節していく。
・血圧の変化に注意する。換気に伴う胸腔内圧の上昇は静脈還流を低下させ，循環血液量が低下している患者では，しばしば血圧低下の原因となる。
・PaO_2の値により，脳血管床が変動し脳浮腫（高二酸化炭素血症の場合）や，脳虚血（低二酸化炭素血症の場合）を増長させることがあるため，頭部外傷の場合はとくに注意する。

3）人工呼吸中の患者の移動

人工呼吸を必要とする患者が検査などで移動する際には危険が多く，細心の注意が必要である。移動の際は十分な人員を確保し，それぞれの役割分担を明確にする（図V-6-4）。

■準備物品
・搬送用モニター（心電図モニターやSpO_2モニターは必須）
・酸素ボンベ
・バッグ・バルブ・マスク，または移動用人工呼吸器
・点滴棒

◆ポイント
・心電図モニターやSpO_2モニターなどによるモニタリングは必須であるが，呼吸数，呼吸様式，胸郭運動，顔色なども絶えず観察することが重要である。
・人員にゆとりがない場合は移動用人工呼吸器にて換気を行い，頸椎保護に専念する。
・酸素ボンベは移動や検査の時間を考慮し，十分な残量があるボンベ(できるだけ満タンのもの)をストレッチャーに用意する。
・事故抜管によりひとたび挿管チューブが抜けてしまうと，酸素が十分に投与されないばかりか，再挿管が困難な場合は，その後の治療にも大きく影響を及ぼす。

3　輪状甲状靱帯穿刺後の換気

輪状甲状靱帯穿刺は簡便に実施できる反面，換気には下記に示す工夫が必要となる。緊急時には速やかに使用できるように，日ごろから作成手順や物品を整えておく。

1）高圧ジェット換気（経気管ジェット換気：transtracheal jet ventilation；TTJV）

壁配管から供給される高圧酸素（400 kPa，約60 psi）を専用の調圧弁を用いて140～350 kPa（20～50 psi）に調節し，間欠的に送気して換気を行う。

■禁　忌
・上気道の完全閉塞

■準備物品
・高圧酸素の供給源（壁配管など）
・専用のマニュアルジェットベンチレーター（図V-6-5）

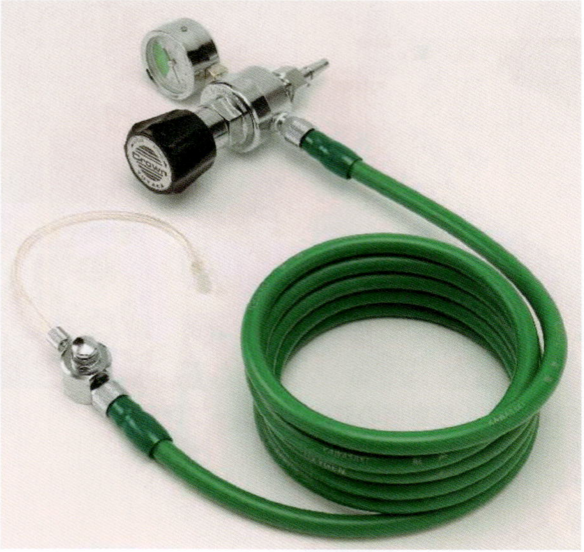

〔文献1）より引用〕

図V-6-5　**マニュアルジェットベンチレーター**
〔MCS-3®，日本メガケア〕

■手　順

(1) 圧外傷防止のため，調節弁の圧設定は140 kPaから開始する。

(2) 手動式トリガー開放弁を用い，1秒開放（送気＝吸気），3秒停止（排気＝呼気）を繰り返す。

(3) 胸郭の動き，SpO_2を確認しながら，調節弁の設定を350 kPaまで漸増する。

◆注意点

(1) 高圧ジェット換気では，上気道が排気（呼気）の経路となる。したがって，上気道の完全閉塞，もしくは排気が不良であると圧外傷を引き起こすため，胸郭が膨らむ一方で小さくならない（胸郭が元に戻らない）といった徴候を見逃さないようにする。

(2) 高圧ジェット換気施行中は，外筒の屈曲，位置異常，接続異常がないかを観察する。

2）高流量酸素換気

10〜15 L/分の高流量酸素を間欠的に送気して換気を行う。

■適　応

・高圧ジェット換気の回路が用意できない場合

・上気道が完全閉塞している場合

■準　備

・高流量酸素の供給源（酸素配管，減圧弁と流量計）

・酸素チューブ

・延長チューブ，Yコネクタなど

■手　順

(1) 酸素チューブにYコネクタまたはTチューブをつなぐか側孔を開け，用手的に塞いで送気する。これらの準備ができていない場合は，酸素チューブを留置針に接続して，用手的に着脱する方法でもよい（図V-6-6）。

(2) 上気道の完全閉塞のため高圧ジェット換気の代用として施行する場合には，排気は外筒のみからとなる。このため1秒閉鎖（送気＝吸気），4秒開放（排気＝呼気）で換気する（表V-6-1）。

(3) 上気道は完全閉塞していないが，マニュアルジェットベンチレーターがないために施行する場合には，そのままでは送気した酸素が上気道を通って漏れてしまい，わずかな換気量しか得られない。送気時には閉鎖した気道系を作ることが必要となるため，鼻と口を押さえる。排気時には上気道を開放し，1秒閉鎖（送気＝吸気），1秒開放（排気＝呼気）で換気する。

◆注意点

(1) この方法は低圧で送気するため，14 G外筒を用いても酸素流量は200 ml/秒程度しか得られない。一時的な酸素化は可能となるが，成人では二酸化炭素の蓄積が避けられないため（4 mmHg/分で蓄積），可及的早期に他の確実な気道確保を実施する。

(2) 高流量酸素換気中は，外筒の屈曲，位置異常，接続異常がないか常に観察する。

● 文　献

1）日本外傷学会・日本救急医学会監，日本外傷学会外傷初期診療ガイドライン改訂第5版編集委員会編：外傷初期診療ガイドラインJATEC™，第5版，へるす出版，東京，2016.
2）池松裕子編著：クリティカルケア看護の基礎，メヂカルフレンド社，東京，2003.
3）阿部俊子監：観察ポイントとアセスメントの根拠，プチナースVol. 13, No 6（5月臨時増刊号），照林社，東京，2004.
4）中村惠子監：救急ケア（ナーシングセレクション10），学習研究社，東京，2003.
5）Walls RM，井上哲夫，他訳：Rapid sequence intubation. In：Manual of Emergency Airway Management. メディカル・サイエンス・インターナショナル，東京，

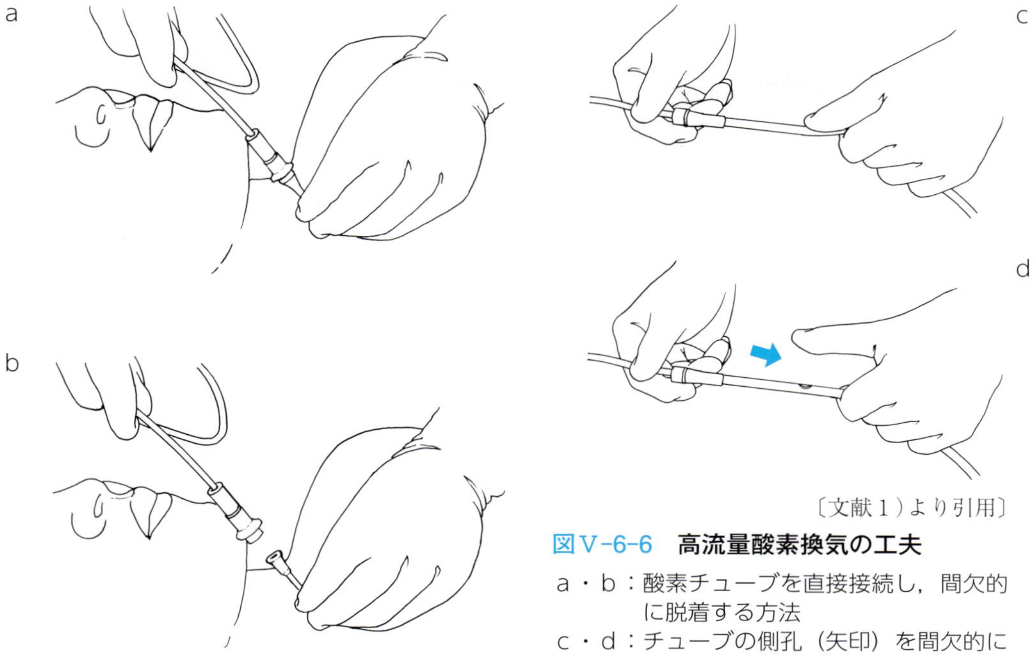

〔文献 1 ）より引用〕

図Ⅴ-6-6　高流量酸素換気の工夫

a・b：酸素チューブを直接接続し，間欠的に脱着する方法
c・d：チューブの側孔（矢印）を間欠的に開ける方法

表Ⅴ-6-1　輪状甲状靱帯穿刺後の換気法

	上気道の完全閉塞		備考
	あり	なし	
高圧ジェット換気	禁忌	送気1秒，排気3秒	140kPaから開始し，胸郭の動き，SpO_2を確認しながら350kPaまで漸増する
高流量酸素換気	送気1秒，排気4秒	送気1秒，排気1秒	10～15L/分の高流量酸素を投与する

〔文献 1 ）より引用〕

2003, p. 9.
6) Sheehy SB：Trauma initial assessment. In：Manual of Clinical Trauma Care：The First Hour. 3rd ed, Mosby, St Louis, 1999, pp. 165-181.
7) Jacobs BB：Initial assessment. In：Trauma Nursing Core Course. 5th ed, Emergency Nurses Association, 2000, pp. 39-62.
8) JPTEC協議会編著：JPTECガイドブック，第２版，へるす出版，東京，2016.
9) Ferrera PC, et al：Trauma Management：An Emergency Medicine Approach. Mosby, St Louis, 2000, p. 601.
10) 西村匡司：機械的人工呼吸器の使用法；ICUにおいて．救急医学 30：1187-1198, 2006.
11) 並木昭義編：ICUにおける肺理学療法の理論と実践（集中治療医学講座12），医学図書出版，東京，1996.
12) Jacobs BB：Thoracic and neck trauma. In：Trauma Nursing Core Course. 5th ed, Emergency Nurses Association, 2000, pp. 115-140.

7. 循環障害（C）に対する基本的処置と対応

1 外出血の止血

救急隊からのMIST情報をもとに，第一印象でABCDの異常に加えて外出血の有無・部位を確認する。活動性の出血やガーゼ汚染がみられたら，直ちに直接圧迫法（図Ⅴ-7-1）を行いながら処置室に移動する。

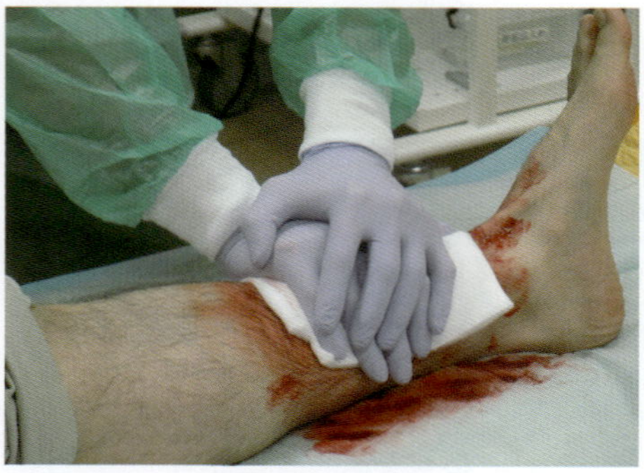

図Ⅴ-7-1　**直接圧迫法**

直接圧迫法でも出血のコントロールができない場合は，間接圧迫法を併用する。

間接圧迫法には，簡易的な止血帯（図Ⅴ-7-2）や加圧器を使用したターニケット・カフ（図Ⅴ-7-3）などがある。これらの物品がない施設は，水銀柱の血圧計で代用可能である。

ターニケットを用いる場合の空気圧は，上肢では250〜300 mmHg，下肢では450 mmHgで止血が可能である。この際，末梢組織は虚血状態になるため，30〜45分をめどに緊縛を解除して，一時的に血流を再開させる必要がある。解除時には出血するため，直接圧迫止血法で対応する。

2 静脈路の確保

静脈路確保は，輸液製剤や血液製剤，薬剤の静脈内投与を確実かつ継続的に行うため，内径が大きく

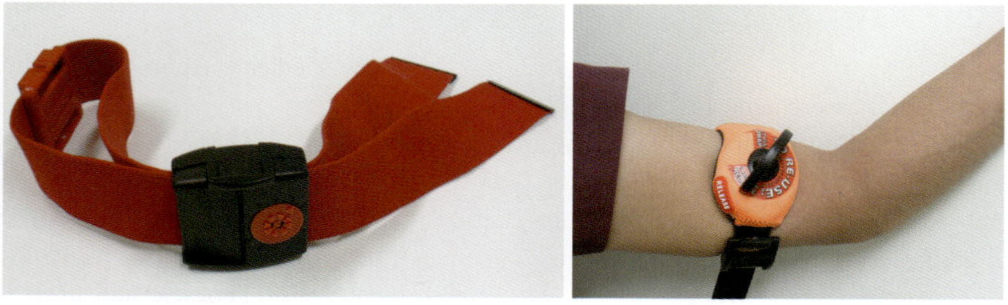

a：プレメータ駆血帯WTQ-２　　b：E-MAT™(PYNG MEDICAL)

図Ⅴ-7-2　**止血帯**

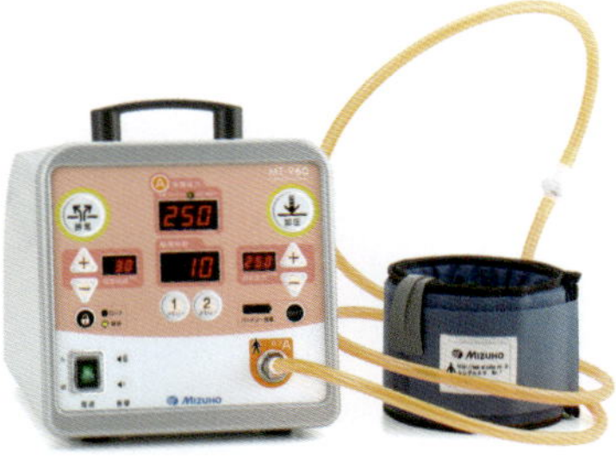

図Ⅴ-7-3　**電動式デジタルエアータニケット MT-960 シングルカフ**

〔提供：ミズホ株式会社〕

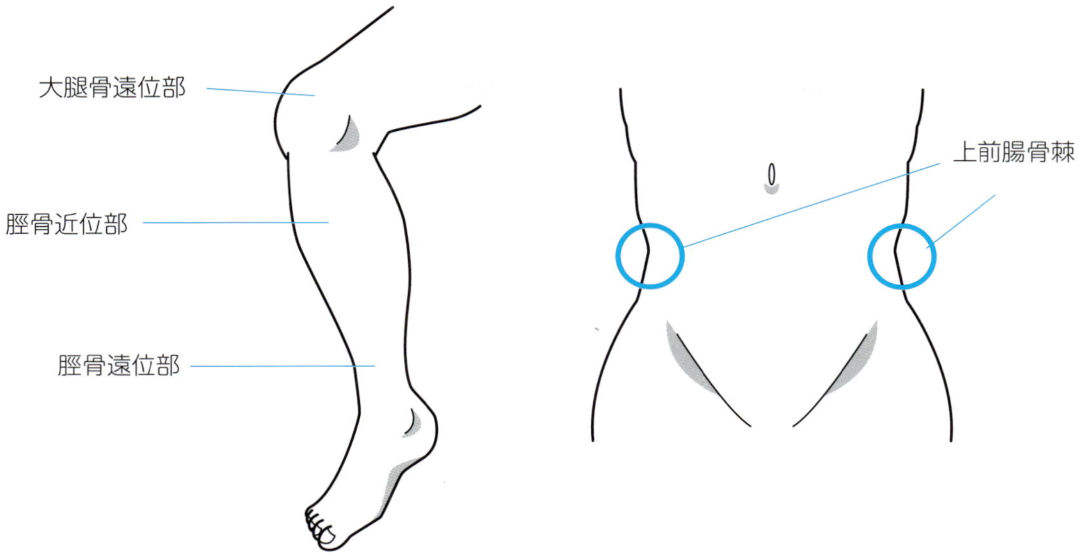

図Ⅴ-7-4　**骨髄路確保の穿刺部位**

カテーテル長の短い留置針（18 G以上）で行うことが望ましく，少なくとも２本の静脈路を確保する。しかし，出血性ショックにより虚脱した末梢血管内に太い輸液路を確保するのは非常に困難であり，まずは確保可能な輸液路を速やかに確保する。

1）穿刺部位

穿刺部位としては，末梢静脈（上肢＞下肢）が第一選択となる。確保が困難な場合は，骨髄路，中心静脈路（大腿静脈＞内頸静脈＞鎖骨下静脈，中心静脈穿刺を行った際には，穿刺後に腹部X線あるいは胸部X線を必ず撮影する），カットダウンによる末梢静脈路などを選択する。末梢静脈の選択にあたっては皮膚の上から視認でき，まっすぐに走行する静脈が望ましい。成人では肘正中皮静脈，橈側皮静脈，手背静脈，大伏在静脈などが一般的に用いられる。小児では穿刺しやすく固定も容易なために手背静脈，橈側皮静脈が第一選択となる。腹部外傷が疑われる患者に対しては腹腔内に輸液が漏れてしまうため，下肢の末梢静脈の選択は避ける。

2）準備物品

①加温（39℃程度）した輸液製剤（乳酸または酢酸リンゲル液）
②駆血帯
③消毒用アルコール綿
④留置針（18 G以上）
⑤輸液回路（輸液セット，三方活栓，延長チューブ含む）
⑥固定用ドレッシングフィルム
⑦固定用テープ

3　骨髄路の確保

年少児においては，静脈が細いこともあり，とくにショックを呈している患児では静脈路確保はきわめて困難なことが多い。確保にこだわるあまりに時間を消費することは避けるべきであり，早々に骨髄路の確保を選択しなければならない。成人においても同様，輸液路確保に難渋する場合は骨髄内輸液を考慮する。

1）穿刺部位

近傍に動脈がなく，また蘇生の妨げにならない部位を選択する（図Ⅴ-7-4）。小児では脛骨近位端を第一選択とするが，大腿骨遠位端，上前腸骨稜，脛骨遠位端なども使用できる（図Ⅴ-7-5）。成人も同様であるが，ほかに上腕骨近位部，内果，橈骨遠位端なども考慮される。なお，確保しようとする側の骨折，裂創，軟部組織損傷，熱傷，感染などが認められる場合や，前回骨髄路確保に失敗した肢への穿刺は禁忌である。

2）準備物品

①加温（39℃程度）した輸液製剤（乳酸または酢酸リンゲル液）
②皮膚消毒薬〔ポビドンヨード（イソジン®）〕
③骨髄内輸液針（図Ⅴ-7-6）
④局所麻酔薬（状況に応じて）
⑤骨髄内輸液針刺入時の確認の際の生理食塩液

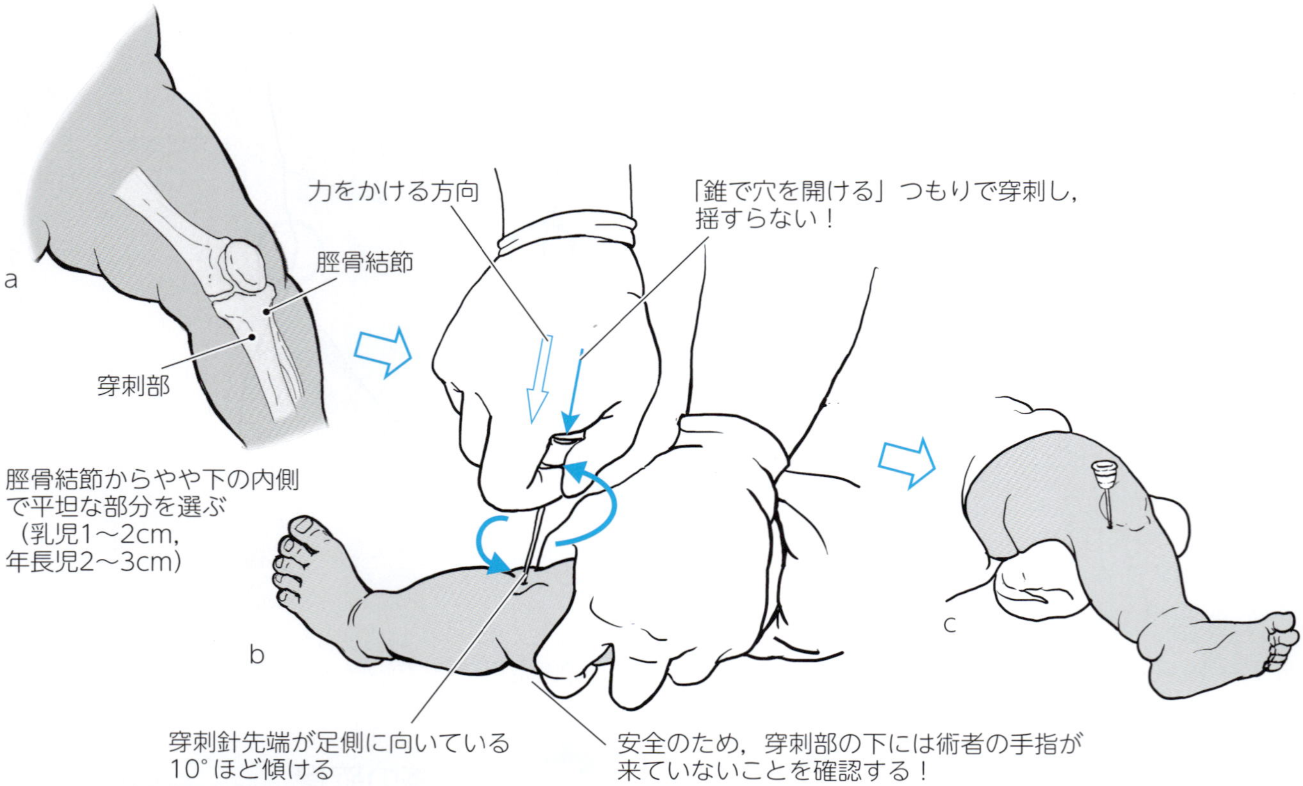

図Ⅴ-7-5　骨髄路確保の手技

〔文献1）より引用〕

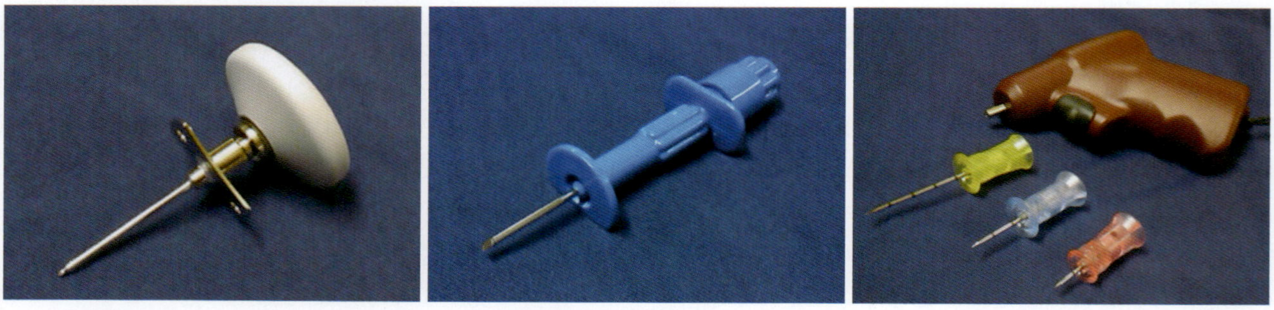

a：骨髄輸液針　b：骨髄輸液/採取兼用のもの　c：電動で刺入する骨髄輸液針

図Ⅴ-7-6　骨髄内輸液針

〔文献1）より引用・改変〕

（10 mlの注射器に準備しておく）

⑥輸液回路（輸液セット，延長チューブ含む）

※骨髄針に三方活栓を接続すると刺入部の穴が大きくなりやすく，輸液が漏れる原因となり得るため推奨されない。

⑦固定用ガーゼ，テープ

3）骨髄路の確保（脛骨近位端）

成人の場合：脛骨結節の2 cm内側，1 cm近位の部位

小児の場合：乳児　脛骨結節の1 cm内側，1～2 cm遠位の部位

年長児　脛骨結節の1～2 cm内側，2～3 cm遠位の部位

①作成した輸液回路を輸液製剤に接続し，輸液で満たしておく。

②穿刺部位を確認し消毒する。

③穿刺部位を同定しやすいようにタオルなどで肢位をとり，下肢を把持する。この際，刺入部の裏側に施行者の手や指を回してはならない。

④清潔操作で皮膚を通して針を挿入し，先端を骨皮質に当てる。

⑤針にねじりを加えながら骨皮質を貫通する。骨端線を避けるために，針は骨の長軸に対して直角，もしくは軽く尾側向きにする。

表Ⅴ-7-1　外傷初期診療で用いられる輸液製剤

分類	製剤	Na^+ (mEq/l)	K^+ (mEq/l)	Ca^{++} (mEq/l)	Mg^{++} (mEq/l)	P (mEq/l)	Cl^- (mEq/l)	乳酸イオン (mEq/l)	酢酸イオン (mEq/l)	炭酸水素イオン (mEq/l)	kcal/l	pH
等張液	生理食塩液	154	0	0	0	0	154	0	0	0	0	4.5 ～ 8.0
	リンゲル液	145	4	5	0	0	156	0	0	0	0	5.0 ～ 7.5
	乳酸リンゲル液	130	1	3	0	0	109	28	0	0	0～200	6.0 ～ 7.5
	酢酸リンゲル液	130	4	3	0	0	109	0	28	0	0～200	6.5 ～ 7.5
	炭酸水素リンゲル液*	135	4	3	1	0	113	0	0	25	0	6.8 ～ 7.8

*ビカーボン®の場合を示した　〔文献2）より引用〕

⑥手に感じる抵抗が急に減弱したところで針を進めるのを止める（抵抗の減弱は骨髄腔に入ったことを示している）。

⑦確実に確保できているか，生理食塩液を10 ml程度注入し，周囲の皮下組織に腫脹や漏出が認められないことを確認する（その他，針を支えなくても刺さったまましっかり立っていることを確認する）。

⑧ ①～⑦が確認できたら，輸液回路を針に接続する。ガーゼやテープなどで固定し輸液を開始する。

4）合併症

骨髄路の使用に伴う合併症の率は１％未満といわれている。骨折，骨髄炎，筋区画症候群，脂肪塞栓などがあげられる。

5）使用期間

骨髄路確保は，時間を要さず行えるものであるが，骨髄炎などの感染のリスクが増大し，骨皮質の孔が広がって輸液が漏出しやすいなどの問題点がある。

骨髄内輸液は静脈路が確保されるまでの緊急代替用の措置であると考え，24時間以上の留置は避ける。循環の回復を見極めて末梢静脈路や中心静脈路を確保し，骨髄路は抜去する。なお骨髄内輸液針を抜去したら，５分間は圧迫止血を行い，その後，清潔な絆創膏を当てておく。

4　輸液（静脈路・骨髄路）

外傷におけるショックの多くは，出血性ショックである。出血性ショックでは，循環血液量の減少により心拍出量が低下する。したがって，外傷患者ではショックの徴候を認めしだい，循環血液量減少性ショックとして輸液治療が開始される。JATEC™において，最初に行う輸液治療を「初期輸液療法」と呼び，この初期輸液療法には循環血液量減少に対する治療としてだけではなく，その反応をみて治療の方向性を決定するための重要な意義がある。

1）輸液の種類

初期輸液には，加温した乳酸または酢酸リンゲル液などの等張電解質輸液を投与する。乳酸リンゲル液は主として肝臓と腎臓で代謝され，炭酸水素イオンとなり代謝性アシドーシスを是正する。酢酸リンゲル液は骨格筋をはじめとするほぼ全身で代謝され，炭酸水素イオンとなり代謝性アシドーシスを是正する。

生理食塩液は等張電解質製剤であるが，Na^+やCl^-以外のイオンは含まないため，大量輸液ではHCO_3^-の低下による希釈性アシドーシスをきたしやすい。ブドウ糖液は，血管外に移動してしまう。また，急激な血糖上昇は利尿を引き起こすため，初期輸液製剤には適さない（表Ⅴ-7-1）。

2）輸液量

重症度を判断するための輸液量は，成人では１～２L全開で急速投与，小児では20 ml/kgを３～５分かけて急速投与を計３回（すなわち計60 ml/kg）である。一般に，輸液だけで血管内容量を維持するためには，出血量１ mlに対して３ mlの輸液が必要とされる。これを「３：１の法則」と呼ぶ。

3）輸液の加温

外傷患者においては，低体温を防止するために39℃に加温した輸液を用いて急速投与を行う。低体温は心機能障害，凝固障害，代謝性アシドーシスを引き起こすため，可能であれば加温された輸液が急速投与できる，LEVEL1®システム1000やHOTLINE®などを使用する。

4）輸液中の観察

滴下の状態や刺入部の腫脹はないかを観察し，確実に輸液投与が行われていることを確認する。また急速投与に伴う血管痛の有無を確認する。

循環の安定化の指標は，バイタルサインのみならず，皮膚色調，意識レベル，呼吸様式，毛細血管再充満時間（CRT）など把握していたショック症状がどのように経過しているか，そして血清乳酸値，酸塩基平衡，尿量などを加え総合的に判断する。したがって，看護師はこれらのことについて経時的に観察を行っていく必要がある。

5）初期輸液療法の反応による治療方針とその対応

初期輸液療法による生体の反応として，「循環が安定しない（non-responder）」「循環の一過性の安定が得られた（transient responder）」「安定し維持できる（responder）」の３つのタイプに分けられるが，初期輸液療法直後の結果としては，安定しないかそうでないかの判断しかできない。一過性の安定が得られたのか，安定が得られたのかの判断は，その後の経過によって決まる。

（1）安定しない

初期輸液を行っても循環が安定しない。このような場合は，輸液加温装置を使用する。また気管挿管の適応となり，直ちに輸血とともに緊急止血術が必要となる。したがって，意識の評価やsecondary surveyに進んではならない。

（2）一過性の安定が得られる

初期輸液療法により循環は安定するが，輸液の減量で再び循環が悪化する。初期診療中に不安定になるものから入院してから貧血が進行するものまでさまざまである。輸血と積極的な止血が必要となる可能性が高い。

（3）安定し維持できる

初期輸液療法で循環が安定し，また滴下量を維持量に落としてもショック症状が出現しない。また貧血の進行などを認めない。輸血や止血術を必要としない。

5 輸 血

初期輸液療法に反応しない場合には，輸血の準備を行い速やかに開始する。大量出血が疑われる場合には，赤血球濃厚液（RBC）に加え，早期から新鮮凍結血漿（FFP）や血小板濃厚液（PC）を輸血する。緊急輸血に関しては，検査科や輸血科への連絡など，速やかに緊急輸血が行えるように準備しておく。

受傷後24時間以内に10単位以上のRBCが必要な場合，FFPやPCを早期に十分投与することが予後を改善するとしている（hemostatic resuscitation）。この比率に関しては，RBC：FFP：PC＝１：１：１で投与するMassive Transfusion Protocolが推奨されている[1]。

大量輸血症例を予測するためのスコアリングシステムとしてTrauma-Associated Severe Hemorrhage（TASH）scoreやTraumatic Bleeding Severity Score（TBSS）などが報告されている。TASH scoreは，収縮期血圧，ヘモグロビン値，腹腔内出血の有無，長管骨骨折の有無，心拍数，base excessおよび性別により構成される。わが国で開発されたTBSSは，年齢，収縮期血圧，FAST陽性箇所数，骨盤骨折の重症度と血清乳酸値を用いる。TBSS≧17では，大量輸血療法が95％以上となることが報告されている[3]。

急性期における輸血は，再出血や持続する出血の危険性を考慮し，血中ヘモグロビン値10 g/dl以上を目標とする[1]。なお，止血により循環動態が安定した場合には，血中ヘモグロビン値７g/dl以上を目標とする。

1）準 備

（1）血液型判定・交差適合試験用検体の準備

可能であれば輸液路確保時に採血を行い，血液型判定ならびに交差適合試験用検体の準備をする（原則として，交差適合試験用検体は，血液型判定用の検体とは別の時点で採血した検体を用いる）。

（2）輸血依頼

交差試験適合血を用いるのが望ましいが，交差適合試験の時間を待てない場合にはABO同型血を用

表Ⅴ-7-2　緊急時の適合血の選択

患者血液型	赤血球濃厚液	新鮮凍結血漿	血小板濃厚液
A	A＞O	A＞AB＞B	A＞AB＞B
B	B＞O	B＞AB＞A	B＞AB＞A
AB	AB＞A＝B＞O	AB＞A＝B	AB＞A＝B
O	Oのみ	全型適合	全型適合

〔文献4）より引用〕

いる。同型適合血が入手できないときにはABO異型適合血を用いる（表Ⅴ-7-2）。また，血液型判定を行う時間がない場合，RBCはO型を，FFP・PCはAB型を用いる。ただし，交差試験適合血以外の輸血については，事前に院内の輸血部と相談し，緊急輸血規約などを設けておくのが望ましい。また日ごろから，大量輸血が必要な危機的出血に対しての院内体制などを整備しておくことも重要である。

2）緊急輸血時の管理

（1）未交差輸血

ABO血液型確定後で，交差適合試験の時間を待てない場合は，ABO同型血の未交差輸血を使用するが，未交差輸血時は，輸血と並行して，引き続き交差適合試験を実施する。また，輸血が終了していても，輸血製剤の製剤番号など（輸血バッグ本体）を残しておくと同時に交差適合試験を実施する。

（2）異型輸血

同型適合血が入手できない場合や同型適合血のみでは対応できない場合は，異型適合血を使用するが（表Ⅴ-7-2），同型適合血が入手できしだい，速やかに同型に切り替える。

ABO血液型を判定する時間的余裕がない場合や血液型判定が困難な場合は，例外的に交差適合試験未実施のO型RBC（全血は不可），AB型FFP・PCを用いる。血液型確定後は，ABO同型血の使用を原則とする。

異型適合血を使用した場合は，投与後の溶血反応に注意が必要である。

（3）輸血用血液の外観

輸血の実施前に，バッグ内の血液の色調の変化，溶血（黒色化）や凝血塊の有無，バッグの破損がないかを確認する。

（4）複数人での確認項目

輸血準備時および輸血実施時に，患者氏名，血液型，血液製造番号，有効期限，放射線照射の有無（放射線照射は，輸血後移植片対宿主病の唯一の予防対策である）など各施設の基準に準じて輸血バッグの本体と交差試験適合票および輸血伝票とを照合し，該当患者に適合しているかを必ず複数人で声に出して確認する。

3）輸血実施時の注意点

（1）輸血の加温

RBCは2～6℃で保存されているため，投与時は加温装置を用いて低体温を予防する。

（2）輸血による副作用

急性輸血副作用症状として，静脈に沿った熱感，血管痛，発熱，悪寒戦慄，気道狭窄，呼吸困難，嘔吐，ショック，ヘモグロビン尿などがある。輸血開始後，数分～数時間に症状が出現することが多く，原因として重症度の高いABO不適合輸血による急性溶血性輸血副作用を第一に疑う。そのほか，発熱性非溶血性輸血副作用，アレルギー反応，輸血関連急性肺障害，輸血関連循環負荷などがある。また，赤血球液の急速輸血時，大量輸血時には高カリウム血症に注意する。重篤な副作用出現時は，直ちに輸血を中止し輸血セットごと交換する，細胞外液補充液の急速投与，呼吸・循環管理などの初期対応を行う。

4）インフォームドコンセント

外傷患者では，意識障害や家族が到着していないことでインフォームドコンセントが行えないことがある。患者の救命を優先し，緊急輸血は必要であるが，家族が到着後，あるいは患者の回復後に輸血の必要性や副作用などについてインフォームドコンセントを行い，同意書を得る。

5）その他

PCは20～24℃で振盪しながら貯蔵することが必要である。

FFPは37℃の恒温槽中で融解し，融解後3時間以内に必要量を輸血する。

補助的な止血療法として，トラネキサム酸の有用性が報告されている。トラネキサム酸は，プラスミノゲンのリジン結合部位と結合することで，フィブリン結合を阻害する抗線溶薬である。受傷後３時間以内のトラネキサム酸の投与は，転帰の改善につながる可能性があり，早期に投与できるよう準備しておく。

6 閉塞性ショックの場合の基本的処置

1）緊張性気胸に対して迅速に行われるべき基本的処置

肺実質損傷，気管・気管支損傷，胸腔内に達する胸壁損傷などに伴い空気の出入りが一方通行になり，空気が胸腔内に閉じ込められて発生する。患側肺の虚脱と健側肺の圧迫による呼吸障害と，胸腔内圧の上昇および大静脈の偏位（縦隔の偏位を伴う）により静脈還流が妨げられ循環障害に陥る(p. 78参照)。

Primary surveyと蘇生の段階で必ず念頭に置くべき病態の１つであり，身体所見で診断される。呼吸障害と循環障害をもたらす緊張性気胸に対する治療は，胸腔穿刺または胸腔ドレナージによる迅速な胸腔内圧の減圧である。

（1）胸腔穿刺

■目　的

Primary surveyの段階で緊張性気胸が疑われ，胸腔ドレナージを行う時間的・物理的余裕がない場合に行う（図Ⅴ-7-7）。重要なのは，胸部X線写真による確定診断を行う前に身体所見から緊張性気胸を判断して，迅速に処置を行うことである。したがって，胸部外傷患者においてはとくに迅速な処置に対応できるよう胸腔穿刺を行う可能性があることを念頭に置き，物品の準備をしておく必要がある。

■必要物品（図Ⅴ-7-8）

・静脈内留置針（18 G以上，入手可能なら14～16 Gがよい）
・局所麻酔薬：１％リドカイン
・その他：消毒薬，滅菌手袋，滅菌穴布

■方　法

・患者の体位は仰臥位とし，穿刺部位は損傷側の鎖骨中線第２肋間を同定し，アルコール消毒を行う。

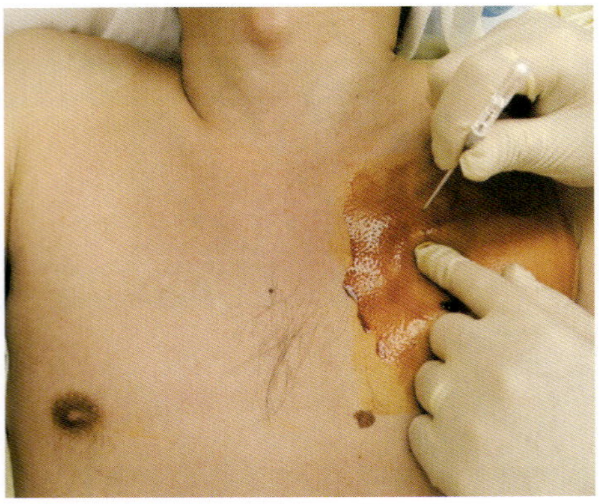

図Ⅴ-7-7　胸腔穿刺

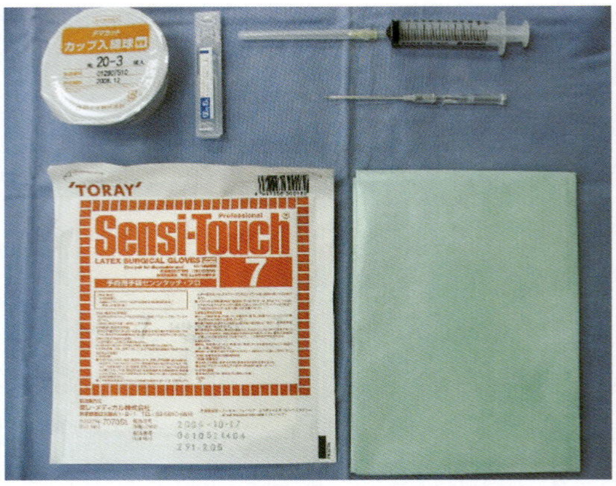

図Ⅴ-7-8　胸腔穿刺のための必要物品

・１％リドカインでの局所麻酔は緊急性が高い場合は省かれるが，時間が許せば実施される。
・静脈内留置針を第２肋間肋骨上縁に沿って穿刺する（図Ⅴ-7-9）。針が胸膜を貫いて胸腔内に入り，空気の流出を認めたら外筒のみをさらに進めて留置し，内筒は抜去する[1]。
・穿刺前後での呼吸状態の変化，血圧低下や出血などの危険性を考慮し，注意深くバイタルサインを観察する。

◆ポイント

・合併症として皮下血腫，血胸，肺損傷，肋間神経損傷，肋間動静脈損傷，内胸動脈損傷などがあげられる。
・胸腔穿刺後は，胸腔ドレナージを行う必要があるので，物品を準備する。

（2）胸腔ドレナージ

■目　的

血気胸に対して空気や血液を体外に排出させ，肺の拡張と再虚脱を防止し，胸腔内を陰圧に保つ治療法である。

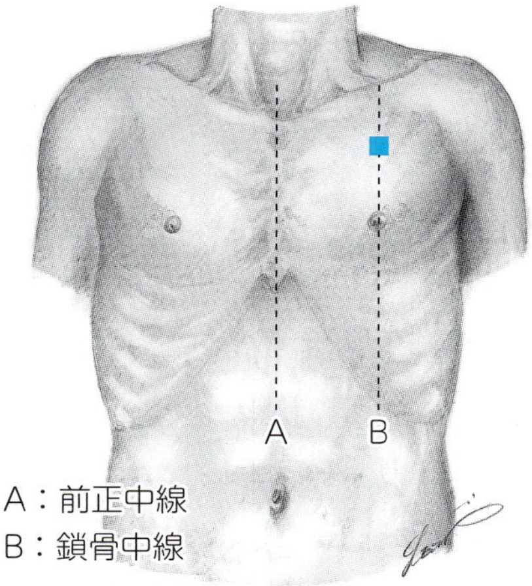

図Ⅴ-7-9　**胸腔穿刺の部位**

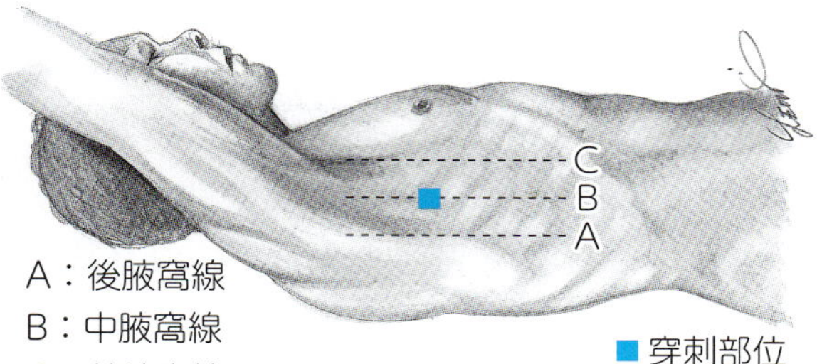

図Ⅴ-7-10　**胸腔ドレナージの部位**

第４・５肋間で中腋窩線の前方に留置

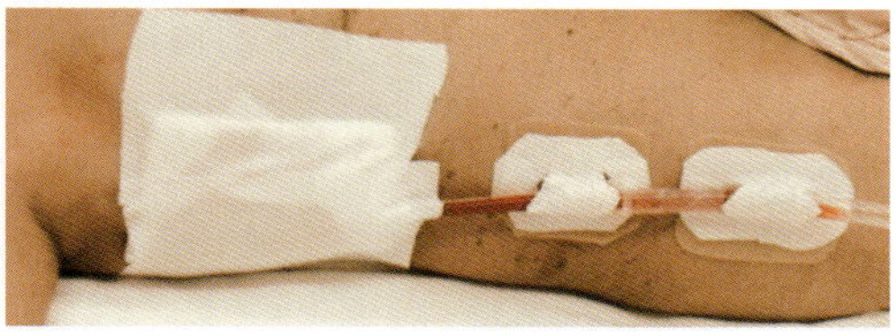

図Ⅴ-7-11　**胸腔ドレーンの固定**

胸腔内に貯留した血液が循環障害を引き起こしている場合に，それを解除する目的で行う。

■必要物品

・胸腔ドレナージチューブ（28 Fr以上）
・局所麻酔薬：１％リドカイン
・切開縫合セット
・曲ペアン鉗子
・カテーテルクランプ用鉗子
・胸腔ドレナージバッグ
・タイガン
・その他：消毒薬，滅菌手袋，滅菌穴布

■方　法

・患側の上肢を挙上させ，28 Fr以上のドレナージチューブを第４・５肋間で中腋窩線の前方に留置する（図Ⅴ-7-10）。
・ドレナージチューブを持続吸引器に接続し，10〜15 cmH_2Oの陰圧で吸引を開始する。呼吸性変動，排液量，排液の性状，エアリークを観察して効果的にドレナージができているかを確認し，肺が再膨張してきたら胸部Ｘ線で位置を確認する。
・接続部はタイガンで確実に固定し，ドレーンの身体へのテープ固定は必ず２カ所以上で行い，事故抜去を予防する（図Ⅴ-7-11）。
・処置前後での呼吸状態の変化，血圧低下や出血などの危険性を考慮し，注意深くバイタルサインを観察する。

◆ポイント[5]

・必要以上のテープでの固定は，胸郭の拡張を制限するので注意する。
・合併症として肺損傷，肝損傷，脾損傷，皮下気腫，肋間動静脈・神経の損傷，感染などがある。
・開放性気胸では，胸腔ドレーンの留置後に素早く創を閉鎖する。
・挿入後は水封面のフルクテーション（呼吸性変動，エアリーク），排液量，排液の性状を評価して記録する。
・大量血胸において，施行直後に急速に1,000 ml以上の血液が回収された場合や，１時間以内の出血量が1,500 ml以上，１時間当たり200 ml以上の出血量が持続する場合は，緊急開胸術を考慮する必要があるため，すぐに医師に報告し外科的処置の準備を行う。
・肺が再膨張する前にチューブをクランプすることで緊張性気胸を生じる危険性があるため，移送時は胸腔ドレーンをクランプすることは禁忌である（可能ならばバッテリー付きの持続吸引器を使用する）。
・胸腔ドレナージ後にも持続的なエアリークがあり，患側肺の再膨張がなければ気管支損傷が疑われる。気管支損傷が疑われたら，積極的に補助換気を行い，必要ならば外科的処置の準備を行う。

2）心タンポナーデに対して迅速に行われるべき基本的処置

心タンポナーデは心嚢内に貯留した血液または空

気により心拡張が著しく制限され，循環障害をきたした病態である（p. 79参照）。出血で説明のつかないショックでは，いつも念頭に置き対処する。とくにショックが出現してから心停止までは5～10分とされており，非常に緊急度が高く，身体所見とFASTで診断される。治療は心囊穿刺または心膜開窓術あるいは緊急開胸術により可及的速やかに心囊内の血液の排除を行う。

(1) 心囊穿刺

■必要物品

・穿刺針：16 Gまたは18 G静脈内留置針
・10 mlシリンジ，三方活栓
・心囊ドレナージセット
・ドレナージバッグ
・局所麻酔薬：1%リドカイン
・切開縫合セット
・その他：消毒薬，滅菌手袋，滅菌穴布
・超音波診断装置
・蘇生薬品，抗不整脈薬，除細動器，心電図モニター

■方　法

・FASTにて心囊液の貯留が認められたら，穿刺部位を決定する。剣状突起左縁と左肋骨弓の交点（Larry's point）やや下方を刺入点とするアプローチが推奨される（図V-7-12）。
・胸部正中部を消毒・被覆した後，局所麻酔を浸潤させながら，左烏口突起（左肩）の方向に向けて，冠状面に対して35～45°背側方向に穿刺する。
・通常，4～6 cmで針先が心囊に到達する。針先が心外膜を貫くときに抵抗があるが，しだいに抵抗はなくなり，吸引すると心囊内貯留液が逆流してくる。15～20 mlの貯留液が吸引できれば血圧は上昇し，一時的に症状は改善する。
・症状が続くようならば，セルジンガー法を用いてピッグテイルカテーテルを留置し，持続吸引を行う。心囊穿刺はあくまで根本治療までの一時的な手段である。

◆ポイント

・処置時は，心電図モニターでQRS拡大，心室期外収縮（PVC）などの不整脈が出現しないかを注意深く観察する。

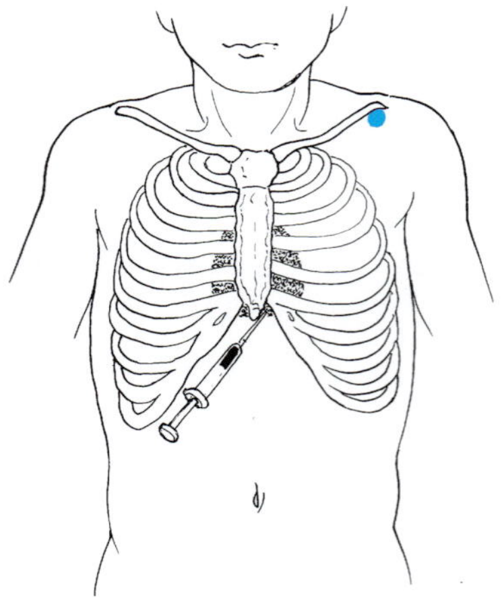

〔文献1）より引用〕

図V-7-12　心囊穿刺の位置

左烏口突起（●）に向け，冠状面に対して35～45°背側方向に穿刺する

・合併症として，心筋損傷，冠動脈損傷，不整脈，心室穿刺，心囊気腫，気胸，縦隔損傷，腹腔内臓器損傷などがある。可能であれば超音波ガイド下で実施すると安全である。実施時には血圧や脈拍などのバイタルサインを観察して異常の早期発見，早期対処に努める。

(2) 蘇生的開胸術（emergency room thoracotomy；ERT）

蘇生的開胸術に関しては多くの報告がされており，効果的な心臓マッサージや穿通性心外傷の出血コントロール，心タンポナーデ解除，そして大動脈遮断などの緊急的処置を行うことができる。蘇生的開胸術の救命率は受傷機転と受傷部位，来院時のバイタルサインの有無により大きく異なる。

一般的に穿通性外傷では比較的成績がよく20～30%の救命率があるが，鈍的外傷では救命率はきわめて低い。

蘇生的開胸術の適応は，①穿通性胸部外傷による病院前，あるいは病院搬入後のバイタルサインの急激な悪化による心停止例，および治療抵抗性ショック，②鈍的胸部外傷による治療抵抗性ショック，または手術室への移動が危険と判断される大量血胸によるショック症例などである。

■目　的[1)]

・心タンポナーデを起こしている心囊の血液の除去
・胸腔内出血の直接的な制御

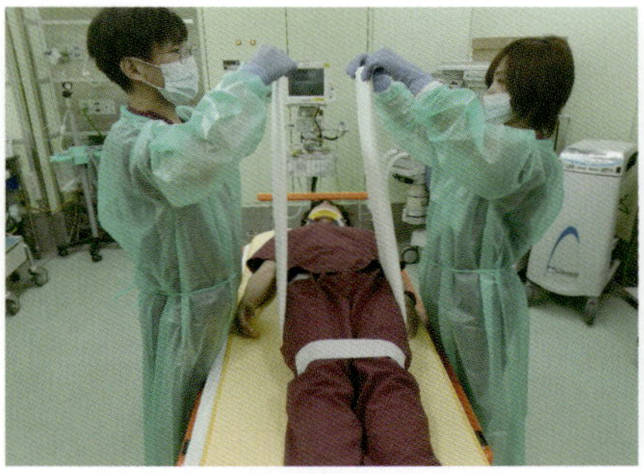
a：シーツを同じ長さにする

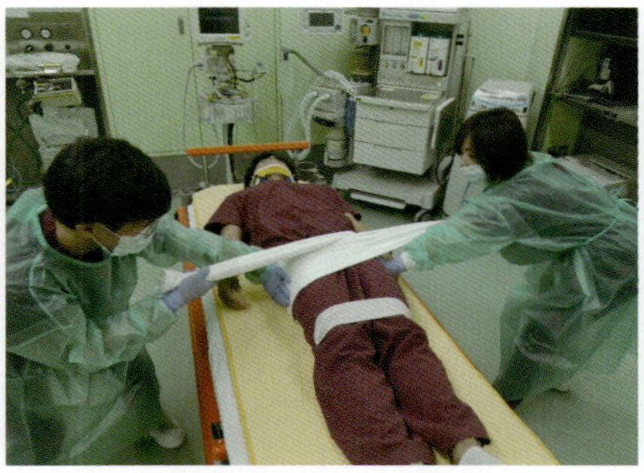
b：同等の力で締めつける

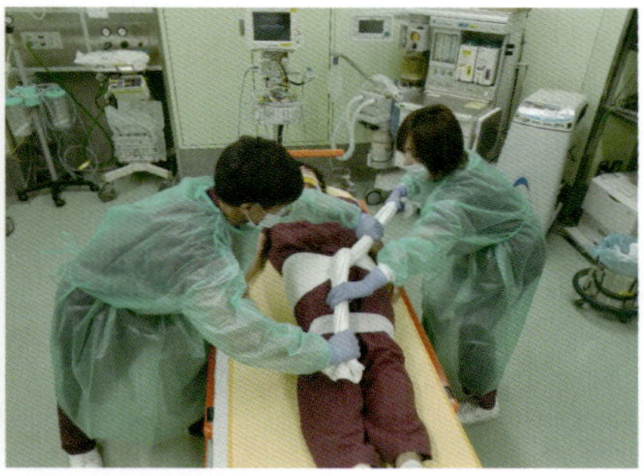
c：前方で十字に 90°締める

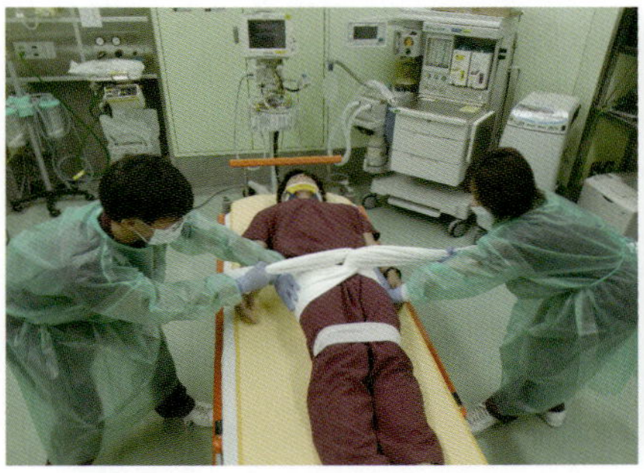
d：手を持ち変えてさらに 90°締める

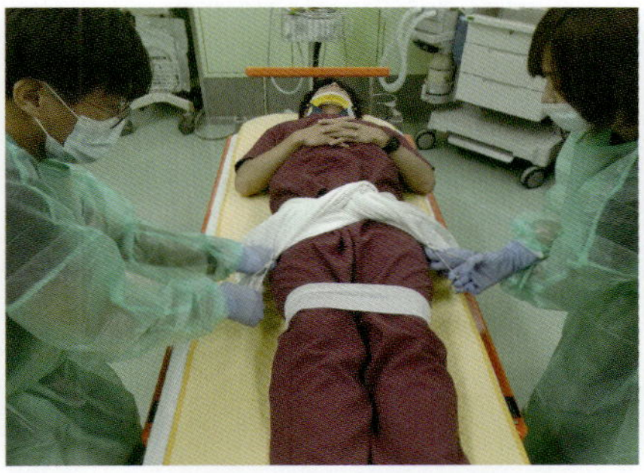
e：緩まないようにシーツを鉗子で固定する

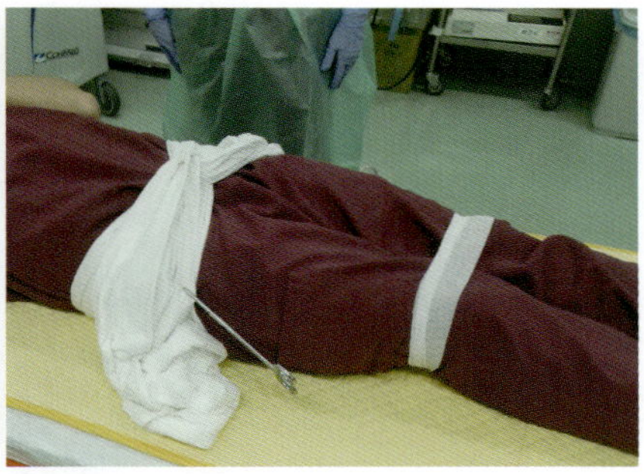
f：固定後

図Ⅴ-7-13　**シーツラッピングによる固定**

・開胸心マッサージ
・大量気道出血や肺破裂での肺門遮断
・下行大動脈の遮断

■準備物品

メス，電気メス，開胸器，吸引器，無影灯，ガーゼ（枚数をカウントして準備）などは必要最低限準備しておき，必要に応じてO型輸血，血管遮断鉗子，心嚢ドレナージセットなども準備する。

◆ポイント

・出血量を測定し，血液型を確認し，輸血の準備が必要となる。
・加温器を使用して体温の低下を予防する。
・使用したガーゼは閉胸前に枚数をカウントして，体内への取り残しがないかを確認する。

7　骨盤外傷

不安定型骨盤骨折に対する処置は，早期に止血術を行う必要がある。簡易固定法は，専門的治療が開始するまでの蘇生的止血法として，容易で素早く実施できる。その目的は，骨盤の動揺を制御することで，骨折部からの出血を抑制し，凝血塊の形成による止血効果を期待するためである。

1）簡易固定法

骨盤部を全周性に緊縛して広がった骨盤腔を整復することで骨盤部の安定化を図り，TAEや創外固定までのつなぎとして行う。骨盤X線で不安定型骨折が確認されたら直ちに実施することが推奨されている。ただし，側方圧迫型の場合は，報告例はないが神経・血管損傷や膀胱損傷の合併症を生じる可能性があることに注意する。固定後は，バイタルサインと身体所見を確認する。短所としては，固定部位の圧迫による皮膚損傷や腓骨神経麻痺などの合併症があるため，短時間の固定とする。

(1) シーツラッピング

はじめに膝関節近位の上部約10 cmで両膝を固定し下肢を内転内旋させる。これにより不要な骨盤の動揺を防ぎ骨盤腔も狭くなる。

次にシーツを約30 cmの帯状にして，大転子部を中心に腸骨を覆うようにフラットリフトで挿入する。2人で大転子部を軽く支えながら同等の力で締めつけ，前方で十字に90°締め，手を持ち替えてさらに90°締めて緩まないうちに鉗子で固定する。このとき，骨盤を大きく動かさないように愛護的に行う。また，鉗子が皮膚に強く接触しないように注意する（図Ⅴ-7-13）。

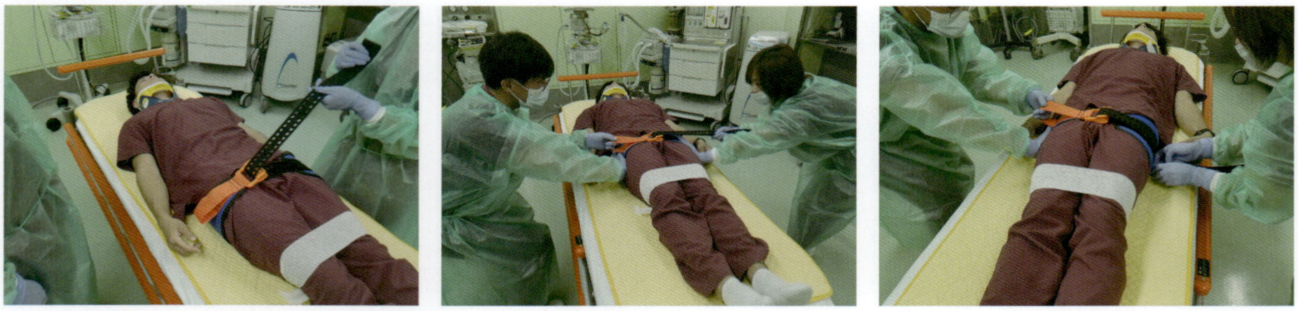

a：ストラップをバックルに通す

b：同じ力で水平に引っ張り「カチッ」と音がするまで引く

c：緩めないで黒のストラップをマジックテープに固定する。このとき「カチッ」と音がする

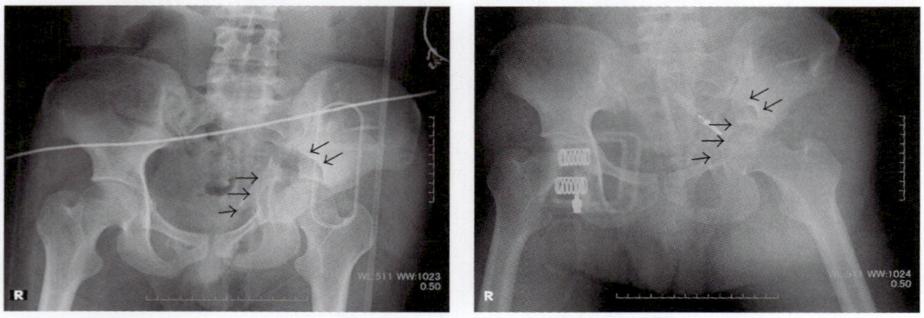

d：固定前

e：固定後

図V-7-14　サムスリング®による固定

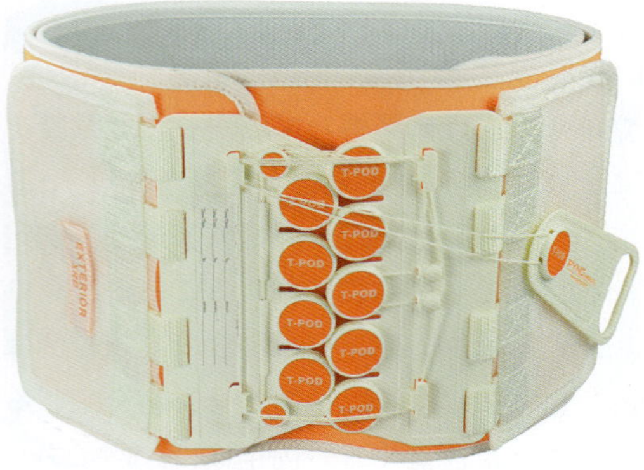

図V-7-15　T-POD®

〔提供：株式会社ワコー商事〕

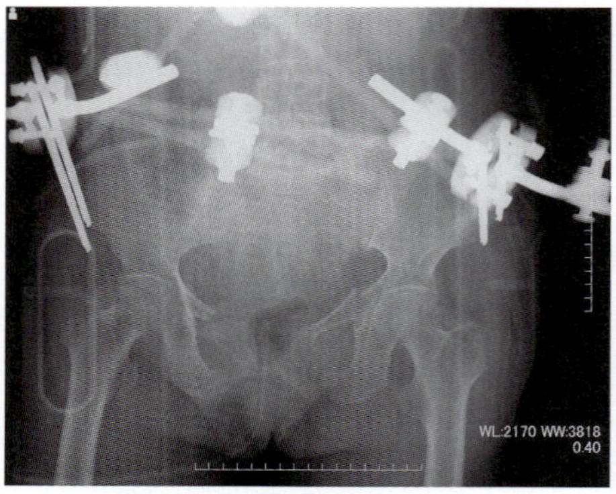

図V-7-16　創外固定

(2) サムスリング® (SAM sling®)

骨盤固定を目的に市販されている装具で，簡易的に固定が可能である。殿部のサイズでスモールとスタンダードの2種類のサイズがあり，130～150Nで固定ができるように設定されている。装着位置は，左右の大転子部を中心にフラットリフトで挿入する。次に黒のストラップをバックルに通して手前に水平に「カチッ」と音がするまで引っ張る。同時にもう1人はオレンジのストラップをつかみ，同等の力で引っ張る。このとき，片方の手で大転子部を軽く支え，骨盤の動揺を最小限にする。そのままの状態で，黒のストラップをサムスリングのマジックテープに貼り付ける。このとき2回目の「カチッ」と音がする。

注意点は，ズボンなどを履いたまま固定する場合は，ポケットの中を確認して取り除いてから装着する（図V-7-14）。

(3) T-POD®（図V-7-15）

サムスリング®同様，簡易的に固定ができ，1本ですべての患者サイズに対応できる設計になっている。

2) 専門的処置

(1) 創外固定（図V-7-16）

両腸骨稜に2～3本のピンを刺入してフレームで固定する方法である。これにより骨折面を合わせて

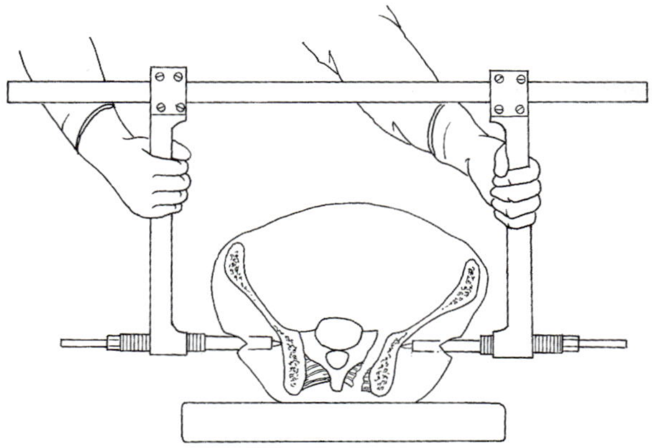

図Ⅴ-7-17　Pelvic C-clamp

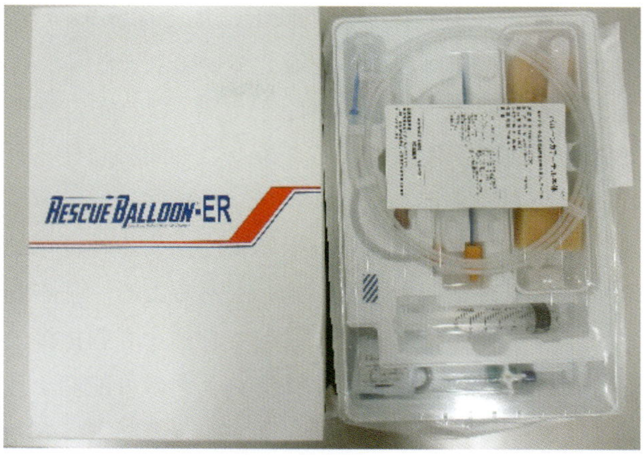

図Ⅴ-7-18　Rescue Balloon®-ER

〔東海メディカルプロダクツ〕

骨折断面からの出血を抑制することや，出血部位周囲に形成された凝血塊が剝離されないように安定させる目的がある。

（2）Pelvic C-clamp（図Ⅴ-7-17）

骨盤後方部の腸骨に２～３本のピンを刺入してフレームで固定する。後方部の骨折に対して仙腸関節の外側を両側から固定して，骨盤腔の体積を制限する効果がある。また，骨折部に加えられた圧迫力により，海綿骨が密着することで止血効果が得られる。

（3）骨盤腔内ガーゼパッキング

下腹部から切開して小骨盤腔内にガーゼを詰め込みパッキングする。とくに静脈性出血に対して止血効果がある。初療室で緊急的に実施されるが，侵襲が大きく感染のリスクが問題となる。

（4）経カテーテル動脈塞栓術（transcatheter arterial embolization；TAE）

経皮的に動脈を穿刺し，出血源の動脈に塞栓物（ゼラチンや金属コイル）を用いて止血する方法である。動脈性出血は止血できるが，静脈性出血には効果がない。

（5）蘇生的遮断バルーン（resuscitative endovascular balloon occlusion of the aortic；REBOA）

REBOAは，大腿動脈にシースを留置してREBOAカテーテルを挿入し，適切な位置でバルーンを拡張させて大動脈を遮断する。骨盤骨折の場合は，腎動脈と総腸骨動脈分岐部の間の腹部大動脈内（Zone Ⅲ）でバルーンを拡張させる。最近は，緊急時にも使いやすさを重視した細いシース（７Fr）のカテーテルが販売された（図Ⅴ-7-18）。これにより，経皮的留置のリスクを軽減できるため，有用性が期待される。

8　腹部外傷の開腹術の判断

緊急開腹術に対する最大の適応は，腹腔内大量出血である。数十分の判断の遅れが致命的となる。A・Bに異常はないがショックが遷延し，FASTで腹腔内液体貯留が確認され，初期輸液療法に反応がない場合は，緊急開腹術のための準備が必要になる。

循環が不安定な状態で手術を完結しようとすると，「手術は成功したが患者は救えなかった」という結末になりかねない。救命のため段階的に手術を行う必要がある。初回手術（蘇生的手術）は，出血と腸管内容物による汚染のコントロールを目的としている。その後，集中治療室において「外傷死の三徴（deadly triad）」といわれる低体温，代謝性アシドーシス，血液凝固異常に対する治療が施される。その後48～72時間以内に血行再建や消化管再建のための計画的再手術を行う。この一連の治療をDCS（damage control surgery）という。DCSの判断には確立したものはないが，戦略的に治療を行うことで救命率の向上が得られる。

9　神経原性ショックの場合の基本的処置

神経原性ショックとは，上位胸椎より高位の脊髄損傷によって自律神経系が失調し，循環調節能が破綻をきたした病態である。末梢血管床の拡張による血圧低下が起こるため，血液分布異常性ショックに分類される。症状は，血圧低下に加え徐脈を伴う。また末梢の皮膚は温かく乾燥している。

外傷患者の初期治療では，A・B・Cの安定を図るための処置が優先されるため，この間に脊柱・脊髄損傷に対する診断が行われることはない。また，意識障害などのために脊髄損傷に由来する神経学的な異常所見が把握できない場合もあるため，基本的には，すべての外傷患者に対して脊椎・脊髄損傷の存在と，それに伴う神経原性ショックの可能性を意識する必要がある。

1）気道確保

気道の確保や気管挿管が必要な場合には，頸椎カラーを外し，頸椎の過伸展が起こらないように両手で頭部を保持し，頸椎を正中中間位に保つ。気道確保にあたっては，頸椎は固定した状態で喉頭展開し，気管挿管または気管支鏡下で挿管する。また，いつでも輪状甲状靱帯切開が可能になるように準備を整えておく。なお，高位頸髄損傷が疑われる場合では，拘束性換気障害を呈し低換気となるので積極的な呼吸補助が必要になる。

2）循環の安定

他のショックと同様に，早期に輸液路を確保し，乳酸または酢酸リンゲル液の急速輸液を開始する。血圧100 mmHg以上，時間尿量0.5～1.0 ml/kg/時以上，代謝性アシドーシスの正常化を目標に行う。心機能が低下している場合や，神経原性肺水腫を合併している場合の大量輸液には注意が必要である。また，初期輸液による反応は一過性のことが多いため，早期より医師からの血管収縮薬の投与指示を受けておく必要が生じる。

徐脈に対しては，副交感神経遮断薬である硫酸アトロピンの静注で対応する（0.5～2.0 mg）。低血圧が継続するようであるならば，ドパミン，ドブタミンの持続投与を開始する（5～20 μg/kg/分）。また，脊髄損傷が疑われた場合，ステロイドの大量投与が行われることもある。このような血管収縮薬やアトロピンの投与は，脊髄の損傷レベルが上位であるほど，また損傷の程度が強いほど，使用頻度が高くなる。

なお，出血性ショックが合併する場合には脊髄損傷のために痛みに鈍麻している状態であることから，出血源の同定が困難であり，血管収縮や心拍増加による代償機転が作用しないため，早い時期からより重篤な低血圧となり得るので注意が必要である。

3）体　位

静脈還流を増加させ血圧が上昇するとの考えから，骨盤高位（トレンデレンブルグ体位）とする。しかし，脊髄損傷の場合は拘束性換気障害を有するので注意が必要である。

10 画像検査法

1）ショックの原因検索法

ショック状態と判断した場合は，圧迫止血による外出血のコントロール，初期輸液療法を開始するとともに三大内出血部位と閉塞性ショックの有無を検索する。その検査として，胸部X線，骨盤X線，FASTを行う（図V-7-19）。

（1）FAST

FAST（focused assessment with sonography for trauma）とは，ショックの原因となる心嚢，腹腔，胸腔内の体液貯留の検索を目的とした迅速簡易超音波検査法である。超音波検査法はベッドサイドで実施できる客観的な検査法であり，心タンポナーデや大量血胸，腹腔内の臓器損傷を疑う腹腔内出血の程度を判別することが可能である。このため患者の衣類は十分に取り除いておく。

FASTは，A（気道）およびB（呼吸）の観察が行われた後のC（循環）の評価で実施される。①心嚢腔（心膜腔），②モリソン窩，③右胸腔，④脾周囲，⑤左胸腔，⑥膀胱直腸窩（ダグラス窩）の順序（p. 41，図Ⅲ-1-8参照）で実施され，循環状態に変化がなくても，FASTで異常を認めたならば，ショック状態に陥る可能性が高いため注意を要する。また，最初に液体貯留が認められなくても，何度も再評価する必要がある。

（2）X線撮影

Primary surveyにおける胸部X線の読影のポイントとして，①大量血胸，②肺挫傷，③フレイルチェストの原因となる多発肋骨骨折，④陽圧換気を要する場合の気胸，⑤挿入されたチューブ，カテーテル類の位置確認を行う。

骨盤X線については，不安定型骨盤骨折の有無を確認する。そのサインとして，腸骨翼の大きさや高さ（左右差），閉鎖口の左右差，恥骨結合の幅が2.5

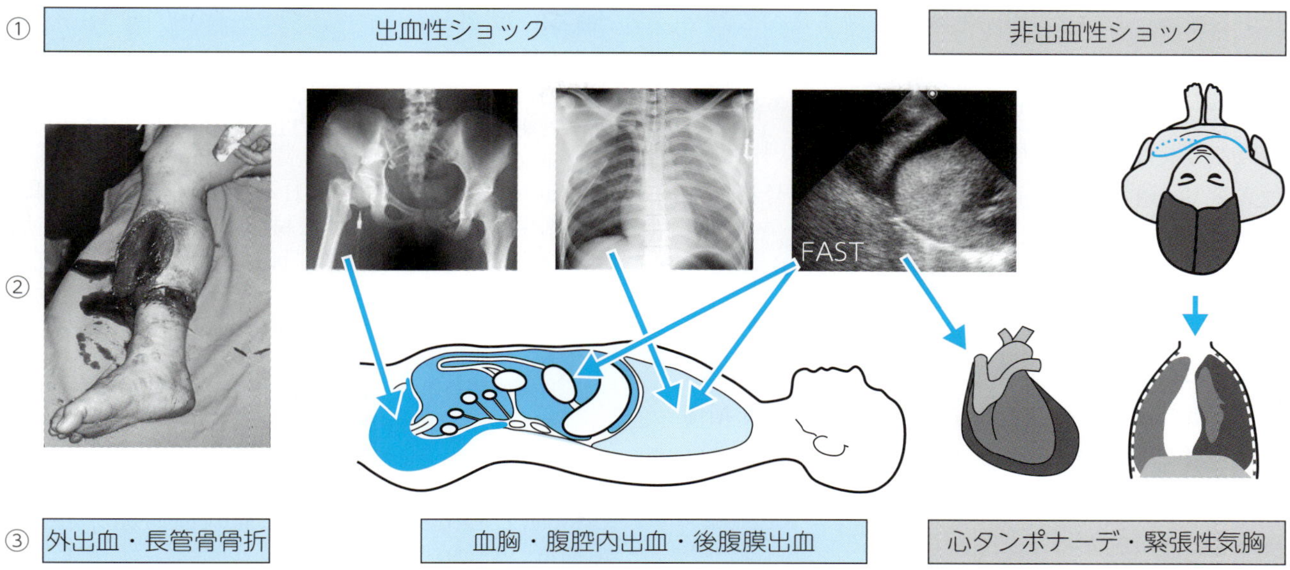

図Ⅴ-7-19　ショックの原因検索　〔文献1）より引用〕

①ショックが出血性か非出血性かを考える　②検査をする　③診断に至る

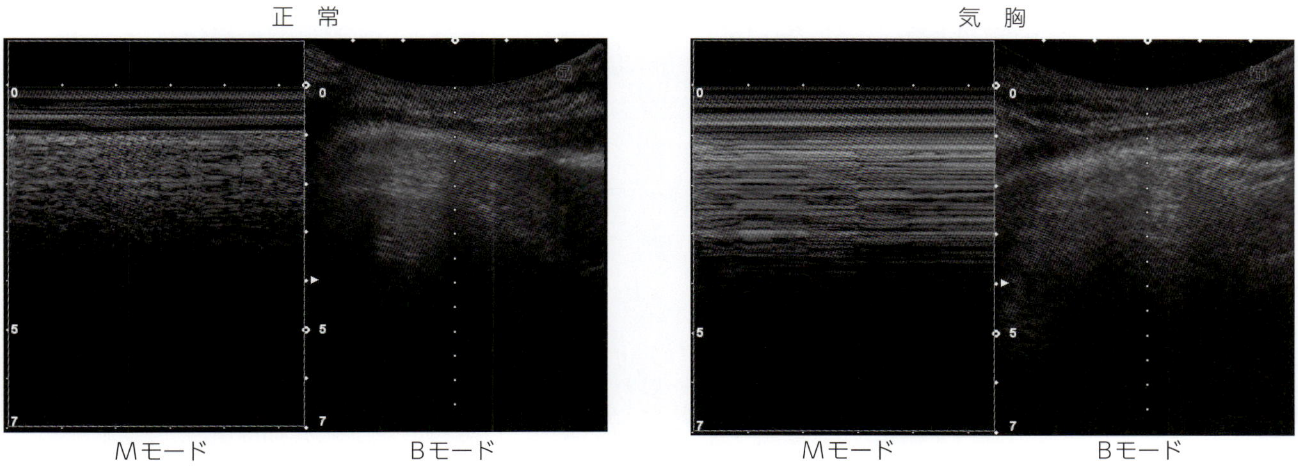

図Ⅴ-7-20　EFAST画像　〔文献1）より引用〕

気胸のMモード：呼吸性変動がないためすべてが線状（barcode sign）にみえる
気胸のBモード：sliding signの消失

cm以上の離開，仙腸関節の離開，仙骨骨折，L5横突起骨折などがある。

①EFAST（extended focused assessment with sonography for trauma）

適応は，primary surveyにおいては緊張性気胸を疑った場合，secondary surveyにおいては，胸部診察時に気胸の可能性を疑った場合に施行する。方法は鎖骨中線，第2肋間もしくは第3肋間にリニアプローブを縦切りに当てる。Bモードでsliding sign（胸膜の動き）の消失，Mモードでseashore sign（正常）ではなく，barcode signを認めた場合は気胸を疑う（図Ⅴ-7-20）。

2）Trauma pan-scan（全身CT）

「切迫するD」がある場合に，secondary surveyの最初に頭部CTを撮影する。その後，初療室に戻り，頭から足先までの観察を行っていく。しかし，初療室とCT室の往復の手間とリスクを考慮した場合，頭部CTに引き続き，全身の造影CTの撮影をしたほうが望ましい場面がある。これらの撮影手順と読影の指針を示すのがtrauma pan-scanの概念である。

Trauma pan-scanは，secondary surveyの一環であるため，A・B・Cは安定していることが前提である。読影方法には3ステップがあり，まずは，生理学的徴候に影響を及ぼす損傷（緊急処置を必要とする損傷）の有無を３分程度で判断する。これを読影の第１段階，FACT（focused assessment with CT for trauma）といい，①頭部CTで緊急減圧開頭術の必要性，②大動脈損傷，縦隔血腫，③肺挫傷，血気胸，心嚢血腫，④腹腔内出血，⑤骨盤骨折，後腹膜出血，⑥実質臓器（肝臓・脾臓・腎臓・膵臓）損傷，腸間膜血腫の有無を読影する。

引き続き，第２段階として，適切な治療方針を決定するために，解剖学的損傷の程度から判断する。第３段階では，状態安定後に最終的に，詳細な損傷まで読影する段階であり，先入観がない状況で読影することが求められており，放射線科医など読影に長けている医師が行う。

Trauma pan-scanを行う条件として，初療室とCT室が近く，急変した場合にCT室内でもその対応ができるスペースと資器材，スタッフの確保が必要である。そのためには，スタッフの能力を考え配置させ，資器材の準備が重要である。

● 文　献

1）日本外傷学会・日本救急医学会監，日本外傷学会外傷初期診療ガイドライン改訂第５版編集委員会編：外傷初期診療ガイドラインJATEC™，第５版，へるす出版，東京，2016.

2）田中裕，他：輸液療法．日本救急医学会監，日本救急医学会専門医認定委員会編，救急診療指針，第５版，へるす出版，東京，2018，p. 112.

3）小倉崇以，他：Traumatic Bleeding Severity Score（TBSS）；大量輸血療法開始基準の臨床導入とその効果．日救急医会誌 25：366，2014.

4）日本麻酔科学会・日本輸血・細胞治療学会：危機的出血への対応ガイドライン．http://www.anesth.or.jp/guide/pdf/kikitekiGL2.pdf

5）Moreno C, et al：Hemorrhage associated with major pelvic fracture：A multispecialty challenge. J Trauma 26：987-994，1986.

6）厚生労働省：輸血療法の実施に関する指針．平成17年９月（平成26年11月一部改正）．http://www.mhlw.go.jp/file/06-Seisakujouhou-11120000-Iyakushokuhinkyoku/0000065576.pdf

7）藤川正：心嚢穿刺．救急医学 25：1369，2001.

8）上木智博，他：緊急輸血の安全対策．救急医学 37：1709-1713，2013.

9）鵜飼勲，他：造影CT，撮影プロトコル．救急医学 37：263-267，2013.

8. 意識障害（D）に対する基本的処置と対応

1 意識障害時の基本的処置

意識障害を有する患者への治療や診断は，迅速かつ正確な判断が要求される。とくに外傷時の意識障害では，「切迫するD（生命を脅かす中枢神経障害）」を的確に認識することが重要になる。実際の臨床現場において医師が常に患者の傍らにいるとは限らず，「切迫するD」（表V-8-1）に関する情報を早期に発見し対処するためには，看護師が果たす役割は大きいものと考えられる。

2 気道・呼吸・循環の安定とDの評価

外傷における意識障害では，頭蓋内病変を考えがちになるが，いかなるときも気道・呼吸・循環の評価を忘れないことが重要であり，気道・呼吸・循環が不安定な状態では，Dの評価が信頼性に欠けることを念頭に置かなければならない。

3 一次性脳損傷と二次性脳損傷

頭部外傷の特徴として，脳損傷の病態が一次性と二次性に分けられる点がある。一次性脳損傷は，外傷を受けたときに決定してしまうものを指す。それに対して，二次性脳損傷は，受傷後のさまざまな要因で生じるものをいう。これは，病院前救護を含めた救急医療における適切な判断や処置・治療で軽減が可能であるため，頭部外傷の治療の目的は，二次性脳損傷をいかにして最小限にするかということになる。

表V-8-1 「切迫するD」

・GCS合計点が8以下（またはJCS 30以上）
・経過中，GCS合計点が2以上低下
・脳ヘルニア徴候を伴う意識障害
　瞳孔不同
　片麻痺
　クッシング現象（高血圧を伴う徐脈）

上記が1つでもあれば「切迫するD」と判断する

4 「切迫するD」への対応

1）気道・呼吸・循環の安定化

(1) 気　道

意識障害を有する外傷患者は，しばしば上気道の機能障害を生じる。口咽頭の筋肉が弛緩することにより舌根沈下を起こし，そこに顔面の外傷や嘔吐物，血液塊などが存在すると，さらに気道の閉塞を悪化させる。このため，「切迫するD」と判断した患者には，気道の狭窄や閉塞を防ぐことを目的に，確実な気道確保として気管挿管が求められる。GCS合計点が8以下であれば，気管挿管を原則とした確実な気道確保が望ましいとされている。

用手的気道確保が必要な場合は，頭部の動揺を最小限にする下顎挙上法，あご先挙上法などを用いる。

(2) 呼　吸

低酸素血症や高/低二酸化炭素血症は，脳浮腫や脳虚血を助長させ，二次性脳損傷を助長させる。そのため，SpO_2モニタリングや$ETCO_2$モニター，動脈血ガス分析などを行い，酸素化と換気の状態を経時的に観察し適切に対応する。

脳の障害が進行すると，チェーン-ストークスのような呼吸パターンの異常がみられることがあるため注意深く観察し，必要に応じて人工呼吸器が円滑に使用できるよう準備する。

(3) 循　環

血圧が50〜150 mmHgの範囲内では，脳血流（基準値：約40〜60 ml/100 g/分）は一定に保たれる。これを脳の自動調節能という。しかし，ショックでは，十分な脳血流が保たれず，意識障害を引き起こす。また，頭部外傷などで脳が損傷を受けている場合は，自動調節能が破綻していることも考えられ，脳血流は血圧変動の影響を受けやすい。このため，輸液路を確保し循環動態を安定させる必要がある。必要に応じて輸血の準備も考慮する。

頭部外傷による脳浮腫は，血管損傷に由来する浮腫（血管原性浮腫：vasogenic edema）や脳挫傷によるものが主であり，血液脳関門（blood brain barrier；BBB）の破綻を伴う。したがって，血圧の維持ができれば，過剰輸液は脳浮腫の原因となるため避ける。重症化を防ぐために，低血圧や貧血などに注意する。

2）頭部CT

頭部CTは，頭部外傷の診断と治療に欠かせない検査であり，適切なタイミングで安全に撮影する必要がある。「切迫するD」が疑われたら，secondary surveyの最初に頭部CTを撮影する。その際，気道・呼吸・循環の安定化が図られているか再度，確認する。GCS合計点が８以下であれば確実な気道確保，すなわち気管挿管を行ったのちCT撮影を行う。

CT誘導時や撮影時には，ライン類の整理や呼吸・循環の異常に対応できる準備をする。頭部CTが撮影できない状況や脳神経外科医がいない施設では，primary survey後，速やかに対応可能な医療機関へ搬送する。

Primary surveyで「切迫するD」がある場合，secondary surveyの最初に頭部CTを撮影するが，続けて全身CT（trauma pan-scan）を行うことが許容されている。ただし，撮影には時間を要する場合があるため，十分注意が必要である。

中等症（GCS合計点９〜13）の場合は，secondary surveyの中で撮影し，軽症（GCS合計点14，15）では，帰宅までに一度は頭部CTを撮影する。なお，軽症であっても頭部CT撮影が必要な危険因子が存在する場合には，早めにCT検査を施行する（p. 63，表Ⅲ-3-2参照）。

3）手術適応と脳神経外科コンサルト

一般に脳ヘルニア徴候を呈する頭蓋内占拠性病変は，緊急手術を考慮する必要がある。脳神経外科へのコンサルトと速やかな準備が必要であることを知っておき，家族連絡や他部署への連絡など必要に応じて調整役を担う。手術適応については，p. 64，表Ⅲ-3-3参照。

表Ｖ-8-2　重症頭部外傷の初期治療

【気道確保】
1．GCS合計点８以下であれば，気管挿管などの確実な気道確保が必要
2．外傷における気管挿管の適応基準
（1）用手的気道確保では気道確保が不十分
（2）血液や吐物による誤嚥・窒息の危険性
（3）局所の損傷や血腫による気道狭窄の危険性
3．呼吸管理を前提とした気道確保
（1）無呼吸
（2）低換気
（3）低酸素血症
4．重症の出血性ショック・心停止
5．「切迫するD」の状態
【酸素化】
1．動脈血酸素飽和度（SpO_2）＞95%
2．二酸化炭素分圧（$PaCO_2$）または呼気終末二酸化炭素分圧（$ETCO_2$）
頭蓋内圧亢進時　30〜35mmHg
頭蓋内圧正常時　35〜45mmHg
【循環管理】
1．重症頭部外傷の循環管理目標
（1）収縮期血圧（SBP）＞120mmHg
（2）平均動脈圧（MAP）＞90mmHg
（3）脳灌流圧（CPP）＞50mmHg（ICP測定時）
（4）ヘモグロビン（Hb）＞10g/dl

〔日本脳神経外科学会・日本脳神経外傷学会監，重症頭部外傷治療・管理のガイドライン作成委員会編：重症頭部外傷治療・管理のガイドライン，第３版，医学書院，東京，2013，pp. 15-19．を参考に作成〕

5 頭蓋内圧亢進時の対応

クッシング現象・嘔吐・頭痛・瞳孔不同などの症状が意識障害と同時にみられる場合は，頭蓋内圧が亢進していることが考えられる。頭蓋内圧亢進に対する治療の目的は，脳の循環を維持し，脳ヘルニアを防ぐことにある（治療に関しては，表Ｖ-8-2参照）。

1）気道・呼吸・循環

気道の閉塞，呼吸の異常などにより血中二酸化炭素濃度が上昇する場合，より多くの酸素を取り込も

表Ⅴ-8-3　軽症頭部外傷で頭蓋内病変を合併する危険因子

1．	受傷歴が不明
2．	外傷後（前向性）健忘の持続（前向性健忘の持続は，GCSでV4の混乱した会話と判断することがある）
3．	30分以上の逆向性健忘
4．	頭蓋骨（陥没または頭蓋底）骨折の臨床徴候を含む鎖骨より上の外傷
5．	激しい頭痛
6．	嘔吐
7．	局所神経症状
8．	痙攣
9．	2歳未満
10.	60歳超（カナダのガイドラインでは65歳以上）
11.	凝固障害
12.	高リスク受傷機転（64km/時以上の自動車事故，車の大破・横転，運転席の30cm以上の圧縮，車内からの救出に20分以上かかる，6m以上の転落，車と歩行者の事故，32km/時以上の二輪車事故）
13.	アルコールまたは薬物中毒

〔文献2）より引用・改変〕

うと脳血管は拡張する。また，低酸素血症でも脳血流は増加する。頭蓋内圧が亢進しているとき，このような状態にあるとさらに頭蓋内の容積が増し，急激に頭蓋内圧が上昇し臨床的にも悪化をみることになる。SpO_2モニタリングや動脈血ガス分析などを行い，酸素化と換気の状態を経時的に観察する。また，低血圧もさらなる重症化のリスクとなるため，注意が必要である。

2）クッシング現象

クッシング現象にみられる血圧の上昇は，頭蓋内圧に打ち勝つために反応している生理的反射であるため，頭蓋内圧が亢進している状態では，降圧よりも頭蓋内圧亢進の改善を優先することが勧められる。ただし，高血圧をどこまで許容するかに関して明らかな基準はない。

3）頭位挙上

頭蓋内圧コントロールの目的で頭位挙上は有用であり，30°とすることが勧められる。目視での頭位挙上は，角度計で測定するよりも低く設定されるため客観的指標が必要である。30°を超える頭位挙上は，脳灌流圧が低下し勧められない。

4）浸透圧利尿薬

頭蓋内圧降下を助けるためにマンニトール製剤やグリセロール製剤などの浸透圧利尿薬を投与する。マンニトールの有効投与量は，0.25～1.0 g/kgである。収縮期血圧が90 mmHg未満の低血圧時には，使用を勧めない。わが国では，マンニトールに比して反跳現象が少ないとされているグリセオール®が多用されている。

6　病歴聴取

気道・呼吸・循環の安定化を図ると同時に，意識障害を引き起こしている原因がほかにないか確認する必要がある。意識障害＝頭部外傷ではない。低血糖による意識障害が先行して受傷した可能性がある。また，搬入時に意思の疎通ができていても，急性硬膜外血腫のように意識清明期（lucid interval）を経て急速に意識障害を生じることがあるため，病歴聴取は，できるだけ早い段階で行うことが望ましい。意識障害により本人から病歴聴取が不可能な場合は，家族・知人・救急隊員などから可能なかぎり情報を収集することが必要となる。

7　軽症・中等症頭部外傷への対応

脳損傷の重症度は，受傷後の意識障害の程度により，GCS合計点14，15を軽症，9～13を中等症とする。軽症診断は，GCS合計点と危険因子により決定する（表Ⅴ-8-3）。中等症は，頭部外傷の10％程度であり，うち10～20％が重症化し，7％に外科的治療が必要となる。

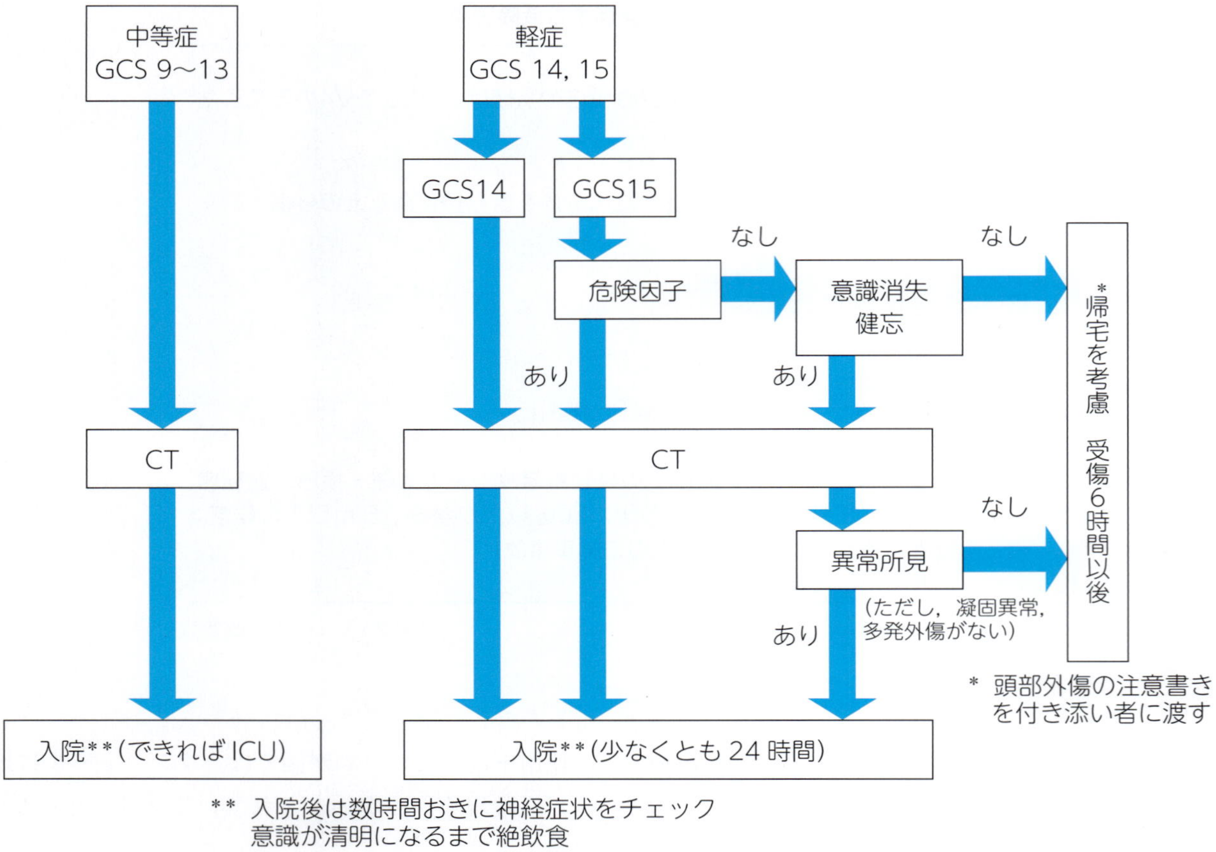

〔文献2)より引用〕

図V-8-1　軽症・中等症頭部外傷への対応

また，CTで異常所見や危険因子を伴うなどGCS合計点が14以下の場合は，24時間の入院加療が勧められる。帰宅は6時間の院内での経過観察後に「頭部外傷後の注意書き」を説明し，異常時は必ず連絡するよう伝えたうえで許可される。そのため，帰宅後の不明点や疑問点など本人や付き添い者に確認をとるなど，看護師として適切な対応を心がける（図V-8-1）。

● 文　献

1) 日本脳神経外科学会・日本脳神経外傷学会監，重症頭部外傷治療・管理のガイドライン作成委員会編：重症頭部外傷治療・管理のガイドライン，第3版，医学書院，東京，2013.
2) 日本外傷学会・日本救急医学会監，日本外傷学会外傷初期診療ガイドライン改訂第5版編集委員会編：外傷初期診療ガイドラインJATEC™，第5版，へるす出版，東京，2016.
3) 末廣栄一，他：頭部外傷集中治療の実際．脳神経外科ジャーナル 25：214-219，2016.
4) 太田富雄総編集：頭部外傷の病態生理．脳神経外科学，第11版，金芳堂，京都，2012，p. 1618.
5) 日本救急医学会監，日本救急医学会専門医認定委員会編：救急診療指針，第5版，へるす出版，東京，2018，p. 443.
6) 窪田惺：頭部外傷を究める，永井書店，大阪，2007.
7) 佐藤憲明，他：頭部外傷・頭蓋骨骨折．月刊ナーシング 33：60-67，2013.
8) 田中和豊：外傷・ショックへの輸液．レジデントノート 15：173-185，2013.
9) 米谷恭子：頭蓋内圧亢進・頭部外傷患者のハイリスク．OPE NURSING 28：955-956，2013.
10) 伊藤智美：頭蓋内圧亢進に対する治療&看護：頭部外傷．BRAINナーシング 29：854-856，2013.
11) 織田順，他：ナースが知りたい！ ドクターコールの判断ポイント．Expert Nurse 30：99-104，2014.

9. 体温異常（E）に対する基本的処置と対応

1 低体温の要因と把握

外傷患者はショックで搬送されてくることが多く，低体温に陥りやすい。重篤な外傷患者は出血性ショックにより，末梢組織に酸素が行き届かなくなり，熱産生が低下し低体温となる。

ショック以外にも雨や寒冷状態などの屋外の天候，河川・海などでの受傷，これらに伴う衣類の湿潤状態などの受傷環境，患者を受け入れる施設内の室温，準備される医療器材・薬品などの施設内環境，ショックによる大量輸液，開腹術も体温の低下に影響を及ぼす。低体温は出血傾向を助長させ，代謝性アシドーシス，凝固障害とともに生命を脅かす危険な因子であるため，初期診療で積極的に低体温予防と復温を行う。

以上より外傷患者は低体温へ陥りやすいことを念頭に置いて，受け入れ準備の段階から環境を整え，初期診療中に低体温に対して適切な看護介入を行っていく必要がある。

1）第一印象における体温観察（表V-9-1）

ショックの認知と皮膚の触診を行う。ショックによる組織灌流の低下から，それに見合う範囲で組織代謝を抑えようとする生体反応により低体温が起こる。

2）初期診療時における初療室での体温管理

Primary surveyではA・B・C・Dの評価がほぼ同時進行される。投与される輸液・輸血は必ず加温されているものを使用する。着衣の裁断，皮膚の露出による体温低下を招くため，できるだけ早期に乾いた掛け物か温風式加温装置で保温を行う。出血や水分で濡れた着衣なども水分を拭き取り早期に除去する。

外傷患者の低体温と看護介入での重要なポイントは，アルゴリズムを理解し診療の妨げにならないよう，皮膚の露出を最小限にするようにしながら保温を行う。そして低体温を助長する要因への対処，適切な保温方法を選択することである。

表V-9-1　体温観察

観察項目	観察結果	アセスメント
皮膚温	末梢冷感 体表面が冷たい	深部体温の低下 末梢血管の収縮
皮膚色	蒼白	組織灌流の低下

2 体温異常に対する基本的処置

外傷時の低体温予防，低体温からの回復には，受動的加温法と能動的加温法がある。受動的加温法とは熱の放散を防ぎ，身体の熱産生能を利用して体温を上昇させる方法である。体表保温とも呼ばれる。

能動的加温法とは，外部からの積極的な熱エネルギーを加えて体温を上昇させる方法である。能動的外部加温法（体表加温），能動的内部加温法（深部加温）の２種類がある。

低体温に陥っている時間を短時間にするためには，１つひとつの方法を実施するのではなく，患者の状態に合わせた方法を組み合わせていくことが重要である。外傷患者の体温異常に対する基本的処置について以下に述べる。

1）受け入れ準備

患者情報から受傷機転，周囲の天候や外気温から体温低下の要因となる情報を収集しアセスメントする。環境から起こる低体温を予測して室温を調整し，初療室温度を28℃に設定する。また診察台，ストレッチャーには吸水性のよいディスポーザブルシーツなどを敷き，交換可能な状態にする。

2）加温された輸液・輸血の投与

出血性ショックに対しては多量の急速輸液・輸血投与が行われる。その際，室温で保管された輸液，冷所保存されている輸血の投与は，さらに低体温を

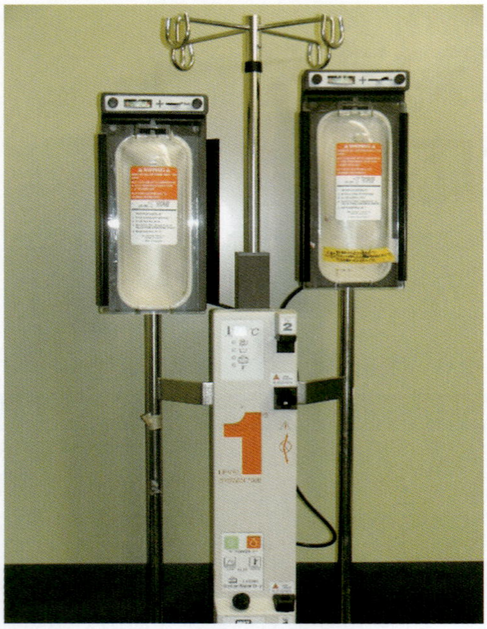

図Ⅴ-9-1　**加温システム**

加温された輸液が急速投与できる（LEVEL 1®システム1000）

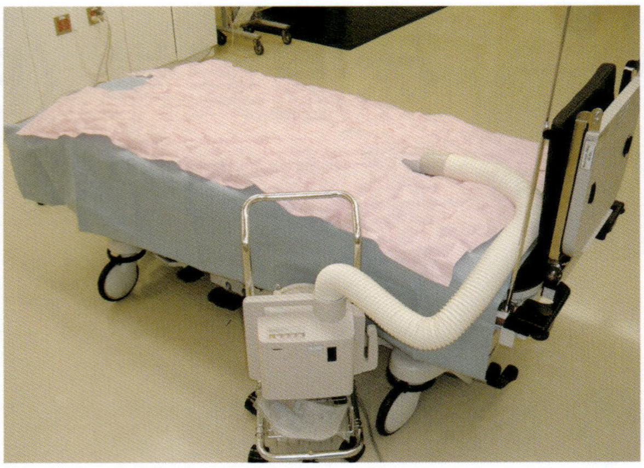

図Ⅴ-9-2　**体表面からの加温ME機器**

温度設定をし，設定された温風がブランケット内に流れ込む（ウォームタッチ™）

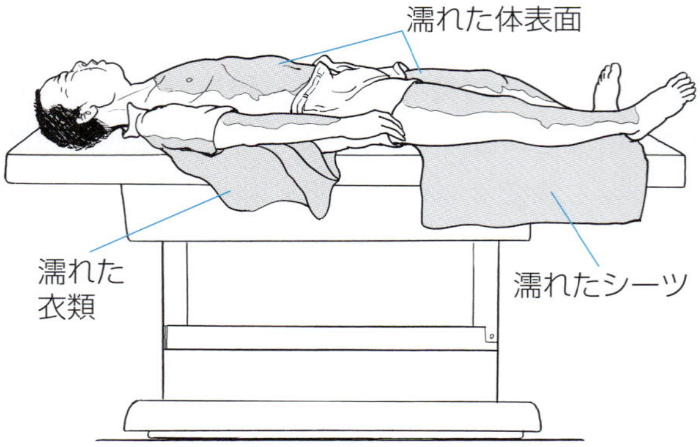

図Ⅴ-9-3　**患者の熱放散を助長する要素**

助長させてしまう。そのため，あらかじめ保温庫で39℃に温度管理された加温輸液を準備し，外傷患者に投与できるようにする。そのほかに輸液・輸血を加温しながら急速投与できるME機器（乾熱式，水槽式，二重チューブ型）や体表面から加温できるME機器（温風式加温装置や循環式温冷水マット）などがすぐに使用できるよう準備する（図Ⅴ-9-1，2）。

3）受動的外部加温法（体表保温；passive external rewarming）

熱の放散による体熱の低下を防ぎ，悪寒戦慄によって熱を産生させることで体温を上昇させるための方法である。患者自身の体温を逃さないようにし，自力での回復を期待する。軽度低体温（35～32℃）で，深部体温33℃まで，意識レベルは清明，循環動態が安定している患者に適している。

（1）熱放散の予防

①不必要な露出を避ける

全身の観察，各種検査・治療によって患者は常に体表面が外気にさらされ，輻射によって低体温が生じる。そのため観察・検査・治療の妨げにならないよう，バスタオル，タオルケット，毛布，保温性のあるアルミシートなどを使用し保温に努め，不必要な露出を防ぐ。

②濡れた衣類・シーツの除去

受傷機転によっては，体表面や衣類が濡れていることがある。この状況下で検査・治療が長時間行われていると，体表が濡れていることや濡れた衣類・シーツが体表面と接していることによる伝導・対流によって低体温を助長させる（図Ⅴ-9-3）。そのため体表の清拭を行い，濡れた衣類・シーツを除去して低体温を予防する必要がある。衣類・シーツの除去はバイタルサインが安定しているときや，背面観察時に医師のもとで行うことが望ましい。

4）能動的外部加温法（体表加温；active external rewarming）

熱の伝導によって身体の表面から熱エネルギーを伝えることにより体温を上昇させる方法である。外部のエネルギーが直接皮膚に接触するため，末梢血管拡張，冷たい血液が中枢へ戻ることで深部体温を低下させることがある。末梢血管拡張による循環血液量不足や深部臓器の血液が十分温められず，低温血液が心臓に戻ることにより不整脈，血圧低下が起こる危険が潜んでいる。保温時より体温が低下することもある。中等度低体温（28～32℃），重度低体温（28℃未満）の患者の体温上昇に効果がある。

これには，①温水灌流ブランケット，②温風式加温装置，③放射加温器などを用いる。

5）能動的内部加温法（深部加温；active core rewarming）

熱エネルギーを深部臓器に与えて加温する方法である。身体内部から加温するため心機能の回復が早く，不整脈，血圧低下，保温後の体温低下などを起こす危険性が低いが，この方法のなかには，身体への侵襲が大きく簡単に使用することができないものも多い。しかし，重度の低体温患者の体温上昇に効果がある。

これには加温輸液・輸血投与のほかに，①加湿・加温酸素の吸入，②胃・膀胱の加温洗浄，③胸腔・腹腔の加温洗浄，④体外循環などがある。

6）体温測定と持続モニタリング

低体温は出血傾向を助長し，代謝性アシドーシス，凝固異常とともに生命を脅かす危険な因子であるため，経時的に体温を測定する必要がある。測定には，短時間で簡単に測定できる耳式体温計や腋窩体温計を準備する。鼓膜温は腋窩温より深部体温を表していて信頼性が高い。蘇生を必要とする患者には早期にモニタリングできるように温度センサー付き膀胱留置カテーテルや直腸温センサーなどを使用し，持続的に体温測定する。

10. 外傷部位に応じた初期対応と基本的処置

1 皮膚・軟部組織欠損

四肢の皮膚・軟部組織は機能的・美容的に非常に重要な要素である。皮膚・軟部組織欠損は，初期治療において救命処置が優先されるあまりに診断遅延や機能障害を残す可能性があり，外傷患者の急性期治療には迅速かつ的確な処置を必要とし，重要な位置を占める。

1）初期診療

（1）受傷原因の把握

外傷において受傷原因を十分に把握することが重要であるが，これは皮膚・軟部組織損傷に関しても同様である。圧挫症候群（crush syndrome）では，現場における重量物の圧迫時間が問題であり，意識障害などのために長時間の同一体位を余儀なくされた後に生じる体位性圧挫症候群（postural crush syndrome）などは，身体所見として現れるのは時間が経ってからなので注意が必要である。

（2）身体所見

四肢軟部組織損傷の診断にあたっては，変形，腫脹，斑状出血の有無および開放創の状態を観察する。また，意識清明で協力が得られる患者では，痛みの部位と程度を聴取する。次に受傷部位より末梢における血行障害の有無および運動機能，神経障害について検索する。一般に軟部組織損傷は，動かさなければ疼痛の出現がない場合が多い。実際に局所所見として圧痛の有無やストレスを加えることによる疼痛の出現は，重要な情報が得られるので確認する必要がある。変形や腫脹，圧痛を認めない部位では自動運動を指示し，疼痛や可動域制限なく関節を動かすことができれば，重篤な軟部組織損傷は否定できる。

（3）創処置

剥離創における剥離皮膚は皮膚の血流障害を生じ，壊死に陥る危険性が高い。明らかに血流が悪く皮膚壊死に陥る危険性が高いと判断した場合は，血流の悪い組織を切除し，創縫合が難しい場合は特殊な植皮術が必要となる。

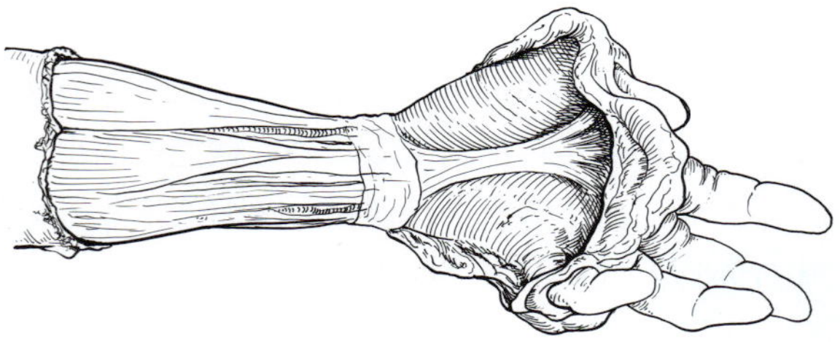

〔文献1）より引用〕

図V-10-1　デグロービング損傷

工作機械などの回転体に手を巻き込まれた場合，接線方向に剪断力が働き，皮膚のみが剥げ落ちる。外観が手袋を脱いだ状態に似ることからこの呼び名がついた

2）剥皮創（手袋状剥皮損傷，外傷性皮下剥離）

回転体による巻き込みや路面との擦過，あるいは車による轢過によって生じる。代表的なものは手袋状剥皮損傷（デグロービング損傷）である（図V-10-1）。体表上に開放創がない場合や小開放創の場合でも，皮下と筋膜の間が剥離されていることがある（外傷性皮下剥離：デコルマン損傷）。このような創では，皮膚壊死や感染を合併する可能性が高い。したがって，処置は経験豊かな専門医に委ねる。通常，剥皮部を開放し十分な洗浄を行った後，吸引ドレーンを挿入し創を閉鎖する。血流が悪く壊死に陥る危険性が高い皮膚は切除し縫合するが，切除面積が大きく縫合が困難な場合は，植皮術や人工被覆材による被覆を必要とする。

2 一般的な創傷の種類と処置

1）創傷の分類

表V-10-1に示す。

表Ⅴ-10-1 創傷の分類

切創	カミソリなど鋭利な刃物で生じた創傷。創面は滑らかで組織破壊・挫滅は少ない。汚染が少なければ一般に縫合処置などにて一次閉鎖する
刺創	ナイフなど尖端の鋭利なもので刺された創傷。創口は小さくても深いので，内部の組織損傷や感染を生じやすい
裂創	打撃やねじれ，過伸展などの外力により皮膚以下の組織が裂けて離断した場合の創傷。外力の加わり方によって創面が種々の形状をとる。創面がきれいであれば一次閉鎖が期待される。創面をきれいに合わせられない場合には二次閉鎖する
挫創	打撲・鈍器などの鈍力による。創面は不規則で組織の挫滅・離断が起こる。洗浄・デブリドマンを十分行ったうえで，適切な創閉鎖の選択を判断する必要がある
割創	斧のような鈍的な器具で叩き割られた創傷。創面は不整で組織挫滅を伴う。挫創と同様の創処置が必要
擦過創	表皮または真皮の一部が剝離されて生じた創傷。体表に創があるが，一般に擦過傷あるいは擦り傷ともいう。洗浄・デブリドマンの後，部位により種々の創傷被覆材を用いて創閉鎖する。一般に創縫合は必要ない
咬創	ヘビ，哺乳動物などに咬まれて生じた創傷。咬傷ともいう。刺創と同様に創が深い。動物の牙には多くの細菌が付着しているために，創の深部まで細菌が侵入し，高頻度に創感染を発症する。感染制御のために一期的に縫合せず，開放創とし二次閉鎖を待つことが多い
銃創	銃器の発砲により銃弾が身体に当たって生じる創傷。射創ともいう。近距離からの銃創は，弾丸の入口に星型のような破裂や火薬の付着があり，出口には不整形な破裂があることが多い。遠距離からの銃創は，弾丸の入口は円形で小さく，出口のほうが大きく不整形なことが多い
轢創	車のタイヤなどにより身体の一部が轢かれたときの外力により生じる創傷
杙創	竹や木，杭など先端が比較的鈍な棒状の物が大きな外力で身体に串刺しのように突き刺さった，あるいは穿通した際に生じる創傷
挫傷	打撃の外力により身体内部の軟部組織が損傷したもので，体表には創がない損傷をいう。それゆえ，一般的に外科的創処置の対象にはならない

〔文献2）より引用〕

2）創閉鎖やドレッシングの目的

創からの出血を止める，保護する，外界からの汚染を防ぐ，浸出液のコントロール，肉芽形成を促進させる，上皮化を促す，壊死組織を除去することが主である。

3）局所麻酔

一般的には1％リドカインやアドレナリン加リドカインを使用する場合もある。血中濃度が中毒量を超えて痙攣など全身性の副作用が出現することもあるので心電図，SpO_2のモニターを行い，患者に声かけをして反応を確認していく必要がある。

4）洗浄・デブリドマン

生理食塩液か水道水で十分な洗浄を行う。創の開口部が小さいときには単純X線を撮って異物の有無の確認をする。また，開放創は小さいが皮下に大きな汚染創があると判断された場合は皮膚切開を加えて十分な視野を確保し洗浄・デブリドマンを行う。

5）創閉鎖

（1）創縫合

受傷から6～8時間以内に適切な洗浄・デブリドマンが行われれば，一般的には創閉鎖が可能である。縫合糸には吸収・非吸収糸など用途により使い分けがなされる。ナイロン糸のように感染しにくいモノフィラメントの非吸収糸の合成糸を用いるのが望ましい。

（2）スキンステイプラーによる創閉鎖

創内が十分止血されており，創が比較的浅い場合にはステイプラーによる器械縫合が有効である。

（3）テープによる創閉鎖

創が比較的小さく浅く，創縁を縫合する際にあまり緊張がかからない部位であれば，創傷テープ（ステリテープ）で創縁を寄せて創閉鎖することが可能である。

（4）浅い創の閉鎖（創傷被覆材による創閉鎖）

縫合の必要がない浅い創では，局所麻酔後に創部を洗浄し，異物を除去するために歯ブラシなどでブラッシングを行う。

その後，創面から出血がある場合にはアルギン酸塩被覆材（カルトスタット®等）などを創面に貼付して止血し，その上からフィルムドレッシングで被覆する。受傷早期で浸出液が多い場合には，創傷被覆材の上にガーゼを当てて浸出液を吸収するようにし，その上を包帯で固定する。

6）破傷風予防

破傷風予防接種歴と創傷の程度から適応と方法を決定する。成人で破傷風トキソイド接種歴が不明な場合，最終接種より10年経過している場合，破傷風になる可能性の高い傷であれば最終接種より５年経過している場合には破傷風トキソイド 0.5 mlを筋注する。

また破傷風になる可能性の高い創傷の場合には，破傷風人免疫グロブリン（tetanus immunoglobulin；TIG）の投与が推奨されてきた。しかし，軽微な創傷もしくは創傷を同定できない場合でも破傷風をきたした報告は多く，破傷風になる可能性が高い創傷を同定することは困難である。したがって近年，破傷風トキソイド接種歴が不明か，最終接種より10年以上経過している場合には創傷の性状によらずTIGを投与すべきとの意見もある[3)4)]。

7）感染予防

外傷後の創感染予防にもっとも重要なことは，初療時の適切な洗浄・デブリドマンである。創閉鎖により，創底部に血液や浸出液が貯留し感染源となることが予測される場合にはドレーンを留置しドレナージを行う。抗菌薬の選択は患者の皮膚常在菌，汚染物質によって変更する。

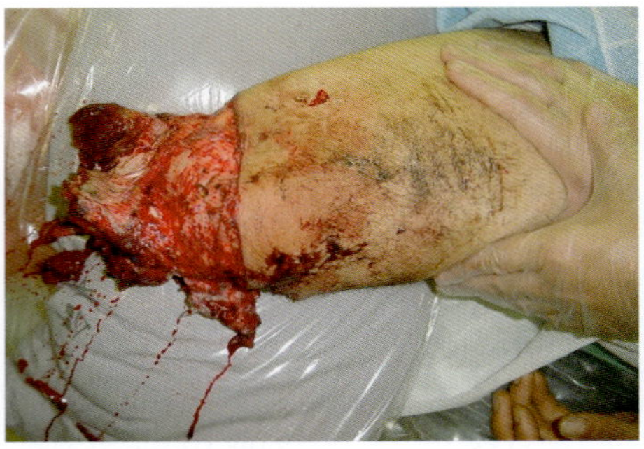

ａ：切断肢（下腿）

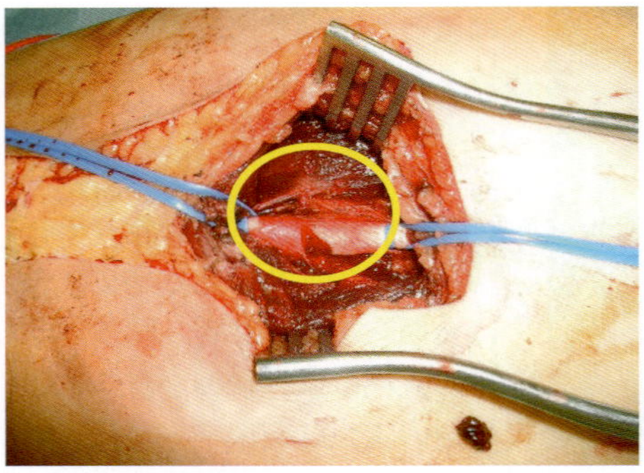

ｂ：動脈損傷

図Ⅴ-10-2　**四肢外傷**

3　四肢外傷

1）特　徴

四肢外傷はもっとも頻度の高い外傷であり，骨折や，靱帯損傷，神経血管損傷，そして高リスク受傷機転による生命に危機をもたらす外傷から，低エネルギー外力による外傷まで，その内容は多岐にわたる（図Ⅴ-10-2）。四肢外傷は開放創や変形が目立つことがあるため，他の致死的な臓器損傷の治療開始が遅れる要因となることがある。

Primary surveyにおいて蘇生の対象となる四肢外傷は主要血管損傷による出血であり，それ以外はsecondary surveyにおいて四肢機能の温存を目的とした診療が行われることが多い。一方で，四肢外傷は外傷初期診療において見落としの多い損傷でもあり，早期に的確に処置されなければ機能障害を残すこともあるのが特徴である。とくに深部感染を併発した場合，手術や長期間の入院を余儀なくされ，患者の肉体的・精神的・経済的負担がきわめて大きくなる。

2）基本的処置

外傷初期診療では，生命の危機的状況を回避した後に，四肢機能の温存を目的とした診断・治療を行う。四肢外傷においては，まず蘇生の対象となる損傷であるかを見極め，優先順位を誤ることなく治療を実施するとともに，四肢機能温存のための迅速，かつ的確な処置が重要である。詳細はp. 105,「Ⅲ-10　四肢外傷」参照。

3）初期対応

（1）Primary survey

蘇生の対象となるかを評価することから始まる。出血性ショックの原因となるような外出血に対する止血法はもっとも優先順位の高い処置であるといえる。外傷初期診療における止血法には，①直接圧迫法，②間接圧迫法，がある。外出血に対しては直ちに直接圧迫法による止血を行う必要がある。そのため，四肢外傷における外出血を発見すれば，用手的圧迫止血に必要なガーゼなどの必要物品を迅速に準備する。直接圧迫法で制御できない場合，間接圧迫法を実践するためにターニケットなどを迅速に準備する。

(2) Secondary survey

①受傷機転の確認

受傷機転の確認によって，損傷の部位や状態を予測することの一助となる。そのため，意識清明で協力が得られる患者や，受傷機転の聴取が可能な関係者などから，可能なかぎり詳細に受傷機転を聴取して，医師と情報共有を行う。

②損傷部位の同定と観察

患者から痛みの部位と程度を聴取可能であれば，情報収集を行う。次に全身を観察して，変形や腫脹，皮膚の色調変化，打撲痕，擦過傷，開放創の有無，圧痛部位などの観察を行う。そして，得られた情報を医師と共有する。

毛細血管再充満時間（CRT）の測定や末梢循環の拍動を確認するなどして，末梢循環の評価を行う。CRTが２秒を超える場合や末梢拍動の減弱，消失は主幹動脈損傷の可能性が高い。疼痛，冷感，蒼白，脈拍の減弱・消失などの急性阻血症状の観察も繰り返し行い，主幹動脈の損傷も見逃さないように努める。

③疼痛管理

骨折などの四肢外傷は，強い疼痛を伴う。そのため，患者の疼痛管理を積極的に行う必要がある。患者の疼痛の部位・程度を繰り返し評価して，循環動態などの観察・評価をしたうえで，鎮痛薬などを用いた疼痛管理を医師の指示により実践する必要がある。また，安楽な体位管理などにより，疼痛管理を行う。

4 顔面外傷・頸部外傷

1）顔面外傷

(1) 特　徴

顔面は常に露出している部分であり，直接あるいは間接的な外力によって容易に外傷を受けやすく，気道閉塞や大量出血という緊急度の高い状態に陥る可能性がある。そのため，緊急処置の必要性を的確に判断するとともに，必要に応じた処置が迅速に行えるように予測性をもって準備を行っていくことが求められる。

(2) 基本的処置（p. 65，「Ⅲ-4　顔面外傷」参照）

①気道確保

気道閉塞を認める際には，吸引や異物除去，用手的気道確保を行い，気道の開通を図る。これらの処置において気道確保が困難であれば気管挿管を行う。しかし，気管挿管そのものが困難な際には外科的気道確保（輪状甲状靱帯穿刺・切開）を行う。

②止　血

外表面の出血に対しては圧迫止血および縫合によって止血を行う。血管損傷による大量出血に対しては，経カテーテル動脈塞栓術（TAE）や外頸動脈結紮が考慮される。

鼻腔からの出血に対しては圧迫止血を行うが，頭蓋底骨折に伴う髄液鼻漏の可能性もあることから，鼻腔吸引は行わない。顔面骨骨折を伴う口腔・鼻腔からの大量出血時は，ガーゼパッキングやベロックタンポン，バルーンカテーテルなどを用いて圧迫止血を行う。口腔内の開放創からの出血に対しては，電気凝固による止血や縫合処置によって止血する。

(3) 初期対応

①A：気道の評価

顔面外傷では，みた目の派手さから受傷部位に目がいきがちである。しかし，顔面外傷においてはさまざまな原因によって気道閉塞を生じやすい。まずは，A（気道）の観察を行い，気道閉塞の有無を確認する。気道閉塞が疑われる際には気道の確保を優先していくが，用手的気道確保（下顎挙上）や吸引において気道の開通が困難なときには，気管挿管が必要となる。医師と連携をとりながら，速やかに気管挿管の準備および介助を行っていく。また，気管挿管が困難な際には外科的気道確保の適応となるため，気道緊急に対応できる準備を常にしておく。

②B：呼吸の評価

血液や吐物などの誤嚥によって低酸素血症のリスクがある。口腔内の吸引によって誤嚥防止を図るとともに，気管挿管を実施していれば，気管内吸引を行い，気道浄化を行う。

③C：循環の評価

大量出血によって出血性ショックに陥るリスクがある。ショック徴候があれば初期輸液療法を開始する。外出血に対してはまず圧迫止血を行う。損傷部位によってはTAEや外科的手術などが行われるため，それらの治療が速やかに行えるように準備や調整をする。また，初期輸液療法中はその反応について経時的にモニタリングを行う。

④D：中枢神経障害の評価

顔面への強い外力によって頭部外傷を合併することもある。A・B・Cの安定化が図れたのであれば，速やかに中枢神経系の評価を行う。眼窩壁の骨折や眼球破裂などによって瞳孔の観察が十分に行えないことがあるが，瞳孔の観察に固執することなく評価する。

2）頸部外傷

(1) 特　徴

狭い領域に主要器官が集中しており，鈍的外傷および穿通性外傷のいずれにおいても重篤な損傷を生じるおそれがある。頸部外傷においてもっとも緊急度の高い病態は「気道閉塞」と「大量出血」である。そのため，緊急処置の必要性を的確に判断するとともに，必要に応じた処置が迅速に行えるように予測性をもって準備をすることが求められる。

(2) 基本的処置 (p. 70,「Ⅲ-5　頸部外傷」参照)

①気道確保

気道閉塞を生じる主な原因は，①喉頭・気管の損傷，②血管損傷による血腫形成である。そのため，頸部外傷においては確実な気道確保として気管挿管を行う。喉頭・気管断裂の可能性がある場合には，不用意な気管挿管を行うことでチューブが断裂部から逸脱し，気道を完全に閉塞させてしまうおそれがある。そのため，気管支ファイバースコープを用いる。また，損傷部位が喉頭であれば外科的気道確保（輪状甲状靱帯穿刺・切開）を行う。

②止　血

頸動脈損傷などにより開放創から活動性出血を認める場合には，指による圧迫止血を行う。また，バルーンカテーテルを損傷部位から挿入し，一時的な圧迫止血を行うこともある。ハードサイン（p. 71参照）を認めた際には緊急手術の適応となる。

(3) 初期対応

①A，B：気道と呼吸の評価

患者に声かけをしながら気道開通の有無を観察していく。返答があったとしても，嗄声や喘鳴は気管損傷時の症状であり（p. 70参照），気道閉塞のサインである。速やかに気管挿管が行えるように，準備および介助を行っていく。喉頭・気管断裂の疑いがある際には，気管支ファイバースコープを用いて，意識下気管挿管が行われる。医師は手技に集中するため，看護師は気管挿管の介助を行いながらも患者への声かけを行い，不安や苦痛の軽減に努めていく。

損傷部位が喉頭や，気管挿管が困難である場合は外科的気道確保（輪状甲状靱帯穿刺・切開）が行われるため，気道緊急に対応できる準備を常にしておく。

②C：循環の評価

大量出血によって出血性ショックに陥るリスクがある。ショック徴候があれば初期輸液療法を開始する。外出血に対してはまず圧迫止血を行うが，穿通性外傷の際にはバルーンカテーテルを損傷部位から挿入し，一時的な圧迫止血を行うこともある。そのため，それらの処置に迅速な対応ができるように準備をしておく。また，動脈損傷や内頸静脈損傷時には外科的手術が緊急で行われるため，それらの治療が速やかに行えるように準備や調整をする。また，初期輸液療法中はその反応について経時的にモニタリングを行っていく。

③D：中枢神経障害の評価

ABCの安定化が図れたのであれば，速やかに中枢神経系の評価を行う。内頸動脈や椎骨動脈の内膜損傷によって血栓が形成され，脳梗塞を発症する可能性がある。そのため，意識レベルや麻痺，瞳孔の観察，バイタルサイン測定を行い「切迫するD」の有無を評価する。

5 熱傷・電撃傷

1）特　徴

熱傷は，外傷のなかでも生体へ最大の侵襲を与え，生命の危機を伴う代表的な病態である。熱傷は原因と受傷機転により，火炎熱傷・熱湯熱傷・電撃傷・化学損傷・放射線熱傷などに区別され，わが国において火炎熱傷と過熱液体熱傷による熱傷の割合が高いのが特徴である。熱傷に伴う急性期死亡の主な原因は，一酸化炭素中毒，有毒ガス（シアン）中毒，循環血液量減少性ショックの遷延，合併した外傷に起因するものが大部分を占める。熱傷が外傷の一部であるということ，外傷と熱傷が合併することも少なくないことを再認識し，受傷機転によっては熱傷だけでなく外傷患者としての評価が必要になる。

電撃傷は，感電・落雷・電気スパーク，弧光（アーク）などにより発生する解剖学的損傷である。特殊なものに雷撃傷がある（表Ⅴ-10-2）。電撃傷が熱傷と異なる点は，熱傷は生体の外からの熱作用により皮膚に起こる損傷が主体となるのに対して，電撃傷は通電により，生体自身から発生したジュール熱による筋肉などの臓器損傷である。したがって，皮膚表面の受傷面積では重症度は判断できない。時間が経過すると，局所深部の損傷が拡大することもあり，損傷部の動脈が突然破綻して，大出血をきたすこともある。電撃傷による受傷直後の死亡の原因は，ほとんどが心室細動によるものと考えられる。そのため，受傷時の状況，発生時間，原因となった電気の種別・電圧・接触時間などの情報は重要である。

2）基本的処置

気道熱傷の疑いがある場合は，気管支ファイバースコープによる観察や気管挿管が必要になる。顔面のⅢ度熱傷などで，喉頭展開が難しい場合はビデオ喉頭鏡や外科的気道確保が必要になる場合もある。

受傷24時間以内で毛細血管透過性亢進，血管内容量減少がもっとも著明になるため，20～25％ TBSA（total body surface area）以上の熱傷において輸液が必要である。30％ TBSA以上では，18 G以上の太さで２本の静脈路を確保することが望ましく，初期輸液は，熱傷受傷後２時間以内に開始することが推奨される。

熱傷の局所療法は，深さ・面積により適応が異なる。局所療法の目的が感染対策なのか，創傷治療促進なのか，壊死除去なのかで大きく異なる。詳細はp. 113，「Ⅲ-12　熱傷・電撃傷」参照。

3）初期対応

熱傷患者への看護師の役割は，全身状態の観察と評価・創傷面の治療の促進と感染防止や疼痛除去・早期からのリハビリテーションにより社会復帰を目指して援助することである。

(1) 受け入れ準備

MISTに沿って情報収集を行い，必要な資器材・人材の準備を行う。受傷状況によって化学物質への曝露や電撃傷などの特殊状況もあるため，受傷機転の把握は必要である。また，気道熱傷を確認する気管支鏡や減張切開を行うための電気メスなどの準備も必要になる。

(2) Primary surveyと蘇生

熱傷患者も，外傷患者と同様にABCDEアプローチでprimary surveyを行い，異常を認知した場合，直ちに蘇生を行う。その際には，熱傷患者の特殊性に留意しながら行う。

①A：気道の評価

気道が開通しているかどうかはきわめて重要である。熱傷において気道を閉塞しやすい特徴的な病態は，CO中毒などに合併した意識障害と舌根沈下，顔面・口腔熱傷による上気道の浮腫，気道熱傷の合併による呼吸不全の進行である。発声ができていれば意識と気道の開放には問題ないが，気道狭窄音や

表Ⅴ-10-2　電撃傷と雷撃傷の比較

	雷撃傷	電撃傷（高電圧）	電撃傷（低電圧）
電圧（V）	＞30×10^6	＞1,000	＜600
電流（A）	＞200,000	＜1,000	＜240
時間	瞬時	短	長
電流種類	直流	直流・交流	交流が主体
心停止波形	心静止	心室細動	心室細動
呼吸停止原因	中枢神経障害	呼吸筋麻痺・外傷損傷	呼吸筋硬直
筋収縮	１回	直流：１回，交流：膠着	膠着
熱傷	まれ，表在	高頻度・深在性	表在性
横紋筋融解	まれ	高頻度	高電圧より低頻度
外傷原因	爆傷	筋硬直，転倒	まれに転倒
死亡率	高	中	低

〔文献5）より引用〕

嗄声，口腔・咽頭内に煤の付着，ラ音聴取を認めた場合は気道熱傷を疑う必要がある。

②B：呼吸の評価

呼吸の性状の確認をし，原則はリザーバー付き高流量酸素マスクによる酸素投与を行う。呼吸の観察は合併損傷として緊張性気胸・血胸・フレイルチェストなどの存在に注意が必要である。胸部の全周性深達性熱傷がある場合は胸郭の可動が制限され，拘束性換気障害の発生の可能性があるため注意が必要である。低酸素・低換気が認められた場合は，気管挿管による人工呼吸管理に加え，胸郭の減張切開も必要になる（図V-10-3）。

③C：循環の評価

循環の観察では，血圧・脈拍・皮膚の性状などからショックの有無を評価し，輸液療法を開始する。熱傷部位での血圧測定はできるだけ避ける。四肢末梢への循環を観察する際，全周性熱傷があると浮腫などで脈拍が触知しないことがあるので，ショックまたはコンパートメント症候群を疑う。静脈確保は，可能なかぎり熱傷創のない部分で行う。輸液療法についてはp. 113参照。

④D：中枢神経障害の評価

熱傷のみでは意識障害は起こらない。意識障害がある場合には，CO中毒，有毒ガス（シアンなど）中毒，頭部外傷合併，低酸素，低血糖，薬物の使用などを考慮する。

⑤E：脱衣と体温管理

熱傷面積の算定や程度を確認するために，衣服はすべて除去する。また，脱衣により致死的合併症の有無も確認する。衣服は，体表に溶けて密着していることがあるので慎重に除去する。また，化学薬品などが残っている場合には，乾燥した布で拭き取り，大量の水で洗い流し除染する。アクセサリー類，とくにネックレスや指輪は浮腫により外れにくくなることがあるので，早期に外す。体温を測定して，乾いたシートで被覆し低体温に注意して保温に努める。

(3) Secondary survey

重症度判定のためにより詳細な全身観察を実施する。Primary surveyで検出されなかった解剖学的な損傷を頭の先から，爪先まで詳細に観察しつつ，熱傷の重症度を判断する。

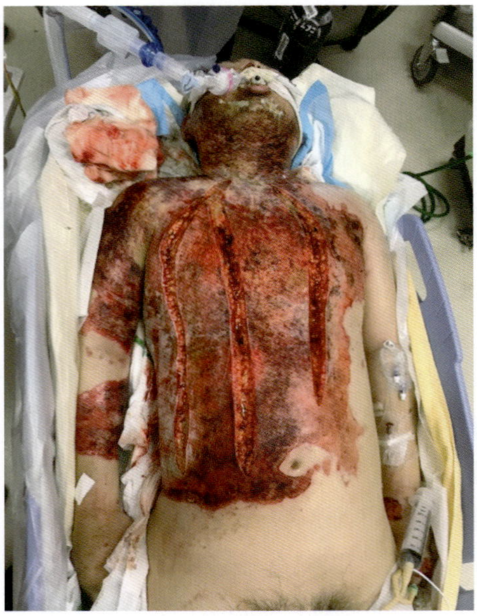

図V-10-3　**胸郭の減張切開**

①病歴の聴取

AMPLEを用いて病歴と受傷機転を確認する。とくに熱傷の場合は，①熱傷の原因，熱源との接触時間，②熱傷の概要，③意識障害の有無，とくに閉鎖空間での熱傷の有無，④化学物質の存在の有無，⑤受傷した時間，⑥自殺企図の可能性，⑦虐待の有無などについて詳細に聴取を行う。治療方針を決定するために，身長・体重の聴取も重要である。

②全身の詳細な観察と熱傷重症度の判定

頭部から爪先まで熱傷と合併する外傷の評価を詳細に観察する。とくに重症熱傷患者では熱傷創の疼痛，鎮痛薬投与，気管挿管などで症状や徴候がマスクされたり修飾されたりするので，患者の主観的な訴えだけではなく，隅々までの観察や検査から客観的所見を確認しなければならない。また，熱傷深度と熱傷面積，気道熱傷やCO中毒，その他の合併症の有無を明らかにする。熱傷面積の推定法や重症度の判定はp. 113参照。

Secondary surveyが終了した時点で，熱傷を含めた患者状態について得られた情報を総合的に考えて根本治療の方針を決めることになる。重症熱傷の場合は，全身管理を行いながら植皮術を随時施行し，創閉鎖も行っていく必要があるため，熱傷は集約的に医療を施行する必要がある。初療時に重症度を的確に判断し，重症度に合わせて適切な医療機関へと転院することも考慮する。

文 献

1) 救急救命士標準テキスト編集委員会編：救急救命士標準テキスト（下巻），第9版，へるす出版，東京，2015.
2) 荻野隆光：創傷処置（汚染創の処置）．救急診療指針，日本救急医学会監，日本救急医学会専門医認定委員会編，第5版，へるす出版，東京，2018，p. 162
3) 杉本侃編：救急処置の基本手技，第3版，永井書店，大阪，2001，pp. 57-71.
4) 鬼塚卓彌：形成外科手術書；実際編，第3版，南江堂，東京，1996，pp. 611-674.
5) Koumbourlis AC：Electrical injuries. Crit Care Med 30（11 Suppl）：S424-430，2002.
6) 日本外傷学会・日本救急医学会監，日本外傷学会外傷初期診療ガイドライン改訂第5版編集委員会編：外傷初期診療ガイドラインJATEC™，第5版，へるす出版，東京，2016.
7) 川井真：四肢軟部組織損傷における初期治療戦略．別冊・医学のあゆみ 救急外傷；初期治療の実際，医歯薬出版，東京，1996，pp. 177-180.
8) 中村惠子監，早坂百合子，他編：外傷の初期対応（救急看護QUESTION BOX 4），中山書店，東京，2006，pp. 32-37，86-87.
9) 高橋章子編：救急看護；急性期病態にある患者のケア，医歯薬出版，東京，2001，pp. 240-241.
10) 中村惠子監，中谷茂子，他編：救命救急処置（救急看護 QUESTION BOX 1），中山書店，東京，2005，pp. 110-111.
11) 高戸毅，他編：顎口腔外傷のチーム医療，金原出版，東京，2005，pp. 107-115.
12) 日本口腔外科学会，日本口腔顎顔面外傷学会編：口腔顎顔面外傷診療ガイドライン，2015年改訂版，2015.
13) 加藤治文監：標準外科学，第13版，医学書院，東京，2013.
14) 日本外傷学会監，日本外傷学会外傷専門診療ガイドライン改訂第2版編集委員会編：外傷専門診療ガイドラインJETEC，第2版，へるす出版，東京，2018.
15) 日本救急医学会監：標準救急医学，第5版，医学書院，東京，2014.
16) 日本熱傷学会学術委員会編：熱傷診療ガイドライン，改訂第2版，2015.
17) 田中裕編著：熱傷治療マニュアル，第2版，中外医学社，東京，2013.
18) 日本熱傷学会用語委員会，熱傷用語集改訂検討特別委員会編：熱傷用語集，2015改訂版，2015.
19) American Burn Association：Advanced Burn life Support Course Provider's Manual. American Burn Association, Chicago，2011.

I
II
III
IV
V
VI
A

11. 体位管理

外傷患者の初期治療において，看護師はすべての患者に対して脊椎・脊髄損傷の可能性を常に念頭に置きながら二次損傷の予防に注意し，対応しなくてはならない。これらの損傷は患者の生命や予後に大きく影響を及ぼすからである。プレホスピタルからインホスピタルまでの間においても，この点について最大限配慮されながら患者は搬送される。また，移送時には患者に物理的外力や刺激が加わり容体も変化しやすいうえ，観察も行いにくい。この点に注意した看護を実践しなくてはならない。

1 脊椎の保護

JATEC™，JNTEC™，JPTECともに，脊椎を保護することの重要性を強調している。なぜなら，脊髄損傷の後遺症により，車いすや寝たきりの生活を余儀なくされる人々が多くいるからである。しかも，これらの後遺症の大半は，受傷時の損傷ではなく，その後の二次損傷によるものが多いといわれている[1)]。そこで，神経学的徴候に明らかな異常がなくても，診断が確定するまでは全脊椎を愛護的に扱うことが重要になる。とくに脊髄のなかでも，もっとも可動性に富む頸椎は，損傷を受けやすいため，頸椎カラーの装着などによる頸椎の保護がとても重要になる。以下に頸椎保護の具体的な方法を述べる。

1）用手的正中中間位固定法

患者に声をかけ，首を振ったりせず，できるだけ正面を向いているよう協力を依頼する。意識障害などにより協力が得られない場合は，頸椎カラーの固定だけでは不十分であるため，用手的に頭部の固定を継続する必要がある。頭部の両側を左右からボーリングのボールを持つように，両手でしっかりと保持する（p. 205，図V-4-1参照）。

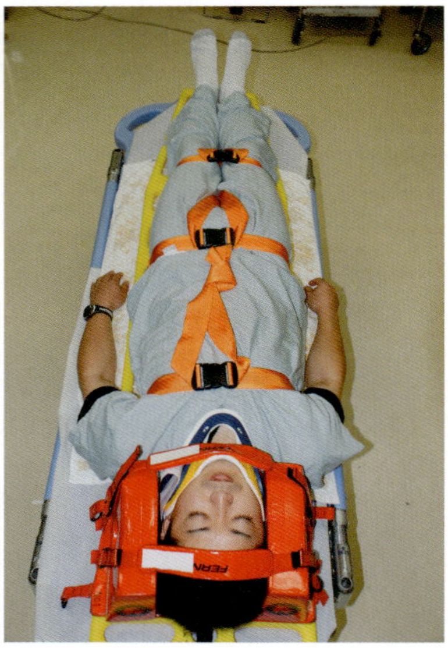

図V-11-1　バックボードとヘッドイモビライザーの使用例

2）脊椎ボード（バックボード推奨）による全身固定

JPTECでは，高リスク受傷機転で“ロード＆ゴー”適応の患者を搬送する際は，全身固定で搬送することを原則としている。頭部はヘッドイモビライザーという頭部専用の固定用具で固定し，全身はベルトによってバックボード上に固定することで，搬送中に患者の脊柱が不用意に動くことを予防する（図V-11-1）。ただし，バックボードはあくまでも搬送用の器具であるため，長時間使用により褥瘡などの皮膚トラブルの発生が危惧される。そのため，2時間以上は使用せず，速やかに初療室のストレッチャーなどに移動することが望ましい。

患者が全身固定をされている最中に嘔吐した場合，窒息（誤嚥）を引き起こす危険があるため，看護師は事前に，吸引を含めた気道管理の準備をしておくことが必要である。また，確実な全身固定が実施されている場合は，バックボードのまま，患者を

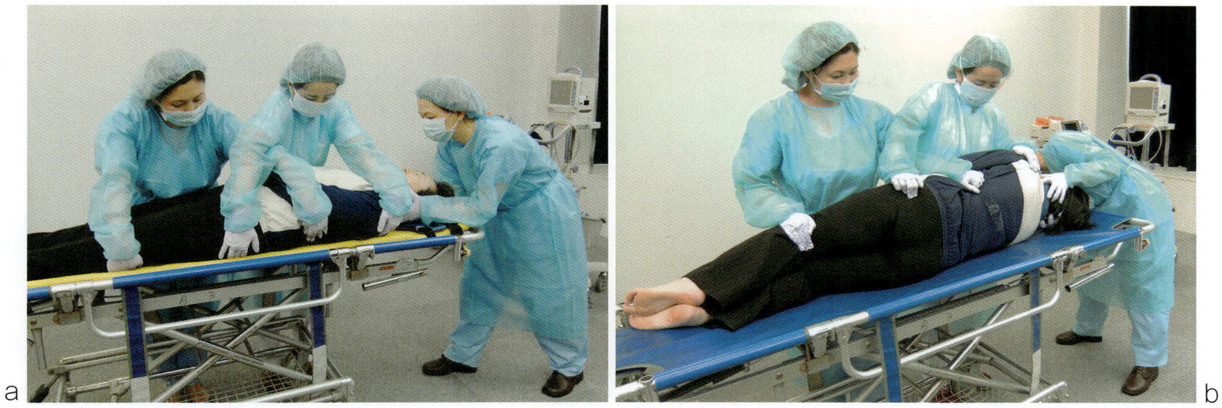

図Ⅴ-11-2　ログロール

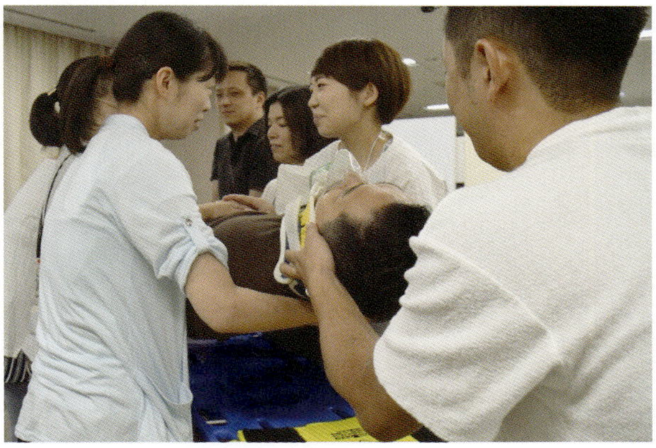

図Ⅴ-11-3　フラットリフト

横に向けて口腔内の吐物を出す方法も窒息防止には有効である。

2 体位変換

1）ログロール

ログロール（log roll）とは，患者の身体を１本の丸太（log）に見立てて，脊椎軸にひねりや屈曲を加えずに回す（roll）動作をいい，この方法を用いることにより，脊椎軸を保持しながら背面観察が行える（図Ⅴ-11-2）。背面観察では，背面全体の損傷，出血，変形の有無を確認する。他動的な負担を絶対にかけないようにするため，最低３人の人員確保が必要であるが，回旋・側彎が生じやすく，不安定型骨盤骨折には禁忌である。さらには，体位変換に伴い，低血圧を引き起こす危険性もあるため，十分なモニタリングにより実施する。

多くの場合は，secondary survey で背面観察をした後，バックボードを外すことができる。

<方　法>

（1）実施の前に，患者に自分で動かないよう説明し，頸椎カラーを装着する。

（2）頭部を保持する者１人と体幹（肩，殿部，下肢）を保持する者２人が手をクロスさせ，しっかりと保持する。

（3）頭部を保持している者の合図により，90°になるまで横向きにする。

（4）頭部保持者は頸椎の保持と気道管理を担当するため，患者の動きに合わせ，自分の視線も患者の正中から外さず，頸椎の保持に努める。

（5）背面の観察を行う。上半身を担当している者が，見て，触って，背部の観察を行う。

（6）背面観察が終了したら，頭部保持者の合図で仰臥位に戻る。

2）フラットリフト

骨盤骨折を疑うときや，体幹に穿通性の異物があるときにログロールを行うと，出血を助長したり，損傷を悪化させたりするため，原則としてログロールは避け，必要な人数（６人以上）を確保し，フラットリフトを実施する。また，ログロールに比べて，フラットリフトは，患者の長期的な脊髄神経学的機能に対し低リスクであるため，人員確保が可能であれば，フラットリフトでの背面観察が望ましい（図Ⅴ-11-3）。

<方　法>

（1）患者の頭部を保持する者１人と体幹（両側２人，足側１人）を保持する者が位置する。

（2）患者の両側に位置する者は患者の背面へ手を差し込む。その際，脊椎を越え，対側へ届くくらいしっかりと差し込む。

(3) 頭部保持者は，患者の頭を両側からボーリングのボールを持つようにしっかりと保持し，頭部保持者の合図で，患者を水平に持ち上げる。

(4) 背部の観察を行う（および患者の衣類や貴重品を取り除く）。

(5) 頭部保持者の合図で降ろす。

3 体位変換時における看護師の役割

実施前に今から何の目的で，何をするのか，丁寧に説明し，実施中も声かけを忘れず，不安の軽減に努める。そして，実施中や，実施後の呼吸や循環動態などの変化に注意し，バイタルサインおよび患者の状態を観察する。背面観察は主にリーダー医師が実施するが，看護師も背面の状態を観察しておくことで，入院後の継続看護へとつなげていける。

文献

1) 日本外傷学会・日本救急医学会監，日本外傷学会外傷初期診療ガイドライン改訂第5版編集委員会編：外傷初期診療ガイドラインJATEC™，第5版，へるす出版，東京，2016.
2) JPTEC協議会編著：JPTECガイドブック，第2版，へるす出版，東京，2016.
3) 救急救命士標準テキスト編集委員会編：救急救命士標準テキスト（上巻），第9版，へるす出版，東京，2015.

12. 疼痛管理

外傷患者の多くは，受傷による疼痛を伴い，搬送される。国際疼痛学会の定義では，「痛みは，組織の実質的あるいは潜在的な障害に伴う，あるいはそのような障害を表す言葉で表現される不快な感覚や不快な情動体験」とあり，患者が自覚する主観的なものである。

持続する疼痛は，増加したカテコラミンにより交感神経が刺激され，心拍数の増加，1回拍出量と心筋酸素消費量を増加させ，傷害部位からの求心性神経刺激が異化ホルモンを放出させる。異化亢進状態は組織低酸素症や循環動態の変調を招き，創傷治癒を損なう危険性もある[1]。さらにその後は不穏・せん妄を発症し，外傷後ストレス障害という精神面への影響も少なくないため，予後改善という視点ではタイミングを逃すことなく，効果的に疼痛管理を行うことは重要である。外傷患者の鎮痛薬使用は，損傷による疼痛が軽度から中等度である場合，損傷の程度が中等度以上で高度である場合[2]，処置に伴い疼痛が増強し，処置に協力が得られない場合に，緊急度や重症度の評価と全身状態の観察を行いながら，適切に使用することが重要となる。

外傷患者の痛みの評価[3]については，患者と意思疎通が可能な場合は，フェイススケールや視覚アナログ尺度（visual analog scale；VAS），数値評価スケール（numerical rating scale；NRS）がある。これらのスケールは患者に今の痛みの程度がどのくらいかを指し示してもらい，鎮痛薬使用前後の変化を確認できる。気管挿管し人工呼吸器を装着した場合など，意思疎通が困難なときは，体動・表情・姿勢など患者の行動と人工呼吸器との同調性をスケール化したbehavioral pain scale（BPS）で鎮痛評価が可能である。

しかし，循環状態が不安定で鎮痛薬が使用できない場合もあり，痛みの評価のみならず，看護として事前の予告なしの処置の実施や移動などを避けるように配慮することが重要である。すなわち，処置の内容や処置に要する時間などの情報を伝えることや，不要に振動を与えない配慮や処置中の状況を伝えるなどの対応は看護介入として重要となる。

1 痛みのメカニズム

痛みは傷害部位に存在する痛覚受容器が興奮し，その信号が脳に伝えられて感じるものである。痛み刺激の受容器は侵害受容器と呼ばれ，細い有髄のＡδ線維の末端にあり，機械・熱・化学的刺激に反応するポリモーダル受容器が細い無髄のＣ線維の末端に存在する。

これらの侵害受容器が刺激を受けると，刺激の強さに応じて膜電位を上昇させ，閾値を超えると活動電位が発生し，中枢側へ伝達する。

組織損傷や炎症が生じると，感作物質や発痛物質といわれるブラジキニン，プロスタグランジン，アデノシン三リン酸（ATP），サイトカインなどのペプチドが産生される。これら痛みの感作物質や発痛物質は，侵害受容器を持続的に活性化し，痛みのインパルスが生じる。痛みのインパルスは一次性ニューロンであるＣ線維とＡδ線維を介して脊髄後角へ伝達される。脊髄後角では一次ニューロンの終末部，上位中枢よりの下行性抑制系のニューロンや興奮性・抑制性の介在ニューロンによってシナプス伝達がされている。この伝達は，各々のニューロン間やグリア細胞からの神経伝達物質の遊離による化学シナプスにより形成され，統合的な制御が行われている。脊髄後角に伝えられた痛みのインパルスは脊髄内上行路（二次ニューロン）を通って脳幹や視床へ伝えられる（図Ⅴ-12-1）。

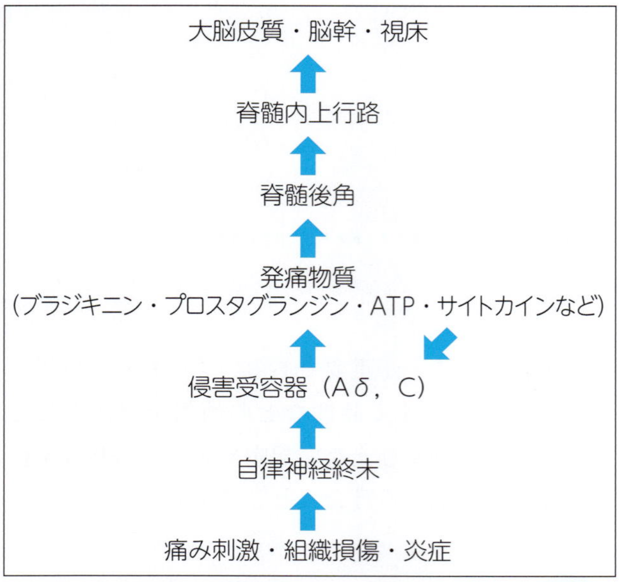

図V-12-1　**痛みの伝わり方**

2　鎮痛薬使用における注意点

外傷における疼痛管理は，急性痛の除去であり，患者の苦痛を取り除き，診療や処置が行いやすくなる特徴がある一方で，正確な所見や症状がとりにくくなることがある。鎮痛薬の種類によっては，交感神経の緊張が低下し，急に血圧低下を招くことがあり，麻薬使用時には呼吸抑制をきたすこともある。薬剤の特徴や使用適応を把握したうえで，痛みを取り除くだけでなく，薬剤投与前後の意識レベル，バイタルサイン，身体所見の観察を行い，継続して状態観察を行い，痛みの評価をする必要がある。

鎮痛薬の投与法は，静脈内投与法，硬膜外麻酔，坐剤による直腸内投与などがある。外傷初期診療では，鎮痛薬使用の明確な基準はないが，薬剤投与における副作用発現は，非外傷患者に比べ約２倍多いという報告があり，生理学的な変化を重視し，生命維持のための蘇生と処置のため，モニタリング下で静脈内投与を行う方法が一般的に行われていることから，投与後は密な観察を行う必要がある[2]。

静脈内投与の鎮痛薬で使用されやすい薬剤に，オピオイドの一種であるフェンタニルがある。これは，脂溶性で作用発現は２～３分と早く，モルヒネに比して50～100倍強力なヒスタミン放出作用を有し，末梢血管収縮を生じないので，間欠的投与・持続投与のどちらでも可能である。副作用は呼吸抑制や嘔吐，消化管運動抑制があり，高用量の急速投与は筋硬直を起こす可能性がある。その他の鎮痛薬としては，非ステロイド性抗炎症薬（NSAIDs）がある。これは，炎症前駆物質で，強い神経刺激物質でもあるプロスタグランジン産生を中枢と末梢両方の作用で抑制する。中等度から強度の疼痛の除去に効果的であり，オピオイドと同等の効果が得られる。副作用として，胃酸分泌抑制作用や血小板凝集，血管平滑筋の収縮・弛緩に関与しており，消化管潰瘍，血小板凝集抑制，腎機能障害がある。いずれの薬剤でも急激な血圧低下をきたすことがあり，循環動態の安定は薬剤使用上では重要な指標である。

3　外傷の種類による疼痛管理の特徴

1）胸部外傷

胸部外傷における疼痛管理の利点は，肺機能を改善させ，呼吸器合併症の頻度を低下させることができ，呼吸管理や理学療法，早期離床も可能となることにある。外傷初期診療では，とくに換気障害を伴う肋骨骨折によるフレイルチェストや肺損傷のある場合には，まず気道と呼吸の管理を行い，静脈内投与による鎮痛薬の使用が行われている。

薬剤による疼痛管理方法は，静脈内投与のほかにNSAIDsの投与や硬膜外麻酔・肋間神経ブロック法などがあり，硬膜外麻酔法が呼吸抑制や胃腸障害の頻度も少ないとして推奨されている。

胸部外傷では，損傷の病態や程度，年齢により，患者が受ける痛みの程度はさまざまであるため，痛みの部位や程度，呼吸機能・血液ガス分析，患者の基礎疾患を考慮し，鎮痛薬の投与が可能であるか否かを判断する。使用後は呼吸困難の程度や呼吸様式をアセスメントする必要がある。

2）頭部外傷

頭部外傷における疼痛管理は，脳血流や代謝を安定させ，二次性脳損傷を防ぐための治療的な意味がある。外傷により生じた一次性脳損傷による頭蓋内圧の亢進があるため，全体的な脳の低酸素と虚血を防ぐために，脳代謝を抑制する目的がある。頭部外傷では，気管挿管などの気道確保を考慮し，primary surveyにおける蘇生が行われていることが重要で，鎮痛薬投与前後の意識レベル，瞳孔所見，麻痺の有無の観察をする必要がある。「切迫するD」がある場合は，評価しにくいこともあり，鎮痛薬投与の是非を検討することも必要となる。

3）筋・骨格系

筋・骨格系の損傷は，小さな打撲や軽度の末端の骨折，長管骨骨折や骨盤骨折，切断肢など，その程度はさまざまである。外科的治療を含め，骨折部を早期に整復・固定することは，出血や静脈血栓，脂肪塞栓の発生を減らし，血管や神経損傷を免れることになる。解剖学的な損傷による疼痛が強く，鎮痛効果の発現の早い，フェンタニルを使用することが多い。薬剤効果の観察だけでなく，処置や移動する際には，事前の声かけや振動刺激で疼痛を増強させないような対応も必要である。

4 まとめ

外傷による急性疼痛の管理は，患者の身体的，精神的な苦痛を取り除き，処置がしやすくなる利点があり人道的な配慮となる。症状が緩和される一方で，呼吸抑制や血圧が下がるなど呼吸・循環動態への影響も起こりやすい。外傷初期診療にかかわる看護師は，鎮痛薬に関する知識をもち，使用時期やタイミングを逃すことなく，効果的な疼痛管理を行うことが必要である。

文献

1）日本集中治療医学会J-PADガイドライン作成委員会：集中治療室における成人重症患者に対する痛み・不穏・せん妄管理のためのガイドライン．日集中医誌 21：539-579，2014.
2）日本外傷学会・日本救急医学会監，日本外傷学会外傷初期診療ガイドライン改訂第5版編集委員会編：外傷初期診療ガイドラインJATEC™，第5版，へるす出版，東京，2016，pp. 285-287.
3）日本外傷学会監，日本外傷学会外傷専門診療ガイドライン改訂第2版編集委員会編：外傷専門診療ガイドラインJETEC，第2版，へるす出版，東京，2018，pp. 340-347.
4）井上壮一郎，他：ICUにおける痛みの治療．INTENSIVIST 6：35-41，2014.
5）鈴木武志：疼痛，興奮，譫妄に用いる薬物の薬理学．INTENSIVIST 6：21-27，2014.
6）日本救急看護学会監：外傷初期看護ガイドラインJNTEC™，第3版，へるす出版，東京，2014，pp. 230-232.
7）本田完監訳：重症患者の鎮痛と鎮静，メディカル・サイエンス・インターナショナル，東京，2000，pp. 154-170.
8）瀬戸憲正著：痛みのメカニズム．救急医学 31：497-502，2007.
9）谷口巧：鎮痛のメカニズム．救急医学 31：503-507，2007.

13. 精神症状に対する基本的処置と対応

1 一般的精神症状に対する基本的対応

外傷では，身体臓器の損傷や頭部外傷が原因で精神症状を呈することがあり，隠れている臓器障害のサインを見逃さないために，精神症状への対応と同時に，身体面のフィジカルアセスメントを怠ってはならない。

また，安全を第一に，今まで平静に振る舞っていた患者が突然暴れ出すなどといった急激な症状の変化に迅速に対応できなければならない。

患者の言葉をしっかりと聞き，双方向のコミュニケーションを心がける。言語的コミュニケーションに問題がある場合は，非言語的なコミュニケーションを活用する。常に声をかけ，わかりやすい説明をする。

不安や恐怖が強い場合は，患者に安心感と安全性を与えることを念頭に置き，スキンシップを含めたかかわりをしながら緊張を解く。

精神症状の程度が強い場合は，鎮静薬の投与などを考慮するが，外傷によって意識レベルに変化が起こる可能性が高かったり，フィジカルアセスメントが不十分な場合などでは，早急な使用を控えるケースもある。

2 精神障害をきたしている患者への基本的処置と対応

1）基本的処置

精神疾患の急性期でのゴールの1つは，症状を取り除くことであり，緊急に気を鎮めることが必要とされている。救急外来に外傷を伴って訪れる精神症状のある患者の多くは，混乱・緊張・不安・妄想・幻覚・易刺激性・自己破壊的などの症状を呈している。病院であることの理解ができない場合も多く，病院であることを印象づける必要がある。ただ，病識がなく，興奮・幻覚が強い場合など，受け入れられない場合で外傷治療上問題であれば，身体拘束もやむを得ないことがある。その際は必要性を十分説明し，引き続き不安緊張解除へのアプローチを続けていく。

それでも症状が治まらず，身体的に影響が生じる場合は薬剤による鎮静が行われる。損傷程度，バイタルサインが薬剤使用に影響がない状態であれば，ハロペリドール（セレネース®）5～10 mg，ロラゼパム（ワイパックス®）2 mgが投与されるが，フルニトラゼパム（ロヒプノール®）を希釈して静脈内投与されることもある。いずれも，薬剤投与後は薬剤の効き具合とともにバイタルサインの変化を起こす可能性が十分あることを予測して行動する必要がある。

2）自殺未遂患者への対応

自殺未遂患者には身体的ケアだけではなく，精神的ケアに関しても即時介入が必要である。図V-13-1[1)]は，自殺未遂患者への対応フローチャートである。身体的評価とともに，自殺未遂という行為に対して介入している。

自殺の危険性がある患者の判断や接遇においては，医療者側にも理性的な判断に影響が起こることはまれではない。救命に情熱を向けているにもかかわらず，自ら死を選択している患者への嫌悪感や憎悪といった否定的な感情，逆に極度の共感によって過剰に助けたいという差し迫った気持ちになるなど，医療者の心にも特別な感情が起こることがあり，このことを自覚して患者に接することが必要となる。そうでなければ，否定的な感情を向け「こんな高さから飛び降りても死なないよ！」「死ぬぐらいなら何だってできるでしょ」といった言動や，「さっきの事故の患者のケアが優先だ」といってケアを遅延させる行動などが現れてしまう。その結果，患者

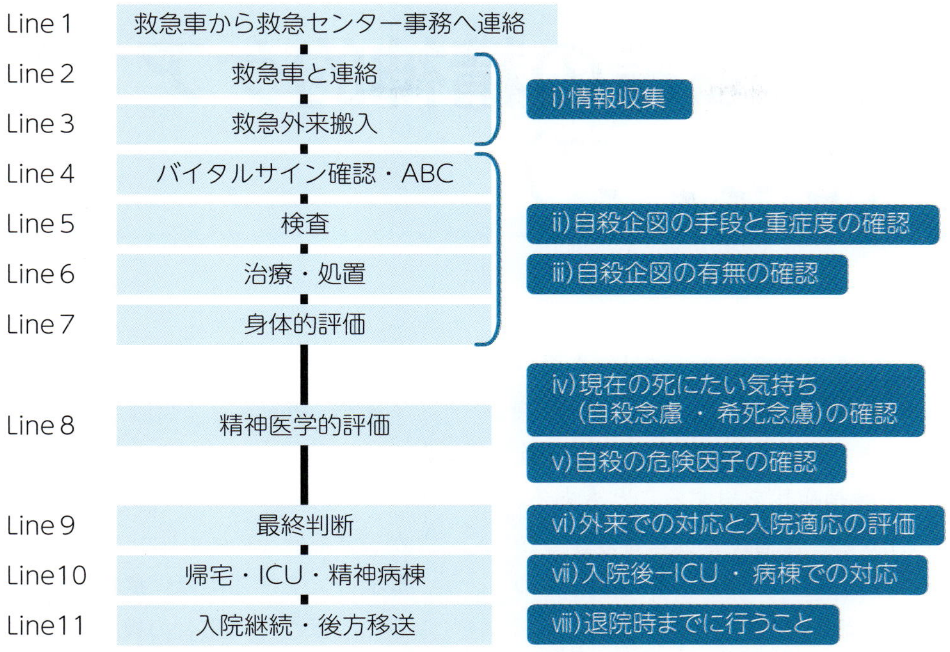

図V-13-1　**自殺未遂患者のケア；現場でのフローチャート**　〔文献1）より引用〕

に希死念慮の再燃が起こってしまうことがある。

自殺未遂患者の対応にあたっては，現実から目をそらさず，自殺についての話題から逃げないで対応する必要がある。事実に目を向け，自殺行為に向き合うことは危険なことではなく，再企図の予防につながるといわれている。具体的には以下に示す「TALK」の原則[2)]で対応する。

Tell：誠実な態度で話しかける

Ask：自殺についてはっきりと尋ねる

Listen：相手の訴えに傾聴する

Keep safe：安全を確保する

3）アルコール（飲酒），薬物乱用患者への対応姿勢

飲酒運転や薬物乱用により外傷を負った患者と接する場合，救急外来では医療費と医療スタッフの労力をかけて，反社会的な行為を起こした患者の看護にあたることへのやりきれない感情とフラストレーションにさいなまれる場合がある。この感情は，逆転移（患者に対して否定的な感情を向ける）の危険性をはらんでいる。看護師の役割は患者をケアし支えることである。管理したり，一時的な教育的立場にいることではない。外傷を負うほどの事故を起こした飲酒運転の患者などでは，これからの人生において苦難が待ち構えていることは想像できる。また，薬物依存やアルコール依存患者では，救急外来での1日，数時間でその行為の克服を成し遂げられるものではなく，小さなステップの積み重ねが必要である。そこで，看護師は救急外来だけの時間軸でとらえるのではなく，患者の時間軸を考え，これから先の長い時間をかけて患者自身が変化していく最初のステップにある支援者のような存在であればと思うことで，感情は和らぐ。いかなる状況でも，看護師は患者の支援を行う存在として救急外来にいなければならない。

文　献

1）日本臨床救急医学会：自殺未遂患者への対応：救急外来（ER）・救急科・救命救急センターのスタッフのための手引き．2009年3月，p. 3．
2）前掲書1），p. 17．
3）Oman KS，他著，川原礼子監訳：ナーシングシークレットシリーズ救急看護，エルゼビア・ジャパン，東京，2006．

14. 外傷患者の精神的ケア（心のケア）

不慮の事故や偶発的な出来事によって外傷を受けた患者は，生命の危機にさらされ，精神的にも危機状態に陥りやすい。また侵襲的な治療体験や後遺症に向き合うなかで，精神症状を呈することもある。そのため心理面に注目し，患者や家族に寄り添う精神的ケアが必要となる。ここでは外傷初期診療時の精神面のケアを中心に説明する。

1 外傷患者の特徴

1）突然の受傷で，状態の緊急性，重症度が高い

外傷患者は，交通事故や災害など突然の出来事に遭遇して受傷する。そして重篤な状態に陥りやすく，直ちに処置・治療を開始しなければならない。状態は短時間で悪化し，死の転帰をたどることがある。

2）身体の一部・四肢の喪失や損傷，機能障害を伴うことが多い

外傷は，身体の欠損や四肢の喪失などによってボディイメージの変調を伴うことがある。

3）病態の情報が乏しく，患者や家族の治療参加が困難である

救命処置が優先され，患者や家族への情報提供は後回しになりやすく，患者には詳しい情報提供や説明がないままに検査・治療が開始されてしまう。同時に自分の状態の受容ができないまま医療者に任せることになってしまうことも多く，患者・家族の治療参加が困難である。救急隊や医療従事者とは初対面で，信頼関係も成立していない。

2 外傷患者の心理

突然思いがけない出来事に遭遇し，四肢の喪失や生命の危険にさらされ，患者は心身ともに危機的な状態となる。

Tyhurst[1)]は災害時の心的危機を３つの相（Phase 1：衝撃，Phase 2：反動，Phase 3：心的外傷期）に分け定義している。これらの相は，突然の事故によって引き起こされる外傷初期診療に当てはめることができる。

危機介入をする際は，危機の局面を医療者側からみるのではなく，患者の視点で定義しなければならない。

1）Phase 1：衝撃（受傷直後から数分～数時間内に現れる）

・状況を知り冷静で落ち着いている。
・自分の感情や情動を抑えられずうろたえる。
・混乱し無反応になる。

この時期は，受傷直後であり外傷による痛みや苦痛・突然の出来事に遭遇し，精神的麻痺・先行きの不安などを呈する。

（1）痛　み

重度な意識障害がある場合を除き，発症直後から強い痛みを呈する。痛みがコントロールされないと不安や緊張が増し，意味のある会話も困難であり効果的な治療ができない。

循環動態に影響しないことが前提であるが，痛みの程度・部位を把握し，痛みをコントロールするために適切な薬剤による除痛を検討する。その際には薬剤の効果，時間などを観察する。医療者は，全身状態の管理において責任をもって治療・ケアしている姿勢を示し，患者とコミュニケーションを図る。

（2）精神的麻痺・否認

四肢の多大な喪失があることや状態が重症で生命が脅かされている場合には，外界の出来事や家族・友人にも無関心といったように思考が鈍麻し，精神的麻痺反応・否認などの防衛機制がみられる。この場合，心拍数・血圧の変化，体温の低下など身体的症状も出現することがある。

外傷初期の段階でみられる精神的麻痺反応や否認

は，自己を保護する無意識の防衛機制で不安を和らげる作用があるため，心理状態を理解し無理に取り除く必要はない。しかし，否認の対処機制が治療を妨げたり危険を招いたりする場合は，現実に直面させるために，積極的にかかわり，患者の反応に対応し，疑問には誠実に答える必要がある。また精神科医師の協力を得て，興奮がひどいときなどは，必要に応じて循環動態に注意しながら鎮静薬ハロペリドール（セレネース®），リスペリドン（リスパダール®）などの投与も必要になる。

(3) 漠然とした予後に対する不安

突然予期せぬ出来事に遭遇し，外傷を受けたことを冷静に受け止めて状況を理解した患者は，身体損傷の程度や社会生活への復帰，家族関係の喪失などについての不安を抱く。大切な人や家族には至急連絡をとり，面会の配慮を行う。職場への連絡など家族が代行できることを明確にするなど不安の軽減に努め，家族とともに不安へのケアを提供し，絆を深めることが大切である。

2）Phase 2：反動（来院から治療経過中，事故の状況などにより時間経過が変わる）

・直後の衝撃が去り，さまざまなストレスが持続する。
・徐々に自意識が戻り，起こった出来事に気づきはじめる。
・出来事について話したくなる。恐れや怒り・不安を表現したくなる。
・防御をしはじめる時期であり，介入する重要な時期である（この時期を過ぎると助けを求めることや受け入れることを拒むようになるかもしれない）。

(1) 退　行

重症な状態で治療をしている患者は，そのストレスに対処するために子ども返りをして心理的退行をきたすことがある。独断的で訴えが多く，自分でできることも他人に依存する，涙もろくすぐに泣くなど，医療者にとっては負担に感じることがある。医療者はセルフコントロールを心がけ，心理的退行をきたしている患者を自立していけるようにケアし，励ましていくことが望ましい。

(2) 怒りと敵意

患者は受傷し，回復していく段階において喪失や不安から怒りと敵意を体験する。急な発症によって日常生活が変化することを予想し，いらだちから否定的情動が現れる。また混乱した状況のなかでは，相手の態度や言動が自分の思いと反することにより心理的に拘束され，怒りの情動が活性化され，疑問や怒りの感情が表れる（猜疑心）。敵意は自己や他者に向くことがある。

このような怒りや敵意の感情は自然な心理的反応と理解し，相手の言動に巻き込まれないように心理的距離を保つようにする。一方で医療者の患者への思慮が足りないようにみえる態度や行動は，相手のイライラ感を助長させるため，距離を保つにも配慮が必要である。怒りの重要な役割として，行動へのエネルギーとなって自信を誘導し，自己を防衛する能力を高めさせることがある（昇華）ので，それを理解したうえで対応する。

(3) 不　安

不安は，自身の身体，あるいは統一性が喪失するかもしれないという脅威に対する反応である。特定の対象はなく未知のものや不確かなもの，新しい経験に先立って起こる。したがって外傷患者には，自分の命が見知らぬ人に委ねられる不安，家族や友人から分離される不安，治療するために社会生活から離脱する不安，外傷や病気により身体部分の喪失や機能障害が起こる不安など，さまざまな感情が出現する。このような感情は受傷直後から起こり，受傷機転，程度，予後などにより時間経過とともにその不安が明確になる。

機能障害や身体の一部の喪失については，時期を考慮して事実を伝え，現実に対処できるようにサポートする。患者の感情的反応を見守り，共感的・受容的態度で接することが重要である。危機モデルやストレスコーピング理論などが危機介入の参考になる。

3）Phase 3：心的外傷期（入院治療中から回復期，本来の自己の生活を再建するまで）

・初めて失ったものを直視する。
・再調整の時期。
・しばしば疲労や食欲低下，感情の揺れを経験し，悪夢の再現や出来事の夢をみる。

外傷初期診療を過ぎ回復期に入ったこの時期は，生命の危機状態を脱し，現状を認識し，障害を受容しながら本来の生活を取り戻しはじめる。患者が自ら自立を意識し行動するための支援をし，行動を見守るという，患者のペースに合わせた援助が必要となる。外傷による影響で患者は，身体を思うように動かすことができず，筋力低下を実感し，葛藤やいらだち，惨めな思いを体験する。看護師は，このような患者の心理状態を理解したうえで，支援していくことが大切である。またこの時期は，痛ましい思い（外傷を受けた体験）がフラッシュバックされ，不安や恐怖が引き起こされることがある。救急自動車のサイレンなどの外部刺激がフラッシュバックを誘発し，患者を動揺させることもある。外傷を受ける前にはみられなかった過覚醒が持続する場合もある。そのため，途中で目が覚める，イライラする，怒りっぽい，大げさにびっくりするなど心理状態が不安定である。したがって，佐々木[2]が述べているように，「患者の傷つきやすさを気に留めながら回復を見守ろうとする姿勢が重要」となる。

参考：プレホスピタルにおける救急現場での対応例

患者は事故などの外的な要因によって予期せぬ出来事に遭遇し，受傷直後は不安と恐怖のなかでパニック状態になることもある。また外傷に伴う痛みや苦痛を感じつつ，漠然とした予後への不安を抱く。

不安と緊張のなかで救出を待っている患者に対しては，身体状況を観察しながら自己紹介し，医療者であることを伝え，安全を保証する声かけを行い，安心感を与える。患者の感情的な反応に巻き込まれず，心理的距離を置き，穏やかに対応する。医師・看護師・救急救命士が連携した速やかな救助や冷静に処置を行う態度や行動は，患者や家族に安心感を与える。

また，状態の悪化を防ぐために使用される頸椎カラーやバックボードなどで身体を拘束されることによって，患者の不安や疑問が助長される。固定する際は「病院まで安全に運ぶために身体を固定させてください。ご自分で自由に身体を動かせないかもしれませんが，不都合があればそばについていますから安心してください」など声をかける。

処置を行う際は1つひとつ，どのようなことが行われるか短い言葉で声をかけ，不安を軽減するよう努める。混乱を避けるため，言葉かけは短い言葉で確実に伝え，「どうしますか」などといった患者が迷うような質問は避ける。患者が自ら話をするときには訴えに傾聴し，質問には誠実に答えることが大切である。

また，ヘリコプターや救急自動車による搬送中は，狭い空間の中での騒音や揺れ，医療機器の同期音・アラーム音などを感じ，緊張が増すこともある。搬送中は，道路状況や天候・時間などを説明し，救急救命士や医師または看護師がそばに付き添って観察していることを伝え，安全を保証し不安や緊張を軽減する。

文　献

1）Tyhurst JS：Psychological and social aspects of civilian disaster. Can Med Assoc J 76：385-393，1957.
2）佐々木吉子：重症外傷患者の回復過程におけるコントロール感の推移と看護師のケアリングに関する研究．お茶の水医誌 52：23-40，2005.
3）吉邨善孝，他：精神科救急における身体合併症への対応．精神誌 113：159-165，2011.
4）稲村博：危機介入の理論と実際．精神科MOOK 20：39-45，1998.
5）藤野智子：外傷患者の社会支援；外傷患者の特有のメンタルケア．重症患者ケア 5：439-449，2016.
6）堤邦彦：個々の身体疾患・診察場面における患者の心理・精神症状とその対応；救命・救急センター．精神治療学 19（Suppl）：259-263，2004.
7）東岡宏明：PEECコースと自殺未遂者ケア研修；日本臨床救急医学会を中心とした活動．救急医学 41：582-587，2017.
8）東一成，他：acute care psychiartry；救急科サブスペシャリティーとしての精神保健指定医．救急医学 41：533-540，2017.
9）松岡豊，他：受傷後1カ月における交通事故者の精神疾患とその予測因子に関する検討．精神誌 111：417-422，2009.
10）野口普子，他：交通事故に関する認知的評価と外傷ストレス症状に関する縦断研究．不安障害研究 4：2-9，2013.
11）吉本千鶴，他：救急患者の障害受容に関する心理変化の実態調査．大阪市大看短大紀 3：9-15，2001.
12）Caplan G著，加藤正明監，山本和郎訳：地域精神衛生の理論と実際，医学書院，東京，1968，pp. 23-65，212-223.
13）小島操子：看護における危機理論・危機介入，金芳堂，京都，2004，pp. 48-49.
14）Sheehy BS, et al：Manual of Clinical Trauma Care：The First Hour. 3rd ed, Mosby, Boston，1999，pp. 108-114.
15）堤邦彦：危機的状況における家族への援助，メンタルケアテキスト，1998.
16）American Heart Association，日本蘇生協議会監：AHA心肺蘇生と救急心血管治療のためのガイドライン2005，中山書店，東京，2006，pp. 11-12.
17）Edwards FJ：The M & M Files Morbidity and Mortality Rounds in Emergency Medicine. Hanley & Belfus,

Philadelphia, 2002, pp. 3-10.
18）高山裕喜枝：CPA患者家族の心理プロセスの分析および対応．救急医学 26：69-79, 2002.
19）Blumenfield M, 他著, 堤邦彦監訳：救急患者の精神的ケア, 医学書院MYW, 東京, 1996, pp. 1-40, 41-49, 75-126.
20）Wright B著, 若林正訳：突然の死；そのとき医療スタッフは, 医歯薬出版, 東京, 2002, pp. 2-83.
21）松井豊編：悲嘆の心理, サイエンス社, 東京, 1997.
22）Izard CE著, 荘厳舜哉監訳, 比較発達研究会訳：感情の心理学, ナカニシヤ出版, 京都, 1996, pp. 264-275.
23）坂口幸弘, 他：遺族の感情表出が精神的健康に及ぼす影響．死の臨床 25：58-63, 2002.
24）鈴木志津枝：家族がたどる心理的プロセスとニーズ．家族看護 1：35-42, 2003.
25）佐々木吉子：重症外傷患者のコントロール感を支える臨床看護実践．日クリティカルケア看会誌 1：16-20, 2006.
26）小島操子：危機理論発展の背景と危機モデル．看護研究 2：378-385, 1988.
27）佐々木吉子：重症外傷患者の急性期回復過程における全人的回復指標としてのコントロール感と看護支援（二次分析）．看護研究 39：509-520, 2006.
28）Donna C Aguilera著, 小松源助, 他訳：危機介入の理論と実際；医療・看護・福祉のために, 川島書店, 東京, 1997, pp. 19-58.
29）山勢博彰：救急患者と家族のための心のケア, Emergency Care夏季増刊, メディカ出版, 大阪, 2005, pp. 56-73, 150-161.
30）高山裕喜枝：救急医療における終末期患者家族への援助．家族看護 1：63-71, 2003.
31）Deeken A著, 柳田邦男編：突然の死とグリーフケア, 春秋社, 東京, 2005, pp. 80-85.

15. 外傷患者家族・関係者のケア（心のケア）

外傷という予想もできない事態に遭遇した家族の心理は，患者と同様に強い衝撃を受ける。突然の出来事に困惑・動揺し，起こった出来事や患者の状態を認めることが困難である。救急外来では患者の救命処置が優先されるため，家族は患者の情報が乏しく，治療参加ができない無力感を味わう[1]といわれている。また，外傷は突然の出来事であり，患者の関係者である仕事の同僚や近隣者など血族や姻族ではない者も救急自動車に同乗することがある。家族・関係者のニードを理解して医療チーム全体でケアを行っていく必要があり，家族構成を確認し，医療チーム全体で対応方法を統一しておく必要がある。

1 外傷患者家族・関係者の対応に効果的なコミュニケーションスキル

外傷初期診療に携わる看護師は，さまざまなストレスにさらされ危機状態にある家族に対し，短時間で適切な心理面のケアを行わなければならない。しかし，看護師やその他の医療従事者と患者家族との間には，コミュニケーションギャップが存在している。例えば看護師にとって患者が外傷で運ばれてくることは通常の業務としてとらえている。しかし，家族・関係者にとっては大切な子どもや親，同僚などがけがをして，病院に運び込まれたことから，元気だった姿と現状のギャップに戸惑い悲しんでいる（図V-15-1）。看護師はギャップを理解したうえで，コミュニケーションスキルを用いて，「家族・関係者」に介入して，目的を果たしていかなければならない。

現実の救急外来においては，ほかに対応しなければならない患者も複数いるため，家族対応の問題を解決する1つの方法として，短時間でも家族・関係者の気持ちに介入できるコミュニケーションスキルを活用することが効果的である（図V-15-2）。

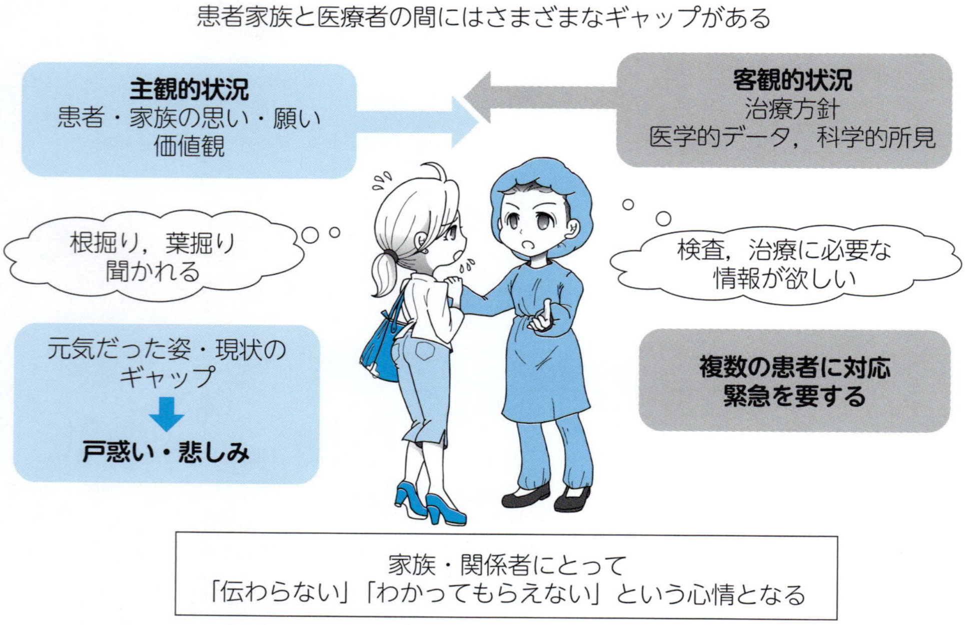

図V-15-1　コミュニケーションギャップ

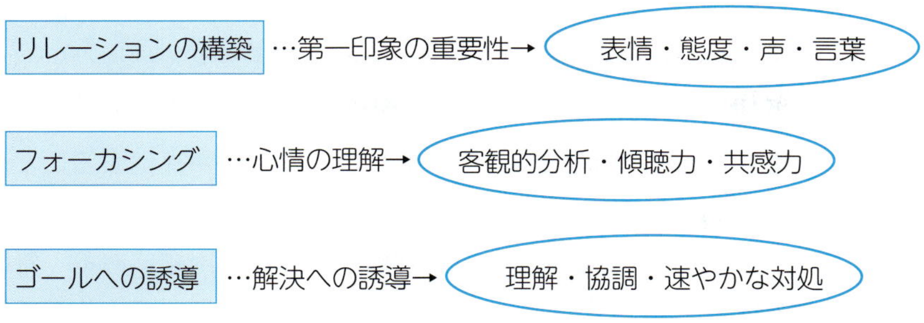

〔文献２）より引用・改変〕

図Ⅴ-15-2　**コミュニケーションスキル：基本的な対応のプロセス**

1）リレーションの構築

リレーションとは，「関係」「信頼関係」を意味する。救急外来では入院病棟と違って，関係づくりに時間をかけることができない。このため，短い時間のなかで信頼関係を得るために，「第一印象」は大切なものになる。「希望」のニードを満たすためにも「誠実さ」や「正確さ」を演出すると効果的である。これは看護師自身の態度や声の調子，言葉のあり方から示すことができる。これらは演技というより，「マナー」といえる。

2）フォーカシング

また，家族が激しい感情をもち，怒りを表出したときには「フォーカシング」が効果的である。これは，問題の「中心」や「関心の的」をとらえることをいう。そのために，いきなり客観的な解決方法を示すのではなく，相手の心情を理解した言葉を投げかけることで，相手も気持ちが落ち着き，一緒に解決方法を考えることができる。このためには，傾聴力，共感力という「聴く力」が求められる。

3）ゴールへの誘導

上記の２つのことも手順として踏まえながら，ゴールである「問題の解決方法」へと誘導することが重要である。家族の置かれている状況を理解し，協調する支持的態度を示す。そして，可能な問題は速やかに解決することがより効果的である。

4）その他のコミュニケーションスキル

さらにコミュニケーションスキルを用いることが家族の対応に有用である。その１つが，クッション言葉を活用することである。これは，命令口調を依頼口調にしたり，否定口調を肯定口調にする。例えば，「してください」という言葉を，「していただけますか」といえば，相手に思いやりを表す言葉になる。ほかにも，アイコンタクトや声の質量，相手との立ち位置，タッチングなど基本的なコミュニケーション技術も有用である。

2　外傷患者の家族・関係者へのケア

1）治療の段階ごとに情報提供を行う

家族にとって，突然起こった患者の状況はまったく予測できていないことであり，救急外来で自分の愛する人に何が行われているのかはわからない。さらに関係者に至っては家族への連絡を求められ，重要な判断を委ねられることもある。そのため常に家族・関係者の存在を視野に入れ，治療経過を段階ごとに伝える必要がある。

家族は待合室などで待機している間，現実を認識するための張り詰めた感情を体験している。また，現状に対して，自責の念を抱いたり，原因探しを行うなど自分なりの解釈がみられる。また，患者本人との隔離による不安や予後に対するものなど，不確かな状況に対する不安もみられる。そのなかで，不安というネガティブな感情だけでなく，ほかの家族を心配するなどの現実的な問題を認識したり，医療管理下へ来たという，とりあえずの安堵感を感じている場合もある。家族は時間的な経過によって少しずつ現実を直視し，落ち着くというプロセスをたどるとされている。

2）予期的悲嘆作業を促す

患者の状態が重篤な場合や生命危機にあるときは，予期的な悲嘆作業を促す。救急現場では，家族のパーソナリティや背景などの情報が不十分であることなどから，予期悲嘆への介入に困難をきたす場合もあるが，家族の心理状態をアセスメントしたうえで，積極的に取り組むことが重要である。人は，脅威が予測されたときに，先のことを悩むことができる。予期的に悩むことは後の重荷を減少させてくれるばかりでなく，自我強度を強めてくれるので，患者の状態が重篤な場合は，最悪の状態が予測できるように家族に患者の現状を説明する。家族は「ただごと」でないことを察し，「重要他者に連絡をとる」「今後のことを考える」などの心の準備ができる。

3）早期に患者と面会できるように配慮する

面会は，患者の状態を受け止めるうえでも，医療従事者が最善の治療を提供していることを知るためにも重要である。説明だけでは納得できない家族は，患者に会って確認したいという思いがあり，面会することで患者の状態を理解して現実認識へ向かう。また殺気立った重々しい救急外来において頼れる者もなく，1人緊張して待っていた家族にとっては，患者が唯一もっとも心を許せる相手であり，そばにいることでの安心感が得られる。『AHA心肺蘇生と救急心血管治療のためのガイドライン2005』[3]でも推奨されているように，家族が面会を望んでいるならば，思いを察して蘇生処置をみせ，できるだけ早期に面会できるように配慮する必要がある。

しかしながら，外傷によっては患者の外観が痛々しい状態であるため，事前に医師が十分な説明を行い，面会については考慮する必要がある。受傷によって出血している最愛の人の痛々しい姿に加えて，気管挿管，胸骨圧迫などの蘇生処置は，家族の心にトラウマとして残ることがある。状況によっては，可能な範囲で掛け物をするなどの配慮が必要である。

また死の転帰となった場合，遺族が遺体と対面する際には，一定の申し合わせのようなものが必要である[4]。まず遺族と遺体の対面の準備を行い，その遂行には医療者側の責任者を決める。そして対面時には，医師，看護師が付き添い，いつでも質問に答えられるようにする。患者の血液や吐物・便尿失禁で汚染された衣服やガーゼ・シーツ類・ごみは始末し，損傷した身体はガーゼやタオルで覆うなどの配慮をし，挿入された管類は抜去しておき，できるだけ安らかな状態で対面できるようにする[4]。

4）医療者は誠実な態度で接する

救急外来に来る多くの家族にとっては，病院そのものが初めての場所であり，トイレの場所や事務手続きの方法，今後の流れなど，わからないことばかりである。家族にはまず名札をみせ，自己紹介してから説明を行う。患者の状態に動揺し，混乱している家族に接するときには，場所の説明や事務手続きの方法など，家族がしなければならないことを具体的に説明し，情報提供することが大切である。

また動揺している家族は，医療者の説明をすぐに理解することは困難である。質問には何度でも誠実に答え，家族が理解できるまで何回も説明することも必要である。患者状態の説明においては，事実を伝え，無意味な励ましや楽観的な見通しをいわない。家族が過度に期待を抱いたり，落胆したりするからである。

5）家族のさまざまな感情を理解する

混乱している家族は，感情が変化し怒りや憤りを医療者に向けることがある。また不合理な言動を呈することもある。これらは心理的な防衛反応の1つであると理解し，批判したりせず，内面にある感情に目を向けることが大切である。家族に寄り添い，家族のペースで不安な気持ちを言語化するのを待ち，家族の辛い心情を理解する。自ら語りはじめたら，急がせず黙ってそばに寄り添い，手を差し伸べるなどのスキンシップを行い，悲しみや悔しさなど感情が表出できるようにする。

3 死の転帰となった患者家族のケア

予想もできない事態に直面し，強い衝撃を受け危機的状況に陥った家族は，現実対処に向けてさまざまな心理対応を繰り返し，能動的に自己を癒し，現実認識へとたどっている（図V-15-3）。元来人間は「適応する」という能力を備えており，そこに適切な援助のニードを見出すことによって，回復へとサポートすることができる。

病院搬送後，蘇生処置をしたにもかかわらず死の転帰となった患者家族への援助目標は，「突然起こった患者の重篤な状態の現実認識，あるいは患者が死んだという現実認識」である。対象喪失に対し，心理的防衛反応が強く長く続くと通常の悲嘆過程を歩めず，病的悲嘆に陥りやすくなる。悲しい思いや怒りを十分に表出したり，患者への思いを語ったりすることで現実認識へと移行できる。

1）救急搬送され，待機中の家族

発症時の状況を知らずに連絡を受けた家族には，

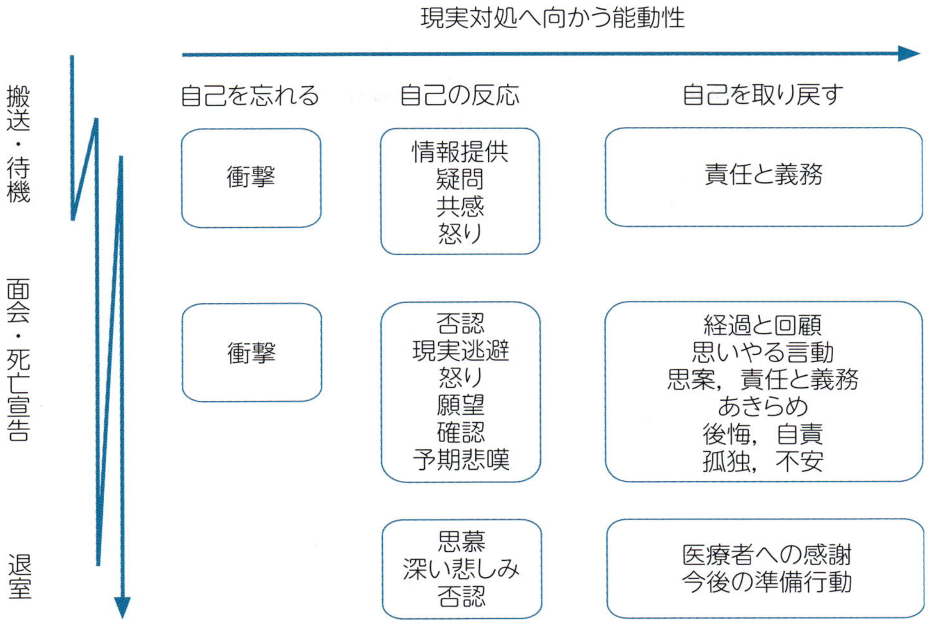

図Ⅴ-15-3　現実対処に向かう家族の心理反応　〔文献5）より引用・改変〕

情報を提供すると同時に，生命の危機状態であることを説明し，心の準備を促す。また，家族からの情報提供に対しては「貴重な情報です。ありがとうございます」など感謝の気持ちを伝える。これによって，何も患者にしてあげることができないと思っている家族が少しでも治療参加ができたと感じるようになる。

2）面会；死亡宣告時の家族

面会時にはさまざまな心理反応がみられるので，家族の言動により傾注し，適切な対応が望まれる。救急場面では死亡宣告時に家族全員が到着していない場合も多く，家族へ死亡宣告に立ち会ったほうがよい者が揃っているかを確認し，揃っていない場合には到着を待つことも考慮する。また，駆けつけた家族が，病院到着後すぐに死亡宣告を余儀なくされる場合には，泣き叫ぶ，呆然とするなどの反応を示すことも予測される。号泣する家族に対しては思い切り泣ける場所を提供し，そばに寄り添い受容的態度で接する必要もあれば，現実認識・受容への心理プロセスを促進するために，「そうですね。生きているみたいですね」「安らかで穏やかなお顔ですね」など家族の気持ちに共感し，代弁することも必要である。

また「事故って，こんなにひどいものなのですか？　これでは仕方ないですね」など，回顧したり現実を認識した言動が家族にみられたときは，再度，病状を最初から丁寧に話すことも必要となる。怒りを医療者にぶつける家族には，説明したり否定したりするのではなく，家族のやり場のない辛い気持ちを理解して接する。

患者の傍らに寄り添うなど，愛情のある行動を示す家族には「いいですよ，手を握ってください」「ここにいても処置に影響しませんから，そばにいてください」など家族の行動を支持し，尊重する。

通常，心停止状態で搬送された場合，面会・死亡宣告までの時間は，約30分である。限られた時間のなかで，その時々に表れる家族の心情を理解し，把握することが大切である。また1回の面会時間は，20～30分以内にとどめるのが望ましい。なぜならば，たとえ家族であっても辛い状況下に長くいることは心理的に酷であり，恐怖感を抱き，自責の念を強くする可能性もある。このため，解放される時間を作らなければならない。

3）自宅への見送り時の家族への対応

この時期の家族は，患者の思い出話をしたり，「辛かったね」と頭をなでながら患者に慈しみのある言葉かけをするなど，現実を認識した言動に変化する。その時点で改めて患者に起こった事実を最初から説明し，質問には誠実に答えることが大切である。

残された家族は，悲しみや混乱のなか，退院手続きや葬儀社の手配などの事務手続きや他の親族への連絡などに追われることとなる。すぐに行わなければならないことと，先の予定を順序立てて説明し，代行して行うことは，家族にとって心強いものとなる。また，外傷を受け痛々しい外観や苦しそうな表情を改善するために，エンゼルメイクの技術も必要となる。家族が現実認識でき，患者のために何かしてあげたいという思いになったときは，一緒にエンゼルメイクを行うことも１つの手段である。

突然死の患者家族は，「何もしてやれなかった」「何で死んでしまったの」などの残念な思いや後悔が残る。しかし，家族が最後に患者のために何かできたと感じたり，愛する人が大切にケアされたと思うことで「この病院に運ばれてよかった」と癒される側面がある。最期の看取りのときは，家族が中心となり，家族の思いに添えるケアを提供することが大切である。

4）検案や解剖を待つ家族

一部の監察医制度が導入されている地域では，原因不明の内因死，すべての外因死，事件性のある死亡の場合，患者の死後24時間以内に検案され，検案によっても死因が判明しない場合には解剖が義務づけられている。ようやく患者の死を認識した家族に，今度は解剖の話へと進む。「これ以上傷つけたくない」と願う家族の思いとは裏腹に，法的な処置がなされる。疲れ切った家族は適切に判断する能力も衰え，時間的制約のあるなかで，冷静に判断できないまま解剖に同意していることが多い。

近年では死因を迅速に特定するため，検視に医療用CTを導入したオートプシーイメージング（autopsy imaging；Ai）も行われているが，時に解剖は死因を明らかにし，愛する人がなぜ死んだのかを他の家族員に説明ができ，事実を受け止めるためにも重要である。わが国では死後火葬の風習があり，何年か経った後に死因について疑問をもっても事実がわからない。辛くても，解剖することには意義があることを伝え，家族が納得し解剖に同意することが望ましい。

5）検視について

変死や外因死の場合，事件性の有無および死因を明らかにするために，医師が死亡確認をした後，警察による検視が行われる。検視が必要で警察に連絡をとる場合は，死亡確認後，できるだけ早く連絡する。検視が遅れると患者を家に連れて帰るのが遅くなり，家族は不必要に病院に滞在しなければならなくなる。

警察はその職務の性質から，「１人の人間の死」という感性が先に立った考えではなく「証拠を調べる」という考え方で遺体に接する。そのため家族は，情緒的ではなく事務的な警察の対応に腹をたてたり，大切な人を粗末に扱われたことに傷つき，二重の苦しみを感じることがある。検視後に家族が面会するときは，患者の衣服や寝具を整え，安らかな状態で対面するように配慮する。また患者が最後に着ていた衣服や所持品は，家族にとって意味のあるものになるため，大切に扱い，整理して家族に渡す必要がある。

文　献

1）堤邦彦：危機的状況における家族への援助，メンタルケアテキスト，1998.
2）工藤アリサ：クレーム対応の超技術，こう書房，東京，2005，pp. 30–45.
3）American Heart Association，日本蘇生協議会監：AHA心肺蘇生と救急心血管治療のためのガイドライン2005，中山書店，東京，2006，pp. 11–12.
4）Edwards FJ：The M & M Files Morbidity and Mortality Rounds in Emergency Medicine. Hanley & Belfus，2002，pp. 3–10.
5）高山裕喜枝：CPA患者家族の心理プロセスの分析および対応．救急医学 26：69–75，2002.
6）Caplan G著，加藤正明監，山本和郎訳：地域精神衛生の理論と実際，医学書院，東京，1968，pp. 23–65, 212–223.
7）小島操子：看護における危機理論・危機介入，金芳堂，京都，2005，pp. 48–49.
8）Sheehy BS, et al：Manual of Clinical Trauma Care：The First Hour. 3rd ed, Mosby, Boston，1999，pp. 108–114.
9）Blumenfield M，他著，堤邦彦監訳：救急患者の精神的ケア，医学書院MYW，東京，1996，pp. 1–40, 41–49, 75–126.
10）Wright B著，若林正訳：突然の死；そのとき医療スタッフは，医歯薬出版，東京，2002，pp. 2–83.
11）松井豊編：悲嘆の心理，サイエンス社，東京，1998.
12）畑山俊輝編：感情の心理学パースペクティブズ，北大路書房，京都，2005，pp. 281–461.
13）坂口幸弘：遺族の感情表出が精神的健康に及ぼす影響．死の臨床 25：58–63，2002.
14）鈴木志津枝：家族がたどる心理的プロセスとニーズ．家族看護 1：35–42，2003.
15）佐々木吉子：重症外傷患者の回復過程におけるコントロール感の推移と看護師のケアリングに関する研究．お茶の水医誌 52：23–40，2005.
16）佐々木吉子：重症外傷患者のコントロール感を支える臨床看護実践．日クリティカルケア看会誌 1：16–20，2006.

17）小島操子：危機理論発展の背景と危機モデル．看護研究 21：378-385，1988.
18）佐々木吉子：重症外傷患者の急性期回復過程における全人的回復指標としてのコントロール感と看護支援（二次分析）．看護研究 39：509-520，2006.
19）Donna C Aguilera著，小松源助，他訳：危機介入の理論と実際；医療・看護・福祉のために，川島書店，東京，1997，pp. 19-58.
20）山勢博彰：救急患者と家族のための心のケア，Emergency Care夏季増刊，メディカ出版，大阪，2005，pp. 56-73, 150-161.
21）高山裕喜枝：救急医療における終末期患者家族への援助．家族看護 1：63-70，2003.
22）Deeken A著，柳田邦男編：突然の死とグリーフケア，春秋社，東京，2005，pp. 80-85.
23）鈴木和子，他：救命救急センター搬送車の家族の体験と援助．東海大健科紀 9：11-18，2003.
24）山勢博彰：クリティカル領域における家族アセスメントツール．家族看護 3：49-54，2005.
25）山勢博彰：救急・重症患者と家族のための心のケア，メディカ出版，大阪，2010，pp. 146-150.

I

II

III

IV

V

VI

A

1. 外傷初期看護学習コースの概要

1 外傷初期看護学習コースの目的と目標

外傷初期看護の能力を身につけるための学習目的，目標をあげた。学習目標を達成するためには，集合教育のコース参加だけではなく，ガイドラインでの学習とe-ラーニングを使った学習が必要とされる。

1）外傷初期看護学習コースの目的

(1) わが国の「防ぎ得た外傷死」(PTD) と脊髄損傷などの恒久的障害の予防を図るため，JATEC™やJPTECと整合性を深め，外傷初期看護の質の向上を目指し，その知識，技術を習得する。

(2) 外傷初期看護の役割を遂行し，医師や多職種との連携によって，PTDの回避ができる。

2）外傷初期看護学習コースの目標

(1) 外傷初期診療における看護の役割と責任を理解した行動がとれる。

①病院前救護を含む救急医療システムについて説明することができる。

②外傷医療チームにおける看護師の役割が説明できる。

③外傷診療上必要な法的（社会的）な知識を説明することができる。

④外傷診療における倫理的配慮について説明できる。

⑤外傷患者・家族の人権・プライバシーへの配慮ができる。

(2) 外傷初期看護における看護過程の展開ができる。

①初期診療手順について説明することができる。

②Primary survey, secondary surveyにおいて，緊急度・重症度の判断ができる。

③Primary survey, secondary surveyで得られた情報から，看護問題を抽出することができる。

④看護問題の優先度の判断ができ，看護実践につなげ，PTDの回避に貢献することができる。

(3) 外傷初期看護の実践ができる。

①外傷患者のフィジカルアセスメントができる。

②PTD回避のための，予測した準備ができる。

③外傷の蘇生の実践と介助ができる。

④脊椎保護と体位管理ができる。

(4) 外傷患者家族や関係者に対して患者家族の心理状態をアセスメントし，コミュニケーションスキルを用いてニードの充足を図り，患者のソーシャルサポートとしての機能を回復させる技術を習得する。

①外傷で緊急来院した患者家族の心理状態の原因をアセスメントできる。

②外傷患者家族への精神的援助の方法を理解する。

③コミュニケーションスキルを取り入れ，家族や関係者の対応ができる。

④家族や関係者の心理状態をアセスメントし，患者の必要な情報を収集することができる。

(5) 外傷患者のケアを統合し実践するために，提供するすべてのサービスを調整する必要があり，外傷医療チームで相談，協議，報告することができる。

①連携・協働を基盤とした医療チームを組織することができる。

②多職種と連携，協働することで，提供するすべてのサービスを調整することができる。

2 外傷初期看護の実際 (図Ⅳ-1-1)

1）受け入れ準備

外傷患者の受け入れは救急隊員（病院前救護者）からの連絡を受けるところから始まる。JPTECでは第1報としてMISTに則して連絡をすることが推奨されているため，受傷機転および損傷部位，ロード&ゴーを判断した理由，処置内容を聴取する。

連絡を受けた後は受け入れ準備に入る。準備とは処置室の環境調整や物品準備，必要な部署への連絡

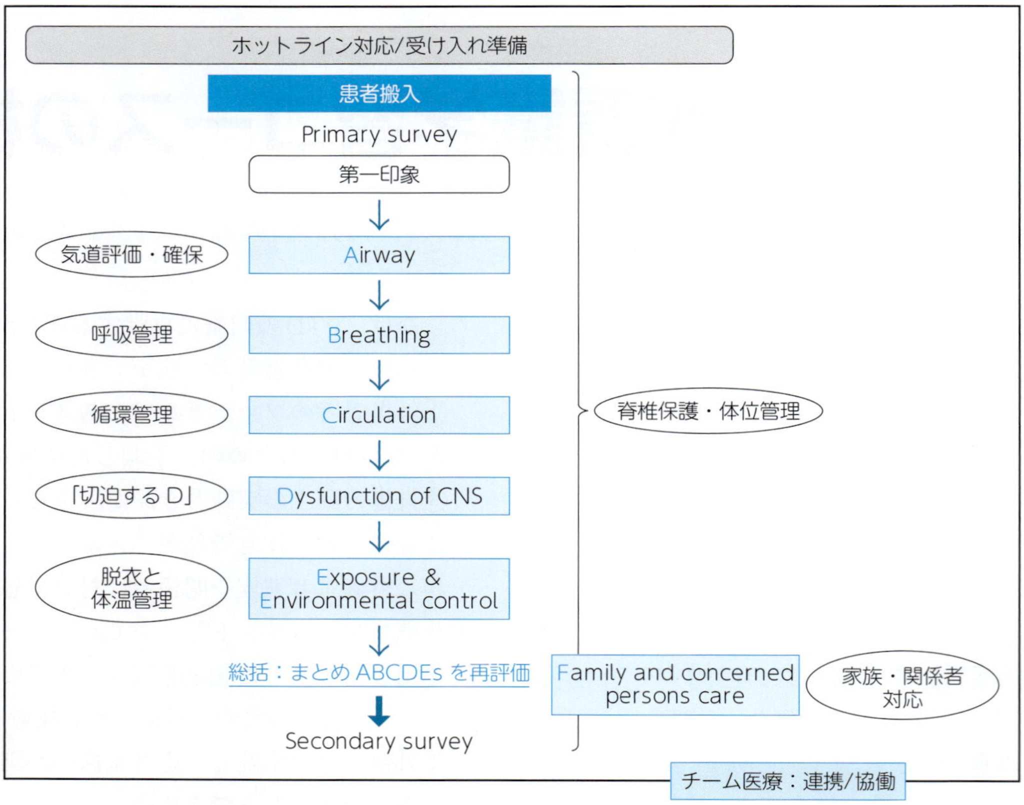

図Ⅵ-1-1 JNTEC™のアルゴリズム

調整，感染防御（スタンダードプリコーションに基づいた感染防護具の装着）などを含む。救急隊が病院を選定し連絡してから病院到着までは，短い時間であることを予想し，受け入れ準備は迅速に行わなければならない。

救急隊からの第１報の連絡の後に，第２報として，バイタルサインや同乗者の有無などより詳細な患者情報が得られる場合がある。その情報をもとに第１報で行った物品準備から，より患者の病態に即した物品準備の追加・修正・優先物品の変更，家族関係者の待機場所の確保など受け入れ準備を整えていく。

受傷から決定的な治療までに許された１時間を外傷の「golden hour（最近ではgolden periodとも）」と呼び，外傷患者の救命率を向上させるためには，外傷医療は時間との戦いといっても過言ではない。そのため日常から受け入れ態勢を整え，必要な資器材を準備しておくことが，外傷患者を受け入れる看護師の責務である。ABCDEの順に系統立てて行うと漏れがなく，迅速に準備することができる。また，救急隊の情報から，PTDの病態をアセスメントし，PTDを回避することを念頭に置いて準備することが重要である。

2）Primary surveyと蘇生

(1) 第一印象

受け入れ準備終了後は，救急車まで患者を迎えに行き，患者に接触したら直ちにABCDEの異常の有無を簡便な方法で素早く評価する。

看護師は患者の肩近くに立ち，自分の顔を患者の口・鼻の近くにもっていき，同時に患者の損傷がみられない上肢の触診を行う。例えば，「名前を教えてください！ わかりますか？」と話しかけ，AとDに異常がないかを判断する。発声があればAは開放されており，その内容が正確であればDの緊急性は低い。呼びかけと同時に前頸部・胸部に視線を向け，患者の口腔周囲に自分の耳・頬を近づけ，発声の聴取とともにBを観察する。呼吸様式は努力性で浅表性か，速いか遅いか，胸郭の上がりはどうかなどを簡便に観察し，異常を感知する。努力性で浅い呼吸がみられればBに異常があると判断する。並行して，接触とともに触れている上肢の動脈触知，末梢冷感の程度や全身の外観から大まかに活動性の出血の有無を観察する。脈が触れにくく，末梢冷感があればCに異常があると判断する。体幹も冷たければ，低体温の可能性がある。

第一印象の結果，異常を認めた場合，周りのスタッフに緊急性を伝える。この第一印象の把握は初療室到着までに行う。

初療室に到着後，バックボードごと患者を処置台に移し，アンパッケージング（ヘッドイモビライザー，体幹ベルトの除去）を行う。この際に必ず「これから処置や観察をしますので，痛いときは教えてください。できるだけ動かないでください」と，患者に治療への協力を呼びかけながら説明すると同時に，患者の不安増強の緩和を図る。アンパッケージングの基本は，頭→体幹の順に解除することである。逆に体幹→頭の順に解除すると，スネーキング現象（頭だけが固定された状態で，身体だけが動くと頸椎損傷を増悪させる現象）が起こるため絶対に行ってはならない。アンパッケージング後，酸素の切り替え・各モニター類装着を他のスタッフと一緒に迅速に行う。

（2）気道評価・確保

病院前救護において，ロード＆ゴーとなった外傷患者には，高濃度酸素を投与する。酸素マスク使用の場合は，リザーバー付きのもので10 L/分以上の流量で投与する。気道の評価では，患者に「痛いところはどこですか？ 息苦しいですか？」など声をかけ，第一印象と同様に自分の頬・耳を患者の口鼻腔周囲に近づけ，発声の有無を確認し，発声や呼吸音（見て・聞いて・感じて）が聞かれれば気道は開通しているものと判断する。

発声や呼吸音が聞かれても，ゴロゴロ音や狭窄音，嗄声，陥没呼吸がみられれば異常と判断して，気道確保を実施する。必要に応じて吸引や異物除去を行う。すべてのロード＆ゴー外傷患者は「頸椎損傷が隠れているもの」として扱うため，用手的気道確保は，頸椎保護を行いながら，下顎挙上法を行う。

器具を使用した確実な気道確保としては，原則として経口気管挿管が行われる。気管挿管の適応を表Ⅵ-1-1に示す。この際，頭部保持は「足側」から行う必要がある。また，経口気管挿管が困難な場合など緊急時の外科的気道確保法としては輪状甲状靱帯切開（さらに緊急を要する場合には輪状甲状靱帯穿刺）が行われるため，準備しておく必要がある。このときの頭部保持は「頭側」から行うため，看護師，医師と声をかけ合いながら，連携し迅速かつ，円滑に対応しなければならない。

表Ⅵ-1-1　気管挿管の適応

・気道閉塞や無呼吸
・瀕死の呼吸状態
・血液や吐物による誤嚥
・頸部（気道）の血腫
・口咽頭損傷
・顔面外傷
・低酸素状態
・人工呼吸の適応
・重症出血性ショック
・「切迫するD」

（3）呼吸管理

呼吸の観察は視診・聴診・触診・打診が基本である。フィジカルイグザミネーションにのっとり，五感を働かせて観察する。頸部から胸郭の動きと損傷の有無を視診する。頸部の観察の際には，一時的に頸椎カラーを解除するため，スタッフに用手的に正中中間位（p. 205参照）を保持（頭部保持）してもらい，頸椎カラーを解除する。頸部の観察は，呼吸補助筋の使用，頸静脈怒張，気管偏位，皮下気腫の観察を行う。

胸部観察の基本は「見て・聞いて・触って・叩いて」である。これは，患者に侵襲が少ない観察順番となっている。例えば肋骨骨折の疑われる患者に聴診よりも先に触診を行った場合，患者は苦痛と悲鳴をあげ，その後の聴診が正しく観察できなくなってしまうためである。視診は，外表の創傷，胸郭運動の左右差，呼吸回数，聴診は前胸部・側胸部の4点を迅速に評価する。触診では，明らかな損傷がない健側の胸郭のほうから上部→下部と4カ所で行い，皮下気腫，胸郭動揺，轢音を観察し，打診は大まかに聴診と同じ周辺部位で行い，鼓音・濁音の有無を観察する。

呼吸管理については，致死的胸部外傷の病態を探るために頸部，胸部の観察を行い，その病態をアセスメントし，蘇生処置として胸腔ドレーン，気管挿管の必要性を判断し準備，介助を行っていく。

（4）循環管理

外傷に伴うショックの多くは出血性ショックであり，残りの非出血性ショックには心タンポナーデや緊張性気胸などの閉塞性ショック，脊髄損傷・重症頭部外傷による神経原性ショックがある。循環管理の観察は，皮膚所見として顔面蒼白，四肢末梢の冷感・湿潤の有無，また，チアノーゼの観察も行う。脈の観察として，一般的に橈骨動脈は収縮期血圧80 mmHg以上，大腿動脈は60～70 mmHg以上で触知できるとされている。そのため，脈が触れない場合は重症のショックである。次いで，脈が弱いか強いか，速いか遅いか，整か不整かをみる。そのほかに，呼吸促迫，毛細血管再充満時間（CRT），意識レベルの観察も必要である。体表面の活動性の出血や圧迫止血の有無も同時に確認する。心電図モニターや血圧測定が終了していれば，迅速にその値を把握し，ショック状態があればすぐに医師に報告する。ショック状態と判断した場合は，圧迫止血による外出血のコントロール，輸液路確保と初期輸液療法，FASTと胸部・骨盤X線を組み合わせた出血源の検索が行われる。輸液路確保，超音波検査の準備を行い，X線撮影のための連絡調整を行う。

看護師は医師の指示のもと，2本以上の太い（18 G以上が理想的）輸液路の確保と採血を行い，初期輸液療法として加温（39℃）した乳酸・酢酸リンゲル液の急速投与（成人1～2L，小児は20ml/kg×3回まで）を行う。初期輸液療法は，1～2Lを評価の目安と考え，継続的にショックの遷延の状態（末梢冷感，皮膚湿潤，顔色不良，呼吸促迫などのショック症状，および脈拍，血圧）の観察を行い，循環の安定化を評価する。不安定な場合はショック状態を離脱させるための止血（手術や血管内治療）を行わなければならない。また，迅速に，気管挿管・輸血の準備を行う必要がある。

（5）意識「切迫するD」

A・B・Cが安定した後は，「切迫するD」の判断を行う。「切迫するD」の判断において，必ず観察すべき神経学的所見は意識レベル（GCS），瞳孔径・対光反射の有無の観察，片麻痺である。また，脊髄損傷患者では四肢麻痺を起こしていることがあるので，顔面の三叉神経反応で観察する。

GCS合計点が8以下（JCS 30以上）の場合，GCS合計点2以上の急激な低下を示した場合，瞳孔不同やクッシング現象から脳ヘルニアが疑われる場合は生命を脅かす重症頭部外傷が疑われるとされ，これらを「切迫するD」と呼んでいる。

ABCが安定していればsecondary surveyの最初に頭部CTを行うため，迅速に対応できるよう連絡調整を行う。また，「切迫するD」と判断された患者は，突然，呼吸状態が悪化する可能性があるため気管挿管の準備を行う必要がある。自施設の脳神経外科医が対応困難であれば転送も考慮する。

（6）体温管理

外傷患者には衣服の下に重大な損傷が隠されていることがあるため，primary surveyに見落としがないよう衣類の裁断を行い，全身の体表面を観察する。脱衣，そして，輸液，ショックに伴う熱産生の低下により，体温は容易に低下する。体温測定方法は鼓膜温（深部体温）が第一選択である。腋窩温は外気温の影響を受けやすいため，外傷患者には推奨されない。蘇生の必要がある場合，直腸温や膀胱温のモニターを早期に開始する。

低体温は線溶系の凝固機能を低下させ出血傾向を助長し，代謝性アシドーシスなどを悪化させて生命の危機的状態を増悪させるため，低体温があれば積極的な加温に努める。保温の方法にはブランケットなどがあり，体表加温として，温水ブランケット，温熱空気ブランケット，室温コントロールがある。また，深部加温には，加温輸液・輸血，胃・膀胱の加温洗浄などがある。熱の喪失は体表面からの喪失がほとんどであるため，衣服が濡れている場合は脱衣，血液や体液・消毒薬などで濡れている場合は，清拭を行い乾燥させることも保温効果として重要である。

衣服の裁断を行う場合は，患者もしくは家族に必要性を十分説明し，個人所有物を裁断することへの了解とプライバシーの保護に細心の注意を払う。裁断した衣服や所持品の管理は厳密に行う。外傷初期診療の現場で衣服や所持品を紛失してしまうと，後日トラブルのもととなりやすいため，適切に記録をしておく。

3）脊椎保護・体位管理

高リスク受傷機転において，脊椎，脊髄損傷は隠されていることが多いため，すべての外傷患者に存在するものとして脊椎保護を行う必要がある。また，頸椎・頸髄損傷の1/4が病院前における不十分な頸椎保護に起因するとの報告があるため，病院内でも潜在的に頸椎・頸髄損傷があることを認識しておかなければならない。

脊椎保護，体位管理として注意すべき点は，救急隊到着時には頸椎保護を含め，全身固定が正確にされているかの確認，アンパッケージング，頸部の観察時・気管挿管・外科的気道確保時の頭部の正中中間位での固定，ログロール，フラットリフトを確実に行うことである。また，脊椎・脊髄損傷の観察として，神経原性ショック，後頸部の圧痛，四肢麻痺，感覚障害の観察は重要であるため，継続的に観察する必要がある。

4）家族・関係者対応

外傷患者は緊急搬送され病院に到着し，緊急入院の経過を短時間で体験する。その家族は急な知らせで，曖昧な情報しかもっておらず，元気だった姿と現状の姿との落差が大きいなど，出来事が突然で心の準備がないまま病院に駆けつける現状があり，患者の突然の出来事，救急処置，緊急入院など予想もできない事態に直面し，危機的状況に陥った家族は，困惑，動揺，不安，怒りなど現実対処に向けて情緒的反応を示す。そのような家族の心理状態をアセスメントし，情緒的反応に介入することで，アドボケーターとしての役割を遂行し，不安，動揺，興奮を早期に解消する必要がある。

5）チーム医療

外傷初期診療においては，医師がリーダーとなり，PTDの回避に向けて，チーム医療が展開される。医師がリーダーになる場合，指示に従って各々が仕事をする階層構造（ヒエラルキー）になりやすいといわれている。その結果，メンバー間での十分な議論や意見交換，情報の共有化ができない，またチームとしての目標を共有できないため，医療の質が問われ，そして安全性の担保ができない状況となる。このような状況では，チームの連携や協働の機能はまったく果たせない。

連携・協働を基盤としたチーム医療は，さまざまな場面において，常に医師がリーダーとなって展開するのは限界がある。しかし，外傷初期診療において，医師がリーダーとなることは当然である。そのなかで，医師対患者ではなく，医師，看護師，患者とともにコアチームを作り，その周りを救急隊，診療放射線技師，臨床検査技師，手術室・ICU看護師の役割をもつスタッフが囲み，協力，支援体制を構築する。そうすることで，看護師は自己の役割に徹しながら，他職種とのパイプ役として，メンバー間の連携を図り，情報を共有化することで，患者の問題点に応じたチーム医療が可能となる。

表Ⅵ-1-2 JNTEC™プロバイダーコースカリキュラムの概略

受付・オリエンテーション
スキルステーション（4人1組，8グループ） 受け入れ準備・第一印象 致死的胸部外傷 ショック 蘇生処置 切迫するD 脊椎保護・体位管理 家族・関係者対応 チーム医療
Primary survey
シナリオステーション1
シナリオステーション2
筆記試験・実技試験
質疑応答
修了式

参考：JNTEC™プロバイダーコースのプログラム（表Ⅵ-1-2）

コースの開催期間は1.5日とした。これは多忙な看護師の日常業務状況を考慮し，より多くの看護師が参加できるように設定した。

各ステーションの教育内容は各章を参照していただきたい。各ステーションの教育内容は外傷初期看護に必要なスキルを習得できるよう設計した。しかし，この教育内容がすべてではなく，これはあくまでも最低限必要なガイドライン（指針）であることを念頭に置いていただきたい。

JNTEC™は「外傷初期看護」の指針の第一歩として，今後さらなるPTDの撲滅・回避と外傷患者のQOL向上に貢献できるものと確信している。

文献

1）日本外傷学会・日本救急医学会監，日本外傷学会外傷初期診療ガイドライン改訂第5版編集委員会編：外傷初期診療ガイドラインJATEC™，第5版，へるす出版，東京，2016.
2）高橋章子，他：救急看護師に期待される役割と能力に関する研究その1．日救急看会誌 16：6-12，2005.

2. 外傷初期看護学習内容の解説

1 受け入れ準備・第一印象

外傷患者の初期診療を迅速かつ万全，円滑に進めるためには，MISTを用いた情報収集から病態と行われると思われる治療や処置を推測し，環境・人員・物品を有効活用できるように準備を整える必要がある。受け入れ準備の不備は，限られた診療時間の延長をきたし，患者の蘇生に影響を及ぼす可能性を含んでいる。そのため，外傷初期看護を実践する看護師は，受け入れ準備と第一印象を把握，共有するために必要な知識とスキルを習得する必要がある。

1）学習目的

MISTを含む病院前情報から推測する外傷患者の受け入れ準備を迅速かつ万全に行い，第一印象の把握を共有するためのスキルを習得する。

2）学習目標

(1) MISTを含む病院前情報から必要な情報を収集し，情報伝達できる。

(2) 病態アセスメントからABCDEアプローチにのっとった物品準備および関連部門の調整ができる。

(3) 第一印象を把握し，共有するための伝達ができる。

3）学習内容

(1) MISTを含む病院前情報から必要な情報を収集し，情報伝達できる

①MISTを含む病院前情報の収集と伝達

外傷患者の搬送依頼は，受傷機転による緊急度と重症度に応じてホットラインを経る場合や救急隊から救急外来へ直接入る場合もあるなど，施設背景によって異なる。また，外傷患者情報の起点も，医師が情報を受けて看護師に伝達する場合もあれば，看護師が情報を受けて医師に伝達することも少なくない。いかなる伝達経路においても，短時間で必要な情報を正確に収集し，伝達することが重要となる。

表Ⅵ-3-1　MISTによる患者情報の収集と伝達

MIST	
M：受傷機転（Mechanism）	
I：生命を脅かす損傷（Injury）	
S：意識・呼吸・循環の状態（Sign）	
T：行った処置と病院到着予定時刻など（Treatment）	
年齢・性別・到着予定時間	
年齢/性別	→20代/男性
M（受傷機転）	→バイク対乗用車の接触事故のバイク側，10m跳ね飛ばされた
I（受傷部位）	→左胸部に打撲痕，左下肢に活動性の出血
S（サイン）	→意識清明，脈は速くて微弱，ショック状態
T（病院前処置）	→酸素10L投与，左下肢圧迫止血，全身固定
到着予定	→15分で到着予定

外傷患者の病院前情報の収集と伝達手段は，主にMIST（表Ⅵ-3-1）を用いて行われ，そのほか，年齢・性別・到着予定時間を確認することも，準備をするうえで重要である。その情報をもとに看護師は受け入れ準備にとりかかる。看護スタッフや外傷診療に携わる医療者に患者情報を伝達するときは，MISTを活用することで簡潔明瞭な伝達が可能となる。また，正確な情報収集と伝達を行うためには「メモをとる」ことが大切である。

(2) 病態アセスメントからABCDEアプローチにのっとった物品準備および関連部門の調整ができる

①病　態

MISTを含む病院前情報から患者がどのような病態にあるのかを推測する。受傷部位によって，推測される病態は異なり，複数の病態が考えられる場合もある。致死的胸部外傷，出血性ショック，呼吸不全，意識障害など，処置を行うまでに時間的猶予がない病態に対する準備を整えておく必要がある。また，救急隊からの第２報や搬送時間によっては，病

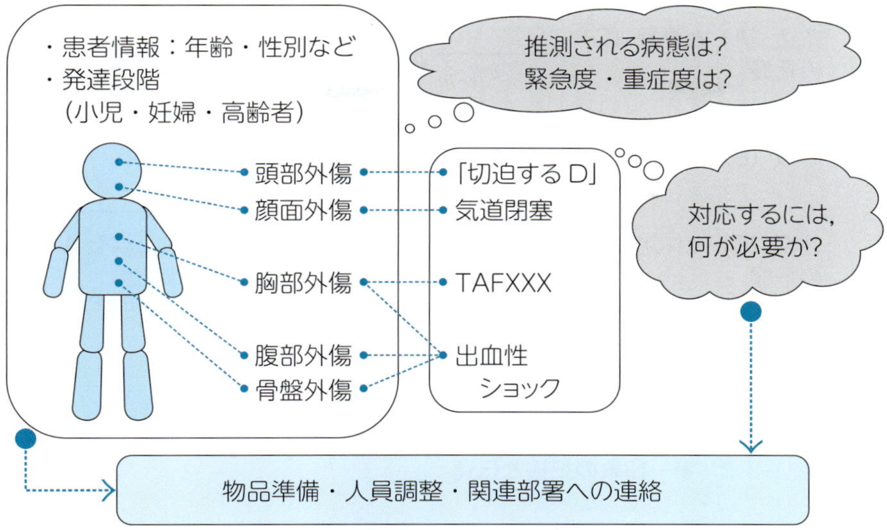

図Ⅵ-3-1　**MISTからの推測と環境・人員・物品の調整**

状悪化の可能性も念頭に置き，準備に加味していく必要がある。

また，患者情報とともに家族・関係者の情報も得られる場合がある。家族・関係者に対しても迅速に対応ができるよう待機場所の確保や，看護師の配置なども搬送前に確認しておく必要がある。

②緊急度と重症度

MISTを含む病院前情報をもとに，患者は蘇生処置が必要な緊急度の高い状態であるのか，集中治療や手術など高度治療を必要とする重症度の高い状態であるのかを推測する。緊急度を考慮した準備や調整として，蘇生処置に必要な物品を万全に整えておくことのほか，外傷患者に対応する医療チームの人員調整があげられる。施設の診療状況によって対応可能な人員の多少はあると思われるが，外傷初期診療時に最大限のマンパワーを導入し，行われる治療，処置への対応を可能とする適切な人員数を判断し，調整する。また，蘇生処置後の集中治療や緊急手術，緊急検査，画像撮影などを迅速，円滑に行うため，関連部署や専門診療科，検査，放射線などの他部門へ事前の連絡調整を行う必要がある。

③発達段階（小児・高齢者・妊婦）

患者の年齢，性別などの情報から，発達段階による解剖学的・生理学的特徴に応じた機器，器材の準備が必要である。患者の体格，体型に対応するサイズを選択できるよう準備しておく必要がある。また，妊婦に対する準備として，妊娠週数による身体的特徴や胎児への影響を考慮した対応が必要となるため，産婦人科医や小児科医などへ事前連絡し，専門的治療を円滑に行えるよう調整を必要とする。

④系統立てた物品準備

病院前情報から患者の病態，治療のために行われる処置，看護ケアを推測し，受け入れる環境，必要となる人員や他部門への連絡，必要物品を調整する。迅速かつ万全な診療を行うために，以下の項目を考慮して準備に反映させる（図Ⅵ-3-1）。

蘇生処置が必要な状況での不足物品は，診療時間の延長を招き，患者の生命維持に影響を与える。一方で過剰物品は，診療を煩雑にし，妨げや混乱を招く。物品準備のポイントは，目についた物や思いついた物から準備するのではなく，感染防御，気道，呼吸，循環，意識，体温というように，外傷患者の診療過程（ABCDEアプローチ）に沿って系統立てて準備することによって，漏れなく必要な物品の準備が可能となる。また，MISTを含む病院前情報から推測された病態の治療，処置に必要になると思われる物品をABCDEアプローチの準備に追加していくことで，患者の個別性と診療過程に即した物品準備となる。

（3）第一印象を把握し，共有するための伝達ができる

第一印象とはA～Eの異常を把握し，外傷診療にかかわるスタッフすべてが「詳細なABCDEアプローチと蘇生」を急ぐ必要性があることをチームで認識し，共有する最初の評価である。

患者が医療機関に到着したときには救急自動車ま

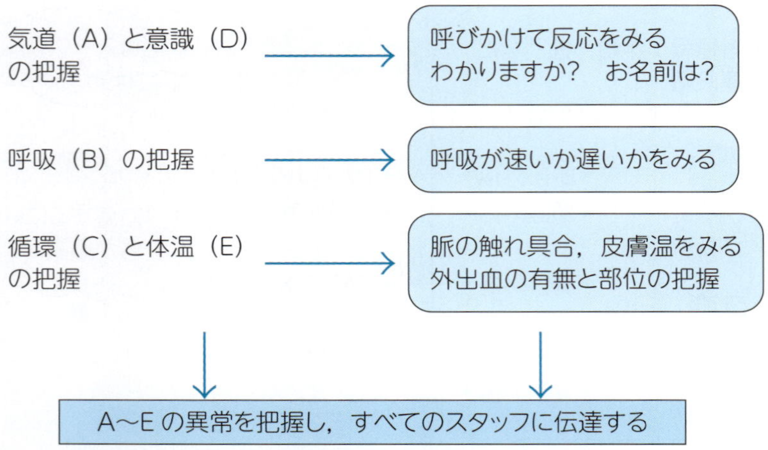
気道（A）と意識（D）の把握
呼びかけて反応をみる
わかりますか？　お名前は？
呼吸（B）の把握
呼吸が速いか遅いかをみる
循環（C）と体温（E）の把握
脈の触れ具合，皮膚温をみる
外出血の有無と部位の把握
A～E の異常を把握し，すべてのスタッフに伝達する

図Ⅵ-3-2　**第一印象の把握と伝達**

で迎えに行き，患者の第一印象を把握する。患者が救急自動車から降りてきた際に声をかけ，初療室に搬送するまでの間に簡便な方法でＡ～Ｅまでの評価を15秒以内で行う。

気道と意識の把握では，患者の鼻と口元に耳を近づけ，「わかりますか？　お名前は？」などのように呼びかけて反応をみる。患者が「はい，わかります。〇〇です」と明確に発声できる場合には，気道は開放されていて，意識もあると判断できる。呼吸の把握は，胸部の動きを見て，呼吸が速いか遅いかを判断する。浅表性の努力様の呼吸をしているようであれば，異常と判断する。循環と体温の把握では，脈の触れ具合や皮膚を触れて判断する。末梢が冷たく蒼白で，脈拍が微弱な場合では循環に異常があると判断する。全身を一見して，外出血の有無と部位を確認する。

把握した第一印象を「Ｂ・Ｃに異常があります」というように言語化して評価し，初療室へ入室する際にチームスタッフに伝達する（図Ⅵ-3-2）。

4）学習方法

（1）デモンストレーションによる解説

情報収集から情報共有，病態アセスメント，環境・人員・物品の準備，患者搬入時の第一印象について，デモンストレーションしながら解説し，学習内容について理解する。

（2）事例による演習

デモンストレーションで理解した内容を，事例を通して演習を行い，情報共有し，病態のアセスメントを考えたうえで，環境・人員・物品の準備を行うことができ，また第一印象で迅速な評価を行い，緊急度，重症度の予測ができることを目指す。

2　致死的胸部外傷

外傷初期診療の原則は，生命にかかわることを最優先に，生理学的徴候の異常を把握し，確定診断に固執せず，不必要な侵襲を加えないことである。外傷患者に携わる看護師は，患者の生命擁護者であり，それら診療の原則を踏まえ，確実な観察と評価，予測性を踏まえた診療のサポートを行う必要がある。緊急性が高い場合においても，迅速かつ確実な活動が求められる。

生理学的徴候の異常を把握するには，酸素の流れに従って観察と評価を実施するのが理論的であり，後述する蘇生においても，簡便かつ確実な処置は気道と呼吸である。したがって，致死的胸部外傷に特有の病態を理解し，Ａ（気道）→呼吸（Ｂ）→…と順番に観察することが，致死的な病態を見逃さない観察技法であり，もっとも効率的である。

1）学習目的

外傷患者の致死的胸部外傷に伴う生命危機を把握し，回避するため，迅速かつ正確な観察技法を習得し，気道・呼吸の評価と致死的な病態を認識する能力を習得する。

2）学習目標

（1）　Primary survey における気道と呼吸（頸部・胸部）の観察を正確な手技で行うことができる。

（2）　外傷患者に対し正確な観察技法を用いて評価を行い，致死的胸部外傷であることを認

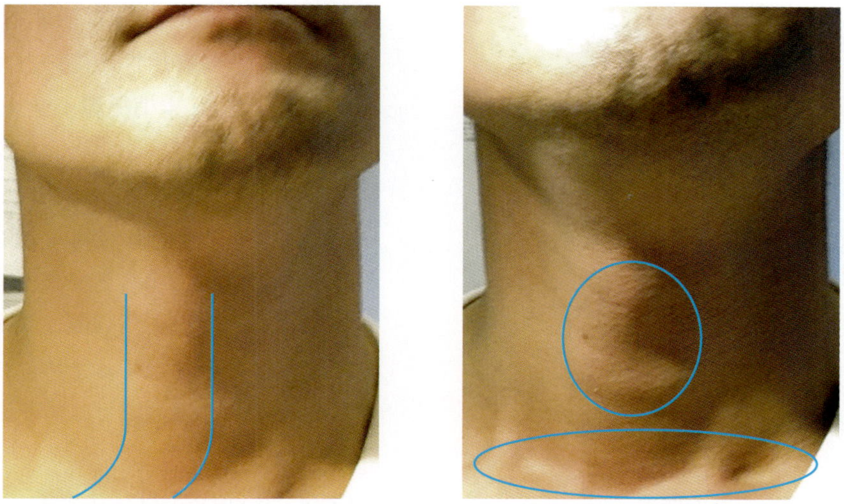

a　　　　　　　　　　　　　　　　　　　　　　　　b

図Ⅵ-3-3　**気管牽引と陥没呼吸**

a：気管牽引の状態（左側へ牽引されている），b：陥没呼吸の状態（吸気時に陥没している）

識することができる。

3）学習内容

(1) Primary surveyにおける気道と呼吸（頸部・胸部）の観察を正確な手技で行うことができる

外傷患者において，気道確保はもっとも優先順位が高い。MISTで得た情報でAの異常がある，もしくは頸部より上の外傷，意識状態が悪い場合は，直ちに何らかの気道確保が必要な状態（気道緊急）になり得ることを考えておかなければならない。したがって，第一印象でAの異常が認められた場合，素早く処置室のベッドに移すのではなく，移動する前に吸引が必要か？ といったように，優先順位が高いことを認識しておく必要がある。

処置室に入ってくるタイミングと同時に，スタッフに対して「第一印象はどうでしたか？」などと声をかけ，緊急度の高い状態であるか否かを確認する。処置室のベッドに移ったら，直ちに「病院に着きました。わかりますか？」と声をかけ，同時に気道緊急の有無（p. 152参照）を評価する。この時点で気道緊急があった場合，外科的気道確保などを考慮する。何らかの返答や言語を発していることを確認できれば気道は開通され，ある程度の換気ができる指標となる。したがって，客観的評価である「見て，聞いて，感じて」が不要となり，次の呼吸の観察に進む。

一方，喘鳴や唸り声といった音（発声）のみでは明確に気道が開通されているとはいい難い状態のため，「言語を発していること」を確認する。またロード＆ゴー事例では全例で10 L/分以上の高濃度酸素投与が行われるため，口元はマスクで覆われ，聞き取りにくい場合もある。客観的評価法を行う際，酸素マスクが明確な評価を困難にすると判断した場合には，酸素マスクを少しずらし，観察しやすい状態にすることも必要である。シーソー呼吸や気管牽引，陥没呼吸（図Ⅵ-3-3）は上気道閉塞の所見である。このような所見がなくても，顔面・口腔に創傷，腫脹，熱傷，異物または出血などを認める場合，血液やその他の分泌物などによる口腔内の異常音，喘鳴，嗄声を認める場合，空気の正常な出入りが感じられない場合などでは，気道閉塞の可能性がある。

呼吸の観察では，観察項目に漏れがないよう「頸部→胸部」と観察を進め，フィジカルイグザミネーション（身体診察技法）にのっとり，かつ五感を働かせて観察する。

頸部の観察では，視診→触診の順番で実施する。この際，一時的に頸椎カラーを解除するため，患者に頭を動かさないよう伝え，救急隊に頭部保持を依頼する。頸部では胸鎖乳突筋など呼吸補助筋使用（図Ⅵ-3-4）の有無を観察する。また循環の間接所見として，頸静脈怒張の有無も観察する。触診では閉塞性ショックで生じる症状を観察する。気管偏位は閉塞性ショックの末期症状であることから，気管軟骨の体幹に近い根元までしっかりと触診を行う。また皮下気腫の有無では，鎖骨周辺に生じることが多

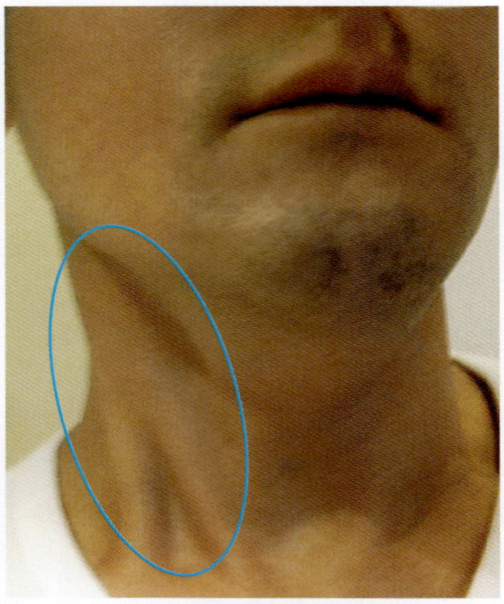

図Ⅵ-3-4 **胸鎖乳突筋の使用**
努力呼吸で胸鎖乳突筋を使用している状態

いため，首全体から鎖骨，肩にかけて手掌で覆うようにして観察する。喉頭から頸部の観察が終了したら，頸椎カラーを装着する。施設によっては，救急隊に頸椎カラーを返却するため，このときに自施設のものに交換する。なお，何らかの理由で患者が安静を保てない場合，頸椎カラーを外さず，観察できる範囲で進めていく。胸部の観察は，「見て，聞いて，触って，叩いて」の順番で実施する。

①視　診

呼吸回数，呼吸様式，胸郭運動，胸壁動揺，開放創や打撲痕，SpO_2を観察する。

呼吸数の確認は，心電図モニターの誘導によっては体動を呼吸回数と誤ってカウントするため，表示されている数値を確認するのではなく「○秒に1回」もしくは「6秒で○回×10」と，実測することを推奨している。また，手を胸壁に当てて感じとるのもよい。

呼吸様式は，シーソー呼吸や腹式呼吸など異常な呼吸様式を観察できる位置であれば，頭側・尾側どちらから覗き込んでも問題はない。胸郭運動の左右差も同様である。胸郭動揺などの局所の運動異常や打撲痕を見逃さないよう，しっかりと側胸部も観察する。

穿通創があれば病院前救護で三辺テーピングが実施されていることがある。その場合，吸気時にテーピングが張りつき（sucking chest wound），呼気時にブクブクと血液が流れ出ているかなど，空気の出入りを観察する。SpO_2は酸素化能のモニターとして簡便で，かつ有用性が高いため，意識をもって観察する。ただし，末梢循環不全や低体温（30℃以下）では脈波を検出できない場合があることや重症貧血（Hb 5 g/dl）では信頼性が低く，火災によってCO中毒が疑われる場合には真の値を示さない場合があるので注意が必要である。また，換気能を評価するものではないため，高二酸化炭素血症に伴う呼吸性アシドーシスを評価するためには，呼気二酸化炭素モニターもしくは血液ガス分析が必要となる。

②聴　診

Primary surveyは，生命維持の仕組みが破綻しているか否かを認識し，時間軸を重視した診療と看護が行われる。先に述べたように確定診断に固執せず，肺胞音の有無と左右差を観察していくため，4点聴診法で行い，損傷のない側から前胸部の左右，側胸部の左右を交互に聴診する（胸部聴診における身体診察は「ハシゴ式」を推奨しているが，primary surveyでは合理的ではない。また，音の記憶自体は聞き取った後，1秒以内で消えるといわれており，思い出して比較する時間的猶予もないことが，4点聴診法を勧める理由である）。

具体的な聴診部位は，左右の第4肋間鎖骨中線内側（乳頭の近く）で気管支肺胞音，左右の第6肋間中腋窩線である。断続性副雑音の有無は評価対象ではないため，減弱と左右差に注意して観察を行う。

③触　診

損傷のない側から，上部→下部と包み込むような形で愛護的に押して，皮下気腫・動揺・轢音・圧痛の有無を観察する。触診は侵襲が高い観察方法であるため，病院前救護において，すでに疼痛を認めている場合や，半周固定処置が実施されている場合は，事例に応じて実施を検討する。

④打　診

具体的な打診部位と聴取できる異常音は，左右の第4肋間鎖骨中線内側（乳頭の近く）で鼓音，左右の第6肋間中腋窩線で濁音である。技法は間接打診法である指指打診法を用いて実施する。当てがう手の第3指（被打診指）を肋間に沿わせ，できるだけ皮膚に密着させる。反対側の第3指を打診指とし，できるだけ直角に曲げ，スナップをきかせて垂直に軽く叩打する。叩いたあとはすぐに離す。

(2) 外傷患者に対し正確な観察技法を用いて評価を行い，致死的胸部外傷であることを認識することができる

今まで紹介した身体診察技法は，致死的胸部外傷で起こりやすい症状を素早く見抜くための方法である。したがって，得られた情報から致死的胸部外傷であるか否かを判断することが求められる。さらに緊急度の高い病態であるという認識をもつため，処置室内にいるスタッフへの情報共有や，必要な緊急処置の準備，さらには医師への報告までが求められる。

4) 学習方法

臨床現場において，気道と呼吸の観察と処置は同時進行で行われるべきものであるが，本コースでは「気道」・「呼吸（頸部・胸部）」に分けて実施する。また，観察は「患者の右側に立って実施」することを推奨している。理由は，頸静脈が観察しやすいこと，診察者の多くの利き手が右側であり，左側では患者の表情が観察しづらくなる，などである。

(1) Primary surveyにおける気道と呼吸（頸部・胸部）の観察を正確な手技で行うことができる

目的と目標を確認（3分程度）した後，受講生は2体のシミュレーターにそれぞれ分かれ実践していく。具体的には観察手順が書かれたラミネートをみながら進め，視診における姿勢や正しい聴診部位の確認，正確な打診手技を習得していく。使用する高性能シミュレーターは，胸郭可動性があり肺胞音も表現できるため，シミュレーターから情報をとっていく。

(2) 外傷患者に対し正確な観察技法を用いて評価を行い，致死的胸部外傷であることを認識することができる

観察手技を学習後，引き続き同じシミュレーターを使って実施する。MISTに沿った想定が付与された後，模擬患者の観察と評価を実施する。異常症状（頻呼吸等）などは可能なかぎりシミュレーターから聴取するが，表現できない症状（胸郭運動の左右差など）は，指導者からタイミングよく付与される。受講者は観察中に得られた異常所見を声に出しながら実施するよう進めていく。すべての観察が終了した時点で，具体的な病態名や緊急処置の準備指示，医師への報告など，緊急性の高い状態であるという発言が確認できた時点でシナリオは終了する。これを複数回実施する。

最後にまとめと質疑応答（2分程度）を行い，終了となる。

3 ショック

外傷患者では，さまざまな程度に循環が障害され，重症例ではショックとなる。外傷では起こり得るショックの大部分が出血性ショックであり，外傷患者の急性期死亡原因の約40％を占める。PTDの主たる要因は，出血とそのコントロールにかかわるものであり，迅速な出血源の検索と止血が重要となる。また，非出血性ショックとしては，閉塞性ショックが緊急度も高く重要である。

循環を安定化させるためには，ショックを早期に認知し，緊急性の高い病態に焦点を絞ったショックの原因検索（身体所見や画像診断）と評価，初期輸液療法と適切かつ迅速な蘇生処置を実践することが求められる（表Ⅵ-3-2）。そのため，医師と看護師との共通認識による情報の共有は重要であり，連携，協働しながらショックの原因を明確化することで，予測性・準備性・即応性をもった対応が可能となる。

JATEC™に活用されている外傷初期診療のFASTやSHOCK & FIX-C（表Ⅵ-3-3）などの理解は，循環管理における医師や看護師間の連携，情報共有に役立つ。

そこで，外傷初期診療の手順を理解し，PTD回避に向けた循環管理における看護師の役割について学習する。

1) 学習目的

外傷患者のprimary surveyにおける循環の評価と安定化に必要な知識と技術を習得する。

2) 学習目標

(1) ショックを早期に認知することができる。
(2) 身体所見と画像診断で得られた所見を共有し，ショックの原因を明確にすることができる。
(3) ショックの重症度を判断することができる。
(4) ショックに対する蘇生処置の予測ができる。
(5) 簡易固定法の実施ができる。

3) 学習内容

(1) ショックを早期に認知することができる

出血性ショックでは，血圧低下も1つの指標であ

表Ⅵ-3-2　ショックの検索と蘇生

	身体所見	画像診断	蘇生処置
大量血胸	患側呼吸音の減弱 打診上濁音	FAST：胸腔内液体貯留 胸部X線：患側肺野びまん性透過性低下	初期輸液療法 胸腔ドレナージ 出血量に応じて開胸止血術
腹腔内出血	*腹部膨隆，腹痛	FAST：腹腔内液体貯留	初期輸液療法 反応なければ開腹止血術
骨盤骨折／後腹膜出血	*骨盤周辺部の自発痛，打撲痕，皮下出血，骨盤周囲や会陰部の開放創，下肢の異常な回旋や脚長差，血尿	骨盤X線：不安定型骨盤骨折	初期輸液療法 簡易固定法 骨盤創外固定 TAE
緊張性気胸	頸静脈怒張，気管偏位，患側胸郭膨隆・胸郭運動低下，患側呼吸音減弱・消失，打診上鼓音，皮下気腫，胸痛		胸腔穿刺 胸腔ドレナージ
心タンポナーデ	ベックの三徴（頸静脈怒張，血圧低下，心音減弱），奇脈，クスマウルサイン	FAST：心嚢液貯留	心嚢穿刺・ドレナージ 剣状突起下心膜開窓術，緊急開胸術による心膜切開
外出血	損傷部位からの出血		初期輸液療法，圧迫止血
長管骨骨折	*四肢の変形，腫脹，皮下出血，疼痛	（SSでX線）	初期輸液療法 （蘇生後に整復・牽引固定）

＊ 腹腔内出血，骨盤骨折，長管骨骨折の身体所見については，基本的にはsecondary survey（SS）で観察する

るが，収縮期血圧は出血量が循環血液量の30％を超えた時点で初めて低下するため，収縮期血圧に依存するとショックの認知が遅れる。そのため，代償機能によるショックの初期症状をとらえていく必要がある。

①皮膚所見：交感神経緊張，カテコラミン刺激により皮膚蒼白，皮膚温の低下，冷感，湿潤がみられる。

②毛細血管再充満時間（CRT）：２秒以上であればショックである。ただし，寒冷環境やマニキュアを使用している場合は評価できないため，参考にならない。

③脈拍：交感神経緊張，カテコラミン刺激により頻脈となる。低容量と末梢血管収縮のため，脈の触知は微弱となる。

④呼吸：代謝性アシドーシスの進行，低酸素刺激や酸素需要の増大を代償するため，頻呼吸となる。

⑤意識レベル：カテコラミン刺激により，不穏，攻撃的，非協力的な態度がみられる。

⑥血圧：前述のとおり，収縮期血圧はショックの早期認知の指標とはならないが，ショックが進行する過程で拡張期血圧の上昇や脈圧の低下がみられるため，その経過をとらえることは重要である。

表Ⅵ-3-3　SHOCK & FIX-C

Primary surveyにおける循環の評価 Skin：皮膚が冷たく湿っていないか HR：脈が弱くて速くなっていないか Outer bleeding：活動性外出血はないか CRT/Consciousness：CRTは2秒以下か，意識の変調はないか Ketsuatsu：血圧は下がっていないか
FAST：エコー IV：静脈路確保と輸液反応性 XP：胸部X線，骨盤X線 Compression：圧迫止血

これらのショック症状の変化は循環安定化の指標であるとともに，ショックの重症度を評価するうえで非常に重要な観察ポイントである。また，「生命維持の仕組み」（p. 152，図Ⅳ-4-1参照）の視点において，全身に酸素を供給する役割を担う循環の異常が，中枢神経や気道・呼吸に及ぼす影響を考えながらショック症状をとらえると理解しやすい。

（2）身体所見と画像診断で得られた所見を共有し，ショックの原因を明確にすることができる

ショックに至る出血源の同定では，身体の観察から推定できる外出血や長管骨骨折を除けば，体幹部

の内出血として胸腔，腹腔，後腹膜腔の3部位に焦点を当てて検索を行う。これらの検索には画像診断が必要であり，胸部・骨盤X線，FASTを組み合わせて，大量血胸，腹腔内出血，骨盤骨折（後腹膜出血の可能性を示唆）の有無を確認する。

非出血性ショックでは閉塞性ショックが重要であり，その緊急性の高さから緊張性気胸は身体所見で，心タンポナーデは身体所見とFASTで診断する。そのため，出血で説明のつかないショックでは常に念頭に置いて観察する必要がある。

また，ショックの原因を明確にするためには，身体所見とともに，「画像診断」で得られた所見を医師と情報共有することが重要である。

(3) ショックの重症度を判断することができる

初期輸液療法には，循環血液量減少に対する治療としてだけではなく，その反応をみて治療の方向性を決定するための重要な意義がある（p. 163参照）。そのため，輸液が500 ml，1,000 ml…と入るごとに，脈拍の速さと強弱，皮膚の冷汗，蒼白，外出血の止血状態，意識レベル（簡単な問いかけに対する反応），呼吸状態（促迫した呼吸，頻呼吸），血圧を観察し，ショック症状が悪化しているのか改善しているのかを評価する必要がある。悪化傾向にあれば重症度は高いと判断し，さらなる治療に予測性をもち対応する。逆にショック症状が消失し，脈拍数が減少し，血圧の上昇があればショックを離脱したと判断して，意識（D）の評価に移行する。

(4) ショックに対する蘇生処置の予測ができる

初期輸液療法に反応がない場合は，さらなる蘇生処置が必要になる。ショックの遷延に対し生命維持の仕組みを安定させるため「気管挿管（入れて），輸血（入れて），蘇生的止血術（止める）」の準備が必要になる。たとえば，FASTで腹腔内液体貯留が確認され，初期輸液療法に反応がなければ，気管挿管し，輸血を開始し，IVRや緊急開腹手術の準備が必要になる。

(5) 簡易固定法の実施ができる

骨盤外傷に伴う出血に対する緊急止血処置は，骨盤部の安定化と損傷血管の止血術に分けられる。まず行うべき処置は骨盤部の安定化であり，シーツラッピングや骨盤固定スリングによる簡易固定法（p. 227参照）は，初療室などで容易に装着できるため，看護師もその実施方法を習得しておく必要がある。

実施するタイミングは，凝固機能が破綻する前の受傷後早期に骨盤部の安定を得られることが重要であり，骨盤X線撮影で不安定型骨折が確認されたら直ちに装着することが推奨されている。ただし，側方圧迫型損傷への適用に関しては，過整復による合併症（神経・血管損傷，膀胱損傷）を生じる危険性があるため，装着後の観察も重要である。

4) 学習方法

(1) シミュレーションによるショックの早期認知と重症度の判断

模擬患者に対する循環の観察を通して，ショックを早期に認知するための初期症状を確認しながら，ショックの進行に伴う症状の変化を考える。そのなかで，観察の重要性を理解するとともに，ショックの評価，重症度の判断ができることを目指す。

(2) 事例検討

外傷患者事例を提示し，ディスカッションを通して，ショックの原因を明確化するための情報やショックの原因に対する蘇生処置，看護師の役割などを考える。そのなかで，情報共有の重要性を理解するとともに，ショックの原因の評価や蘇生処置の予測ができることを目指す。

(3) 簡易固定法の演習

模擬患者に対するシーツラッピングとサムスリング® の実践を通して，実施方法や実施時の注意点，実施後の観察の必要性を学ぶ。

4 蘇生処置

外傷初期診療の手順として，まず生理機能に基づいたABCDEアプローチを最優先する。これを外傷初期診療における「primary surveyと蘇生」と呼ぶ。「蘇生」とは，生理学的機能の破綻を回復させ，正常な機能を維持することであり，心肺停止患者に用いられる心肺蘇生よりも広域な意味をもつ。Primary surveyにおいて緊急性の高い病態を認知した場合には適切かつ迅速な処置を行わなければ致死的な状態となる。

とくに胸部外傷は直ちに呼吸障害や組織灌流障害につながる緊急性の高い病態を生じる。気道閉塞，フレイルチェスト，開放性気胸，緊張性気胸，大量血胸，心タンポナーデなどの致死的胸部外傷は一刻の猶予もなく速やかにその蘇生を行う必要がある。胸部外傷を有している患者は全外傷患者の約25％を占めているが[1]，このうち80％以上は開胸術が不要であり[2]，胸腔ドレナージや胸腔穿刺，心嚢穿刺などの蘇生処置で治療が可能となる。ゆえに致死的胸部外傷によるPTDを回避するためには，医師と看護師は連携，協働して迅速かつ適切に蘇生を実施することが必須であり，情報を共有し，予測性・即応性をもった対応が求められる。また，蘇生後は期待される結果と合併症を念頭に置き，致死的状態からの回避の有無を継続的に評価する。

1）学習目的

PTDを回避するため，医師が実施する蘇生（診療）の補助と看護師の判断で実施できる蘇生を習得し，蘇生後の再評価について理解する。

2）学習目標

（1） 致死的胸部外傷の病態を予測したうえでPTDを回避するための蘇生の判断ができる。
（2） 看護師の判断で実施できる気道と呼吸の蘇生ができる。
（3） 医師が実施する蘇生の介助ができる。
（4） 蘇生の準備と再評価が実施できる。

3）学習内容

（1）致死的胸部外傷の病態を予測したうえでPTDを回避するための蘇生の判断ができる

看護師は医師と連携，協働して迅速かつ適切な蘇生を実施するため，致死的胸部外傷に対応する蘇生処置について熟知しておく。病態アセスメントの結果から適切な蘇生を判断できる能力は，外傷初期診療チームの一員として必須の能力といえる。

（2）看護師の判断で実施できる気道と呼吸の蘇生ができる

①頸椎保護を継続した用手的気道確保

直ちに気道確保が必要な状態と判断されたら，換気と酸素化を適切に保つために気道確保を行う。気道確保はもっとも優先順位が高い蘇生である。通常は，最初に簡便法で気道を確保しつつ，確実な気道確保の適応を判断する。外傷患者に対する用手的気道確保は，頸椎の動揺を最小限に抑えることを目的として下顎挙上法が選択される。頭部を後屈させないように頸椎の保護と並行して行うことが基本である。ただし，必要な気道確保を犠牲にしてまで頸椎の保護が優先されることはない。

表Ⅵ-3-4　確実な気道確保の適応

Aの異常：	気道閉塞 簡便法では気道確保が不十分 誤嚥の可能性（血液，吐物などによる） 気道狭窄の危険（血腫，損傷，気道熱傷などによる）
Bの異常：	呼吸管理が必要 無呼吸 低換気 低酸素血症（高濃度酸素投与法によっても酸素化が不十分）
Cの異常：	重症の出血性ショック（non-responder）・心停止
Dの異常：	切迫するD

〔文献3）より引用〕

②頸椎保護を継続した補助換気

自発呼吸の消失や著しい低下があり，用手的気道確保を行い，酸素を投与しても十分な酸素化が得られないときは，バッグ・バルブ・マスクなどを用いた補助換気を行う。外傷患者に対する補助換気は，頸椎の動揺を最小限に抑えるため下顎挙上法で気道を確保し，頸椎の保護と並行して行うことが基本である。そのため，２人法（two-person technique）が推奨される。換気回数は12〜15回／分程度とし，患者の自発呼吸がある場合は吸気に合わせて送気する。

また補助換気による胸腔内圧の上昇は緊張性気胸を誘発するおそれがあることを念頭に置き，換気中は酸素化のモニタリングと身体所見から呼吸状態を繰り返し評価する。またバッグの硬さから気道抵抗の上昇にも注意する。

（3）医師が実施する蘇生の介助ができる

①気管挿管時の頸椎保護（用手的正中中間位固定法）

確実な気道確保には気管挿管と外科的気道確保がある。気道閉塞があり，用手的な気道確保では不十分な場合，無呼吸，低換気があり呼吸管理が必要な場合，重症の出血性ショック，「切迫するD」がある場合は，確実な気道確保の適応となる（表Ⅵ-3-4）。経口気管挿管に伴う不用意な頸椎の動揺（過伸展の危険性）を避けるため，尾側から用手的正中中間位固定法で頸椎を保護することが望ましい。

②挿管後の位置確認

挿管後は用手換気を行い，視診や聴診により気管内にチューブがあることを確認する。身体所見による食道挿管の否定は不確実であるため，波形表示のある呼気二酸化炭素モニターなども用いて評価する。

③輪状甲状靱帯穿刺後の換気

確実な気道確保の適応があるにもかかわらず，経口気管挿管ができない，補助換気においても酸素飽和度を90％以上に維持できない場合，外科的気道確保（輪状甲状靱帯穿刺もしくは切開）を実施する。輪状甲状靱帯穿刺は14 Gの血管留置針を輪状甲状靱帯に穿刺して酸素化と換気を改善する方法である。輪状甲状靱帯穿刺後の換気法には以下の方法がある。

・バッグバルブ器具による換気
・高圧ジェット換気
・高流量酸素換気

換気の際には合併症の出現に留意しながら，換気の状態を評価する。高流量酸素換気においては最大流量の酸素を間欠的に送気して換気するが，14 Gの外筒を用いても酸素流量は200 ml/秒程度しか得られない。一時的な酸素化の改善は期待できるが，二酸化炭素の蓄積が避けられないため（4 mmHg/分で蓄積），可及的早期に他の確実な気道確保法が必要となる[4)]。看護師は輪状甲状靱帯穿刺後に必要となる蘇生処置に対して予測性をもった準備を行う。

＜輪状甲状靱帯穿刺専用キット＞

血管留置針は，折れやすい，換気回路と接続に工夫が必要，などの欠点がある。市販の輪状甲状靱帯穿刺専用キットを用いれば，この欠点を補うことができる。

④胸腔穿刺の準備，介助，評価

胸腔穿刺は緊張性気胸が疑われ，胸腔ドレナージを行う時間的・物理的余裕がない場合に行う。重要なのは，胸部X線写真による確定診断を行う前に身体所見から緊張性気胸を判断して，迅速に処置を行うことである。第2肋間肋骨上縁から14～16 Gの血管留置針を穿刺できる準備を整える。蘇生後は脱気と緊張性気胸の解除の有無を評価し，同時に胸腔ドレーンを準備する。

⑤胸腔ドレーンの準備，介助，評価

血気胸に対して，胸腔内に貯留した空気や血液を体外に排出させ，肺の拡張を促すとともに再虚脱を防止し，胸腔内を陰圧に保つ治療法である。胸腔ドレナージチューブは体格に合わせ選択されるが，基本的には28 Frまたは32 Frの太めのチューブを用意する。第4・5肋間，中腋窩線上の前方から挿入するため，上肢を挙上させて肋間を開き，医師の操作が容易となるように介助する。挿入後はエアリーク，呼吸性移動，排液の量や性状を継続的に観察する。緊張性気胸であれば胸腔ドレーン挿入時の空気流出音を確認し，身体所見やバイタルサインを観察するとともに，動脈血ガス分析値や胸部X線画像などの検査から蘇生の効果を評価する。大量血胸の場合は，開胸術の適応基準（表Ⅵ-3-5）を踏まえて評価し，対応する。開放性気胸は胸腔ドレナージ前に開放創を単純閉鎖することにより緊張性気胸を合併するおそれがあるため，胸腔ドレナージ後に開放創を閉鎖する。

表Ⅵ-3-5　血胸に対する開胸術の適応

1．胸腔ドレナージ施行時1,000ml以上の血液を吸引
2．胸腔ドレナージ開始後1時間で1,500ml以上の血液を吸引
3．2～4時間で200ml/時以上の出血の持続
4．持続する輸血が必要

〔文献4）より引用〕

⑥心嚢穿刺の準備，介助，評価

出血では説明のつかないショックの場合，心タンポナーデを常に念頭に置いて観察する。FASTにより心嚢液の貯留が確認されれば直ちに心嚢穿刺が実施できるよう物品を準備する。針先が心筋に触れると不整脈が出現することもある。処置中は心電図をモニタリングするとともに，重篤な不整脈の出現に備えて除細動器も準備しておく。心嚢穿刺による血液の吸引が効果的でない場合，または症状が再発する場合，剣状突起下心膜開窓術が行われる。外傷による心タンポナーデはその大半が心損傷であるため，緊急開胸術が行われる可能性も高い。継続的な観察を行い，蘇生に対する準備（必要物品，手術室との調整など）を整える。

⑦骨髄内輸液法の準備，介助，管理

骨髄路からの輸液療法を骨髄内輸液（intraosseous infusion；IOI）と呼ぶ。ショックをはじめとする危機的状況において迅速な静脈路確保が可能な骨髄路の重要性は高い。末梢静脈路の確保に時間を浪費することなく骨髄路の確保を行うことが推奨され，とくに小児に有用である。適切に穿刺されれば必要十分な輸液速度が得られ，静脈内投与可能な薬剤が投与できる。骨髄内輸液針を準備し，穿刺部位に応じて体位を整え，迅速かつ安全に挿入されるよう介助する（第一選択部位は脛骨近位端）。適切な位置にあることを確認したら輸液を開始する。長期間の使用は骨髄炎をはじめとする合併症の頻度が増すため，患者の状態が安定したら他の輸液路を確保して，骨髄内輸液針は抜去する。骨髄路の使用は24時間以内の短期間にとどめることが原則である。

(4) 蘇生の準備と再評価が実施できる

外傷初期看護においても患者の病態を迅速にアセスメントし，問題の明確化，判断，実施（診療の介助），評価のサイクルを用いて，継続的に看護は展開される。実施された蘇生処置に対しては，期待される結果や処置による合併症を念頭に置いた再評価が必要である。致死的状態からの回避の有無を観察し，外傷患者の顕在化・潜在化している問題に対応していく。

4) 学習方法

(1) シミュレーション学習

PTDを回避するためには，臨床現場において知識を応用し，適切な蘇生の判断をし，実践できる能力が求められる。蘇生の判断，実施，評価についてシミュレーション学習を行い，看護師が外傷初期診療チームの一員として，致死的胸部外傷患者に対し看護を展開するために身につけておくべきスキルの習得を目指す。

(2) 事例検討学習

重症外傷患者の事例を提示し，必要となる蘇生，看護師の役割（診療の介助，準備），蘇生後の再評価について知識を確認する。

5 「切迫するD」

日本外傷データバンク報告2016[1]では，部位別の損傷症例数において，頭部外傷は下肢に次いで２番目に多く，延べ56,294人[1]にもなる。また，AISスコア３以上の重症例は全頭部外傷の76％[1]を占め，重症患者が多いという特徴がある。みた目の派手さから局所の観察にとどまったり，意識障害患者に対して頭蓋内病変がその原因であるという先入観で対応にあたったりすることで，致命的な結果を招く可能性がある。重症頭部外傷症例の約30％は，多部位にAISスコア３以上の損傷を合併する多発外傷であったとの報告もなされている[5]。頭部外傷の初期診療においては，二次性脳損傷（p. 59参照）を最小限にとどめることが重要であり，そのためには呼吸・循環の安定化を最優先にしたうえで，意識の評価を確実に行い適切な対応を行っていくことが重要である。

1) 学習目的

Primary surveyにおける意識の評価と看護および診療の流れが理解でき，二次性脳損傷を回避するための知識と技術を習得する。

2) 学習目標

(1) GCSを用いて意識レベルの評価ができる。
(2) 「切迫するD」であるか否かの判断ができる。
(3) 頭蓋外因子による二次性脳損傷を回避するための看護介入ができる。
(4) 重症度に応じた診療手順の違いを理解できる。

3) 学習内容

(1) GCSを用いて意識レベルの評価ができる

GCS（Glasgow Coma Scale）は，開眼（E），言語音声反応（V），運動反応（M）の３つの要素の合計点で評価し，点数が低いほど重症度が高い（p. 170参照）。

GCSを用いた意識の評価のポイントを覚えておくとよい。

①開眼（E：eye opening）

自然開眼の有無は，声をかけない状態で評価する。

②言語音声反応（V：verbal response）

気管挿管が行われている場合：気管挿管によって言語音声反応（V）が確認できない場合には，「T」と表記し，１点として加算する。

V5の判断：言語音声反応における５点すなわち見当識ありと評価するためには，時・場所・人（自己と他者の区別）がすべて認識できていることが必要である。どれか１つでも欠けると，V4と評価する。

③運動反応（M：motor response）

a）除皮質肢位と除脳肢位が点数化により区別できる

痛み刺激を加えた際に，上肢を屈曲回内し，下肢を伸展させる特徴的な肢位をとる場合がある。これは除皮質肢位（M3）といわれ，脳ヘルニアの進行などに伴って観察されM3と評価する。さらに脳ヘルニアが進行すると，上肢の伸展回内と体幹および下肢の伸展を特徴とする除脳肢位（M2）をとるようになり，M2と評価する。

b）左右で運動反応が異なる場合

左右で運動反応が異なる場合には，反応のよいほう（点数の高い側）で評価する。また，麻痺を有する場合には，非麻痺側の運動反応で評価する。

c）頸髄損傷が疑われる場合

頸髄損傷を合併していると，運動反応（M）の評価が困難な場合がある。四肢や体幹に痛み刺激を加えても反応がない場合には，三叉神経領域に痛み刺激を加えて評価する。また，意識レベルがよい場合には，まばたきや舌出し，追注視などの指示を出し，指示に応じればM6，応じなければM1と評価する。

(2)「切迫するD」であるか否かの判断ができる

①GCS合計点８以下の場合，②GCS合計点が経過中に２以上低下した場合，③脳ヘルニア徴候と考えられる瞳孔不同，片麻痺，クッシング現象（徐脈と高血圧）を呈する意識障害のいずれかが認められた場合には「切迫するD」と判断する。頭蓋内の重大な損傷が強く疑われる状態であることを示す徴候であり，頭蓋外因子による二次性脳損傷を回避するために，必要に応じて気管挿管を行う。したがって，速やかに医師に報告する必要がある。報告の際には，JATEC™との共通言語である「切迫するD」を使用するとスムーズである。

(3) 頭蓋外因子による二次性脳損傷を回避するための看護介入ができる

「切迫するD」と判断された場合には，呼吸・循環障害による二次性脳損傷を最小限にすることが重要となる。まずは，A・B・Cの再確認と安定化を図る必要がある。GCS合計点が８以下であれば確実な気道確保のために気管挿管が必要となる。また，GCS合計点が９以上であっても，経過によっては気管挿管が必要となるため，経時的な観察によりA・B・Cの安定化の確認，予測性をもった準備と対応が必要である。

「切迫するD」と判断された場合のA・B・Cの安定化は，A：気管挿管，B：聴診とSpO_2，C：血圧と脈拍数の確認で行う。

A・B・Cの安定化が図られたら，頭蓋内病変の検索のためにsecondary surveyの最初に頭部CT〔状況に応じては全身CT（trauma pan-scan）〕が施行される。したがって，安全に移送するための準備が必要となるため，移送用モニターの準備やライン類の整備，人工呼吸補助器具の準備，酸素ボンベの残量確認などを行っていく。移送中および検査中は常にモニターの観察を行い，バイタルサインの変化に注意する。

検査結果によって，緊急手術が行われる場合があるため，家族や付き添い者に連絡をし，医師からの説明の場を設定する。また，輸血の準備や関係部署との調整などを行う。

(4) 重症度に応じた診療手順の違いを理解できる

JATEC™では，A・B・Cが安定した後のGCS合計点によって，８以下を重症，９～13を中等症，14～15を軽症と，重症度を定義しており，重症度に応じてその後の対応が異なる。

①重症例（GCS合計点３～８）および「切迫するD」への対応

前述の「(3) 頭蓋外因子による二次性脳損傷を回避するための看護介入ができる」参照。

②中等症例（GCS合計点９～13）への対応

中等症と判断された場合には，secondary surveyの一環として頭部CTを施行し，入院となる。重症例と同様に移送準備，介助を行っていく。また，入院ベッドの確保や手続きを行う。

③軽症例（GCS合計点14～15）への対応

軽症の患者であっても，頭蓋骨骨折や危険因子（p. 59参照）がある場合には重症化しやすく，頭部CTが必要となる。したがって，本人や家族・付き添い者から情報収集が必要となる。頭部CTの撮影ができない場合には，12～24時間は経過入院となるため，入院ベッドの確保や手続きを行う。帰宅に際しては，頭部外傷後の注意点について説明を行う。

4）学習方法

(1) Dの評価のための基礎知識確認

GCSの評価法と「motor response」についてアジミ体操を用いて解説を行い，外傷初期診療におけるDの評価のデモンストレーションを動画聴講により確認する。

(2) 模擬患者を通したシミュレーション学習

①２人ずつ２組に分かれる。

②インストラクターが模擬患者を務め，受講者は看護師役を担う。
③Primary surveyでA・B・Cの評価と蘇生はすんだ状態で，Dの評価を行う。
④刺激に応じ模擬患者が反応するので，GCS，瞳孔，麻痺，クッシング現象の有無などの観察を行い，重症度を評価する。
⑤評価結果により，その後の対応を考える。

6 脊椎保護・体位管理

外傷患者の多くは，その受傷機転から脊椎・脊髄損傷が隠れている。また，頸髄損傷の約1/4がプレホスピタルや移動，移送時における不十分な頸椎保護に起因すると報告されているため，全事例への全身固定が奨励されている。そのため，脊髄損傷が否定されるまで，頭部や頸部には十分に注意を払い，できるかぎり安静を保持することが求められる。看護師は，外傷チームの一員として，初療室搬入時の全身固定の除去や，適切な体位管理，頸部安静の必要性を理解したうえで，患者への説明や苦痛の除去への積極的な介入が求められる。

1）学習目的

外傷患者の脊椎保護に留意した体位管理に必要な知識・技術を習得する。

2）学習目標

(1) 外傷初期看護における脊椎・脊髄損傷悪化の潜在性について述べることができる。
(2) 頭部保持継続の適応，頸椎固定解除（頸椎カラー除去）基準について述べることができる。
(3) 全身固定の除去（アンパッケージング），頭部保持（用手的正中中間位固定法），頸椎カラーの脱着ができる。
(4) ログロール，フラットリフトが安全に実施できる。
(5) 全身固定（パッケージング）の手順を理解できる。

3）学習内容

(1) 外傷初期看護における脊椎・脊髄損傷悪化の潜在性について述べることができる

外傷患者は意識障害などで正確な所見がとれない場合もあり，脊椎・脊髄損傷が潜在している可能性が高い。外傷患者に対する脊椎運動制限（spinal motion restriction；SMR）は病院前から標準的に実施されている。外傷初期診療では，全身固定の除去（アンパッケージング）からprimary surveyが始まり，脊髄損傷の解剖学的評価はsecondary surveyで行われる。Primary surveyでは触診・打診などの観察や，処置に伴う体動や体位管理，止血術のための移動が必要となる場合もあり，脊椎・脊髄損傷悪化のリスクが潜在する（表Ⅵ-3-6）。また，ショックの進行は不穏による安静保持困難や脊髄への血流低下による二次的損傷悪化につながる。外傷初期看護に携わる看護師は患者の安静が保持できない状況やその可能性を予測し，チームで脊椎・脊髄を保護することが重要である。

表Ⅵ-3-6　脊椎・脊髄損傷悪化の関連要因

患　者	意識障害（頭部外傷など），ショックの進行 アルコール，薬物（睡眠薬，鎮痛薬など） 苦痛や疼痛（固定，外傷，観察，処置など） 精神的不安，生理的欲求 高齢者，乳幼児，精神疾患など
医療者	不適切な頭部保持や頭部保持継続の判断 頸椎カラーの不適切な装着や除去判断 全身固定の除去と再固定スキル 外傷患者の体位管理スキルとチームの共通認識

(2) 頭部保持継続の適応，頸椎固定解除（頸椎カラー除去）基準について述べることができる

医療者の説明により十分な安静を保つことができる，疼痛がなく体位を保つことができる場合には，移動や体位を変えるとき以外は，用手的正中中間位固定法を解除し，頸椎カラーの継続で経過をみてもよい。

詳細な診察や頸髄損傷の評価はsecondary surveyで実施されるため，primary survey中は頸椎カラー固定を継続する。そのため，頸部を観察する際は，必ず頭部保持（用手的正中中間位固定法）を行ってから頸椎カラーを外す。頸椎カラー固定は最低限の可動制限であり，二次的損傷をきたすような動揺を避けるために，体位変換やストレッチャー間での移動時は頭部を保持することが望ましい。頸椎カラーは，「頸椎固定解除基準」(p. 207，図Ⅴ-4-4参照）のとおり，明らかに頸椎頸髄損傷が疑われる症状や受傷機転，意識障害のある場合は，画像診断と専門

医の判断によって損傷が否定されるまで継続し，可能であれば，砂嚢などを用いた頭部保持も継続することが望ましい。また，気道確保が必要となった場合は，胸部側から用手的に正中中間位で頭部保持を行う。

意識障害などで正確な所見をとれない事例における頸椎カラー固定の継続時は，長時間の同一部位圧迫による褥瘡発生に注意し，耳介部，下顎部など密着している部位を観察する（p. 206参照）。

(3) 全身固定の除去（アンパッケージング），頸椎カラーの脱着が実施できる

①全身固定の除去（アンパッケージング）

全身固定で搬入された患者の診療を開始するために，アンパッケージングを行うが，順番を誤るとかえって頸髄損傷を助長させる。そのため，看護師は正しく速やかにベルトを除去，またはベルト固定継続が必要な状態を判断し，速やかに患者の安全を確保する。まず第一に注意すべきことは，スネーキング（図Ⅵ-3-5）である。スネーキングとは，ヘッドイモビライザーを除去せずに，体幹のベルトを除去した際，意識障害や疼痛により安静保持ができない患者が動いて脊椎の捻れをきたし，蛇のようにうねってしまう状態を示す。

■手　順

a）患者が安静を保つことが可能か判断し，理解可能な患者には安静を促す。

b）用手的に頭部を保持し正中位に保ちながら，ヘッドイモビライザーを除去する。このとき，患者に頭部を正中中間位に保つ必要性を説明し，理解可能，安静保持可能であると確認できれば，用手的な頭部保持を外してもよい。

c）ヘッドイモビライザーの除去を確認したら，体幹からベルトを除去する。

d）骨盤の動揺などをベルト固定でカバーしている場合もあるため，救急隊からの情報収集は早めに行うとともにバイタルサインの変化にも注意する。

e）ベルトはきつく締まっているため，バックルを外すと同時に勢いよく跳ねることもあり危険なので注意する。

②頭部保持（用手的正中中間位固定法）

p. 205参照。

③頸椎カラーの脱着

頸椎カラーは，頸椎，頸髄損傷を除外できる正確

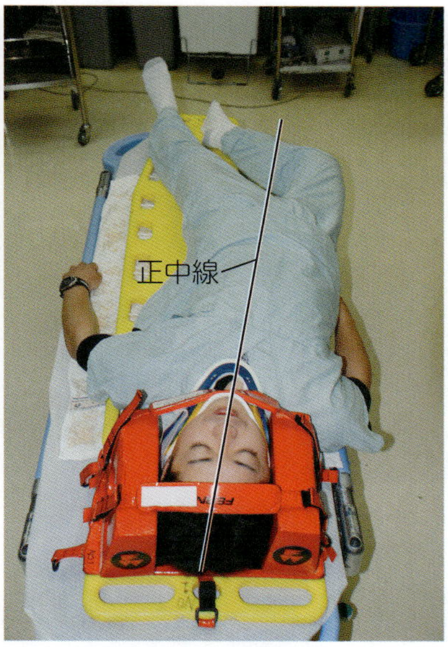

図Ⅵ-3-5　スネーキング

な自覚・他覚所見，神経学的所見が評価されるまで継続する。また，意識障害をはじめ正確な所見がとれない場合は頸椎カラー固定を継続する。また，施設によっては，頸椎カラーを救急隊に返却するために交換を行う場合もあり，看護師が脱着方法を習得しておく必要がある。

■脱着手順

a）頸椎カラー除去時は頭部保持を行い，患者に頭部を動かさないように説明する。

b）肩と下顎の延長線上の高さを確認（サイジング）し，頸椎カラーの高さを調節する（図Ⅵ-3-6）。短いカラーは，頸部の動揺を，長いカラーは頸部の過伸展をきたす。

c）頸椎カラーは，前胸部を滑らせるようにして下顎に固定する（図Ⅵ-3-7）。

d）鼻，下顎，臍部を目安に正中中間位を確認する。

e）頭部保持を継続しながら，頸椎カラーのベルトを後頭部に回して進め，しっかりと固定する。このとき，衣服を巻き込むと緩みの原因となるため，できるだけ衣服の肩付近を広く除去する。

(4) ログロール，フラットリフトが安全に実施できる

①ログロール（log roll）

ログロールとは，患者の身体を1本の丸太に見立てて，脊椎軸にひねりや屈曲を与えずに側臥位をとる方法である。頸椎カラー固定中の嘔吐や背面の観察処置時，および人数に限りがあり持ち上げることが困難な場合のバックボード除去時などに行う。

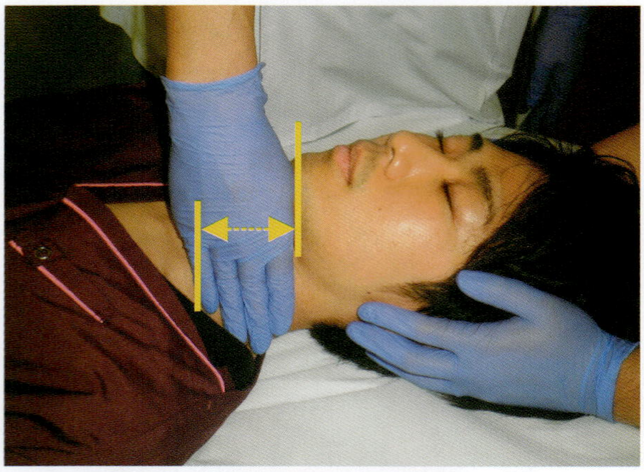

図Ⅵ-3-6　**頸椎カラーのサイジング**

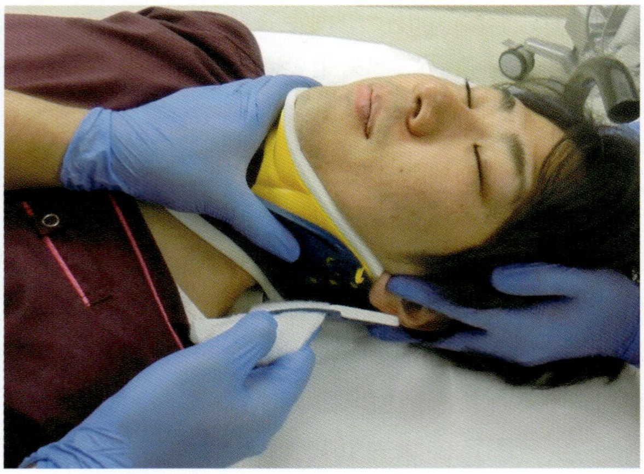

図Ⅵ-3-7　**頸椎カラー装着**

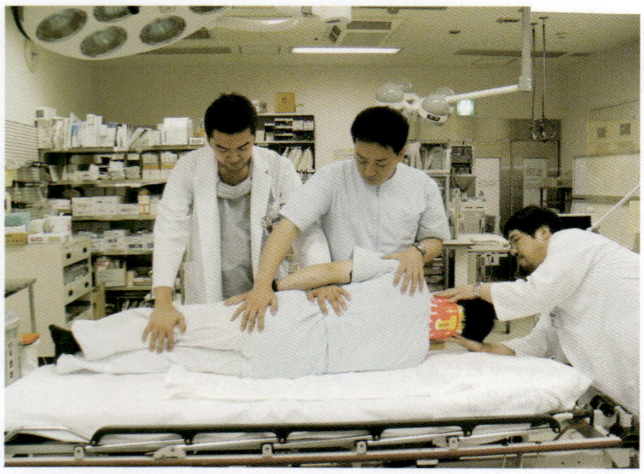

図Ⅵ-3-8　**ログロール**

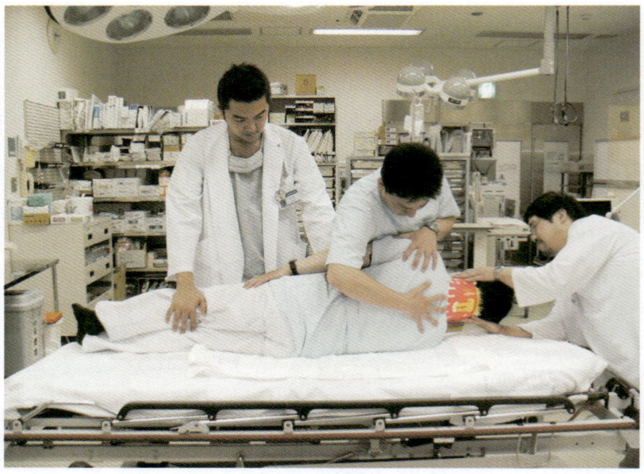

図Ⅵ-3-9　**ログロールによる背面の観察**

■手　順

a）1人は，頭部の用手的正中中間位固定法を実施し，脊椎軸が正中中間位であることを常に観察する（頭部保持者の役割）。

b）1人が肩と腰（大腿側），1人が腰（腹部側）と下肢を持ち，頭部保持者の合図で全員がタイミングを合わせて，脊椎軸をひねらないように体幹を保持している2人の側に患者の身体を90°に傾ける。隣合った腕は，交差すると上下半身がバランスよく支えられる。背面観察は，上半身を支えている人が腰側の腕を外す。上半身を支える人の腕は交差時，上にあるとよい（図Ⅵ-3-8，9）。

c）頭部保持者の合図で全員がタイミングよく，脊椎軸をひねらないように患者を側臥位にする。頭部保持者，または上半身を支えている人が，患者に側臥位にすることを説明し，ひねらないために，力を抜き動かないように説明する。

d）頭部保持者は，患者の鼻，臍が正中中間位を保っていることを常時観察するため，頭を支えている腕とともに自らの身体も患者をのぞき込むようにし，頸部をひねらないように留意するとともに，患者の顔色，呼吸などバイタルサインの変化を観察する。

e）体幹を支えている2人は，手をてこにして動かすのではなく，自分の身体側に引き寄せるようにする。嘔吐やバイタルサインの変化時も3人が必ず合図で動かせるように練習しておくとよい。

f）仰臥位に戻す場合も同様に行う。バックボード除去後は，頭部が正中中間位を保つように，タオルを使用するなどして高さを調節し，過伸展に注意する。

g）体位変換後は，必ずバイタルサインと神経学的所見の変化を確認する。

◆看護のポイント

a）患者に実施する方法と注意点を説明する。

b）常に頭部保持者の合図で実施する。

c）頭部保持者は，脊椎軸と患者の様子を観察する。

d）側臥位時に速やかに衣服やバックボードの除

去，背面の観察をするために，仰臥位でできるかぎりの準備（固定用ベルトをまとめる，衣服の裁断をすませるなど）を整えておく。

e）患者の苦痛を最小限にするために，速やかに，かつ丁寧に行う。

f）循環動態の変化や神経学的異常が出現する可能性があるため，前後で必ずバイタルサインの測定および神経学的所見を確認し，装着されているラインやチューブ類の固定と接続も確認する。

②フラットリフト（ファイアーマンリフト）

骨盤骨折が疑われるときに側臥位をとることは，骨盤のずれと出血を助長し，穿通性異物がある場合は，異物の移動による損傷の増悪の危険性がある。フラットリフトは左右からできるだけ均等に支え，持ち上げる方法である。ログロールではひねる危険性が高いのに比べて，フラットリフトでは，屈曲，過伸展の危険性が高い。また，頭部・体幹・下肢を均等に支える必要があるため，実施者の人数が必要である。

■手　順

a）まず要員を配置する。最小人数は，頭部保持者１人，胸部～腰部２人，腰部～殿部～下肢２人，背面観察者１人の計６人であるが，体幹部はとくに重量もあり，持ち上げるには，なるべく多く人数がいることが望ましい。

b）患者に対し，持ち上げること，多くの人数で腕を差し入れることを説明する。実施者は，それぞれ左右で交互にはしご状になるように，また実施者の手が患者の反体側に届くように，腕を差し込む。腕を差し込む際にも，脊髄が彎曲しないように丁寧に行う。

c）頭部保持者の合図で持ち上げる。持ち上げる高さを○cmと決めておくと，実施者の意思が統一されやすい。

d）持ち上げている間に，背面を観察するとともに，衣服やバックボードを除去する。このとき，所持品などの落下に注意する。また，背面に処置が必要な場合，長時間持ち上げつづけることが難しい場合には，一度下ろして，必要な準備を整えてから再度持ち上げるなど，患者の苦痛ならびに実施者の負担を最小限にする。

e）下ろす際も頭部保持者の合図で丁寧に下ろす。ログロールと同様，バックボード除去後は，正中中間位の維持に注意する。また，必ずバイタルサインの変化を観察し，患者にも新たな痛みの出現などがないことを確認する。

◆看護のポイント

a）施行前に患者に内容を説明しておく。とくに大勢が周りに集まってきて腕を一斉に差し込みはじめるため，患者にとっては恐怖を感じることもある。

b）背面観察者は速やかに観察するとともに，持ち上げている高低差なども気をつける。滑り落ちるような恐怖を与えないようにする。

c）衣服やバックボードを除去する際は，所持品が落下することも考えられるため，丁寧に扱う。

d）移動前後で必ずバイタルサインの変化を観察する。また，嘔吐時などではやむを得ずログロールとなる場合もあるため，実施者全員がその対応を理解しておくとよい。

(5) 全身固定（パッケージング）の手順を理解できる

頸椎カラー，バックボード，固定ベルト，頭部固定具を用いて患者をバックボードへ固定することをパッケージング（全身固定）と呼ぶ。パッケージングは転院などの患者搬送時や，安静が保持できない患者に対する脊椎運動制限のために実施されるが，損傷臓器や骨折部位の保護や固定にもつながる。

■手　順

①頭部保持を行い，頸椎カラーを装着する。

②スネーキングを予防するために体幹から固定し，最後に頭部固定を行う。ベルト固定時は呼吸抑制に注意し，胸部は通常の吸気のタイミングで締めつける。また，損傷部位やライン・チューブ類の圧迫に注意する。ベルト固定の位置と注意を表Ⅵ-3-7に示す。

③頭部の固定は両側のヘッドイモビライザーを患者の側頭部と肩に密着させ，左右均等にバンドで固定する。頭部保持は頭部のバンド固定完了まで継続する。

④固定完了後は，ベルトの捻れの有無，締めつけ強度，バックル接続，患者の気道，呼吸，循環，神経学的所見を確認する。

■看護のポイント

①全身固定前にラインやチューブ類の固定や接続，創傷処置，被覆を完了させておく。

②固定後は創部圧迫や苦痛の有無，バイタルサイ

I
II
III
IV
V
VI
A

表Ⅵ-3-7 ベルト固定の位置と注意

胸部：原則，呼吸運動に影響の少ない胸部の上部で固定する。胸郭の下部は呼吸を抑制するので注意する。また，胸壁に外傷がある場合にはベルトがかからないように配慮する
腰部：骨盤の腸骨稜にベルトがかかるようにする
脚部：膝下のベルトは傷病者の苦痛の原因となるので注意する
妊婦：腹部は締めつけない（直接ベルトが当たる場合は毛布で保護する）
・胸部のベルトは通常の吸気のタイミングに合わせて装着するとよい
・ベルトの端を引っ張るだけでなく送り締めを行い，しっかりと締めつける
・受傷部位に直接当てない。直接当たる場合はタオルなどで保護する
・体幹の固定後，頭部固定を行う。それまでの間は用手による頭部固定を継続する

〔文献６）より引用・改変〕

ンと神経学的所見を確認する。

③ライン・チューブ類の固定や接続，輸液の滴下，創傷処置部位などを確認する。

④嘔吐時はバックボードごと患者を横に向ける。

◆外傷患者の体位管理における看護師の役割

ログロール，フラットリフトの看護のポイントに記したとおり，衣服すべてを裁断・除去するのは，X線撮影やバックボードを除去，背面を観察，処置するタイミングに集中する。そのため，まずログロールやフラットリフトを実施する前に，バックボードのベルトをまとめておくことや，衣服を完全に裁断し，速やかに除去できるように患者の身体の下に丸め込むようにしておくなど，事前の準備を整える。

体位変換は，バイタルサインの変化や患者の苦痛を助長する要因となり得るため，できるかぎり短時間かつ的確に行うことが重要である。そして，除去した衣類や所持品を紛失，破損しないようにお互いに声をかけ合うことも忘れてはならない。これは外傷患者に特化したことではないが，とくに重症外傷患者の場合，多くのスタッフがかかわることも考えられ，チーム間の情報の共有が求められる。そのなかで，看護師はその情報を集約する役割ももっている。

また外傷患者は，交通事故や第三者行為による受傷の場合，衣服などが警察をはじめ多くの人の手に渡ることもある。そのため，看護師は，紛失や破損を避けること，医療者として患者を擁護する立場であることを忘れずに，荷物の管理について患者の同意を得ることや，家族に確実に返却するなど，患者の立場に立った物品の管理の責任を果たせるよう留意する。

4）学習方法

(1) 脊椎・脊髄損傷悪化の潜在性に関する認知スキル強化と動機づけ

外傷初期看護場面に潜む脊椎・脊髄損傷悪化のリスクファクターについて，学習者の考えおよびガイドラインを確認，共有することで，認知スキルを学習し，脊椎保護・体位管理に関するスキル実習への動機づけとする。

(2) スキルシミュレーション

脊椎保護・体位管理で学習する各スキルは，安全性が担保されている条件下で，ヒトを模擬患者として実習する。頭部の重さや脊柱軸の不安定さなどの理解を深めるとともに，頭部保持継続の判断や模擬患者への声かけ，ログロール，フラットリフト前後の観察をより効果的に学習することができる。

7 家族・関係者対応

外傷初期看護学習コースでは外傷患者家族の心理的・社会的特徴と看護師に求められる役割を基軸に，患者搬入時に遭遇する状況を想定し，家族・関係者対応の実際を学ぶ。外傷初期看護の現場では家族・関係者に対応できる時間は限られており，そのなかで家族・関係者の精神的危機状態に対し速やかに介入していくことが重要であり，ソーシャルサポートとしての機能を果たせるようにすることで，治療に必要な情報を収集しPTDの回避につなげる。したがって，外傷初期対応にかかわる看護師として危機的状況に陥ることが予測される家族・関係者がいることを念頭にprimary surveyを進めていくことが必要である。

1）学習目的

外傷患者家族や関係者の心理状態をアセスメントし，コミュニケーションスキルを用いてニードの充足を図り，患者のソーシャルサポートとしての機能を回復させる技術を習得する。

2）学習目標

(1) 外傷で緊急来院した患者家族の心理状態を

アセスメントできる。

(2) 外傷患者家族への精神的援助の方法を理解する。

(3) コミュニケーションスキルを取り入れ，家族や関係者の対応ができる。

(4) 家族や関係者の心理状態をアセスメントし，患者の必要な情報を収集することができる。

3）学習内容

(1) 外傷で緊急来院した患者家族の心理状態をアセスメントできる

家族・関係者の心理状態のアセスメントを行い，言語的および行動的な表現のなかにみられる情緒的反応に対応することで，支援者・アドボケーターとしての役割を遂行できるようにする。危機的状況における不安，動揺，興奮を早期に解消するようなかかわりが必要である。

外傷患者家族の心理的特徴と社会的特徴，さらに外傷患者の特徴を理解したうえで，家族・関係者のアセスメントを行う。

(2) 外傷患者家族・関係者への精神的援助の方法を理解する

初対面では医療者の印象が家族・関係者にとって重要である。ここでは精神的援助の方法の１つとして，短い時間に信頼関係を構築し，看護師が支援者として認識してもらうためのコミュニケーション方法を知る。事例を通してコミュニケーションの実際を振り返り，適切な精神的援助の介入方法を見出す。

(3) コミュニケーションスキルを取り入れ，家族や関係者の対応ができる

短時間で信頼関係を構築するために必要な手段の１つとしてコミュニケーションスキルがある。コミュニケーションスキルは，コミュニケーションの手法やテクニックを理論づけし，技術または知識としてまとめたものである。リレーションの構築に不可欠な自己紹介や問題の中心や関心の的をとらえるフォーカシング，声の抑揚やクッション言葉の活用，非言語的コミュニケーション（アイコンタクト，パーソナルスペースなど）を動画にある対応で意見交換を行い，相手に与える影響を学び自らのスキルとして家族や関係者の対応時に活用できるようにする。

(4) 家族や関係者の心理状態をアセスメントし，患者の必要な情報を収集することができる

受傷により生命の危機的状態や意識障害などから，直接患者から氏名や年齢，病歴などを確認できないことは少なくない。病歴などの詳細情報は，治療を左右する場合もある重要な項目となる。そのため，患者から聴取ができないときには，家族・関係者から情報収集を行う必要がある。

しかし，家族は心理的特徴として客観的な情報処理能力に問題があり，情報収集が困難な状況であることは少なくない。また，聴取した情報が事実とは異なる可能性もある。関係者の場合には患者に関する情報は限られているが，事故現場の目撃や家族への連絡など重要な情報を把握していることがある。そのため，看護師は患者家族や関係者の特徴を理解したうえで，情報収集をAMPLE（表Ⅵ-3-8）などに沿った必要最小限の項目にすることや与えられた情報に間違いがないかを確認していくことが必要である。

表Ⅵ-3-8　病歴聴取：AMPLE

A	アレルギー歴：Allergy
M	服用中の治療薬：Medication
P	既往歴，妊娠：Past history & Pregnancy
L	最終の食事：Last meal
E	受傷機転や受傷現場の状況：Events & Environment

4）学習方法

(1) 事例を通して家族・関係者の問題を見出し，対応を考える

動画での事例を通して，突然の事故によって緊急来院した家族・関係者の問題を見出し，その対応方法を学ぶ。

「精神的動揺が強くコミュニケーションが成立しない家族」と「攻撃的な（怒りの感情が強い）関係者」を例にあげ，それぞれの行動をストレス対処行動としてとらえ，問題を解決するために，どのような方法が効果的なのかを受講生同士でディスカッションを行い，対応を導き出していく。

また，突然の出来事であり，家族以外の関係者が来院することも少なくない。その関係者も家族と同様に精神的危機状態に陥る可能性があるため，心理的・社会的特徴をアセスメントして対応する必要がある。

(2) 家族・関係者対応の実技

動画での対応をディスカッションしたのち，実際

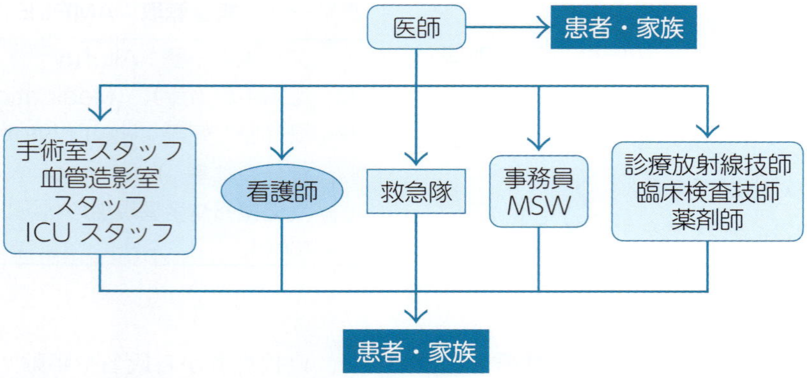

図Ⅵ-3-10　ヒエラルキー型チーム医療

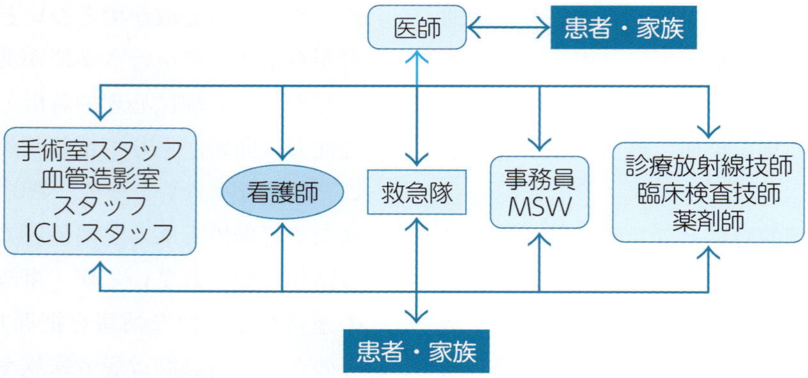

図Ⅵ-3-11　連絡型チーム医療

に精神的危機状態にある家族・関係者への対応を実践していく。1人一組となり，1人が実践し，もう1人が客観的に実技を観察する。実技終了後に意見交換を行い，対応について振り返る。安易な患者状態の情報提供・観測的や楽観的な情報提供を行うことでの弊害を理解し，看護師が提供できる情報や伝え方など検討していく。

8 チーム医療

医療チームの構成は，患者を中心に多職種が連携して，対等な関係で医療を提供することを理想としている。外傷初期診療においては，医師がリーダーとなり，PTDの回避に向けて，チーム医療が展開される。医師がリーダーになる場合，指示に従って各々が仕事をする階層構造（ヒエラルキー）になりやすいといわれており（図Ⅵ-3-10），患者中心ではなく，医師・疾患中心の医療提供になる可能性は否めない。緊急時の場面では，リーダーシップの視点から考えても，ヒエラルキーのチーム医療が瞬間的に構成され，チーム医療を展開しなければならない状況はある。

しかし，この状況が長く続くとメンバー間での十分な議論や，意見交換，情報の共有化ができず，また，チームとしての目標を共有できないばかりか，患者の安全性の担保ができないため医療の質が問われる。そうならないためには，報告，連絡といった双方向のコミュニケーションが重要（図Ⅵ-3-11）とされる。

1）学習目的

外傷初期診療の迅速性と安全性を確保し，患者中心のケアを統合し実践するために，看護師は多職種との連携，協働を図り，提供するすべてのサービスの調整ができる。

2）学習目標

(1)　看護師の役割を理解し，患者に対する外傷診療の迅速性と安全性を確保できる。
(2)　「目標の共有化」「情報の共有化」「相互尊重，相互理解と役割分担」が，連携・協働に重要な3つの要素であることが理解できる。
(3)　多職種と連携，協働ができるような調整ができる。

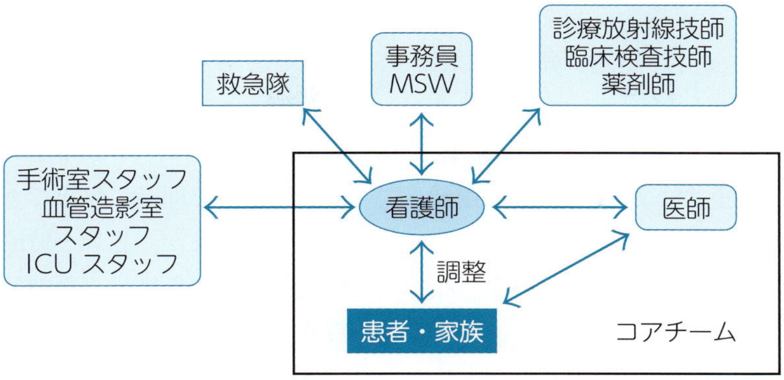

図Ⅵ-3-12　**連携・協働型チーム医療**

Ⅰ Ⅱ Ⅲ Ⅳ Ⅴ Ⅵ A

3）学習内容

(1) 看護師の役割を理解し，患者に対する外傷診療の迅速性と安全性を確保できる

外傷初期診療では，医師がリーダーとなり診療を進めていくが，さまざまな場面において，医師がリーダーとなって展開するには限界がある。状況が落ち着いた際は，連携・協働を基盤とした外傷医療チームとして，医師対患者ではなく，医師，看護師，患者でコアチームを作り，その周りを救急隊，診療放射線技師，臨床検査技師，手術室・ICU看護師の役割をもつスタッフが囲み，協力，支援体制を構築する。そうすることで，看護師は自己の役割に徹しながら，他職種とのパイプ役として，メンバー間の連携を図り，情報を共有することで，患者の問題点に応じたチーム医療が可能となる（図Ⅵ-3-12）。

①外傷初期診療のなかで，看護師としての専門性を明確にすることができる

救急医療では，複数の職種が医療にかかわる機会が多くあり，かつ，短時間のなかで，患者を中心に医療が展開される。そのなかで，チーム医療としての効果，そして，医療の安全性を確保するためには，高度な専門性の知識，技術が要求される。多くの医療職種と協働するためには，自己の専門性，役割，責任を他者に対して明確に提示しなければならない。外傷診療のなかで看護師は，潜在している問題や顕在している問題などを意図的な情報収集で素早く問題を把握しなくてはならない。また，情報を基に先見的な視野でアセスメントを行い資源の供給（物品準備，関係各所への連絡）など環境を整えて患者の苦痛緩和に努めていく必要がある。さらに，他の職種の専門性を理解し尊重することが重要である。

②患者とのパートナーシップをとることができる

近年の医療では，医師，疾患中心主義ではなく，患者，問題中心主義へ移行し，「お任せ医療」から「患者中心の医療」へと転換している。患者と医療者とは，治療という1つの目標達成のために，お互いに平等の立場で人として協力し合うパートナーである。そのため，医療者だけでなく患者にも積極的に治療に参加してもらう。そこには，インフォームドコンセント（IC）の原理があり，チーム医療が必要とされる。

まず，われわれのパートナーとして，ともに医療を行うチームの一員であると患者に認識してもらうことが重要である。そのためには，情報を共有することが重要であり，インフォームドコンセントをはじめ，われわれのケアについて説明を行う必要がある。また，患者自身の状況が変化したときの看護師へのコールについて説明しておくことで，患者急変時の早期介入につなげることもできる。チーム医療の質を向上させるためには，パートナーシップの概念は重要である。

③メンバーシップをとることができる

チーム医療の鍵はリーダーであり，注目されるポジションでもある。外傷初期診療において，リーダーは医師であるため，看護師の役割としては，メンバーシップの役割を担うことが多い。メンバーシップであっても，意見をまとめ，方向づけることは，メンバーの立場からでも十分発揮することができる。そのためには，自分の意見に固執せず，他者の意見を傾聴し，受け入れる姿勢が重要である。そうすることが他のメンバーにも刺激となり，チームは活性化することができる。チームがうまく機能するためには，それぞれの専門性のあるメンバーが同じ方向を

向いて，連携すること，車の車輪の役割を担うことで，チームという車を効率よく，迅速に動かすことができる。

(2)「目標の共有化」「情報の共有化」「相互尊重，相互理解と役割分担」が，連携・協働に重要な３つの要素であることが理解できる

①「目標の共有化」「情報の共有化」「相互尊重，相互理解と役割分担」ができる

連携，協働していくためには，「目標の共有化」「情報の共有化」「相互尊重，相互理解と役割分担」の３つの要素が重要である。

a）目標の共有化

目標の共有化は，チームの各メンバーが同じ方向に向かい活動をするために必要なことである。なぜなら，各メンバーが違う目標を設定することで，各々の目標達成に向かってチーム内で異なる活動をしてしまい，効果的な連携がとれないことが推測できる。

医療者の大きな目標は患者の回復である。外傷初期診療では，もっとも重要とされる目標は，PTDの回避である。そのためには，JATEC™とJETEC，JPTECとJNTEC™の整合性が図れていることであり，それをもとに，現場での共通概念をもつことが重要である。その結果，目標の共有化につなげることができる。

b）情報の共有化

情報の共有化はチームを連携させるためには，必要不可欠なものである。外傷初期診療では，患者の容態や状況が目まぐるしく変化するため，すべてを１人が把握することは不可能である。そのため，個々人が得た情報をチームに提供することが必要である。

患者の観察，現場の状況観察を行い，かつ，報告，提言すること，そして，他者の意見を傾聴，受け入れることも重要である。つまり，チーム内で双方向に情報交換を行うことがチームの理解を深めていくことになる。

c）相互尊重，相互理解と役割分担

専門性の高い多職種が集まって，チーム医療を展開することは，医療の質向上につながる。そのために，チーム連携，協働があり，そして，相互理解と相互尊重があって，初めて成り立つものである。

外傷初期診療における看護師の役割は，看護の基本的機能である「診療の補助と日常生活援助」を発揮しながら，チーム内でのメンバーシップを発揮することである。診療の補助では，患者の身体変化や医師の指示を後追いするのではなく，意図的な情報収集を基にアセスメントを行い，先見的に必要となる医療資源を即時に供給できるような調整が求められている。また，患者を俯瞰的視点をもって事象を概観し，問題を抽出し系統的に実践することも求められている。

(3) 多職種と連携，協働ができるような調整ができる

他職種と連携・協働するために重要なこととして，お互いを尊重し，信頼関係を保持していくことが必要である。この関係を保持するには，効果的なコミュニケーションが重要となる。

①有効なコミュニケーションをとることができる

コミュニケーションは，チーム医療の目的である医療の質の向上，医療の安全性を確保するうえで，重要なスキルである。とくに医療安全の面から考えても，医療事故の約７割は，コミュニケーションエラーが関係しているといわれており，効果的なコミュニケーションをとることで，非常に大きな効果が期待できるスキルでもある。

a）アサーティブなコミュニケーションをとることができる

コミュニケーションのタイプには攻撃的，非主張的，アサーティブの３つがあり，そのなかでは，アサーティブなコミュニケーションをとることが重要である。チーム医療の役割として，リーダー，メンバーへの情報の共有化，そして，報告，連絡，相談の義務がある。また，潜在的に危険な状況が発生したときには，リーダー，メンバーと協議しなければならない。患者に望ましい結果をもたらすケアについて，提言しなければならないこともある。そのようなときは，相手の立場を尊重しながら，誠実にかつ率直に意見を述べ，また，相手の意見を傾聴しながら，建設的に意見を述べることで，情報，目標の共有化を図ることができる。

b）SBARの手法を使って，医師，もしくはメンバーへ報告，提言ができる

外傷初期診療では，緊急の場面が多く，患者が急変することも少なくない。そのようなときに，相手に的確な情報と対処法の提言を，迅速に伝達することができるコミュニケーションツールとして，効果

表Ⅵ-3-9　SBAR報告

S	患者の状態：Situation
B	臨床経過：Background
A	状況評価（現在の問題点）：Assessment
R	問題に対する自分の提案（要望・要請）：Recommendation/Request

を発揮できるツールがSBAR（表Ⅵ-3-9）である。

これらの要素を基盤に，患者の複数のニードに対して，最適なサービスを多職種と連携しながら，協働することでチームの調整が可能となる。

4）学習方法

（1）シミュレーションによるチームビルディング

医師，看護師，救急隊，診療放射線技師の役割を担い，外傷初期看護の実際を展開する。シミュレーション後に，デブリーフィングを通して，患者の情報，メンバーの役割を確認しながら，目標に沿って分析し，さらに，理想のチームを作るための対策を考える。チームづくりのプロセスを通して，「グループ（単なる集団）」から「多職種と連携，協働を基盤としたチーム」の形成を目指す。

文　献

1）日本外傷データバンクレポート 2016(2011-2015). https://www.jtcr-jatec.org/traumabank/dataroom/data/JTDB2016.pdf
2）日本外傷学会監，日本外傷学会外傷専門診療ガイドライン改訂第２版編集委員会編：外傷専門診療ガイドライン JETEC，第２版，へるす出版，東京，2018.
3）日本外傷学会・日本救急医学会監，日本外傷学会外傷初期診療ガイドライン改訂第４版編集委員会編：外傷初期診療ガイドラインJATEC™，第４版，へるす出版，東京，2012.
4）日本外傷学会・日本救急医学会監，日本外傷学会外傷初期診療ガイドライン改訂第５版編集委員会編：外傷初期診療ガイドラインJATEC™，第５版，へるす出版，東京，2016.
5）徳富孝志，他：頭部外傷データバンク【プロジェクト2004】早期呼吸循環異常と頭蓋内診断：プロジェクト1998との比較．神経外傷，2008，p. 31，pp. 85-90.
6）JPTEC協議会編著：JPTECインストラクターテキスト，第２版，へるす出版，東京，2017.
7）JPTEC協議会編著：JPTECガイドブック，第２版，へるす出版，東京，2016.
8）Jacobs BB：Trauma Nursing Core Course：Provider Manual. 5th ed, Emergency Nurses Association, Des Plaines，2000，pp. 377-383.
9）東京慈恵会医科大学附属病院医療安全管理部編：チームステップス［日本版］医療安全；チームで取り組むヒューマンエラー対策，メジカルビュー社，東京，2012.
10）篠田道子：多職種連携を高めるチームマネジメントの知識とスキル，医学書院，東京，2011.
11）田村由美：新しいチーム医療，看護の科学社，東京，2012.
12）細田満和子：「チーム医療」とは何か；医療ケアに生かす社会学からのアプローチ，日本看護協会出版会，東京，2012.
13）鷹野和美：チーム医療論，医歯薬出版，東京，2002.
14）内田佐喜子：アサーティブ（アサーション），透析ケア 16：1242-1248，2010.
15）井上智子監訳：ベナー看護ケアの臨床知；行動しつつ考えること，第２版，医学書院，東京，2012.
16）井部俊子監訳：ベナー看護論 新訳版；初心者から達人へ，医学書院，東京，2005.
17）中村美鈴監訳：高度実践看護；統合的アプローチ，へるす出版，東京，2017.

1. 外傷疫学

1 外傷と死亡

わが国における死亡の年次推移や死亡順位などの主要死因別死亡数には外傷としての分類がないため，しばしば「不慮の事故」が代用される。「不慮の事故」による死亡は，平成28（2016）年では全体で6位，若年層で2～3位，高齢層で5～6位となっている（表A-1-1）[1]。

正確な外傷死亡の実数は，人口動態統計[1]のXIX章より熱傷，中毒，窒息および溺水などを除外し，

表A-1-1　**年齢別にみた死亡順位**

	順位	第1位	第2位	第3位	第4位	第5位	第6位
全体	死因名	悪性新生物	心疾患	肺炎	脳血管疾患	老衰	不慮の事故
	死亡数（人）	372,986	198,006	119,300	109,320	92,806	38,306
	割合（%）	28.5	15.1	9.1	8.4	7.1	2.9
年齢別	0歳	先天奇形，他	呼吸障害等	乳幼児突然死症候群	不慮の事故	出血性障害等	妊娠期間等に関連する障害
	1～4歳	先天奇形，他	不慮の事故	悪性新生物	心疾患	肺炎	敗血症
	5～9歳	悪性新生物	不慮の事故	先天奇形，他	肺炎	心疾患	その他の新生物
	10～14歳	悪性新生物	自殺	不慮の事故	先天奇形,変形および染色体異常	心疾患	脳血管疾患
	15～19歳	自殺	不慮の事故	悪性新生物	心疾患	先天奇形，他	脳血管疾患
	20～24歳	自殺	不慮の事故	悪性新生物	心疾患	先天奇形，他	脳血管疾患
	25～29歳	自殺	悪性新生物	不慮の事故	心疾患	脳血管疾患	肺炎
	30～34歳	自殺	悪性新生物	不慮の事故	心疾患	脳血管疾患	肝疾患
	35～39歳	自殺	悪性新生物	心疾患	不慮の事故	脳血管疾患	肝疾患
	40～44歳	悪性新生物	自殺	心疾患	脳血管疾患	不慮の事故	肝疾患
	45～49歳	悪性新生物	自殺	心疾患	脳血管疾患	不慮の事故	肝疾患
	50～54歳	悪性新生物	心疾患	自殺	脳血管疾患	肝疾患	不慮の事故
	55～59歳	悪性新生物	心疾患	脳血管疾患	自殺	肝疾患	不慮の事故
	60～64歳	悪性新生物	心疾患	脳血管疾患	自殺	肺炎	肝疾患
	65～69歳	悪性新生物	心疾患	脳血管疾患	肺炎	不慮の事故	肝疾患
	70～74歳	悪性新生物	心疾患	脳血管疾患	肺炎	不慮の事故	肝疾患
	75～79歳	悪性新生物	心疾患	脳血管疾患	肺炎	不慮の事故	腎不全
	80～84歳	悪性新生物	心疾患	肺炎	脳血管疾患	老衰	不慮の事故
	85～89歳	悪性新生物	心疾患	肺炎	脳血管疾患	老衰	不慮の事故
	90～94歳	心疾患	悪性新生物	老衰	肺炎	脳血管疾患	腎不全
	95～99歳	老衰	心疾患	肺炎	悪性新生物	脳血管疾患	血管性等の認知症
	100歳～	老衰	心疾患	肺炎	脳血管疾患	悪性新生物	血管性等の認知症

平成28年人口動態調査[1]，上巻，死亡，第5.17表「性・年齢別にみた死因順位」(e-Stat；mc170000）より作成

A

表A-1-2　外傷死亡の原因

外傷による死亡総数	不慮の事故			自殺	他殺	その他の外因
	交通事故	転倒・転落	その他			
21,381	17,073			3,095	160	1,052
	4,859	7,983	4,231			

外因死の種類別にみた外傷の割合（%）

不慮の事故	44.6
自殺	14.7
他殺	55.2

平成28年人口動態調査[1]，下巻，死亡，第10表「外因による死亡数，性・年齢（特定階級）・外因（死因簡単分類）・外因の影響別」(e-Stat； jc100000）より作成。外因総数から外傷のみを抽出するために，熱傷，中毒，窒息，溺水などは除外してある

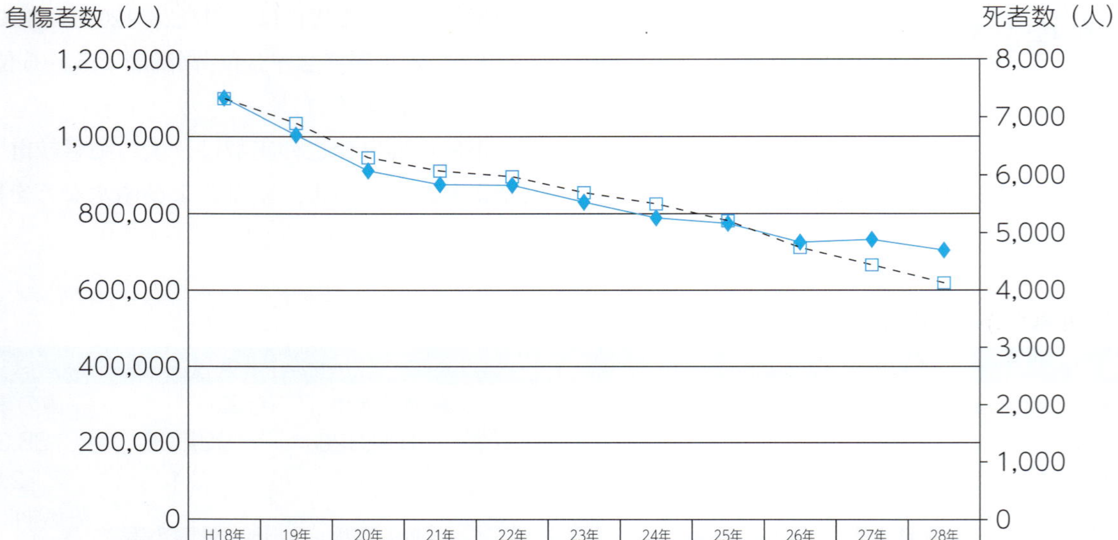

	H18年	19年	20年	21年	22年	23年	24年	25年	26年	27年	28年
負傷者数	1,098,564	1,034,652	945,703	911,215	896,297	854,613	825,392	781,492	711,374	666,023	618,853
30日以内死者	7,336	6,695	6,079	5,840	5,828	5,535	5,261	5,165	4,838	4,885	4,698

年次推移

〔文献2）より引用〕

図A-1-1　交通事故による負傷・死者数の年次推移

外傷に相当するICDコードを抽出して割り出すことができる。例えば，平成28年の統計では「不慮の事故」(38,306人）から熱傷や窒息などを除外した外傷死亡者数は17,073人であり，「不慮の事故」の44.6%を占める。その内訳は，交通事故4,859人，転倒・転落7,983人，その他4,231人である。また，「自殺」に占める外傷死亡は自殺総数21,017人の14.7%（3,095人）にすぎないが，「他殺」では総数290人の55.2%（160人）を占める。これらを総計すると，外傷によるわが国の年間死亡者数は21,381人となる（表A-1-2）。

交通事故による外傷死亡は年々減少している[2]（図A-1-1）。交通事故による死亡者数は，警察庁の交通事故統計（24時間以内死亡，30日以内死亡）[2]と人口動態統計[1]とがある（表A-1-3）。

なお，外傷死亡者の損傷部位を人口動態統計からみると，頭部顔面損傷（S00-S09）が10,159人と外傷死亡の47.5%を占める（図A-1-2）。

2　外傷と診療

外傷により入院治療を必要とした患者の数は，患者調査の「推計退院患者数」より割り出すことができる。本項執筆時点でのもっとも新しい調査年は平成26年である[3]。いわゆる外因による傷病の推計退院患者数は130,600人/月，ICD-10におけるS00〜T14の外傷に関連する傷病に的を絞ると110,500人/月である（表A-1-4）。同じ調査の推計入院患者数のうち新入院でかつS00〜T14の合計は1日4,300人である。いずれから算定しても，1年間で130〜160万人の外傷による患者が入院治療を受けたと推測される。

表 A-1-3　平成28年の交通事故による死亡者数（人/年）

死亡者	警察庁の統計*	24時間死者	3,904
		30日以内死者	4,698
	人口動態統計**	死亡診断書	5,921
負傷者	警察庁の統計*	負傷者	618,853
		うち重傷負傷者	37,356

*道路の交通に関する統計（2016年）[2]より
**平成28年人口動態調査[1]より

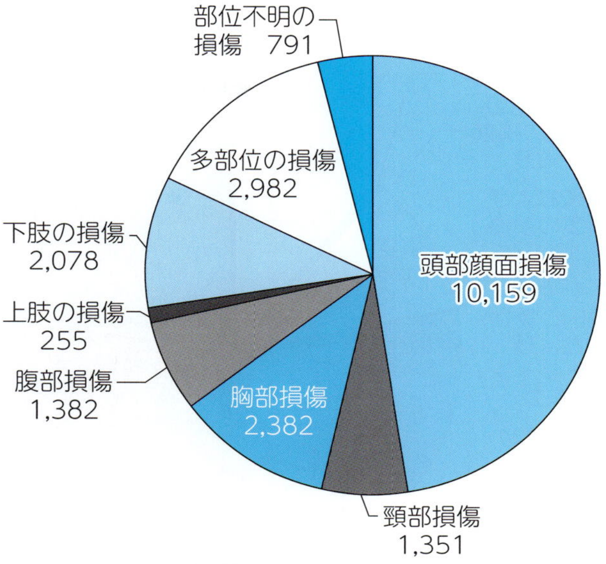

図 A-1-2　外傷死亡者の傷病部位

平成28年人口動態調査[1]，下巻，死亡，第10表「外因による死亡数，性・年齢（特定階級）・外因（死因簡単分類）・外因の影響別」(e-Stat；jc100000) より作成

外傷患者の発症数を正確にとらえることは困難であるが，診療を要した患者数として患者調査における初診外来数のうちS00～T14を抽出すると推定できる。平成26年の調査では51,000人/日である（表A-1-4）。少し乱暴な計算であるが，年換算すると約1,900万人のけが人が生じていることになる。外傷患者数を他の救急疾患である急性冠症候群（ACS：I20～21），脳卒中（I60～64）などと比較すると初診外来，新入院数，退院患者数，いずれにおいても患者数が多いと推定される。

外傷患者の入院治療や外来診療に占める割合は，1日調査である外来および入院の調査から推計できる。推計新入院患者数からみると，入院加療となっているのは「頸部，胸部および骨盤の骨折」「大腿骨の骨折」「その他の四肢の骨折」など運動器の骨折でほぼ2/3を占める。頭部外傷は頭蓋骨折と頭蓋内損傷を合わせ約12%程度となる（図 A-1-3）。一方，外来初診をみると四肢骨折に加え，「脱臼，捻挫およびストレイン」や「その他」の割合が増す（図 A-1-4）。

表 A-1-4　外傷と主な救急疾病の推計患者数

傷病分類別にみた受療の実態	入院患者数の推計						外来患者数の推計			
	推計退院患者数		推計入院患者数				推計外来患者数			
			入院の総数		うち新入院		外来の総数		うち初診外来	
	千人/月	割合	千人/日	割合	千人/日	割合	千人/日	割合	千人/日	割合
総数	1364.0	100%	1318.8	100%	52.9	100%	7238.4	100%	1369.3	100%
「II　新生物」	251.6	18.4%	144.9	11.0%	10.2	19.3%	231.6	3.2%	31.5	2.3%
「IX　循環器系の疾患」	177.9	13.0%	240.1	18.2%	7.7	14.6%	933.0	12.9%	35.3	2.6%
うち，ACS（I20～21）	43.0	3.2%	12.1	0.9%	2.2	4.2%	59.7	0.8%	3.6	0.3%
うち，脳卒中（I60～64）	58.4	4.3%	151.3	11.5%	2.3	4.3%	94.0	1.3%	7.0	0.5%
「X　呼吸器系の疾患」	113.2	8.3%	90.7	6.9%	4.2	7.9%	668.4	9.2%	265.6	19.4%
「XI　消化器系の疾患」	162.4	11.9%	65.9	5.0%	6.2	11.7%	1310.0	18.1%	263.9	19.3%
「XIX　損傷，中毒およびその他の外因の影響」	130.6	9.5%	131.3	10.0%	4.9	9.3%	306.5	4.2%	58.8	4.3%
うち，外傷（S00～T14）	110.5	8.1%	121.2	9.2%	4.3	8.1%	279.6	3.9%	51.2	3.7%

平成26年患者調査[3]より作成。推計退院患者とは平成26年10月の1カ月間に医療施設（病院，有床診療所）から退院した患者から推計したもので，データは「閲覧第45表　推計退院患者数，性・年齢階級×傷病小分類×病院－一般診療所別（e0045）」より作成。推計入院（または外来）患者数とは調査日の1日での患者数であり，データは「閲覧第6表（その1）推計患者数，性・年齢階級×傷病小分類×施設の種類・入院－外来の種別別（総数）(et0006)」より抽出した

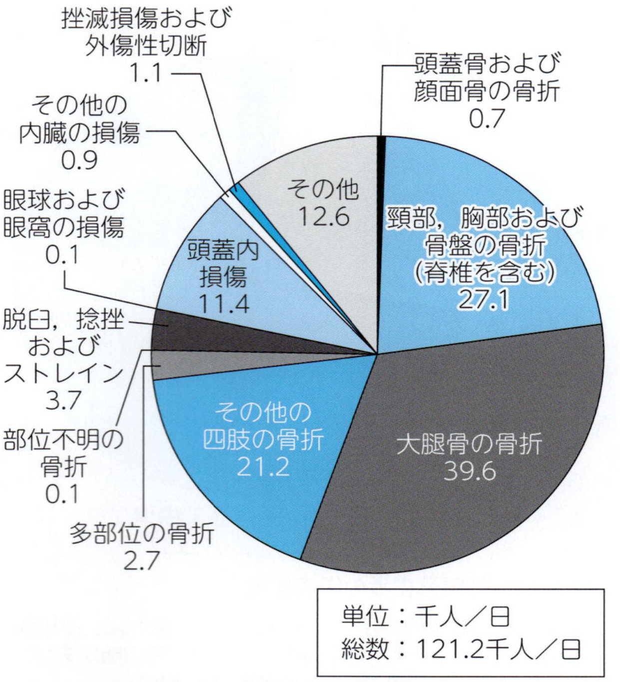

図A-1-3　入院治療している外傷患者の傷病名

平成26年患者調査[3]，上巻，第60表「推計患者数（外傷），外傷の原因×性・外傷分類×入院-外来別」(e-Stat；j0060）より作成。ICD-10によるS00～T14までの［いわゆる外傷］を抽出し，異物，熱傷，薬物中毒，その他の外因は含めていない。運動器外傷，すなわち整形損傷が多数を占める

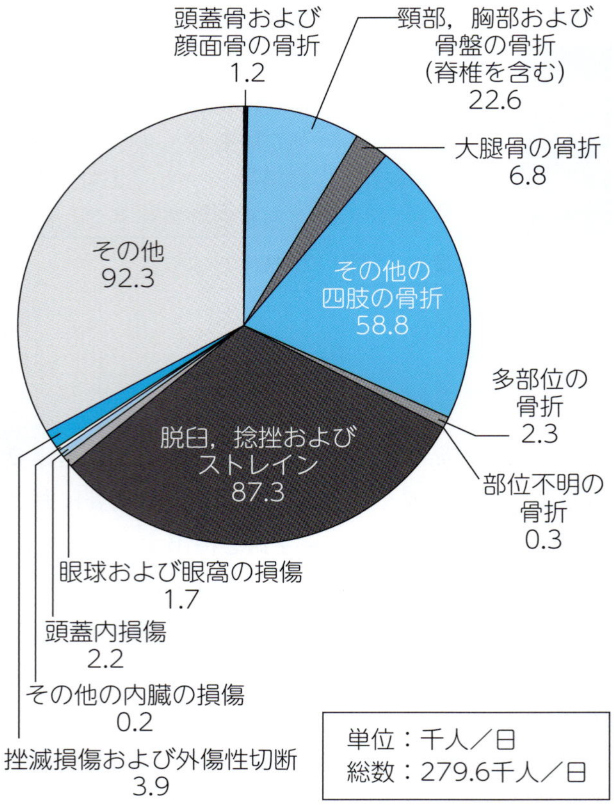

図A-1-4　外来通院している外傷患者の傷病名

平成26年患者調査[3]，上巻，第60表「推計患者数（外傷），外傷の原因×性・外傷分類×入院-外来別」(e-Stat；j0060）より作成。ICD-10によるS00～T14までの［いわゆる外傷］を抽出し，異物，熱傷，薬物中毒，その他の外因は含めていない

3　外傷と救急医療

平成27年の救急搬送人員は年間5,478,370人であり，うち外傷患者の搬送は29.4％の約147万人である（図A-1-5）[4]。このなかで交通事故による救急搬送人員は490,797人であるが，同じ平成27年の交通事故負傷者数は666,023人[2]であることから，交通事故による外傷では約74％が救急自動車による受療となっている。この交通事故負傷者のうち，交通事故統計では「30日以上の治療を必要とする負傷者」を重傷負傷者数と定義しているが，その数は平成27年38,959人，平成28年37,356人である[2]。

種々の統計を整理し，平成26年１年間で外傷患者の受療状況から死亡まで人数を要約したのが図A-1-6である。同時に参考として交通事故による外傷の数値も示した（図の左側）。

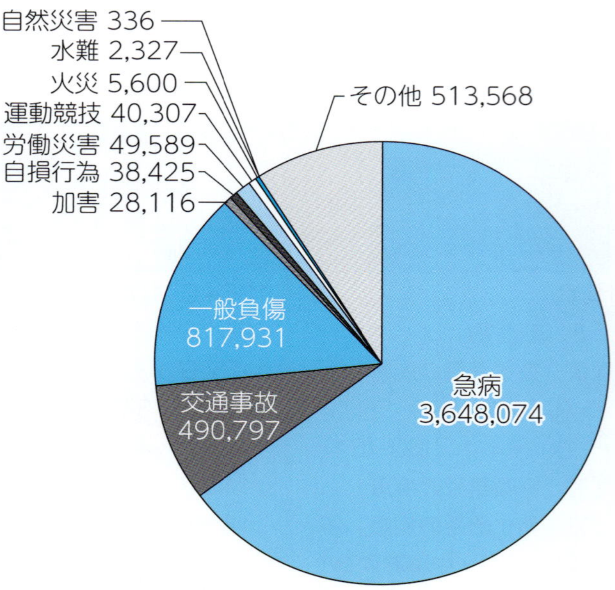

図A-1-5　救急自動車による事故種別搬送人員

平成28年版 救急救助の現況[4]，事故種別人員搬送数の統計から，外傷と推定される交通事故，一般負傷，加害，自損行為，労働災害および運動競技を抜粋した。統計は平成27年の１年間のデータである

4　外傷と疾病負担

外傷は比較的若い世代が被る疾病であり，その病

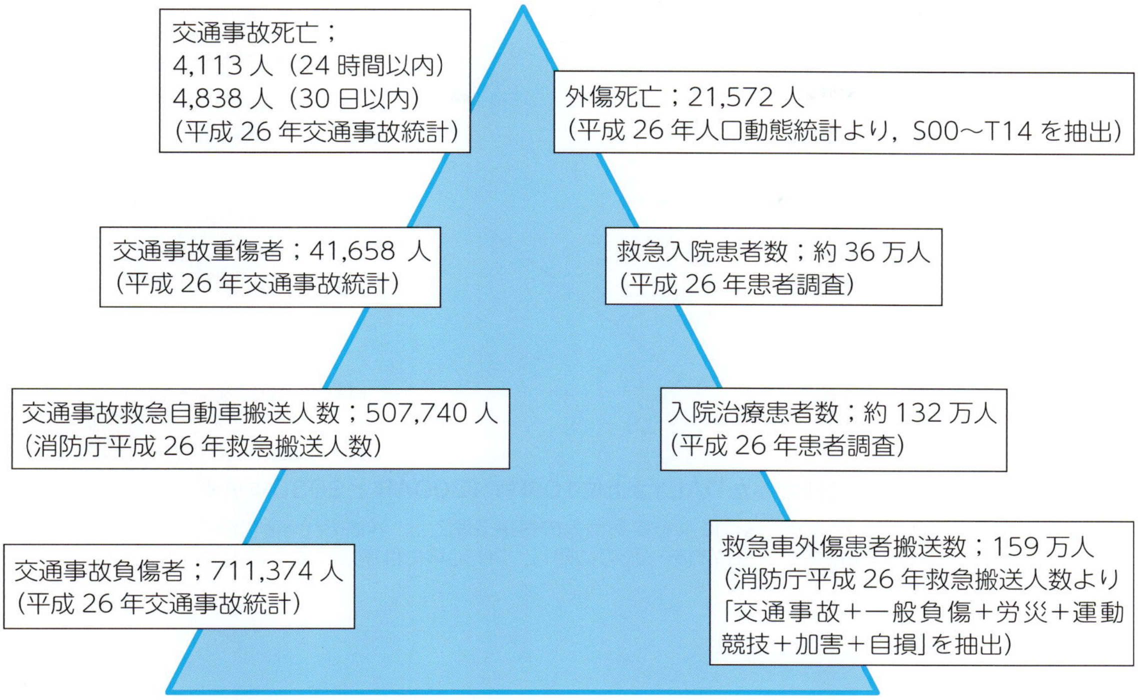

図 A-1-6　外傷患者の診療および死亡の実態

各種統計から平成26年１年間のデータで統一した
- 入院・外来に関する患者調査；平成26年患者調査（e-stat）
- 死亡統計；平成26年人口動態調査（e-stat）
- 救急車搬送患者数：平成27年版 救急・救助の現況（平成26年統計）
- 交通事故死亡，負傷者数：平成26年交通事故統計（e-stat）

表 A-1-5　DALYs

DALYs は，①病気などにより短くなってしまった寿命の年数（YPLL）と，②病気などの後遺症を抱えて生きなければならない年数（YLD）の総和である
DALYs＝YPLL＋YLD
①YPLL：years of potential life lost（損失生存可能年）
②YLD：years lived with disability（損失共存年数）
DALYsの算出には，疾病の有病率，疾病ごとの予後（死亡率，後遺症の出る確率）が必要

気にならなければ生存する年限が長い。その分，国民生産や社会への貢献度からみると影響を無視できない。したがって，人口動態調査や患者調査などで集計される粗死亡率（mortality）や罹患率（morbidity）のみでは医療経済における疾病の意義を推し量ることは困難である。WHOでは疾病の重みを世界規模でみた経済負担を表現する方法としてGlobal Burden of Disease（世界疾病負担：GBD）を提唱している[5]。その具体的な指標としては，障害調整生存年（disability adjusted life years；DALYs）や質調整生存年（quality adjusted life years；QALYs）がある（表 A-1-5）。世界全体をみた場合，2004年のデータではDALYsの順位は，①肺炎，②下痢疾患，③うつ病，④虚血性心疾患の順で交通事故は9位である。しかし，2030年予測では，①うつ病，②虚血性心疾患，③交通事故，④脳血管障害と推定されている[5]（図 A-1-7）。このようなことから，地球規模でみれば，予防や臨床研究すべきカテゴリーとして循環器系の疾患だけでなく，精神科疾患や外因疾患への対応も重要とされる。

5 外傷登録

治療成績や診療の質を評価するには登録制度が必

2004年	2030年
1. 下気道感染症	1. 単純性うつ病
2. 下痢症	2. 虚血性心疾患
3. 単純性うつ病	3. 交通事故
4. 虚血性心疾患	4. 脳血管障害
5. HIV / AIDS	5. 慢性閉塞性肺疾患
6. 脳血管障害	6. 下気道感染症
7. 未熟児･低体重児	7. 成人発症の難聴
8. 出生時仮死･出生時外傷	8. 屈折異常
9. 交通事故	9. HIV / AIDS
10. 新生児感染症	10. 糖尿病

〔文献5〕より引用・改変〕

図A-1-7　世界全体でみたDALYs上位10傷病（2004年と2030年予測）

障害調整生存年（DALYs）による疾病負荷の将来予測では，外傷の代表例である「交通事故」が2004年では総疾病の第9位であったのに対し，2030年には第3位になると予想している

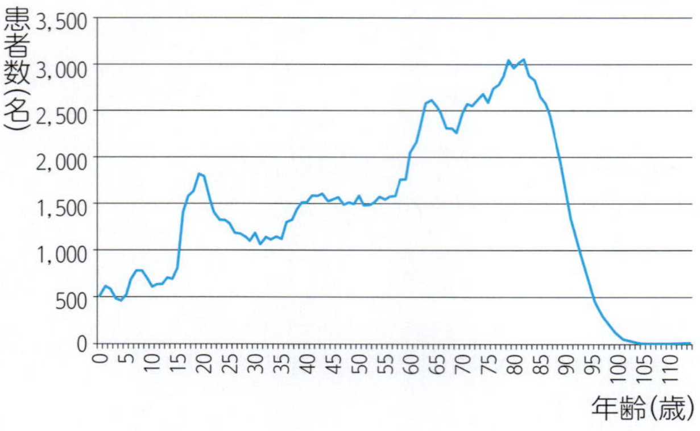

〔文献6〕より引用〕

図A-1-8　わが国における重度外傷の年齢分布

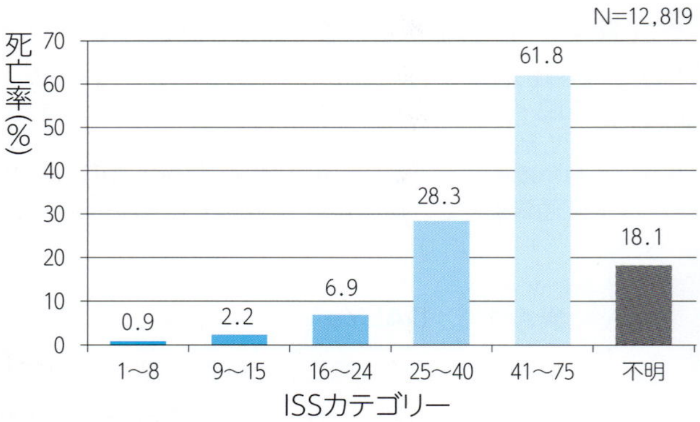

〔文献6〕より引用〕

図A-1-9　重症度別にみたわが国の外傷死亡率

解剖学的重症度指標ISS（Injury Severity Score）と実際の死亡率とは相関する

要である。わが国では，日本外傷診療研究機構において外傷登録制度を運営し，診療データをJTDB（Japan Trauma Data Bank）として集積している。日本外傷学会・日本救急医学会の委員により年次レポートが公開され，さらに疫学，臨床研究のためにデータ提供がなされている[6)]。また，米国にはNTDB（National Trauma Data Bank）に膨大な症例が集積されていて，同様に年次レポートやこれをもとにした研究論文が発表されている[7)]。

両国の外傷登録から穿通性外傷の頻度をみると，日本では2.6％に対し，米国では銃創（4.2％），刺創（4.1％）で約8％を占める[6)7)]。

わが国のJTDBには2016年現在，救命救急センターを中心に重症外傷を治療する256施設からデータが集積されている。2011〜2016年のデータを分析した2016年レポートが本項執筆時点でもっとも新しいので，重症外傷の指標として年齢分布（図A-1-8）やISS別死亡率（図A-1-9）を掲載しておく。

文　献

1）厚生労働省：平成28年人口動態調査．政府統計の総合窓口　e-Stat，https://www.e-stat.go.jp/SG1/estat/GL08020103.do?_toGL08020103_&listID=000001191145& requestSender=dsearch（accessed on 2017-12-1）.

2）警察庁交通局：道路の交通に関する統計，平成28年における30日以内交通事故死者の状況（平成29年9月8

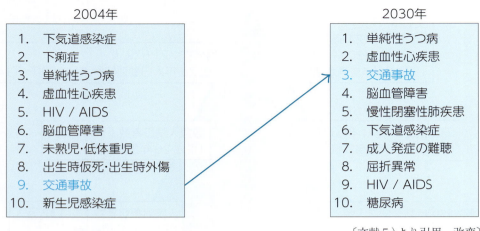

日）．政府統計の総合窓口　e-Stat，
http://www.e-stat.go.jp/SG1/estat/List.do?lid=000001178123_（accessed on 2017-12-1）
3）厚生労働省：平成26年患者調査（2015年12月17日），政府統計の総合窓口　e-Stat，
https://www.e-stat.go.jp/SG1/estat/GL08020103.do?_toGL08020103_&listID=000001141596&disp=Other&requestSender=dsearch（accessed on 2017-12-1）
4）消防庁：平成28年版 救急・救助の現況．Ⅰ救急編
http://www.fdma.go.jp/neuter/topics/kyukyukyujo_genkyo/h28/01_kyukyu.pdf（accessed on 2017-12-1）
5）World health organization：The global burden of disease：2004 update.
http://www.who.int/healthinfo/global_burden_disease/2004_report_update/en/index.htm（accessed on 2014-5-24）
6）日本外傷学会Trauma Registry検討委員会，日本救急医学会診療の質評価指標に関する委員会：日本外傷データバンクレポート2016（2011-2015）．
http://www.jtcr-jatec.org/traumabank/dataroom/data/JTDB2016.pdf（accessed on 2017-12-1）
7）American College of Surgeons：National Trauma Data Bank 2016 Annual Report.
https://www.facs.org/~/media/files/quality%20programs/trauma/ntdb/ntdb%20annual%20report%202016.ashx（accessed on 2017-12-1）

2. 外傷の重症度評価

1 重症度評価の意義

重症度評価の意義として，

(1) 搬送先病院選定にかかわるトリアージアルゴリズムの作成

(2) 施設間比較などのためのアウトカムの評価

(3) 経年ごとの診療の質の評価

(4) 外傷研究への応用

などがあげられる。

重症度を評価する方法として，

(1) 生理学的指標

(2) 解剖学的指標

(3) 生理学的指標と解剖学的指標を統合した指標

などがある。

2 重症度評価の指標

1）生理学的指標

(1) Glasgow Coma Scale（GCS）[1]

p. 170,「表Ⅳ-7-2 Glasgow Coma Scale（GCS）」,「表Ⅳ-7-3 Japan Coma Scale（JCS）」参照。

意識障害の指標として使用される。日本国内ではJCS（Japan Coma Scale）[2]が使用されることも多いが，桁数で表されるため，統計上は使用しにくく，国際比較が困難である。そのため，スコア化に便利なGCSが使用されることが多い。

(2) 改訂外傷スコア（revised trauma score；RTS）(表A-2-1)[3]

複数項目を総括した生理学的指標として広く用いられている。GCSの合計点，収縮期血圧（systolic blood pressure；SBP），呼吸数（respiratory rate；RR）を求めそれぞれに係数をかけ合計点を算出する。後述のISSとこのRTSを組み合わせ，TRISS法による予測生存率（Ps）が算出可能である。

表A-2-1　RTS

GCS合計点	収縮期血圧（mmHg）	呼吸数（回/分）	コード値
13～15	>89	10～29	4
9～12	76～89	≧30	3
6～8	50～75	6～9	2
4～5	1～49	1～5	1
3	0	0	0

RTS＝0.9368×(GCS)＋0.7326×(SBP)＋0.2908×(RR)
SBP：収縮期血圧，RR：呼吸数
上記にそれぞれの値を代入しRTSを求める
点数は0（最重症）から7.8648（最軽症）に分布する。RTSが4未満であると救命率が50%以下であるとされている

(3) 小児外傷スコア（pediatric trauma score；PTS）(表A-2-2)[4]

生理学的パラメータを中心として救急現場で評価可能な解剖学的観察項目を加えた，小児用の指標である。成人と異なり呼吸数の測定やGCSの評価がしにくい点などを考慮して，体重，気道（正常か，必要な処置は何か），収縮期血圧，意識レベル，骨折の有無と多発・開放骨折の有無，体表の傷の有無と状態の6項目から構成される。

2）解剖学的指標

(1) 略式外傷スケール（Abbreviated Injury Scale；AIS）[5]

人体への損傷を形態や重症度によって分類するためのコードで，現時点で損傷形態と重症度をコード化できる唯一の国際的分類である。AISは何度かの改訂を経て，現在はAIS 2005 Update 2008 日本語版が出版されている[6]。また，1998年に改訂されたAIS 90 update 98の日本語訳も出版されており（図A-2-1）[7]，日本外傷データバンク（Japan Trauma Data Bank；JTDB）では現在AIS 90 update 98が使われている。

表A-2-2 Pediatric Trauma Score

評価項目	スコア		
	＋2	＋1	−1
体重	＞20kg	10～20kg	＜10kg
気道（必要な処置）	正常	口咽頭・鼻咽頭エアウエイ，酸素	気管挿管，輪状甲状靱帯切開，気管切開
収縮期血圧	1 ＞90mmHg；末梢の脈の触知と還流良好	50～90mmHg；頸動脈・大腿動脈触知可	1 ＜50mmHg；脈微弱または触れず
意識レベル	清明	活発でない・鈍い（obtunded）またはその他の意識障害	昏睡・無反応
骨折	みた目では「ない」，または「疑われない」	非開放骨折，単発骨折	開放骨折または多発骨折
体表	みた目で損傷なし	打撲，擦過傷，筋膜まで達していない7 cmより小さい裂傷	組織欠損，銃創，または筋膜を貫く刺創
計			

〔文献4）より引用〕

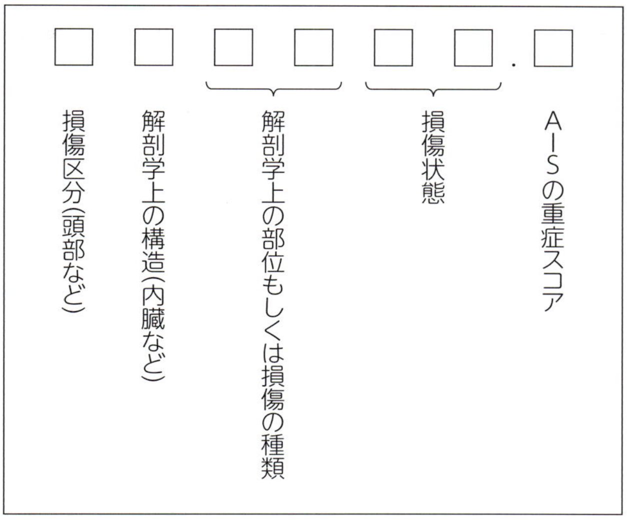

AISの重症スコア
.1＝軽症
.2＝中等症
.3＝重症
.4＝重篤
.5＝瀕死
.6＝救命不能

図A-2-1 AIS 90 update 98

(2) 外傷重症度スケール(Injury Severity Score；ISS)[8]

AIS（小数点以下の番号）が単一の外傷の重症度を表現しているのに対し，ISSはAISをもとにした多発外傷を評価する方法である。身体を6つの部位に分け，その3つの部位の損傷でもっとも重症度の高い最大AISの平方和をISSとする（表A-2-3）。ISSは死亡率と比例関係（すなわち，ISSが高いほど死亡率が高い）にあるが，同じISSでも死亡率が異なることがある[9,10]。ISS 15点以上は重症，もしくは重症化の可能性があるため，入院による治療や経過観察が必要とされる。ISS 25～34点での死亡率は30％強，ISS＞35点では50％を超えるとの報告もある。最大値は75点である。

表A-2-3 ISSにおける6つの身体部位

1．頭頸部	脳，頭蓋骨，頸椎（頸髄），頸部臓器
2．顔面	口，耳，目，鼻，顔面骨
3．胸部	胸腔内臓器（肺，心など），横隔膜，胸郭，胸椎（胸髄）
4．腹部と骨盤内臓器	腹腔内臓器，腰椎（腰髄）
5．四肢と骨盤	四肢と骨盤の捻挫，骨折，脱臼，切断（胸郭，脊椎を除く）
6．体表	体表の裂創，挫創，擦過創，熱傷（AISの身体部位によらない）

最高のAIS重症度スコアの中から，上位3つを抽出しそれぞれを二乗して合計した値で評価する

(3) ICISS；International Statistical Classification of diseases-ISS[11]

現在，世界中の医療機関では世界保健機関（WHO）の「疾病及び関連保健問題の国際統計分類」（International statistical classification of diseases and related health problems；ICD）によって死因や疾病の医療記録が管理されている。しかし，ICDは国際的な比較や情報の集積に活用できるが，損傷の重症度が考慮されておらず外傷統計には使われてこなかった。そこで重症度を加味する方法として提唱されたのがICISSである。すでに蓄積されたデータベースをもとに，診断名と退院時の生死の情報から生存リスク比（survival risk ratio；SRR），すなわち退院時コードごとの生存退院数/全退院数を求める。これを各損傷のSRRとして掛け合わせたものがICISSとなる。

(4) 日本外傷学会分類

日本外傷学会が1997年に出した分類である[12]。現在は2008年に出された分類が使用されている[13]。主に胸腹部臓器を中心に13の部位・臓器に分け，損傷形態で，重症度に応じてⅠ型からⅢ型に分けられており，さらにそのなかでa，b，cというように損傷形態を細分化して表現している。分類には四肢や頭頸部，軟部組織は含まれない。また，それぞれの部位や臓器の損傷の重症度を示すが，総合的な重症度判定ではない。

(5) その他の解剖学的指標

ISSには，

①同一身体部位に複数の損傷があっても単一のAISスコアとしか扱われない（体幹部の穿通性損傷など）

②ISS算出の際の６つの身体部位区分の根拠が乏しい

などの問題点がある。ISSの問題点を解決すべくpenetrating abdominal trauma index（PATI）[14]やanatomic profile（AP）[15]などが提唱されたが，その有用性に関し評価は一定していない。

3）生理学的指標と解剖学的指標を統合した指標

(1) TRISS；Trauma and Injury Severity Score（表A-2-4）[16]

解剖学的重症度を表すISSと生理学的重症度を表すRTSを組み合わせて生存確率を予測する方法がTRISS法である。このTRISSで用いられる係数は北米の130を超える施設が参加したMajor Trauma Outcome Study（MTOS）のデータをもとにして算出された。TRISS法では以下の計算式によって予測生存確率（probability of survival；Ps）を予測できる。

Ps＝１／（１＋e－b）

b＝b0＋b1×RTS＋b2×ISS＋b3×（年齢）

（この係数は算出のもとになった研究データごとに異なる）

・Ps＞0.5で死亡した場合，避け得る外傷死

・0.25≦Ps≦0.5の場合は救命の可能性があった外傷死

・Ps＜0.25の場合は避けることのできない外傷死

となる。

日本外傷データバンク（JTDB）でもJTDB-TRISSの公表を行っている。日本外傷データバンクのホームページからレポートが確認できる。これは，わが国の外傷診療の質の向上を目的としている[17]。

TRISS法の問題点として，

①ISS自体が解剖学的指標として適切であるかどうか

②年齢区分が適切であるかどうか（若年者および高齢者）

③算出のための項目が欠損しやすい（とくにRTS）

④ほかの重要な生理学的指標が欠損している

⑤受傷時併存症が加味されていない

などがあげられる。これらを解決すべく，Pediatric Age Adjusted TRISS（PAAT）[18]，TRISS＋comorbidities（TRISSCOM）[19]，TRISS＋SAPSⅡ（TRISSSAPS）[20]，A Severity Characterization of Trauma（ASCOT）[21]などが考えられてきた。

表A-2-4　TRISS係数

	b_0（定数）	b_1（RTS）	b_2（ISS）	b_3（年齢）
鈍的外傷	0.4499	0.8085	0.0835	−1.743
鋭的外傷	2.5355	0.9934	0.0651	−1.136

Major Trauma Outcome Study（MTOS）をもとにした係数

さまざまな問題点はあるものの，TRISS法は「防ぎ得た外傷死」(PTD）の客観的評価の根幹となる評価指標である。

(2) HARM；Harborview Assessment for Risk of Mortality[22]

シアトルハーバービューメディカルセンターの33,990例の外傷データベースを用い提唱された指標である。ICD-9CMを用いており受傷時の併存症などを反映でき，TRISS法やICISS法より正確に予後予測が可能であると報告されている。年齢，受傷機転，損傷部位，併存症，合併損傷など予後予測因子をロジスティック回帰分析により別項目を抽出し，予測死亡率を計算する。多数の症例で詳細な記録さえあれば，予後予測因子を割り出すことができ，より正確に予後予測が可能である。

表A-2-5　各種のトリアージ方法

一次トリアージ
START（Simple Triage and Rapid Treatment）
Homebush Triage Standard
Care Flight Triage
Triage Sieve
the Sacco Triage Method（STM）
MASS Triage
Military Triage/NATO Triage
the SALT system
二次トリアージ
SAVE
Triage Sort
the Sacco Triage Method（STM）
生理学的・解剖学的評価法（Physiological Anatomical Triage；PAT法）

3 実際の臨床への応用

実際には，さまざまな重症度評価のデータをもとに，緊急度・重症度を組み合わせて，臨床や災害の現場での治療の優先順位を決定することに利用されている。

1）JTAS；Japan Triage and Acuity Scale[23]

CTAS（Canadian Triage and Acuity Scale)[24]をもとにして日本版がJTASとして作成された。日本臨床救急医学会のJTAS委員会では，緊急度判定（院内トリアージ）とは，診察前の患者の症状を評価し，緊急度・重症度を見極め，治療の優先性を判断することと定義した。

①現在の症状を評価し緊急度を決定する。

②患者を緊急度判定のカテゴリーに当てはめる。

③適切な治療を受けるまでの過程を決定する。

④効果的能率的に業務を遂行するために，適切な人的医療資源を割り当てる。

JTASはさまざまな緊急度・重症度の指標を組み合わせて，治療の優先順位を決めるものであり，外傷だけではなく内因性疾患なども含まれる。そのため，外傷の重症度を示すものではない。また，重症であっても緊急度の低いものなどには治療の緊急度は低くなる。①緊急度判定の基本，②成人，③小児，④特殊な病態の４つのモジュールからなっている。傷病者を，第１段階の評価では重症感とバイタルサイン（呼吸障害，循環動態，意識レベル，体温），第２段階では疼痛，出血性素因，受傷機転の評価項目で検討する。

2）災害時のトリアージ

START法，PAT法など多くのトリアージ法がある（表A-2-5）。

一般的なトリアージ区分としてはⅠ，Ⅱ，Ⅲ，０の４つに分類する（p. 311，表A-3-3参照）。

(1) START；Simple Triage and Rapid Treatment[25]

一次トリアージとして行われる。START法（p. 311，図A-3-5参照）はバイタルサインを器具を使用せず短時間で評価して治療の優先順位を決定する方法で，災害現場や移動中などに繰り返して行うことで精度が上がる。主に，緊急治療群と非緊急治療群を多くの傷病者の中から選別し，必要な治療を適当な時期に行うことで，「防ぎ得た災害死」を減らすことを目的としている。その意味では緊急度の評価だけではなく重症度の評価でもある。その特徴は，各評価においてトリアージ区分が判定可能であれば，その先に続く評価項目を省略することである。

(2) 生理学的・解剖学的評価法（Physiological Anatomical Triage；PAT）

二次トリアージとして行われる。PAT法の評価手順は４段階である（p. 312，図A-3-6参照）。第１段階はABCDEアプローチを簡略化した生理学的評価である。また第２段階は外傷における致死的な病態をみつけ出すための解剖学的評価，すなわちsecondary surveyや全身観察（JPTEC）に近い評価を行う。さらに受傷機転による第3段階，要配慮者を考慮する第4段階がある。これらの評価を総合的に判断し，重症度を勘案しながら治療の優先順位を決定する。

文 献

1）Teasdale G, et al：Assessment of coma and impaired consciousness：A practical scale. Lancet 2：81，1974.

2）太田富雄，他：急性期意識障害の新しいgradingとその表現法（いわゆる3-3-9度方式）．第3回脳卒中の外科研究会講演集，1975，pp. 61-69.

3）Champion HR, et al：A revision of the trauma score. J Trauma 29：623-629，1989.

4）Tepas JJ 3rd, et al：The pediatric trauma score as a predictor of injury severity in the injured child. J Pediatr Surg 22：14-18，1987.

5）Gennarelli TA, et al, eds：The Abbreviated Injury Scale 2005-Update 2008, Association for the Advancement of Automotive Medicine, Barrington. IL, 2008.

6）日本外傷学会監訳：AIS 2005 update 2008日本語対訳版，へるす出版，東京，2017.

7）日本外傷学会，日本自動車研究所監訳：AIS 90 update 98 日本語対訳版，へるす出版，東京，2003.

8）Baker SP, et al：The injury severity score：A method for describing patients with multiple injuries and evaluating emergency care. J Trauma 14：187-196，1974.

9）Baker SP, et al：The injury severity score：Development and potential usefulness. Proc Assoc Adv Automotive Med 18：54-74，1974.

10）Baker SP, et al：The Injury Severity Score：An update. J Trauma 16：882-885，1976.

11）Osler T, et al：ICISS：An international classification of disease-9 based injury severity score. J Trauma 41：380-386，1996.

12）日本外傷学会肝損傷分類委員会：日本外傷学会肝損傷分類．日外傷会誌 11，1997.

13）日本外傷学会，外傷用語集（改訂版2008）付：日本外傷学会臓器損傷分類2008，日本外傷学会，東京，2008.

14）Moore EE, et al：Penetrating abdominal trauma index. J Trauma 21：439-445，1981.

15）Copes WS, et al：Progress in characterizing anatomic injury. J Trauma 30：1200-1207，1990.

16）Champion HR, et al：The Major Trauma Outcome Study：Establishing national norms for trauma care. J Trauma 30：1356-1365，1990.

17）日本外傷データバンク．https://www.jtcr-jatec.org/traumabank/index.htm（accessed on 2017-12-4）

18）Schall LC, et al：A new method for estimating probability of survival in pediatric patients using revised TRISS methodology based on age-adjusted weights. J Trauma 52：235-241，2002.

19）Bergeron E, et al：Improving the TRISS methodology by restructuring age categories and adding comorbidities. J Trauma 56：760-767，2004.

20）Reiter A, et al：Improving risk adjustment in critically ill trauma patients：The TRISS-SAPS Score. J Trauma 57：375-380，2004.

21）Champion HR, et al：Improved predictions from a severity characterization of trauma（ASCOT）over Trauma and Injury Severity Score（TRISS）：Results of an independent evaluation. J Trauma 40：42-48，1996.

22）West TA, et al：Harborview Assessment for Risk of Mortality：An improved measure of injury severity on the basis of ICD-9-CM. J Trauma 49：530-541，2000.

23）日本救急医学会，日本救急看護学会，日本小児救急医学会，日本臨床救急医学会監：緊急度判定支援システム JTAS2017ガイドブック，へるす出版，東京，2017.

24）日本救急医学会，日本救急看護学会，日本臨床救急医学会監：緊急度判定支援システムCTAS2008日本語版/JTASプロトタイプ，へるす出版，東京，2010.

25）日本集団災害学会：標準多数傷病者対応MCLSテキスト，ぱーそん書房，東京，2014.

Appendix

3. 病院前医療とJNTEC™の実際

1 ドクターヘリ，ドクターカー

ドクターヘリコプターシステム（以下，ドクターヘリ）は，救命率の向上や後遺障害の軽減を図ることを目的に，2001年より運航が開始された。ドクターヘリ（図A-3-1）は救急医療に必要な医療器材，フライトドクター・ナースを乗せて速やかに救急現場などへ出動し，到着時より高度な医療を開始する“究極の往診システム”である。

とくに重症の疾患や外傷については，15～20分の治療開始の差が救命率向上と後遺症の軽減に非常に大きな意味をもっている（図A-3-2）。

1）ドクターヘリのメリット

ドクターヘリで出動する際には，現場から医療を行うために必要な救命器具，医薬品を持参している。また，ドクターヘリ内には心電図モニター，人工呼吸器，除細動器などの高度医療機器が搭載されている。そしてドクターヘリで出動するフライトドクター・ナースは，あらゆる外傷・疾患の初期対応ができるスタッフが対応している。

このドクターヘリの導入により，救急現場から早期治療開始が可能となった。まさに“空飛ぶER（救命救急センター）”として医療活動を行っている。

2）ドクターカー

ドクターカーとは，一般的に医師を含めた医療スタッフが病院外の救急現場に向かい活動する際に用いる車両と，そのシステム自体のことである。医師派遣用自動車，ラピッド・レスポンス・カーともいう。車両は救急自動車である場合がほとんどであるが，病院自体が救急自動車を所有する場合と，救急隊が病院に立ち寄り医療スタッフを乗せて現場に向かう場合（ピックアップ方式）と，ワークステーション方式がある。

このシステムの目的は，ドクターヘリと同様に，一般の救急隊員や救急救命士のできない救命処置な

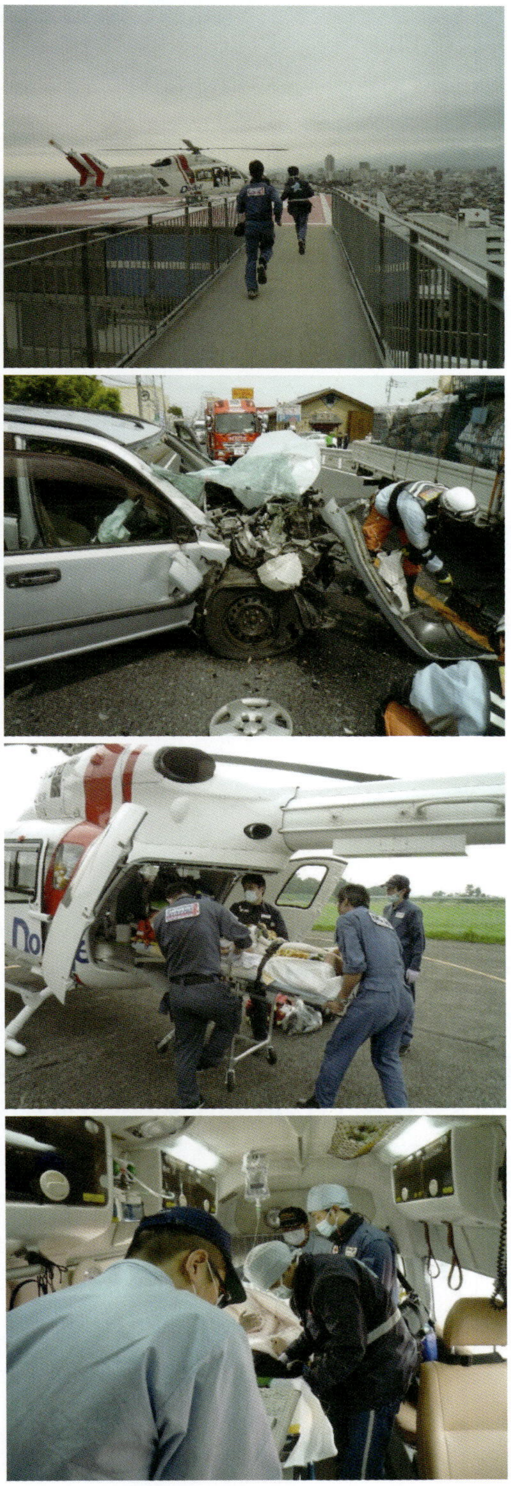

a b c d

図A-3-1　ドクターヘリ出動時の現場活動

A

多発外傷・交通事故 → 大量出血では30分で約50%死亡 → 早期より止血術が必要

急性心筋梗塞 → 発症より90分以内に再開通治療を開始

脳梗塞 → 発症より270分以内に血栓溶解療法を開始

心肺機能停止（心室細動） → 発症より3〜5分以内に心肺蘇生（除細動）を開始

図A-3-2　**各疾病に対する有効処置開始時間**

	外傷	熱傷	心大血管疾患	脳血管疾患	中毒	その他	うちCPA
現場出動	3,186	122	597	721	101	772	564
施設間搬送	125	7	240	88	10	175	9
合計	3,311	129	837	809	111	947	573

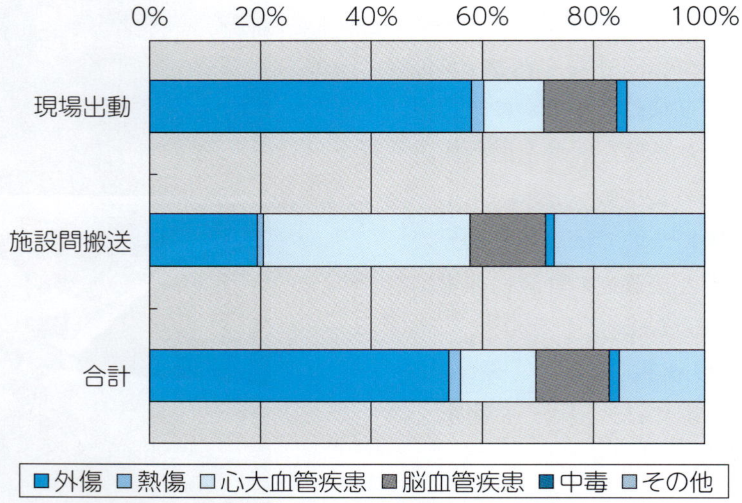

図A-3-3　**傷病者疾患分類（2009年2月18日〜2018年7月31日，群馬県）**

どを，救急自動車で病院へ搬送するよりも早く医師が提供することにある。

フライトナース・ドクターカーナースは，医師による治療の補助，現場のコーディネートなどさまざまな役割を担わなければならない。ドクターヘリ・ドクターカーにおける活動から，病院前医療における看護師の看護の特殊性と役割について述べる。

3）ドクターヘリの出動状況とドクターヘリ出動基準（群馬県）（図A-3-3，表A-3-1）

2009年2月から2018年7月までの群馬県ドクターヘリの要請件数は9,551回（救急現場出動5,210件，病院間搬送645件，キャンセル2,590件）であった。患者を病態別にみると，現場出動の外傷症例は3,311件（約60%）であり，内訳は図A-3-3に示すとおりである。

表A-3-1　**ドクターヘリ出動基準**

1. 生命の危険が切迫しているか，その可能性が疑われるとき
2. 重症患者であって搬送に長時間を要することが予想されるとき
3. 特殊救急疾患の患者（重症熱傷・多発外傷・指肢切断など）で搬送時間の短縮をとくに図る必要があるとき
4. 救急現場で緊急診断処置に医師を必要とする可能性があるとき
5. 多数傷病者が発生したとき

4）ドクターヘリ出動時の実際

ドクターヘリスタッフによる出動時の処置として，基本的な項目は，CPR，気管挿管，補助呼吸，胸腔穿刺，除細動，末梢静脈確保，骨髄針による輸液路確保，頸椎固定，全身固定，止血，創処置，胃管挿入，輸液，薬物投与，採血，血糖測定，酸素投与などがある。

フライトナースは，気管挿管，胸腔穿刺など各処

置の介助を行い，また，介助後は各処置の確実な観察・判断，管理が求められる。そのため，十分な知識と介助技術を持ち合わせる必要がある。活動内容を表A-3-2に示す。その他，フライトナースに求められる役割は，①活動記録の記入，②救急隊との情報共有，③医師の診療介助，④患者の所持品の管理，⑤患者の情報収集，⑥活動に使用した物品の管理，⑦家族対応，である。

5）病院前医療とJNTEC™の実際

今日の外傷診療では，重症外傷であるほどgolden hour内に決定的治療が開始できるか否かで生死が分かれるといわれている。ヘリ搬送では，必要な処置を受傷後できるだけ短時間に行い，安定した全身状態で適切な病院へ搬送することが重要である。

フライトナースは，現場初療と外来初療の違いを認識し，外傷においては，外傷初期診療の知識・技術をもち，医師の診療にあうんの呼吸で合わせることが求められる。フライトナースは，現場にたどり着く前の無線情報から，現場で医師が行うであろう処置のための資器材を準備する。患者接触後は，医師が検査・治療を行おうとしたらすぐにその検査器具，資器材，薬剤が出ていることが必要となる（図A-3-1）。さらに，治療・処置の介助を行うためには，的確な状況判断とフィジカルアセスメント，患者・家族の精神的援助，現場でのコーディネートなどさまざまなことが要求される。病態や処置を予測し，種々の状況に対応できることが必要であり，そのために医学的知識に裏づけされた観察力，判断力が重要となる。また，あらゆる重篤な病態に対応できるよう，常に物品の整備や，機器の点検を行っておく必要がある。これら，フライトナースに求められている知識・技術・マネジメント能力は外傷初期看護コースJNTEC™における教育内容に類似する。病院前医療に携わる機会のある看護師は，JNTEC™を受講することにより，さらなる知識・技術の向上が望めるであろう。

表A-3-2　フライトナース活動内容

- ドクターヘリ診療記録，輸液ラインを持参する
- 患者状態を観察する
- 医師の治療を介助する
- 救急車に救急救命士が同乗している場合，介助の協力を依頼する
- 患者関係者から情報を収集する
- 患者または家族に搬送先医療機関について確認し，搬送手段を伝える
- 搬送準備を開始する
  - ①救急車のストレッチャーから患者をヘリのストレッチャーへ移動する
  - ②担当医師より先にヘリに搭乗し，患者収容の準備をする
  - ③患者へ適宜，医療用機器（心電図モニター，血圧計，パルスオキシメータなど），ヘッドセットなどを装着する
  - ④救急隊の物品の有無を確認（できるかぎり自施設の物品と交換する）

2　複数傷病者対応

救急の現場では，複数の傷病者が同時に発生する事例に遭遇する。近年では，高速道路における多重衝突事故や，20～30人の傷病者が発生する長距離バスの事故，トンネル崩落事故，通学児童の列に車が突っ込む事故，工場やコンビナートの爆発事故などで，複数の傷病者が発生している。複数傷病者が発生する出来事には，multiple casualities（多数傷病者発生事故），major incident（大事故），mass casualities（集団災害），major disaster（大災害）というさまざまな言葉が用いられる。

多数傷病者発生事故や大事故は，比較的限局した場所で発生し，傷病者の数やその重症度は地域の医療施設で対応可能な出来事である。この場合は，致死的または多発外傷の傷病者を優先することが必要になる。

集団災害，大災害は，より広範囲な地域で発生し，傷病者の数や重症度が地域の医療能力を超え，社会的に大きな混乱を招く。この場合は，生存の可能性の高い傷病者に対して，人員や時間や医療資器材などを考慮して，治療の優先度を決定することが必要になる[1)]。

事故発生現場における救急医療体制や傷病者の収容施設数には，地域差があり，事故の状況や傷病者数が，地域の医療施設での対応を上回ると予想される場合は，災害医療体制をとることで，対応可能となる。

複数傷病者への対応のポイントは，限られた医療資源で多くの傷病者に対して，最大の効果をもたらすように，効率よく対応するシステムの確立と，よ

り早く医療を必要とする傷病者を選別するトリアージを行うことにある。トリアージは，緊急度・重症度を主軸にした外傷患者の観察と診療の優先度や搬送順位の決定を行うことを意味する。

1）複数傷病者発生におけるJNTEC™の位置づけ

外傷診療は，「防ぎ得た外傷死」(PTD）の回避の目的のもとで，プレホスピタルからインホスピタルにおいて展開し，JNTEC™も共通用語の理解や外傷診療の理論のもとで対応する。複数傷病者発生時においても，JATEC™の手順に沿い，診療の補助として複数の処置介助を行いながら，看護独自の機能を活かし，傷病者や家族への身体的・心理的ケアの実践が可能である。

2）トリアージ

トリアージとは，複数の傷病者の緊急度・重症度を評価し，救護，搬送および治療の優先順位を決定する手法を指す動的なものである。トリアージの語源はtier（より分ける）から発しているといわれ，もともとはコーヒー豆の選別に使用していたといわれる。その後，第一次世界大戦のころに兵士として再活用される見込みの戦傷者のみを優先的に救出する手法として活用され，歴史的変遷を経て現在の形になり，日常の事故現場や災害現場，医療機関の受付前など，至るところで医療展開のツールとして使われている。

（1）トリアージの適応

複数の外傷患者が発生する状況で，利用できる医療資源では対応困難が予測されるときは，トリアージを行う。これにより，傷病者側の医療ニードと医療資源を供給する医療側の需給バランスのミスマッチを踏まえた，診療体制のシステムを確立することができる。需給バランスの因子として，傷病者側では傷病者数，損傷の緊急度・重症度があり，医療側では医療機関の数，医療従事者の数，病床数，手術室，医薬品，ライフラインなどがある。

（2）トリアージの場所

トリアージは，事故現場，応急救護所，搬送前，医療機関入口，診療，手術の順番決めなど，さまざまな場所で，繰り返し行う。この理由として，傷病者の病態が時間経過とともに変化し，処置内容や必要な医療資源も変化するからである。

（3）トリアージの実施者

トリアージを行うものをトリアージオフィサーという。災害現場では救急救命士や現場活動の医師が行うことが多く，医療機関では外傷診療や災害医療の経験があり，知見の深い医師・看護師が行うことが望ましい。

（4）トリアージの判定基準

トリアージの基準は，複数の傷病者を前にして救命の機会を得る要素を重視しており，緊急度・重症度の判定を優先とする。つまり，外傷初期診療理論の「患者観察の原則」が該当する。外傷初期診療の観察指標の順位づけは以下のようになる。

①生理学的評価：ABCDEアプローチによりprimary surveyに該当する。

②解剖学的評価：生理学的評価を踏まえた身体観察を行うsecondary survey に該当する。

③受傷機転：MISTのMIやSAMPLEのEに該当し，緊急度・重症度を考慮する。

④要配慮者：小児や高齢者，妊産婦，基礎疾患あり，といった個人の特性で，病態を悪化させる因子をもち緊急度・重症度を考慮する。

①～④の項目はトリアージの判定基準のもとになる。

（5）トリアージの区分

トリアージで優先順位を示す識別の区分を表A-3-3に示す。この区分を決定した後，第三者に伝える方法として，識別票（トリアージタッグ）を使用する（図A-3-4）。トリアージタッグの区分と区分に相当する色が認知できるように，該当しない色はもぎ取るようになっている。識別票の複写の部分は，現場救護所，搬送機関で1枚ずつ保管し，収容医療機関ではタッグそのものを保管し，後の検証などに使用する。

3）一次トリアージ

一次トリアージは，医療資器材を携行しなくても，短時間で複数の傷病者への治療優先度を決めることができる方法である。さまざまな方法があり，多くは生理学的指標を基準としている。本項では，国内で一般的に使われるSTART（Simple Triage and Rapid Treatment）法について解説する（図A-3-5）。

START法は，1983年，カリフォルニア州の病院で考案され，地域自営団や消防士向けに開発された

表A-3-3　トリアージの区分

順位	名称	色	区分	定義
第１優先	緊急治療群	赤	Ⅰ	直ちに治療を開始すれば救命の可能性が高いもの
第２優先	非緊急治療群	黄	Ⅱ	治療の必要性はあるが緊急性は低いもの
第３優先	軽処置群	緑	Ⅲ	創傷はあるが，軽処置で対応可能なもの
第４優先	救命困難群	黒	0	すでに死亡しているか治療しても救命の可能性の少ないもの

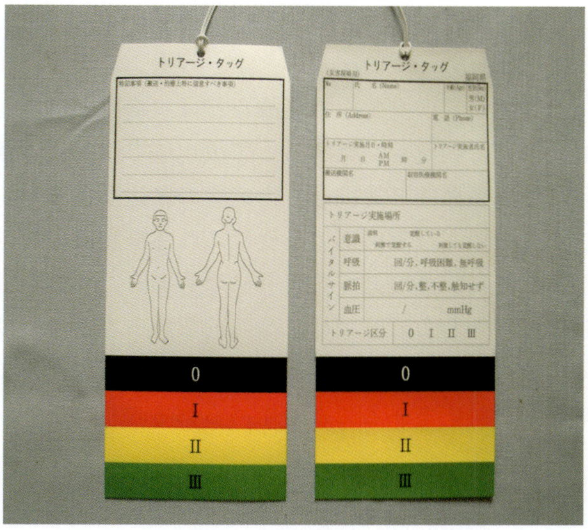

図A-3-4　トリアージタッグ

識別区分に応じた色（黒，赤，黄，緑）のもぎりが下についている。３枚綴りになっており，観察や処置などを記載すると他の２枚に複写される

が，列車，バスの事故など多数負傷者例の現場で使用し改良された。１人の傷病者に対して30秒以内で実施することを原則としている。

生理学的指標の気道（A：Airway），呼吸（B：Breathing），循環（C：Circulation），生命を脅かす中枢神経障害（D：dysfunction of CNS）の因子を基準にしており，外傷初期診療のprimary surveyの要素と合致する。

多数の傷病者に対して，歩行可能な人をⅢ：治療対象外（緑）とし，その他の人に対してA→B→C→Dの順に評価し，緊急度を決める。気道の開通があれば呼吸を数え，気道開通がなければ用手的気道確保をして呼吸の評価を行い，Ⅰ：緊急治療群（赤）に該当するか評価する。循環（C）（赤）の評価は，橈骨脈拍触知の有無により，循環障害の緊急度を評価する。つまり，橈骨動脈が触れなければ，Ⅰ：緊急治療群（赤）であり，橈骨動脈が触れれば意識状態の確認へ進む。明らかに循環の異常を示す

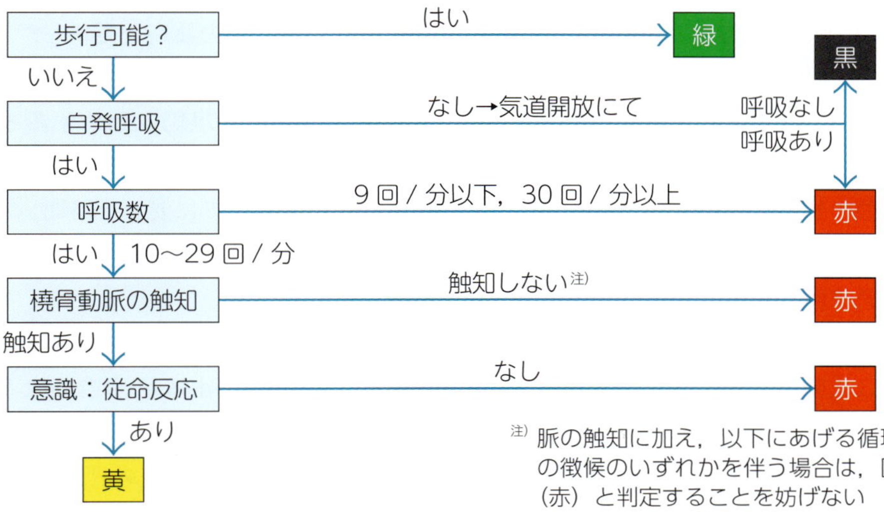

注）脈の触知に加え，以下にあげる循環不全の徴候のいずれかを伴う場合は，区分Ⅰ（赤）と判定することを妨げない
1．皮膚の蒼白，冷汗あり
2．末梢動脈は触れるが微弱である
3．頻脈（120回/分超）である

〔文献２）より引用〕

図A-3-5　一次トリアージ：START法*

（*：厳密にはSTART変法であり，原法とは異なる）

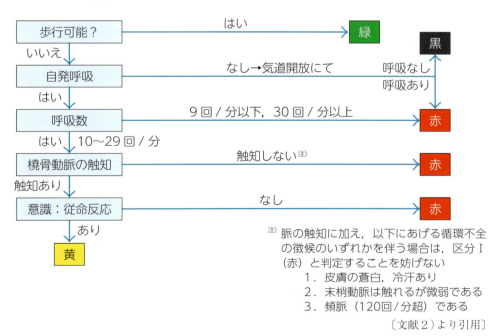

1．第１段階：生理学的評価
2．第２段階：全身観察による解剖学的評価
↓
1・2で該当する異常があれば
トリアージ区分１（最緊急治療群）
↓
3．第３段階：受傷機転による評価
4．第４段階：災害時要配慮者（災害弱者）の評価

〔文献2）より引用・改変〕

図A-3-6　PAT法の手順

徴候として，皮膚の冷感や湿潤がある，触れるが微弱である，120/分以上の頻脈の場合は，緊急治療群（赤）であるという判定を行う。循環の異常がない場合は，簡単な指示に応じることができればⅡ：非緊急治療群（黄）となり，応じることができない場合はⅠ：緊急治療群（赤）となる。このトリアージで行う処置は，呼吸がない場合の用手的気道確保と活動性出血に対する圧迫止血とされている。

4）二次トリアージ

二次トリアージの基準は，血圧計やペンライトなどの医療備品を使用できること，短時間で行えること，再現性に富んでいること，感度・特異性を高めることなどの条件を踏まえて考案されている。災害医療においては，生理学的・解剖学的評価（physiological and anatomical triage；PAT）法を用い，生理学的評価と身体観察により，緊急度の再評価と病態の予測を行い，搬送順位の決定を行う（図A-3-6）。

PAT法の第１段階は初期評価であり，意識，気道・呼吸，循環のいずれかに異常がある場合に重症と判断され，直ちに病院搬送となる。異常を認めない場合は，第２段階で解剖学的指標を用いて評価を行う。ここでは，病院で単独の患者に対応するときのsecondary surveyと同様で，頭から爪先まで全身を観察することにより，緊急度・重症度を判定する。該当項目があれば重症と判定され，処置や搬送順位の優先度が上がる。第３段階では受傷機転を緊急度・重症度判定の評価のもととする。受傷機転を考慮することは，人体の損傷の重症度を評価することになる。複数の傷病者の大半が同一事故，同一受傷機転であると順位づけは困難な場合がある。この場合は，車外に放出されたり大型車より小型車に乗っているほうが重症である，など重症度の予測をつけ優先度を上げることがある。

第１～３段階で該当しない場合は，軽症か無傷であるが，重症者がいる事故では，まったく無傷のようにみえても重症化しやすい因子をもっている人もおり，注意する必要がある。第４段階で要配慮者に該当する場合は，その身体的特徴や病態を重症化させる要素をもつことから，複数傷病者への対応においては災害時と同様に傷病者因子として対応する必要がある。

5）まとめ

複数傷病者が発生する事故などは，病院の機能を混乱させる状況も発生する。事故現場で活動する救急隊や関係機関と連携し，傷病者の搬送順位を決定し，分散搬送など傷病者を受け入れる病院機能を活かすために，病院選定を行う必要もある。外傷初期診療にかかわる看護師は，病院前救護や災害急性期の医療対応についても知識をもち，傷病者に対して継続した対応をすることが求められる。

3　病院間搬送

外傷患者の予後を決定するのは「時間」であり，適切な時間内に適切な医療機関へ搬送されたか否かによって，生死はもとより後遺症までもが左右される。しかし2016年中の救急出動件数は，消防防災ヘリコプターによる件数も含め，621万3,628件（前年比2.6％増）となり，そのうち救急自動車による救急出動件数は，620万9,964件（前年比2.6％増）で救急出動件数は過去最高を更新した。そのような背景から救急自動車による現場到着所要時間（119番通報を受けてから現場に到着するまでに要した時間）や病院収容所要時間（119番通報を受けてから病院に収容するまでに要した時間）も年々増加傾向にあり，2016年では全国平均39.3分となっている（図A-3-7）[3]。

ここではこのような社会的背景のなかにある外傷患者に対し，golden hourも含めた「時間」を意識した転院の判断基準，搬送方法の選択，病院間搬送の実際を提示する。今後のPTD回避ならびに高次障害を減少させるための看護活動における一助としてもらいたい。

1）転院の判断

外傷初期診療は生理学的所見を主眼に，迅速かつ的確に患者の生命危機を把握する「primary sur-

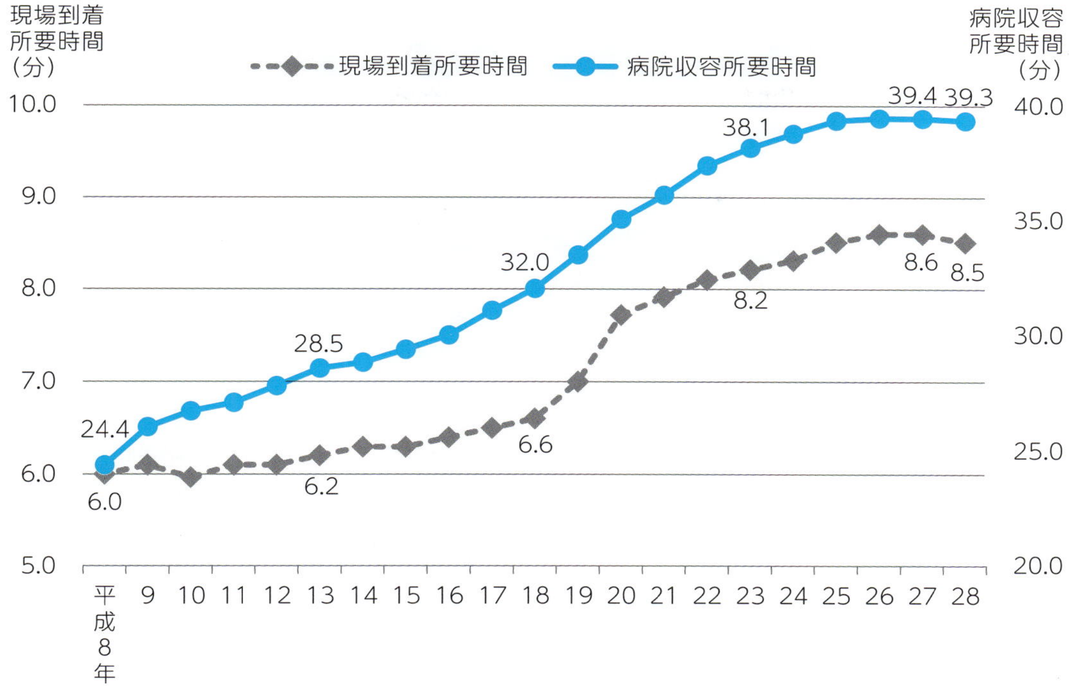

〔文献3）より引用〕

図A-3-7　現場到着所要時間および病院収容所要時間の推移

vey」と，それに続く適切な救急処置で生命危機を回避する「蘇生」を行う。「primary surveyと蘇生」によって生命の安全を確保したうえで，全身を系統的（解剖学的所見を主眼）に検索して損傷をみつける「secondary survey」が行われ，根本治療の必要性を判断する。これら「survey」ごとに自施設の診療能力を超えるかどうかを判断し，応援医師の要請や転院の是非を決定する必要がある[4]。もし自施設での対応が可能であった場合にも，根本治療を行いながら経過観察を継続し，新たな主訴や症状の出現の有無や，これまでの過程における損傷の見落としを回避するための再診察を行う。これを「tertiary survey」と呼ぶ（図A-3-8，表A-3-4）。

(1) 高齢者外傷の場合

成人とは異なり，加齢に伴い感覚機能や運動機能が低下することで，同じ侵襲を受けても生理学的（バイタルサイン）変化をきたさない場合がある。そのため高齢者外傷は若年者と比較し同じ重症度であっても予後が悪い傾向にある（図A-3-9）[5]。高齢者は疼痛閾値が高く，ショック所見も現れにくいため損傷の認識が遅延しないように頻回なバイタルサインの測定や診察・再評価を行うことが重要である。成人と同様に「survey」ごとにおける転院の可否を判断する。しかしその際には，外傷初期診療が終

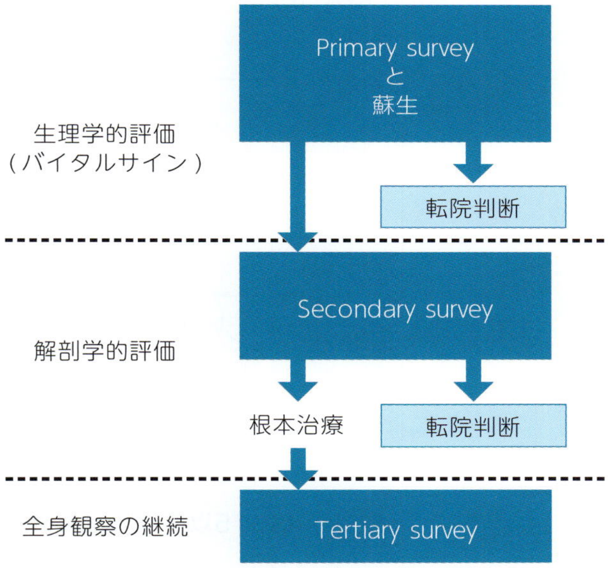

図A-3-8　外傷初期診療の手順と転院判断

了後に回復が期待できない，または回復を認めない場合には積極的・侵襲的治療については，受傷前のADLや本人のリビングウィル，家族の意向を考慮したうえで慎重に決定することが重要である。

(2) 小児外傷の場合

小児が対象であっても，外傷診療の基本的な考え方と手順は成人と同様である。しかし，小児の発達段階に応じた生理学的・解剖学的特徴に関する十分

表A-3-4　Surveyによる転院判断の目的の違い

Primary surveyと蘇生*
1．循環の安定化のために，緊急手術もしくは緊急TAEが必要な場合
2．呼吸・循環の安定化はできたが，「切迫するD」がある場合 1）院内脳神経外科医コールする場合には，頭部CT検査の準備をする 2）院内対応が不可能な場合には，迅速な対応が可能な施設へ転院させる
Secondary survey
根本治療の必要性と方法が自施設の診療能力を超える場合 1）初期蘇生を行い全身観察の安定化が図られていること 2）自施設では行えないが治療が必要との判断が存在すること 3）搬送により外傷患者の転帰がよくなる見込みがあること 4）紹介先の施設で最適な医療を受けることが期待できること 5）医師・看護師または救急救命士が救急自動車などに同乗し，搬送時に起こり得る偶発症に対応できること 6）紹介先の施設へ情報を事前に提供し，病院間搬送先の施設で根本治療が行えるまでの時間を極力短縮すること

*余分な追加検査はgolden hourにおいて時間の浪費にすぎないことに注意が必要である

〔文献4）より引用・改変〕

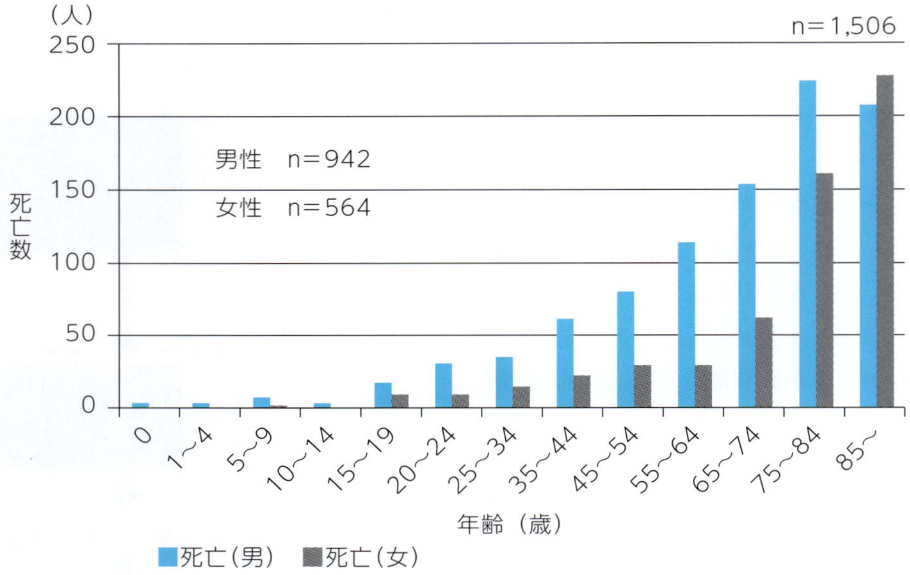

〔文献5）より引用〕

図A-3-9　ISS15以下の死亡数の性別年齢分布

な理解が重要である。もし蘇生や根本治療に関連して全身管理が必要になってくる際には，自施設における小児科医の有無によって，必要であれば転院の判断を行う。いずれの場合であっても患児の家族に対しては，十分な状況の説明と保証のニード充足に配慮した対応を行う。

(3）妊婦外傷の場合

妊娠に伴い，母体には多くの臓器・組織に解剖学的・生理学的な変化が生じ，妊娠末期に至るほどその変化は著しい。これらは自覚症状，他覚所見，検査データ，損傷形態，損傷の重症度に影響を与えるだけでなく，治療戦略や治療に対する反応に影響を与える。

とくに妊娠末期では，子宮破裂や胎盤剥離に加えて胎児の損傷も頻度が高くなるため，母体や胎児の状態によっては専門医（産婦人科医，新生児科医）の診療が必要となり，自施設での対応が困難であれば転院を考慮する必要がある。

2）搬送方法の選択

外傷患者の搬送には，患者の病態や地理的要因，医療事情を考慮し，安全で迅速な搬送手段を選択すべきである。

ここでは，搬送方法の種類とその特徴について解説する。

（1）陸路搬送

もっとも多く利用されている方法であり，「消防機関の救急自動車」「病院の救急自動車」「ドクターカー」などがあげられる。時間帯や天候による制約を受けにくく，機動性に富んでいる。とくに「消防機関の救急自動車」はさまざまな医療資器材を常時搭載しており，搬送中の処置などが行いやすい。また搬送中の患者管理になれた救急隊員が同乗していることで，もっとも利便性が高く汎用されている。また「ドクターカー」の場合には，外傷診療に習熟した医師による処置が搬送中においても継続的に可能となる。

一方，移動速度は航空機に比べて格段に落ち，交通状況に左右されるという欠点も存在する。また，長時間の搬送になると振動に対する不快症状やとくに外傷患者ではバックボード固定による身体への影響も考慮する必要がある。

（2）空路搬送

ドクターヘリをはじめとする航空機を利用する方法であり，「ドクターヘリ」「消防防災ヘリコプター」「自衛隊機」があげられる。とくに「ドクターヘリ」は時速200 kmで飛行するため，地上を走行する救急自動車の約1/3～1/5の時間で要請場所へ到着することができる。また道路の渋滞や災害時に道路が使用不可となっても遅滞なく到着することができる。さらに急発進や急停車，右折や左折に伴う不快感を与えることが少なく，振動が少ないことも利点である。

一方で夜間運航を行えないことや，気象条件により運航が不可能となる場合があるため注意が必要である。その際に有用である「消防防災ヘリコプター」や「自衛隊機」はドクターヘリに比べると離陸までに時間を要するものの，長距離搬送やドクターヘリの重複要請時などに活用できる。

3）病院間搬送の実際

自傷による外傷以外は，予期しない突然の受傷により不安や恐怖を抱き，情緒的不安定から精神的な危機状態にある。また自殺企図による外傷患者の場合でも精神的問題はとくに重要であり，心理的ケアが求められる。患者家族に関しても同様に精神的動揺を生じている可能性がある。それらに加え転院という新たな局面を迎えることで，患者・家族ともに身体的・精神的にも不安定になりやすい。

ここでは，転院に際する看護師としての役割を転院前，転院搬送中，転院先到着時の場面として提示する。

（1）転院前

①転院説明時の意思決定支援

医師により転院の必要性が決定されれば，患者本人ならびに家族などにその趣旨の説明が実施される。看護師は可能なかぎり医師からの説明に同席し「患者家族の擁護者」としての役割をもつことで，混乱している状況においても理解が得られているかの確認を行うことが必要である。

②搬送開始直前の確認と準備

外傷患者の搬送時には，可能なかぎり状態の安定化をしておくことが重要であるが，搬送中の病態・容体変化を予測し準備を行っていく。また他部門との連絡・調整を図り，転院が円滑に進むように調整を行う。

気道：気道確保（気管挿管）の準備を行い，誤嚥を予防するための胃管や吸引，また航空機搬送の際には気圧の変化により気管チューブのカフが膨張する可能性があるため，カフ圧計を持っていくなどの配慮が必要である。

呼吸：投与している酸素の濃度と流量，呼吸数，SpO_2の確認を行う。また陽圧呼吸が必要であれば，胸腔ドレナージの要否も確認し準備を行う。

循環：出血部位への対応や搬送中に必要となる輸液・輸血を医師に確認しながら準備を行う。

中枢神経系：二次性脳損傷を予防するための準備や，継続的にGCS・瞳孔所見を含めた意識状態の観察を行う。

精神的援助：前述したように患者とその家族は受傷による精神的な危機状態に加え，転院により不安の増強をきたしている可能性が考えられる。看護師は患者と家族の安全確保や精神的サポートとして重要な役割を果たす。

記録：外傷患者の観察結果，実施された検査と結果，実施した治療内容などを看護記録として記載する。転院に際してはそれらのコピーや医師による診療情報提供書の確認も行う必要がある。搬送の準備

表A-3-5　転院にあたり必要な情報

1．	患者属性
	氏名，年齢，性別，血液型，AMPLE（Allergy, Medication, Past history & Pregnancy, Last meal, Events & Environment）
2．	時間経過と患者の状態
	発生時刻，病着時刻，出発・到着予定時刻など バイタルサイン，身体所見，検査所見，病態とその変化
3．	行われた処置および治療とその反応
4．	現在行っている治療
5．	今後予測される病態の変化，合併症，緊急に必要な処置
6．	患者・家族の精神的状態（付き添い家族や連絡先）

〔文献4）より引用・改変〕

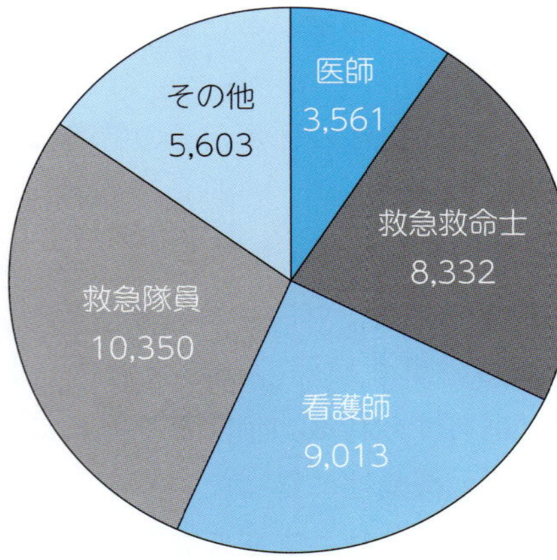

図A-3-10　JPTEC協議会（資格認定者内訳）
〔一般社団法人JPTEC協議会：平成28年度事業報告より〕

が始まると慌ただしくなり，搬送に必要な手配・手順などが疎かになりやすい。そのため，平時から病院間搬送に必要な手順や持参するもののリストをあらかじめ作成しておくことが望ましい（表A-3-5）。

（2）転院搬送中

患者の状態と潜在的な危険性に対応するため，原則として医師の同乗の下で外傷患者の病院間搬送を行う。しかし医師が同乗できない場合には，看護師が同乗する場合もあるため，以下に列挙した項目も含め変化する病態・容体をアセスメントし必要に応じて医師に報告・指示を仰ぐ。

①バイタルサインとSpO_2モニターの変化
②呼吸・循環維持のための補助
③循環血液量の補正・維持
④搬送中の受け入れ先医師あるいは施設との連絡の維持
⑤搬送中の記録

陸路でも空路でも，機体から受ける振動や騒音の影響，また長時間のバックボード固定による身体への影響についても，定期的に確認することが重要である。

（3）転院先到着時

医師と同乗の場合には転院先において医師同士，また看護師同士の申し送りを行うが，看護師のみでの搬送の場合には医師と看護師への申し送りを行う必要がある。医師に対しては診療情報提供書をもとにMISTに準じた情報を要約して伝え，看護師に対しても同様に簡潔な情報提供と，患者家族の身体的・精神的介入の必要性に関しても継続看護の視点で提示を行う。

4　JPTEC

1）JPTECとは

JPTECは，「わが国のすべての外傷病院前救護にかかわる人が習得すべき知識と体得すべき技能が盛り込まれた活動指針」とされている[6)]。プレホスピタルにおける外傷患者の適切な処置は，生命を左右するほどの重要性を含んでおり，外傷病院前救護の向上を目指して2001年から体制づくりがスタートした。2003年には，わが国独自のコースであるJPTECプロバイダーコースの原型が誕生し，JPTEC協議会での組織的な活動のもと，2017年の事業報告では有資格者総数は36,859人となっている。職種別内訳は図A-3-10のとおりであり，救急隊員にならび看護師も9,000人を超える者が資格を取得している。

2）JPTEC活動概要

（1）活動手順

病院前での救急活動では，適切な評価，処置のもと適切な時間内に適切な医療機関に搬送することが求められており，現場において困難な活動ができるだけ適切かつ迅速に実施できるようになることを目標に活動手順が示されている（図A-3-11）。

①状況評価

安全，確実であり迅速な病院前救護活動を行うた

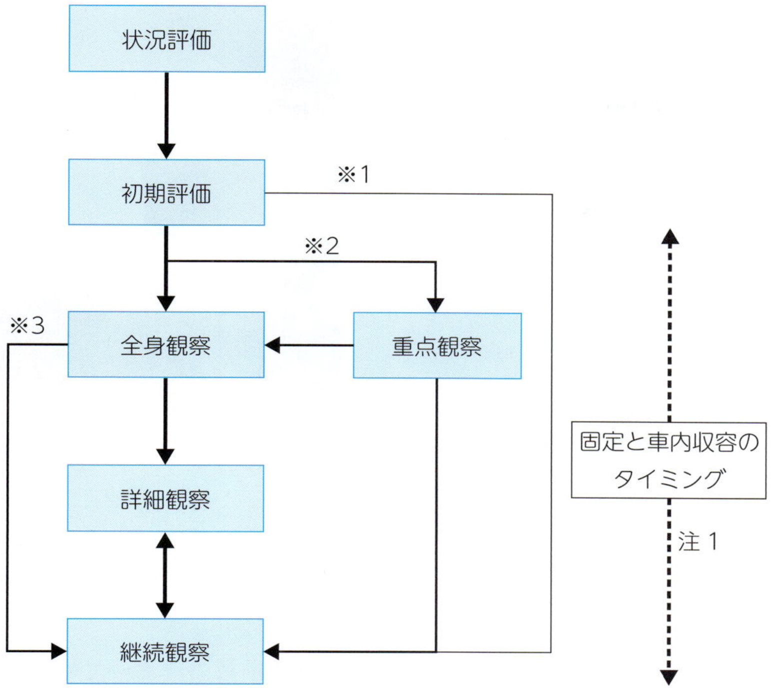

※1：気道確保困難，心肺停止の場合，地域メディカルコントロール（MC）プロトコルに従う
※2：初期評価で異常なしand受傷機転・訴えから局所に限局and全身観察なしでも不安がない
※3：ロード＆ゴーで，生理学的に不安定or搬送が短時間
注1：ロード＆ゴーでは，全身観察終了後，ただちに傷病者の固定と収容を開始する

〔文献6）より引用〕

図A-3-11　活動の手順

めには的確な状況評価が重要である。救急覚知から傷病者接触までに行い，感染防御，携行資器材の確認，安全確認と二次災害の防止を含んでいる。傷病者数の把握，受傷機転から応援要請やロード＆ゴーの判断を行う。

②初期評価

生理学的な観点で，生命の危機を15秒程度で評価する。同時に，頸椎保護・気道確保・酸素投与・補助換気・止血など必要な処置を行う。

③全身観察

解剖的な観点で傷病者を観察する。頭部・顔面・頸部・胸部・腹部・骨盤・四肢・背面を素早く観察し，生命にかかわる限定的な事項には処置を行う（表A-3-6）。初期観察と全身観察は合わせて2分以内を目標としている。

④重点観察

状況評価から，強い外傷エネルギーが傷病者の全身に及んでおらず，気道・呼吸・循環・意識にも異常がみられない場合に全身観察の代わりに局所の重点観察を行うことができる。ただし，傷病者本人から局所以外に外力が加わっていないかを聴取し確認が必要である。

表A-3-6　現場で実施する処置

気道確保	止血	脊椎運動制限
呼吸管理 高濃度酸素投与	用手的頭部保持 頸椎カラー装着	開放性気胸に対する処置 フレイルチェストの固定 穿通異物の固定

⑤詳細観察

初期評価・全身観察の後，医療機関に引き継ぐまでの間に損傷箇所の見逃しがないように，また損傷部位の詳細な観察を行い全身状態を把握する観察である。観察項目は，バイタルサイン（呼吸数，SpO_2，脈拍数，血圧，体温），心電図モニター，神経学的観察（意識レベル，瞳孔，運動，感覚の確認），全身の詳細な観察，問診である。

⑥継続観察

全身観察の後，医療機関まで繰り返し行う観察である。傷病者の変化を見逃さないことが目的であり，以下の項目が含まれる。

表A-3-7 GUMBA・SAMPLE

GUMBA（グンバ） G：原因（事故のいきさつ） U：訴え（主訴） M：めし（最終食事摂取時刻） B：病気・病歴（服用薬品含む） A：アレルギー
SAMPLE（サンプル） S：Symptoms（症状） A：Allergies（アレルギー） M：Medications（内服薬） P：Past medical history（病歴） L：Last oral intake（最終食事摂取時刻） E：Event preceding the incident（事故前の出来事⇔原因）

〔文献6）より引用〕

・自覚症状の変化，気道・呼吸・循環・意識レベルの変化
・頸部，胸部，腹部の観察
・処置の効果（十分な酸素投与，固定のゆるみなど）を確認する

（2）車内収容後の活動

救急自動車に収容後は医療機関の選定，MISTに沿った第1報，受け入れ確認を行い，速やかに現場を離脱する。その際には，保温，体位管理，酸素・モニターの切り替え，GUMBA・SAMPLE（表A-3-7）などに沿った情報収集を手際よく実施し，容体の悪化を防止する。

（3）外傷傷病者に関する輸液

救急救命士のうち「心肺機能停止前の静脈路確保と輸液」に関する所定の講習を修了し，各地域のメディカルコントロール協議会の認定を受けた者は，外傷に伴うショックが増悪する傾向を認める傷病者や圧挫症候群を疑う傷病者に対しては静脈路確保と輸液が可能である。しかし，搬送時間の延長や，血圧上昇による止血血栓の遊離によって，生存率や最終転帰の悪化の可能性も起こる。そのため，外傷傷病者への輸液は，さまざまな事情を勘案し各地域のメディカルコントロール協議会で定められたプロトコールにのっとることとなる。

タイミングとしては，救出までに時間がかかる場合以外では，車内収容後に行うのが原則である。輸液の速度や量に関しては，オンラインメディカルコントロール（直接指示）によるものとする。

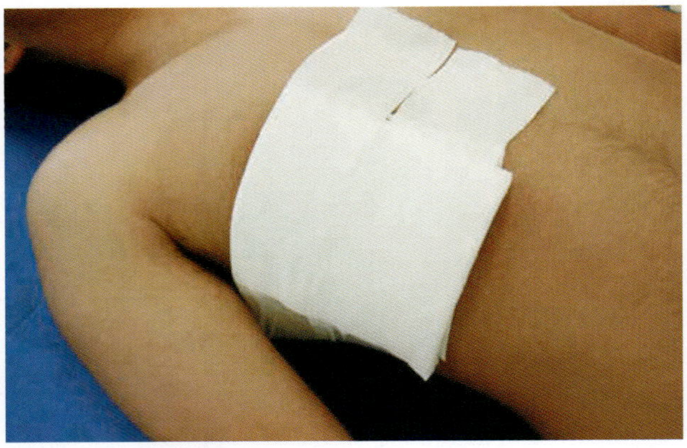

図A-3-12 圧迫固定

3）病院前で行われる応急処置

（1）フレイルチェストに対する圧迫固定（図A-3-12）

病院前救護においては，フレイルチェストが疑われる胸壁動揺の所見があった場合，動揺および疼痛の軽減のために，フレイルセグメントを圧迫して固定する処置が行われる。圧迫は用手的または，厚手のタオルかガーゼを損傷部に当て，圧迫を維持しつつ幅の広いテープで固定する方法がとられる。

（2）開放性気胸に対する三辺テーピング（図A-3-13）

開放性気胸では開放創から胸腔内に流入した空気が，創から排出されなくなることがある。これによる病態の悪化を防ぐために，開放創を気密性の高い滅菌被覆材で覆い，その三辺をテープで塞ぎ，一辺を開放のまま残す三辺テーピングが行われる。吸気の際には被覆部分が密着して胸腔内への空気の流入を防ぎ，呼気の際には被覆部分が創から離れて，開放された一辺から空気が排出される。

（3）腸管脱出に対する腸管保護（図A-3-14）

腸管脱出を認める場合，創部からの出血，腹腔内の臓器あるいは血管に損傷が及んでいることもあり，それぞれの病態に応じて適切な処置が必要となる。脱出した腸管は短時間のうちに乾燥し，壊死することがあるため，乾燥しないように生理食塩液で湿らせた滅菌ガーゼで被覆し，その後，腸管も含めて創部全体を滅菌アルミホイルやラップ材で愛護的に被覆される。脱出した腸管は腹腔内へ戻さないことを留意し搬送される。

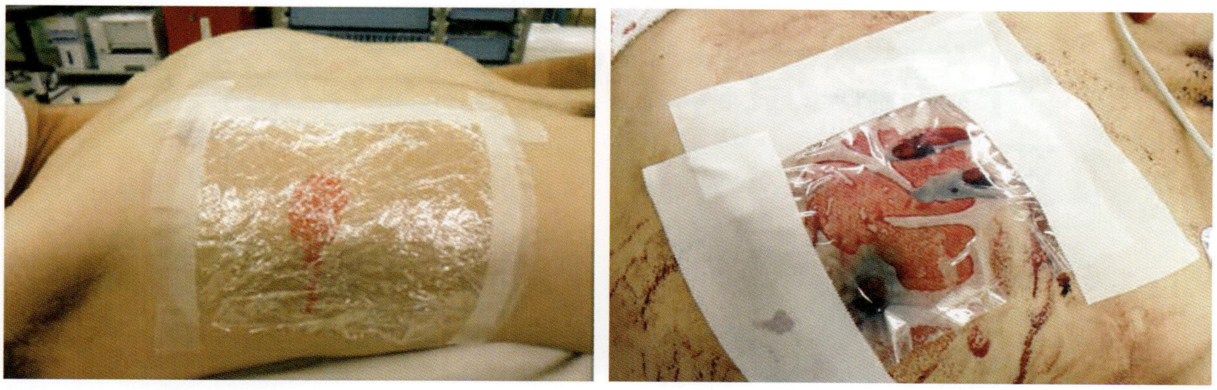

図A-3-13　三辺テーピング

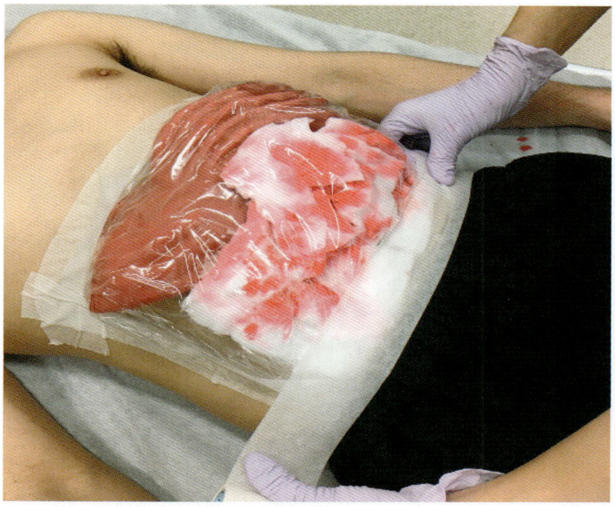

図A-3-14　腸管脱出の被覆処置

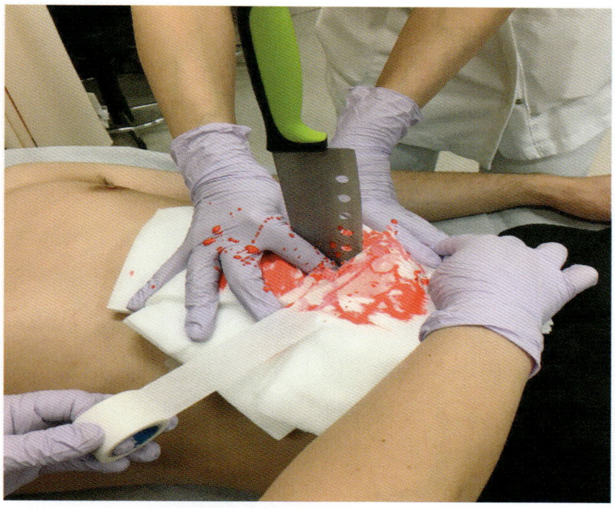

図A-3-15　穿通異物の固定処置

(4) 刺創・銃創・杙創に対する応急処置(図A-3-15)

刃物などの穿通性損傷を認める場合，成傷器の種類や形状，受傷時状況，穿通部位，方向などの情報が損傷の状況を判断するため，成傷器が刺さったままの場合は抜去せず搬送される。搬送時には動揺しないように確実に固定される。

文　献

1) 石原晋編著：プレホスピタル外傷学，第2版，永井書店，大阪，2004，pp. 307-314.
2) 日本集団災害医学会監，大友康裕編：標準多数傷病者対応MCLSテキスト，ぱーそん書房，東京，2014.
3) 総務省消防庁：平成29年版　救急・救助の現況，2017.
4) 日本外傷学会・日本救急医学会監，日本外傷学会外傷初期診療ガイドライン改訂第5版編集委員会編：外傷初期診療ガイドラインJATEC™，第5版，へるす出版，東京，2016.
5) 日本外傷学会Trauma Registry検討委員会，日本救急医学会診療の質評価指標に関する委員会：日本外傷データバンクレポート2016（2011-2015）.
6) JPTEC協議会編：JPTECガイドブック，第2版，へるす出版，東京，2017.
7) 益子邦洋：HEM-Net調査報告書，平成16年6月.
8) 益子邦洋：平成16年度厚生労働科学研究費補助金．ドクターヘリの実態と評価に関する研究報告書，平成17年3月.
9) 藤尾政子：フライトナースの役割．日本航空医療学会監，フライトナース実践ガイド，へるす出版，東京，2008，p. 59.
10) 坂田久美子，他：日本におけるフライトナースの選考基準と看護実践項目．日航空医療会誌 8：22-28，2007.
11) 日本外傷学会・日本救急医学会監，日本外傷学会外傷初期診療ガイドライン改訂第4版編集委員会編：外傷初期診療ガイドラインJATEC™，第4版，へるす出版，東京，2012，pp. 223-231，239.
12) 日本外傷学会・日本救急医学会監：日本外傷学会外傷初期診療ガイドライン改訂第3版編集委員会編：外傷初期診療ガイドライン™，第3版，へるす出版，東京，2008，pp. 243-251.

Appendix

4. 外傷診療にかかわる法律と倫理

1 倫理と法律の違い

一般的に，倫理と法律は表A-4-1のように異なる[1)]。

表A-4-1　倫理と法律の比較

倫理（道徳と同義）	法律
内面的	外面的
個人的	社会的
強制できない（*）	強制的

*倫理（道徳）には法的効力をもつ規制はないが，訴訟による判決が倫理上の基準になっている。その他，医師の不正行為や不祥事件など，倫理にもとる件については医道審議会が行政処分を行う

2 医療事故と医療過誤

医療事故とは，医療にかかわる場において，医療のあらゆる過程で発生するすべての事故をいう。そして医療過誤とは，医療事故のうち事故発生の予見の可能性や結果回避の可能性があるにもかかわらず，医療従事者の過失により患者に不利益が生じた場合をいう。医療過誤は，医療事故のうち患者に発生した被害のため，患者側が法律上，医療従事者に損害賠償の請求ができるものである。

3 医療従事者が問われる可能性がある法的責任

医療事故や医療過誤により，患者が死亡したり，身体障害が生じた際には，かかわった医療従事者（当事者）や医療機関の経営者には，民事，刑事，行政の法的責任が科せられる可能性がある。民事責任は，患者や家族が被った損害を金銭で賠償しなければならない責任で，当事者に加え経営者の責任も問われることがある。刑事責任は，刑法211条で規定されている業務上過失致死傷罪の罪責を問われる責任をいう。これは当事者個人の責任であり，経営者の責任は問われない。行政責任は，当事者である看護師や医師の免許の取り消しや一定期間の業務を停止させられる責任をいう[2)]。

4 プレホスピタルケアの充実を図る目的で作られた法律—救急救命士法

消防救急業務は昭和38（1963）年の消防法の改正によって法制化された。当初は傷病者の搬送に主眼が置かれていたが，しだいに現場から病院に到着するまでの間の救急処置，すなわちプレホスピタルケアの重要性が認識され，救急隊員による応急処置が求められるようになってきた。そして救急隊員による応急処置を法的に担保することが必要になったため，平成３（1991）年に救急隊員のなかの有資格者を医療関連職種とする救急救命士法が制定され，厚生労働大臣の免許を受けた国家資格としての救急救命士が平成４年から誕生した。

さらに，平成12（2000）年頃から，救急救命士の業務の質を保証するために，救急現場から医療機関へ搬送されるまでの間，救急救命士が行う医療行為について医師が指導・助言を行い，かつ救急救命士が実施した医療行為を事後に検証し，教育・指導することを意味するメディカルコントロールという言葉が使われるようになった。さらに救急業務の高度化を図るために都道府県メディカルコントロール協議会と救命救急センターなど中核となる救急医療機関を中心とする地域メディカルコントロール協議会を設置し，メディカルコントロール体制をいっそう充実強化させることが求められた[3)]。

以下に，救急救命士が法的に規定されていることをあげる。

1）救急救命処置を行う場所

救急救命士が救急救命処置を行うことが許されているのは，傷病者を現場から医療機関に搬送するまでの間，すなわち救急自動車内における病院前救護に限定されており，それ以外はむしろ禁じられている。

2）救急救命処置の範囲

法律のなかで，救急救命処置とは「当該重度傷病者に対して行われる気道の確保，心拍の回復その他の処置であって，当該重度傷病者の症状の著しい悪化を防止し，又はその生命の危険を回避するために緊急に必要なものをいう」(第２条第１項）とあり，処置の範囲に加えて使用する器具まで細かく定められている[4]。

3）特定行為とその要件

救急救命士による救急救命処置のうち，医師の具体的指示のもとに，救急救命士にだけ実施することが許されている行為を特定行為という。平成26(2014）年まで，特定行為は，①乳酸リンゲルを用いた静脈路の確保，②食道閉鎖式エアウエイやラリンゲアルマスク，気管チューブによる気道確保〔平成16(2004)年〕，ビデオ喉頭鏡を用いた気管挿管〔平成23(2011)年〕，③アドレナリン投与〔平成18(2006)年〕の３つで，心肺機能停止状態の傷病者に限って行うことが許されていた。しかし平成26年４月から，④重症外傷，重症脱水症，下血やアナフィラキシーショックなどの傷病者には，心肺機能停止状態でなくても静脈路確保をして乳酸リンゲルの輸液を開始できるようになった[5]。また⑤血糖測定と低血糖例へのブドウ糖液の投与[5]も加えられた。これらの特定行為のうち，食道閉鎖式エアウエイとラリンゲアルマスク以外は，地域メディカルコントロール協議会の認定を受けた認定救急救命士にのみ実施が許されている。

なお，東日本大震災に伴う救援活動の際には，通信事情等の問題から，医師の具体的指示が得られなくても特定行為を行うことの違法性は阻却され得るとの見解が厚生労働省医政局から示された[6]。またこの際，医師には無診療での治療指示が認められている。すなわち，傷病者をみた救急救命士が状態を医師に伝え，これをもとに，実際には傷病者をみていない医師が特定行為の指示を出すのである。医師法では，「医師は，自ら診察しないで治療をし，若しくは診断書若しくは処方せんを交付してはならない」とあるが，救急救命士法ではこの場合の無診療での治療指示を認めている。ただし，医師の具体的指示に従って救急救命士が特定行為を行った結果，傷病者に危害が及んだ場合，医師は自らの判断と指示に対して，救急救命士は傷病者の観察や医師への情報伝達ならびに特定行為の技術に対して，それぞれ応分の責任を負わなければならない。すなわち，重大な過失や注意義務の違反があれば，業務上過失の刑事責任を問われたり，判断の誤りや知識や技術不足があれば民事責任を問われる可能性はある。

4）救急救命処置録の保存義務

医師の診療録と同様に５年間の保存が義務づけられている。

5）守秘義務

救急救命士は，正当な理由がなく，業務上知り得た人の秘密を漏らしてはならない。救急救命士でなくなった後においても同様である。

5 保健師助産師看護師法第37条の規定

救急救命士の業務規定同様，看護師にも法律で，「保健師，助産師，看護師又は准看護師は，主治の医師又は歯科医師の指示があった場合の外，診療機械を使用し，医薬品を授与し，又は医薬品について指示をなしその他医師若しくは歯科医師が行うのでなければ衛生上危害を生じる虞（おそれ）のある行為をしてはならない」と定められている。

6 その時代の医療レベルを実践しなければならないという倫理―EBMに則った医療の実践

プレホスピタルケアを担う救急隊員には，外傷を受けた傷病者の観察や処置を標準化することにより，「防ぎ得た外傷死」(PTD）をなくすことを目的としたJPTEC（病院前外傷教育プログラム）のコース受講とインストラクター資格の取得などが求められている。救急自動車の乗務員である救急隊員がこれを受講し，資格を取得することは強制ではないが，倫理的にはこれらによるレベルアップを図ることが求められる。当然のことながら，PTDの撲滅はプレホスピタルを担う救急隊員に限ったことではなく，医師や看護師にも求められることであり，それぞれJATEC™（外傷初期診療ガイドライン），JNTEC™（外傷初期看護ガイドライン）のコースが普及している。各職種がJPTEC，JATEC™，JNTEC™で共通の言語と認識をもって外傷患者の診療にあたることは，プレホスピタルから病院での医療までがシームレスにつながるというスムーズな連携に加え，外傷の見落としや誤診をなくすためにも有用である。

そして，その時代，その地域，その病院における平均的医療レベルの実践が求められる。これを大きく逸脱し，患者に危害が及んだ場合，当事者は責任を問われる。

7 医療技術的には可能だが，行われていなかった医療の変革

1）倫理的には許されていなかった医療（先端的，実験的医療など）の変革

中谷ら[7]は，ラットを用い，自己の骨髄間質細胞を脳脊髄液中に投与することで，脊髄損傷ラットの機能を回復させることに成功した。外国では脳由来の神経幹細胞や，中絶ヒト胎児由来の幹細胞や胚性幹細胞を移植するという方法も試みられているが，これらの方法は，ウイルスやプリオンなどの感染の危険性，他人の細胞であるがゆえの拒絶反応の問題に加えて，倫理的問題もあるため，臨床で実施することは許されていなかった。

しかし，これらをクリアし，急性期脊髄損傷患者にHGF（hepatocyte growth factor；肝細胞増殖因子）を用いる臨床試験（治験）はすでに始められ，またiPSを用いた臨床研究も近いうちに開始される見込みである。

2）法律的に困難であった医療（外傷例からの移植医療と小児から小児への臓器移植など）の変革

わが国では平成９（1997）年の臓器移植法施行以来，脳死例からの臓器提供は平成29（2017）年９月26日現在477例[8]で，年間6,000例の臓器提供がある米国との差は大きい。その原因の１つにわが国では，外傷例からの臓器提供がきわめて困難なことがあげられていた[9]。しかし，200例の脳死下臓器移植の検証中35例の原疾患は頭部外傷であったとの報告があるように，外傷例からの臓器提供は増加してきた[10]。

臓器移植法は施行後３年をめどに見直すことになっていたが，10年以上経っても見直されなかった。平成21（2009）年６～７月にようやく改正案が審議された。改正案の骨子は，①年齢を問わず，脳死を一律に人の死とし，本人の書面による意思表示の義務づけをやめて，本人の拒否がない限り，家族の同意で臓器提供が可能，②臓器提供できるのは15歳以上という年齢制限を撤廃し，家族の同意があれば，小児から小児への臓器移植も可能，というものであり，平成21年６月18日に衆議院本会議で可決され，同年７月13日に参議院本会議でも可決され，改正法が成立した[11]。この改正法は公布から１年後の平成22年７月から施行された。問題点は，脳死を一律に人の死とすることへの抵抗が根強くあること，親の虐待により脳死になった児から臓器が提供されることで虐待の証拠が隠滅されるおそれがあること，脳の回復力が成人より強い乳幼児の脳死判定基準をいかに確立するかなどである。虐待の有無のチェックは厳しくなり，また小児の脳死判定法は細かく規定された。臓器提供事例数は，改正法施行前（平成９年10月16日～平成22年７月16日）は86例，施行後（平成22年７月17日～平成29年９月26日現在）は391例で，合計477例[8]である。なお，15歳未満の脳死となった小児からの提供は平成28（2016）年12月までに12例である[8]。

8 脳死患者や救命の可能性がきわめて低くなった患者の終末期医療

救急や集中医療の領域では，悪性疾患や慢性疾患の末期ばかりでなく，重篤な脳損傷や，外傷に基づくショックや低酸素状態から二次的に脳損傷をきたし，脳死あるいは救命の可能性がきわめて低くなった，いわゆる終末期の患者の医療に携わる機会が多い。これを終末期医療（平成27年３月から厚生労働省は「人生の最終段階における医療」と表現を変えた[12]）というが，終末期の判断や，実際に行う医療は多くの倫理的さらに法律的問題をはらんでいる。

脳死状態と判定され，家族の同意があったので，

人工呼吸器を外したところ，後日，書類送検されたという例がある[13]ように，救急医療の現場では，終末期が突然訪れた傷病者やその家族に接する機会が多く，終末期の医療に関する国のガイドラインがなかったため，主治医たちが終末期患者の医療の実践に苦慮することが多かった。そのようななか，日本救急医学会が特別委員会で協議を重ねたうえで，平成19（2007）年11月16日に提言（ガイドライン）を公表した[14]。本ガイドラインでは終末期を，①不可逆的脳機能不全，②生命維持装置に依存し，移植などの代替手段がない，③行うべき治療法がなく死期が近い，④治療開始後に回復不能な病気の末期であることが判明，の４つの場合とし，複数の医療従事者によってこのいずれかと判定した場合，患者やその家族に十分に説明し，その後の治療方針として，withdraw（治療の中止か縮小），withhold（それまでの医療を維持し新たな医療の追加をしない），DNAR（心肺停止状態になったらいっさいの蘇生術をしない）のいずれにするかを家族らと話し合ったうえで実施するというものである。

筆者が日本医科大学武蔵小杉病院で経験した事例を紹介する。

他院で週３回の血液透析を行っている80歳代の男性で，顔面外傷で鼻出血と口腔内出血で窒息し，心肺停止状態で救命救急センターに運ばれた。心拍は再開するも低酸素脳症のため意識は戻らなかった。透析の継続のいかんにつき，担当医を交えたスタッフで協議した結果，透析の継続は無益な過大治療であり，家族の納得のうえでの縮小医療にすべきとの結論に至った。家族の納得が得られるまで２回の透析を行ったが，その後，透析を中止し，患者は数日後に亡くなった。臨床経過とともに家族と話し合った内容をすべて記録に残した。これはwithdrawの例であるが，患者の死後も家族とのトラブルはなかった。

日本救急医学会のガイドライン公表の後，これをベースに日本集中治療医学会と日本循環器学会との３学会合同のガイドラインが平成26（2014）年11月に作られた[15]。

これらに引き続き，平成27年３月に厚生労働省は「人生の最終段階における医療の決定プロセスに関するガイドライン」を公表した[12]。そのなかでとるべき医療は，医療開始のさし控え，それ以上の医療のさし控え，行っていた医療の中止などであり，患者の意思がわかる場合はそれを尊重し，意思がわからない場合は家族が推定する患者意思を尊重し，家族もいない場合は複数の医療従事者が協議して患者にとってもっともよい医療を選択するというように，３学会合同のガイドラインと大きな差異はないものである。

日本救急医学会のガイドラインが臨床現場でどのように活用されているかを調査するため，2010～2016年にかけて，会員医師を対象に終末期に該当した自験例を登録してもらった結果の報告[16]がある。終末期医療として登録された159例を分析したところ，医療チームの各治療方針の提案例数，それに対する家族の承諾例数，両者の一致率は，治療方針がwithdrawの場合，それぞれ57例，48例，84％，withholdの場合はそれぞれ59例，45例，76％，DNARの場合はそれぞれ38例，32例，84％であった。治療の中止ともいえるwithdrawとなったのは159例中48例（30.2％）であった[16]。

また，丸藤ら[17]はDNARに関して，家族がそれを承諾しているからといって救命の努力が放棄されている場合があるのではないかと問題提起（2016年12月16日，ウェブサイト上に掲出するとともに，日集中医誌にも掲出[17]）し，終末期医療とDNAR指示は同義ではなく，DNAR指示は心肺停止時にのみ有効であり，心肺停止以外の終末期の治療の選択と実施にはDNARとは別個に患者サイドとの合意形成が必要であると述べている。また，蘇生術に関しては，partial CPR（胸骨圧迫は行うが気管挿管はしないというような部分的なCPR）では救命は望めず，CPRとはいえないし，partial DNAR指示もおかしいと述べている[17]。

9 患者やその家族との意見の相違を解決するための方策—救急現場の臨床倫理

娘の結婚式の当日，父親が歩行中に車に跳ねられ，病院に救急搬送された。腹腔内出血があり血圧も低下していたので入院して手術することを勧めたが，娘の結婚式に出席したいので手術をしていられず，結婚式を終えてから病院に戻り手術を受けたいとの希望があった。医療サイドが患者サイドの希望を認めた結果，死の転帰となり，家族とのトラブルも生じた。医療サイドが，医学的にみて聞き入れられることとできないことをはっきりさせて対応すれば不幸な転帰およびトラブルにはならなかったとコメントされている[18]。患者側の主張をすべて受け入れるのがインフォームドコンセント（IC）だというのは誤りである。

患者やその家族との意見の相違がある場合，臨床倫理の四分割表を用いて問題点を整理してとらえるとよい[18)19)]。本例[18]のように緊急の判断を要する場合でも，問題解決のための考え方として活用すべきである。

10 医師の法律上の義務の例

1）解釈が大きく変わった異状死の届出義務（医師法第21条）

病死と自然死以外の死は異状死として，平成27（2015）年までは，24時間以内に所轄の警察に届け出なければならず，警察に検視を依頼し，警察医（監察医制度がある地域では監察医，ない地域では警察署長から委嘱された医師）が検視をして，警察医が死体検案書を作成することになっていた。つまり，一般の医師は外傷などの異状死に対し，死亡診断書や死体検案書を作成することはなかった。しかし，平成27年以降，異状死であっても死体の外表に異状を認めない場合は，警察に届け出る必要はないという解釈に変更された。また，最終の診察後24時間以内に死亡した場合，「生前に診察していた傷病に関連する死亡である」と判定できる場合には，死亡後に改めて診察を行うことなく死亡診断書を交付できる。生前の診察後24時間を経過した場合であっても死亡後改めて診察を行い，生前に診療していた傷病に関連する死亡であると判定できる場合には，死亡診断書を交付できる。診療中の患者が死亡した場合，改めて診察し，生前に診療していた傷病に関連する死亡と判定できない場合は，担当医は検案をしたうえで死体検案書を交付する[20]。ただし，外表に異状を認めた場合（異状死のうち，外表に異状を認める死体を異状死体という）は，警察に届け出て検視を受けなければならない[20]。「外表の異状」の詳細は明確には規定されていないが，手術痕は含めないとされ，他殺，自殺や医療過誤などによる外表の異状を指すと考えられている[21)22)]。警察に届け出るべきかどうか判断ができない場合は，警察に相談するのがよかろう。

これまでは異状死として警察に届け出て警察医により死体検案書が交付されていたが，解釈が変更になったケースを紹介する。

重症頭部外傷で植物状態となり，入院を継続していた患者が，数カ月後に肺炎になって死亡したような場合，肺炎として診療を行っていたので，死因を肺炎として死亡診断書を作成してよい。その場合，その原因として外傷後遷延性意識障害をあげ，外傷の詳細を記す必要がある。ただし，外表に異状があれば，警察に届け出て検案を受け，死体検案書を作成してもらわなければならない。繰り返しになるが，判断に迷った場合は，警察に相談して指示を仰ぐのがよかろう。

用語についても混乱があるので述べる。「検視」とは，法令用語であり，検察官またはその代理人によって行われる死体の状況捜査と定義される。犯罪の嫌疑の有無を明らかにするための刑事手続きである。検視規則では「必ず医師の立ち合いを求め，死体を検分しなければならない」となっている。同じ読みの「検死」は医師が行う検案とほぼ同義で使われていたが，法令用語には存在せず，紛らわしいので近年は使われない。

死体の「検案」とは，医師が死亡を確認し，死因，死因の種類，死亡時刻，自然死と異状死との鑑別などを総合的に判断することをいう。死体の検案の結果，外表に異状がなく異状死体でないと判断したら，医師は死体検案書を作成する。異状死体またはその疑いがあれば警察に連絡し，検察官または警察官が検視を行うことになる。検視，検案には解剖の実施は含まれない。

上述した死亡診断書と死体検案書の使い分けも混乱が多く，厚生労働省のガイドラインに使い分けの基準が載っているので，平成30年度版[23]を基に記しておく。①医師は「自らの診療管理下にある患者が，生前に診療していた傷病に関連して死亡したと認める場合」には「死亡診断書」を，それ以外の場合には「死体検案書」を交付する。②交付する書類が「死亡診断書」であるか「死体検案書」であるかを問わず，体表に異状を認める場合には，所轄警察署に届け出る。その際は捜査機関による検視などの結果を踏まえたうえで，自分が死亡診断書もしくは死体検案書を交付するか，警察医が死体検案書を交付する[23)]。

2）子どもの虐待を届け出る義務（児童虐待防止法）

外傷などの子どもを連れてきた保護者が，寝返りがうてない月齢なのにベッドから転落したとか，歩行できないはずなのに高所から転落したとか，つじつまが合わない説明をしたり，衣服に隠れていてあり得ない部分に外傷があったり，各所に新旧入り混じった熱傷や骨折などがあるなど，外傷の状況の不自然さなどから虐待を疑った場合には，児を保護するために入院措置をとることが原則である。そして直ちに児童相談所に通報しなければならない[24)]。医療者と親との信頼関係が崩れるなどと心配して，通報を躊躇してはならない[24)]。また通報などの際には，医師（医療者）個人が対応するのでなく，病院（組織）として対応するような体制づくりをしておくべきである。

3）医療事故調査制度

1）で述べたように，医療事故による死はすべて異状死なので，平成27（2015）年までは死亡確認後24時間以内に警察に届け出て警察の検案を受け，警察医が死体検案書を書くことになっていた。しかし，外表に異状がなければ警察に報告しなくてもよくなった。

医療事故調査制度における報告制度は，平成27年10月に施行された[25)]。当該病院に勤務する医療従事者が提供した医療に起因，または起因すると疑われる死で，かつ当該管理者が予期していなかった死の場合，病院の管理者は医療事故・支援センターに報告しなければならないと厚生労働省令で定められている。

両条件を満たさなければ医療事故・支援センターへの届け出は無用であるが，死亡者の家族への免責とは別問題であり，誠意をもった説明は必須で，賠償などが発生する場合もある。

4）医療事故調査制度の改正

平成27年10月に始まった医療事故調査制度に対し，平成28年6月24日に改正厚生労働省令が発された[26)]。そのなかで，「各医療機関の管理者は，院内での死亡事例を漏れなく把握できる体制を確保しなければならない」と述べられている。

これに基づき，筆者の病院ではすべての死亡例の検証を行っている。検証項目は，診療の過程が妥当であったか，社会的問題ことに診療行為に起因する死亡であったか，予期された死亡であったか，患者家族と良好な関係構築がなされていたか，紹介医に礼を尽くしたかなどであり，診療の質の向上と医療安全に寄与すること，ならびに医療事故・支援センターや警察に報告する必要の有無を判断することを目的としている。

11 賠償問題が絡む心的外傷後ストレス障害（PTSD）

家族や友人の突然の予期しない死が心的外傷後ストレス障害（post-traumatic stress disorder；PTSD）を引き起こし得るが，すべての交通事故例の家族を安易にPTSDと診断してしまうことは，賠償問題が絡むので慎重にしなければならない[27)]。

12 裁判事例から

1）事例1

せん妄状態で暴れる患者に対して，抑制をしようと看護助手に補助を命じた際，看護助手が患者に腕を噛まれ，C型肝炎に罹ったため，看護助手が病院を訴えたという特異な事例がある[28)]。判決では，被告（病院）は被用者である原告（看護助手）に対する安全配慮義務を怠り，原告をして本件患者に対する抑制作業の補助をさせた結果，本件事故が発生した，つまり，病院側の抑制作業の補助の命令が安全配慮義務に違反するとして，約2,500万円の損害賠償を命じた[28)]。

いかなる患者でもHIVやそのほかの病原体に感染している可能性があるということを疑ってスタンダードプリコーションを実施しなければならないのは原則ではあるが，これが行きすぎると，倫理的問題になりかねない。一方，感染症の検査をするためにインフォームドコンセント（IC）が必要であり，陽性事例にはスタンダードプリコーションを実施させてもらうというICも求められる。

2）事例2

飲酒運転で交通事故を起こし，救急自動車で病院に搬送されたが，患者が診療を受けることを拒否した。そこで，警察に向かったが，途中で水を飲んだ直後に急変し，再度，同病院に搬送されるも死亡した[29]。裁判では，診療等の続行義務違反，経過観察義務違反，転医義務違反などが争点となった。医師は治療しないと死に至る危険性があると考え，再三にわたって患者を説得したが診療を拒否されたので，前二者の義務違反があったとはいえず，また「必ず病院に行くこと，そしてそれまでは絶飲食ですよ」と指示をしていたので，転医義務違反もないとした。これは患者が自己決定権を行使したことから起こった不利益なので患者自身が責任を負うべきとした判決であり，エホバの証人のように輸血を拒否した結果の死に対する最高裁判決例に沿ったものといえる[29]。

本例では十分な説明と説得がなされていたことが立証されたため，上記の判決になったのであり，患者の拒否行為を立証できる記録（治療拒絶書や同意書など）の作成がきわめて重要といえる[29]。

◆「患者の自己決定権」の侵害による患者側請求の容認

多くの裁判では，医療者側の十分な説明が欠けていたために患者の自己決定権が侵害されたということで，患者側の請求が認められることが多いので，注意が必要である。

● 文 献

1）森岡恭彦：医の倫理；医師の職業倫理の実践にむけて．日本醫事新報 No. 4052（2001年12月22日），pp. 2-4.
2）小林弘幸，他：看護師の注意義務と責任；Q&Aと事故事例の解説．加藤済仁，他編著，新日本法規，東京，2006，pp. 3-4.
3）厚生労働省医政局長：メディカルコントロール体制の充実強化について，消防救第73号，医政指発第0326002号，平成15年３月26日.
4）救急救命士標準テキスト編集委員会編：救急救命士法；第２条第１項．救急救命士標準テキスト，第７版，へるす出版，東京，2007，p. 267.
5）厚生労働省医政局長：救急救命士の心肺機能停止前の重度傷病者に対する静脈路確保及び輸液，血糖測定並びに低血糖発作症例へのブドウ糖溶液の投与の実施について（通知），医政発0131号，平成26年１月31日.
6）厚生労働省医政局指導課：救急救命士の特定行為の取扱いについて，平成23年３月17日.
7）中谷壽男，他：脊髄損傷の再生医療．臨床スポーツ医学 23；1081-1085，2006.
8）日本臓器移植ネットワーク．http://www.jotnw.or.jp（accessed on 2017-9-26）
9）迫田朋子：世界の脳死・移植医療の現状；日本の視点からみる．脳死・脳蘇生 16：17-21，2004.
10）臓器移植専門委員会及び検証会議：脳死下での臓器提供事例に係る検証会議 検証のまとめ．平成27年５月25日.
11）改正臓器移植法，平成21年７月17日，法律第83号.
12）厚生労働省：人生の最終段階における医療の決定プロセスに関するガイドライン．平成19年５月（改訂平成27年３月）.
13）鹿野恒，他：救急集中治療における脳死患者の終末期医療．脳死・脳蘇生 19：47，2006.
14）日本救急医学会救急医療における終末期医療のあり方に関する特別委員会：救急医療における終末期医療に関する提言（ガイドライン），2007年11月16日.
15）日本集中治療医学会，日本救急医学会，日本循環器学会：救急・集中治療における終末期医療に関するガイドライン；３学会からの提言．平成26年11月16日.
16）木下順弘，他：救急医療における終末期症例登録の解析結果について；日本救急医学会委員会報告（End of life practices with critical care patients in Japan）．日救急医会誌 27：716-721，2016.
17）丸藤哲，他：Do Not Attempt Resuscitation（DNAR）指示のあり方についての勧告．日集中医誌　24：208-209，2017.
18）久村正樹，他：救急現場の臨床倫理．レジデントノート ８：606-610，2006.
19）田中裕，他：救急医療における臨床倫理学の確立を目指して．日救急医会誌 17：372，2006.
20）厚生労働省：死亡診断書（死体検案書）記入マニュアル，平成27年度版.
21）満岡渉：医療事故調最終決戦・番外編；死亡診断，死体検案，異状死体と警察届出について．長崎県医師会報，2015年９月号.
22）内ケ崎西作，他：異状死に関する厚生労働省の解釈について．日大医誌　74：192-194，2015.
23）厚生労働省：死亡診断書（死体検案書）記入マニュアル，平成30年度版.
24）佐々木隆司，他：研修医のための小児救急ABC；症候；虐待．小児科診療 69：739-743，2006.
25）厚生労働省医政局長：地域における医療及び介護の総合的な確保を推進するための関係法律の整備等に関する法律の施行（医療事故調査制度）について．医政発0508第１号，平成27年５月８日.
26）厚生労働省医政局長：医療法施行規則の一部を改正する省令の施行について．医政発0624第３号，平成28年６月24日.
27）広常秀人：PTSD（外傷後ストレス障害）とトラウマケア；交通事故患者のPTSDとトラウマケア．看護技術 51：951-956，2005.
28）藤野邦夫，他：患者抑制と職員への危害防止技術；咬傷からＣ型肝炎を発病した看護助手の事例．精神科看護 143：70-73，2004.
29）加藤済仁，他：医療訴訟事例から学ぶ（24）．日外会誌 106：449，2005.

Appendix

5. 臨床教育とシミュレーション技法

1 臨床教育

「臨床教育」とは，多くの意味が含まれているため，ここでは，臨床現場での教育として，OJT（on-the-job training）を中心に述べていく。われわれが教育するうえで，学習者のニード，レディネスを分析し，学習目標，評価方法，学習手段を考え，教材を作り，研修を設計して教育を行っている。このように，多くの教育が，Off-JT（off-the-job-training）に力を注ぎ，教授設計していることが多い。しかし，McCall（2000）らによると，「人間の能力開発の70%は，informal learning（OJT）によって説明がつく」といわれ，formal learning（Off-JT）は30%となる。つまり，能力開発のほとんどが臨床現場での教育によるものであると解釈できる。

以下で，臨床の教育を教授設計の視点から，救急看護，そして，外傷初期看護にかかわる看護師の育成について述べる。

臨床の教育であっても，学習目標は重要である。われわれが目指す質の高い看護は，患者を救命することであり，また，患者の苦痛を緩和することでもある。われわれが提供する看護は，患者の問題点を解決するために介入するものである。外傷初期看護においても，フィジカルアセスメント，病態アセスメントを駆使して患者の看護問題を明確にしたうえで介入する必要がある。しかし，初療の場面で1つひとつ丁寧に記録に起こしながら，介入することは難しく，頭の中でアセスメントしているのが現状である。外傷初期看護実践の学習目標として，「外傷患者を対象に，看護過程の展開ができる」をあげ，目標を達成させることは重要であり，その結果，PTD回避につなげることを可能にする。日ごろから行っている看護過程の展開は，学習成果分類のなかでも難しい知的技能レベルである。看護過程について，学習の視点で解説する。

学習成果（目標）には3種類あり，Bloomらは認知的領域，情意的領域，精神運動的領域の3つの領域を示している。認知的領域は，知識の再生や知的技能の発達についての目標，情意的領域は興味，態度，価値観の変容，適応力などの目標，精神運動的領域は運動技能や操作技能，つまり，救急看護技術，フィジカルイグザミネーションを中心とする目標になる。認知領域をさらに分類すると，知的技能レベルを次の6段階に分けることができる。

(1)「知識」概念，基準，方法，手続きなどを知っている，言葉で表現することができる。

(2)「理解」伝えられる情報の意味をとらえて，別の言葉で言い換えることができる。

(3)「応用」すでに学んだことを新しい課題場面や具体的状況に適用できる。

(4)「分析」問題を構成要素に分解・再構成し，問題の全体的な構造を明らかにできる。

(5)「統合」要素や部分をまとめて，新しい全体を作り出すことができる。

(6)「評価」素材や方法の価値を，目的に照らして判断することができる。

看護過程を展開するためには，これらの知識をすべて獲得しなければ展開することはできない。われわれは座学や自己学習を通して，病態の知識を習得しているが，それだけでは患者の問題点を抽出することができない。習得した知識を応用し，患者の情報を分析し，それらの情報分析を統合した形で患者の問題点を抽出する。また，介入後の評価や緊急度を判断する力も必要であり，知的技能レベルが高くなければ，看護過程は展開できないことがわかる。

臨床教育では，看護過程を展開する力を養う必要があり，つまり，問題解決能力を育成することが，質の高い看護の提供につながってくる。そのためには，知的技能レベルと照らし合わせながら，どの能力が不足しているのかを分析する必要があり，教育する側の知的技能レベルも問われてくる。

2 シミュレーション技法

看護教育では，従来からシミュレーション教育が行われてきた。Bloomの成果学習分類において，精神運動的領域を目的にしたものが多く，採血，注射，心肺蘇生法（cardiopulmonary resuscitation；CPR）の練習など，看護技術の習得を目的に行われていた。近年では，高機能シミュレーターによって，認知的領域，情意的領域，精神運動的領域の３つの領域を統合させる学習法が推奨されている。これは，シナリオをベースに展開される学習法である。

シミュレーション教育の効果は，臨床との忠実性を高くし，デブリーフィングを駆使することで，看護として必要とされる看護技術，知識，批判的思考の効果を可能とし，また，受講生の自信と満足度の向上につながる教育とされている[1]。また，看護学生を対象にした研究において，実習をシミュレーション教育で50％置き換えることができると報告している[2]。つまり，臨床教育の一環として，シミュレーション教育で代行できることを示唆しており，とくに，救急領域においてはOJTが難しいこともあるため，シミュレーション教育は必須であると考える。

シナリオを基本に行うシミュレーション教育のコンセプトには，Kolbの経験学習モデルが用いられている。経験学習モデル（図A-5-1）とは，「具体的経験（concrete experience）：具体的な経験をする」→「省察（reflective observation）：自分自身の経験を振り返る」→「概念化（abstract conceptualization）：一般化，概念化する」→「実践（active experimentation）：概念化したものを実践する」のサイクルを回すことで，学びにつながり，自らの経験から独自の知見（マイセオリー）を紡ぎ出すことができる。シミュレーションを通して，サイクルを回すことで，知識が創造され新たな概念を生み出すことができる。再度，経験し省察させることで，暗黙知から形式知へ変化させ，その結果，知的技能は向上していく。ここでは，「省察」「概念化」に対する的確な支援を行うことが重要となる。

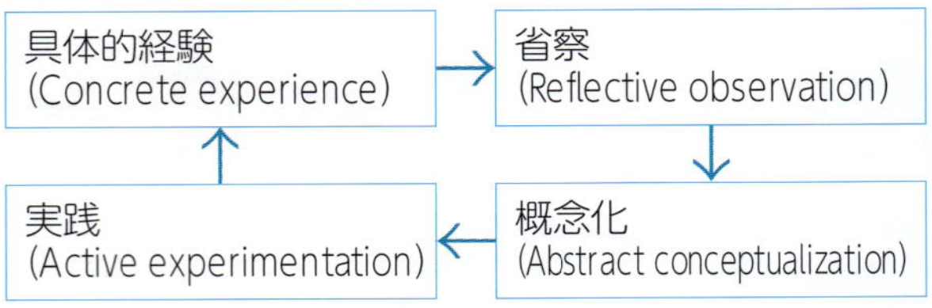

図A-5-1　Kolbの経験学習モデル

臨床教育において，これらの経験学習モデルを使って学習支援することも重要である。シミュレーション教育はOff-JTとOJTの間に入る教育手法ともいわれており，Off-JTで培った知識を応用することができ，実践の練習とした形での学習を行うこともできる。また，OJTにおいても，経験学習モデルでの「省察」の機会にシミュレーションを組み込むことで，臨床現場での事例を再現させることができ，再度，経験学習をシミュレーションで行い，問題解決能力の育成を可能とする（図A-5-2）。

シミュレーション教育は，formal learning（Off-JT）でありながら，informal learning（OJT）の再現ができるため，人間の能力開発を効率よくできる教育手法である。看護実践能力を育成するためには，学習成果分類の目標を明確にすること，そして，看護師が不足する知識を省察していき，看護過程の展開力の向上を図っていく必要がある。

3 外傷初期診療における看護師の役割

臨床教育は現場で行うことが基本でありもっとも効率的であるが，いくつかの制約や機会不足などの理由から現場を離れたトレーニングを必要とする。その際，臨床教育は職種に応じて業務に沿った内容でなくてはならない。ここでは，外傷初期診療における看護師の役割とその実践に必要なトレーニングについて，ケースマップ（旧称クリニカルマップ，CM）[3～14]を用いて振り返る。

外傷初期診療における一般的役割として，外傷初期診療においてチームの一員である医師，看護師に対しては，外傷初期診療のゴール，手順，個々の医療行為内容と実施のタイミングなどが共通の理解として必須であり，そのうえで看護師としての業務が求められる。JNTEC™では，外傷初期診療チームでの看護師は，「外傷医療チームの中にあって看護師は，看護の基本的機能である『診療の補助と日常生活援助』を発揮しながら，チームの一員として重

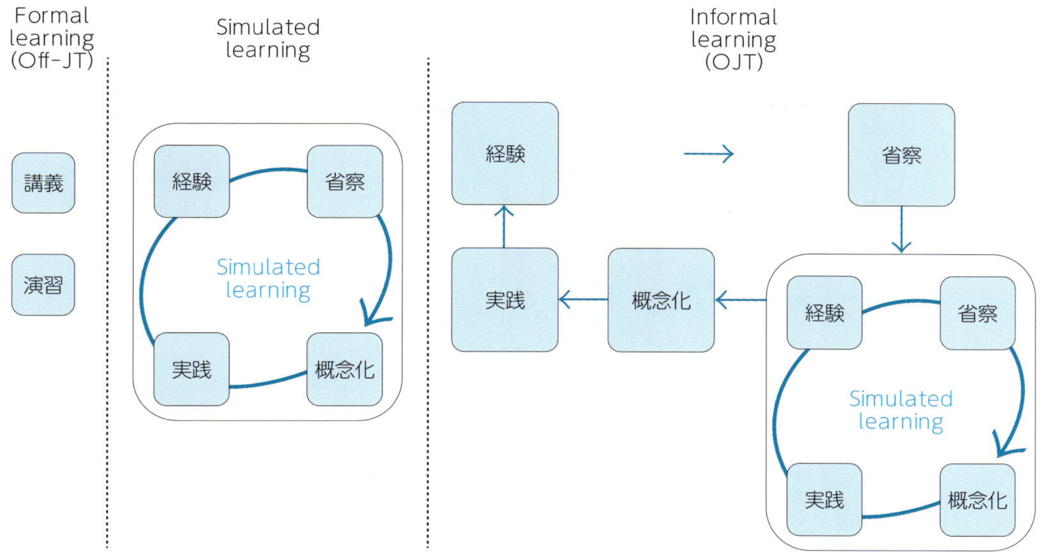

図A-5-2　**臨床教育とシミュレーション教育**

要な役割を担う」立場として位置づけされている（p.11,「Ⅱ-2-2　外傷医療チームにおける看護師の位置づけ」）。さらに外傷初期看護実践が表A-5-1[15]のように整理され，外傷初期診療においてこれらは看護過程を通して系統的に実践される。

以下，外傷初期診療における看護師としての役割を，CMを用いて具体的に解説する。

1）ケースマップについて

JATEC™が進める外傷初期診療のアルゴリズムは，線形であり優先順位を明確にした枝分かれのない診療骨格を示す。初期診療の場は多くは救急外来であり，とくに外傷初期診療には複数の医師と看護師が参加し，同時並行で診療または看護を進めていくため，診療手順書には少なくとも二次元の構造が必要となる。これらを表現する方法として考案されたCMによるJATEC™ [16]の外傷初期診療を図A-5-3に示す。CMはフレームとエレメントに分かれる。フレームは縦と横の2つの軸からなり，横軸は線形アルゴリズム，すなわちprimary surveyとsecondary survey（図には示されていない）を，縦軸は診療または看護行為のカテゴリーを示すと同時に，医療環境を示している。縦軸の項目を変えることで病棟，救護所，救急車内などを表現することができる。フレームにより形成されるフィールド内に診療または看護行為がエレメントとして配置される。

表A-5-1　**外傷初期診療での看護実践**

1．救急医療物品の整備と受け入れ準備
2．外傷患者の観察とアセスメント
3．救急処置の実施
4．診療の補助
5．生活行動援助
6．患者への心のケア
7．家族へのケア
8．医療スタッフとの連携と調整
9．患者の擁護
10．記録

〔文献15）より引用〕

2）JNTEC™シナリオによる看護師の業務分析

図A-5-4はCMにより表現したJNTEC™シナリオ例である。図では法的立場から看護師の業務範囲を色分けしている。緑は看護師の判断で可能な行為，黄色は医師の指示があれば可能な行為，赤は医師が行う医療行為の補佐を示す。この図から外傷初期診療における看護について以下のことが可視化されている。

（1）看護が外傷初期診療のすべてにかかわっていること。

（2）法的には外傷初期診療の内容の多くが看護師だけの判断で可能であること[17]。

※ 実際には，これらの法的基準を踏まえて各医療施設での取り決めに従い役割分担が決まる。

（3）コーディネートする立場として看護師が記録

第１報（病歴）：M；受傷機転：20代男性がバイク走行中，カーブを曲がりきれず…，I；受傷部位：頭部と胸部に打撲痕，S；バイタルサイン：BP 90/60台，T；処置：全脊柱固定とリザーバー付酸素マスク…

受け入れ準備：感染予防（マスク，手袋，…），39℃に加温した乳酸リンゲル液２本以上，X線技師へ連絡，エコー電源on，モニター，酸素，採血準備，蘇生用具

診療		Primary Survey（PS）							Secondary Survey（SS）				
		第一印象	A	B	C	D	E	PS総括	切迫するDとAMPLE聴取	頭部・顔面・頸部	胸部・腹部・骨盤	四肢，背面，神経所見	SS総括
診療		あたりをつけ周知	気道確保	呼吸の安定化	循環の安定化と止血	中枢神経障害の評価	脱衣と体温管理						
モニター	ECG（HR/分）		120 →			92 →			90	→			
	SpO_2（%）		90	96 →			バイタルサインの変化をモニター		99				
	RR（/分）		30	16					14				
	BP（mmHg）				65/40	120/70 →			125/78				
	BT（℃）						35.4 →		36.1				
身体所見		気道・呼吸・循環・意識に異常あり？	口腔内分泌物，舌根沈下による気道狭窄音あり	頻呼吸改善 頸部所見：視診，触診で異常を認めず 胸部所見：視診，聴診，打診，触診で異常を認めず 生理学的評価を進める	冷汗，湿潤，蒼白あり頻脈あり 活動性外出血なし	GCS E1VTM4 瞳孔両側4mm，対光緩慢 左片麻痺あり 切迫するD ・脳神経外科コール ・CT連絡 ・確実な気道確保（済み）	体表の大きな外傷なし 切迫するDの判断	A，B：異常なし C：腹腔内出血による出血性ショックで輸液に反応 D：切迫するD E：保温継続	切迫するDでCT前にバイタル確認	頭部：右耳出血 顔面：右鼻出血 頸部：外傷不明	胸部：外傷なし 上腹部に打撲痕 骨盤：外傷なし 直腸診：異常なし 解剖学的に外傷部位を検索する	四肢の腫脹・圧痛・動揺なし，両側足背動脈・橈骨動脈触知，脚長差なし 背面外傷なし，GCS E2VTM5に改善	FIXES確認 SSの総括
血液検査					検血 末血・生化・凝固・血型								
生理機能	12-ECG										12誘導心電図		
画像	FAST			EFASTで気胸を否定（オプション）	FAST1回目 心嚢液なし， モリソン窩と脾周囲に（+），右左胸腔，膀胱周囲なし						FAST２回目 モリソン窩と脾周囲に（+）変化なし， EFASTで気胸を否定（オプション）	FAST再検	
	X-ray				胸部：大量血胸なし，多発肋骨骨折・肺挫傷なし 骨盤：不安定型骨折なし	FASTと胸部・骨盤X線でショックの原因検索				頭部2Rを指示	胸部の再読影：異常なし 骨盤の再読影：異常なし	胸部・骨盤X線再読影	
	CT								左急性硬膜下血腫 正中偏位なし 脳底槽消失なし 右中頭蓋底骨折	切迫するDで実施した頭部CTの所見	胸腹部造影CTを指示		
治療	輸液/輸血				細胞外液１ 急速 細胞外液２ 急速 → ショックなら急速輸液 安定したら維持量へ，不安定なら2,000mlまでに輸血開始		維持量 →		維持量 →				
	薬剤等			頸椎固定の維持								抗生剤等考慮	
	固定		頭からアンパッケージング NC装着継続（挿管時解除）→						NC装着継続（頸部観察時解除）→			ログロール（前後でバイタル確認）	
	酸素		リザーバーマスク 自発呼吸十分のため酸素はTピース吹き流し →						Tピース吹き流し →				
	その他		必要なら気管挿管 BVMで前酸素化 経口気管挿管 門歯から長さ確認 ５点聴診	確実な気道確保としての気管挿管	胸腔ドレーン挿入 心嚢穿刺	緊張性気胸，心タンポナーデによる閉塞性ショックの場合に実施	全身脱衣 保温				胃管挿入 尿道カテーテル挿入	ログロールまたはフラットリフトで背面観察	
他科連絡/情報	情報収集								A：アレルギー M：内服 P：既往歴 L：最終食事時間 E：受傷機転				
	コンサルト					脳神経外科医コール			脳神経外科報告		外科医コール		

BVM：バッグ・バルブ・マスク，NC：ネックカラー

図A-5-3　ケースマップによるJATEC™の外傷初期診療例

JNTECマップ　腹腔内出血による出血性ショック（初期輸液で安定化）									
第１報：20代男性。自転車で走行中に乗用車と衝突し10m程度跳ね飛ばされた。冷汗，皮膚蒼白，頻脈，見当識障害あり。ロード＆ゴー適応。収容依頼があり，約５分で来院する予定である									
受け入れ準備：感染予防（マスク，手袋，…，39℃に加温した乳酸リンゲル液２本以上，Ｘ線技師へ連絡，エコー電源on，モニター，酸素，採血準備，蘇生用具									
JNTEC　シナリオ例		Primary Survey（生理学的評価と蘇生）							
		第一印象	A	B	C	C (2)	D	E	PS総括とF
		あたりをつけメンバーに周知（15秒以内）	気道確保	呼吸の安定化	循環の安定化と止血		中枢神経障害の評価	脱衣と体温管理	
モニター	ECG（HR/分）		130 →			90		90	→
	SpO_2（%）		98	98 →				98	
	RR（/分）		30 →			16 →		16	
	BP（mmHg）				70/40	100/60 →		100/60	
	BT（℃）							35.4	
身体所見		呼吸・循環に異常あり	発語あり気道開通	呼吸回数30回で頻呼吸 〈頸部〉 視診：呼吸補助筋を用いた努力性呼吸なし，腫脹なし 触診：皮下気腫なし，圧痛なし 〈胸部〉 視診：外傷痕なし，奇異運動なし，胸郭挙上良好 聴診：呼吸音の左右差なし 打診：鼓音，濁音なし 触診：皮下気腫・動揺・圧痛なし	冷汗，湿潤，蒼白あり 脈は速くて弱い 活動性外出血はなし 右側腹部打撲痕	冷汗，湿潤，蒼白改善	GCS E4V4M6 計14点 瞳孔：3p/3p 麻痺なし 切迫するDなし 「切迫するD」を宣言した場合 ・脳神経外科コール ・CT連絡 ・確実な気道確保（気管挿管）	体表に大きな外傷なし 軽度低体温で保温	A：異常なし B：異常なし C：腹腔内出血によるショック，輸液で改善 D：切迫するD認めず E：軽度低体温で保温 F：母親が到着し，説明未
血液検査					検血 末血・生化・凝固・血型				
生理機能	12-ECG								
画像	FAST			EFASTで気胸を否定（オプション）	FAST1回目 心嚢液（－），モリソン（+），右左胸腔（－），脾周囲（－），膀胱周囲（－）				
	X-ray				胸部：大量血胸なし，多発肋骨骨折・肺挫傷なし 骨盤：不安定型骨盤骨折なし				
	CT								
治療	輸液/輸血				細胞外液 1 細胞外液 2 →		維持量 →		
	薬剤等								
	固定		頭からアンパッケージング						
			NC装着継続	NC一時解除で用手固定	→			NC再装着	→
	酸素		リザーバーマスク 10L	→					
	その他							全身脱衣 保温	
情報管理	収集				母親到着 興奮気味				
	伝達								
アセスメント・記録のポイント			気道開通	頻呼吸	出血性ショック 腹腔内出血	循環動態安定	見当識障害 切迫するDなし	軽度体温低下 要保温	母親への説明未

（緑）看護師独自に可能
（黄）医師の指示があれば可能（要指示，行為）
（桃）医師の行為を介助する

赤文字：異常所見・懸案事項，NC：ネックカラー

図A-5-4　ケースマップによるJNTEC[TM]シナリオ例

を含めた情報管理に重要な役割を果たしていること。

以上により，外傷初期診療において看護師には以下の役割が求められる。外傷初期診療において，看護師は外傷蘇生チームの一員としてすべての蘇生行為の内容，目的，実施のタイミングについてあらかじめ理解し，リーダーである医師からの指示を受けて実施，あるいは医療行為を適切に補佐しなくてはならない。また自ら気づいた新たな事態や変化に対応し医師に報告する。さらにその一方で，蘇生チーム内での，または蘇生チームと家族，院内外の組織(事務部，薬剤部，検査部，病棟，救急隊，他の医療施設など)との情報交換にかかわり，コーディネーターとしての役割も担う。そしてこれらを記録に残す。これらの内容は最終的に，表A-5-1に集約される。

なお，図A-5-2は災害時救護所における看護師対応にも通じている。

4 看護師による外傷初期診療シミュレーション技法と今後の課題

現在のJNTEC™コースは先に述べた内容を受け，JATEC™コースを基本とし，表A-5-1の看護実践に沿って設計されていると考えられ，トレーニングの効果は大いに期待できる。JNTEC™コースの基本スタッフに医師は含まれない。看護師独自に行うことの利点として，トレーニングの内容を医療手技や医学知識に偏らず看護の視点や立場に集中できること，看護師の理解度に合わせてトレーニングを進めることができることなどがあげられる。担当スタッフに医師の存在が望ましい場面もあるが，可能なかぎり看護の立場に焦点を絞ったうえでの基本的手順であれば指導内容や方法を工夫することにより看護師による代行は可能と考えられる。

しかし一方で，実技の極端な単純化や省略は受講生の満足度の低下につながるため，動画などによるfidelityの補完を適宜検討する必要がある。また受講生が診療手順から離れた場合にどの程度までを容認するか，手技の内容，診療手順に対する受講生からの細かな質問にどう答えるかなどについては苦慮することが予想され，これらへの対応には医師の助言が適宜求められるような支援システムや職種に応じた綿密なシナリオ設計が望まれる。前者については受講生の実技についての評価方法，すなわちJNTEC™コースの学習目標達成度の測定に直接かかわる。また医療内容は日々変化，進歩するため，指導内容の調整や用語の共通化などを目的に，JATEC™との定期的な合同会議や合同トレーニングセッションが望まれる。

文　献

1) Jeffries P：The NLN Jeffries Simulation Theory. Wolters Kluwer，2015.
2) Jennifer K, et al：The NCSBN National Simulation Study：A longitudinal, randomized, controlled study replacing clinical hours with simulation in prelicensure nursing education. J Nurs Regulat 5（Suppl）：S3-S40, 2014.
3) 安心院康彦，他：ISLSコースにおける知識の整理；クリニカルマップを用いたグループワークの紹介．日神救急会誌 22：1-5，2010.
4) Ajimi Y, et al：Utility of puzzle type of clinical maps as a training material for an initial treatment of stroke. WIP, 11th IMSH，2011.
5) 安心院康彦：クリニカルマップとは．救急医学 35：1683-1687，2011.
6) 安心院康彦，他：脳卒中初期診療シミュレーション研修における症例検討トレーニング第1報；クリニカルマップを用いたグループワーク．臨床シミュレーション研究 1：5-9，2011.
7) 安心院康彦，他：クリニカルマップによるシミュレーショントレーニングシナリオの定量的評価．臨床シミュレーション研究 1：11-17，2011.
8) 安心院康彦, 他：カラーブロックを用いた「救命の連鎖」シナリオの立体表現．臨床シミュレーション研究 1：31-39，2011.
9) Ajimi Y, et al：A new method for quantitative evaluation of medical knowledge structures in emergency room by a clinical map. Research Abstract, 12th IMSH, Jan. 30，2012.
10) Ajimi Y, et al：An application of a clinical map to e-mail tutorials with a quantitative evaluation of two-dimensional knowledge structure in an emergency. Research Abstract, 13th IMSH, Jan. 30，2013.
11) Ajimi Y, et al：Can medical students with BLS skill and ALS knowledge respond to a non-cardiac arrest patient with sudden loss of consciousness adequately? Research Abstract, 14th IMSH, Jan. 28，2014.
12) Ajimi Y, et al：Clinical map as a design tool for simulation scenarios：An application in ACEC as a training course for medical treatment of impaired consciousness. Technology Innovation. 14th IMSH, Jan. 26, 2014.
13) Ajimi Y, et al：Utility of clinical map puzzles as group training materials for the initial treatment of stroke. JCSR 2：3-9，2013.

14) Ajimi Y, et al：Use of a clinical map for quantitative evaluation of the structure of medical knowledge applied in an emergency room. JCSR 2：10-15, 2013.
15) 外傷外科手術治療戦略（SSTT）コース運営協議会編：外傷外科手術治療戦略（SSTT）コース公式テキストブック，へるす出版，東京，2013.
16) 日本外傷学会・日本救急医学会監，日本外傷学会外傷初期診療ガイドライン改訂第5版編集委員会編：外傷初期診療ガイドラインJATEC™，第5版，へるす出版，東京，2016.
17) 医師及び医療関係職と事務職員等との間等での役割分担の推進について．医政発第1228001号，平成19年12月28日．
18) Seybert AL, et al：Simulation-based learning versus problem-based learning in an acute care pharmacotherapy course. Simul Healthc 3：162-165, 2012.
19) Lewis R, et al：Is high fidelity simulation the most effective method for the development of non-technical skills in nursing? A review of the current evidence. Open Nurs J 6：82-89, 2012.
20) Gagné RM, 他著, 鈴木克明, 他監訳：インストラクショナルデザインの原理，北大路書房，京都，2007.
21) Keller JM著，鈴木克明監：学習意欲をデザインする；ARCSモデルによるインストラクショナルデザイン，北大路書房，京都，2010.
22) 増山純二；どうする？ 何する？ 救急ナースが開く勉強会＆講習会．Emergency Care 24：830-838, 2011.
23) Bloom BS, 他著, 梶田叡一, 他訳：教育評価法ハンドブック，第一法規，東京，1973.
24) 阿部幸恵：臨床実践力を育てる！ 看護のためのシミュレーション教育，医学書院，東京，2013.

I
II
III
IV
V
VI
A

「外傷初期看護ガイドライン JNTEC」 索引

き

く

け

こ

す

せ

そ

た

改訂第4版 外傷初期看護ガイドライン JNTEC™

定価（本体価格 7,200円＋税）

2007年8月24日 第1版第1刷発行
2009年12月1日 第1版第5刷発行
2010年10月30日 第2版第1刷発行
2013年6月10日 第2版第3刷発行
2014年10月10日 第3版第1刷発行
2017年12月12日 第3版第4刷発行
2018年9月25日 第4版第1刷発行
2019年7月10日 第4版第2刷発行
2022年8月2日 第4版第3刷発行
2024年2月1日 第4版第4刷発行
2025年4月15日 第4版第5刷発行

監　修 一般社団法人 日本救急看護学会
編集協力 一般社団法人 日本臨床救急医学会
発行者 長谷川 潤
発行所 株式会社 へるす出版
〒164-0001 東京都中野区中野2-2-3
電話 (03)3384-8035(販売) (03)3384-8155(編集)
振替 00180-7-175971
http://www.herusu-shuppan.co.jp
印刷所 広研印刷株式会社

ISBN 978-4-89269-958-0

シリアル番号

一度はがすと再貼付できません。

eラーニングのご利用およびJNTECコースのお申し込み

このコースは，eラーニングによって外傷初期診療に必要な看護の知識を習得するシステムを導入しています。

コースの受講には，プレテストに合格して受講登録をする必要があります。事前学習には，eラーニングの学習をお勧めします。

●ブラウザで日本救急看護学会ポータルサイトにアクセスしてください。
https://www.jaen.or.jp/

1　eラーニングをご利用の場合

①日本救急看護学会ポータルサイトの左メニューから「eラーニングの受講」を選択します。

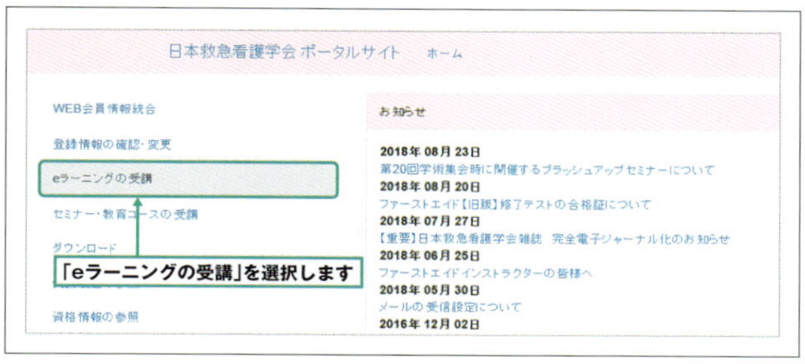

②eラーニングの一覧が表示されるので，外傷初期看護(JNTEC)eラーニングコースの「申込」ボタンをクリックします。

※ログイン画面が出た場合は，画面に従ってログインしてください。
アカウントをお持ちでない場合は，アカウントの登録を行ってください。

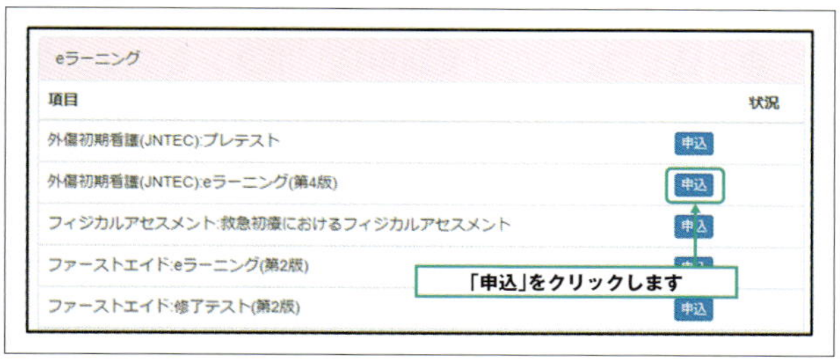

③シリアル番号の入力画面が表示されます。
このページの左ページに添付されているシリアル番号を入力して「申込」ボタンをクリックします。

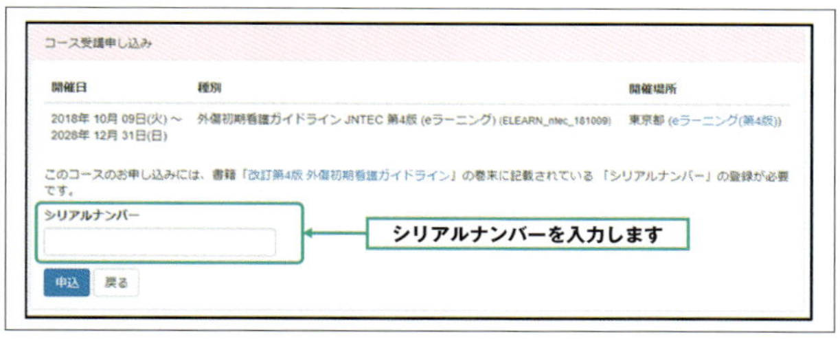

④申し込んだコースの「学習」ボタンをクリックします。

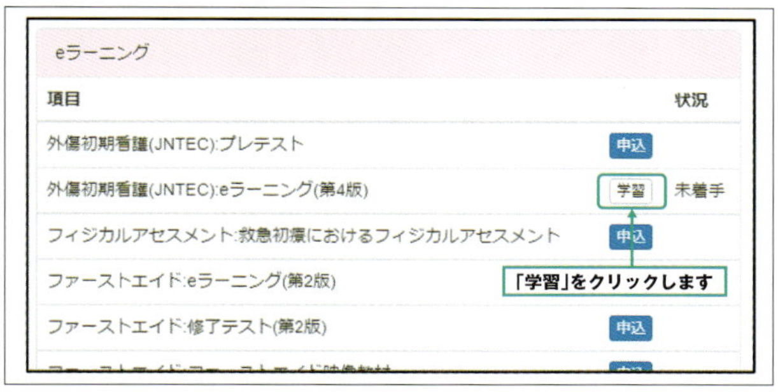

⑤eラーニングの目次項目が表示されます。
目次をクリックすると，学習画面が表示されます。

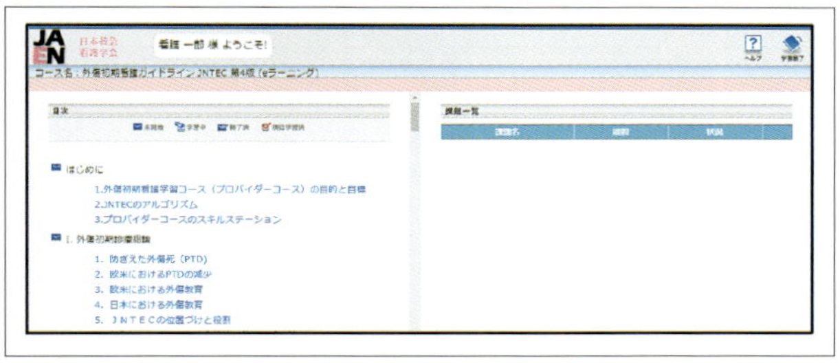

2　JNTECコースの受講を希望する場合

●JNTECコースのお申し込みには，プレテストの合格が必要です。
●ブラウザで日本救急看護学会ポータルサイトにアクセスしてください。
https://www.jaen.or.jp/

①日本救急看護学会ポータルサイトの左メニューから「セミナー・教育コースの受講」を選択すると，セミナー・教育コースの受講一覧が表示されます。

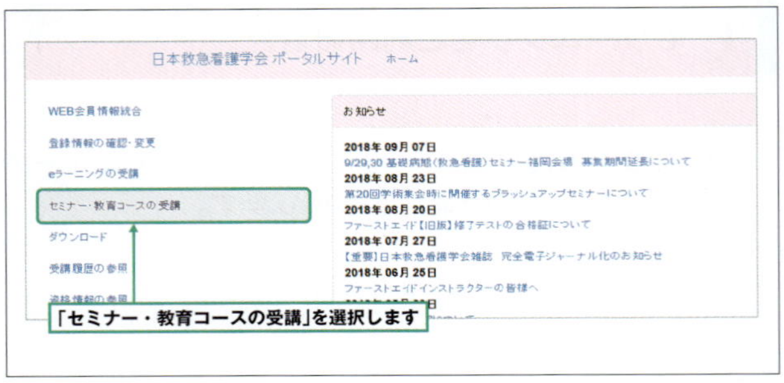

②「外傷初期看護(JNTEC)」を選択すると，開催予定のコースが表示されます。
申し込むコースの「受講申込」ボタンをクリックします。

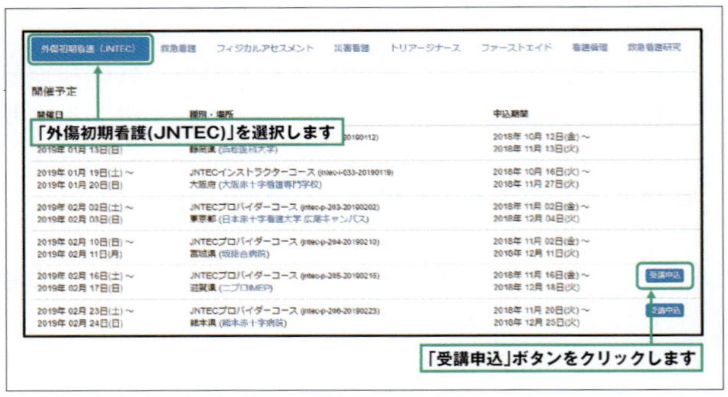

③「申込」ボタンをクリックすると，受講申込が完了します。

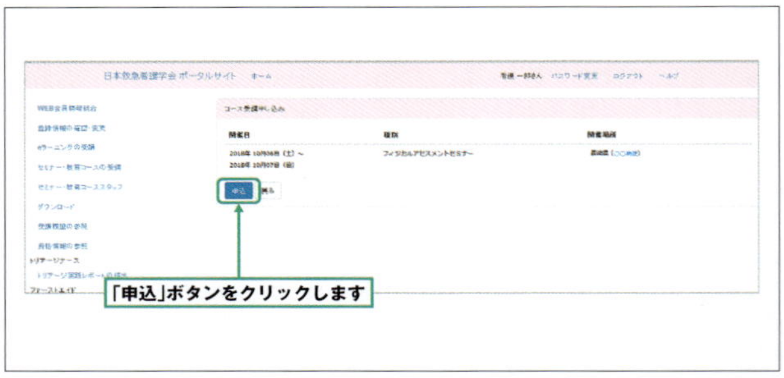

※「eラーニング(JNTEC:プレテスト)を修了する必要があります」と表示された場合は，eラーニングの受講ページに戻り，「外傷初期看護(JNTEC):プレテスト」を学習してください。

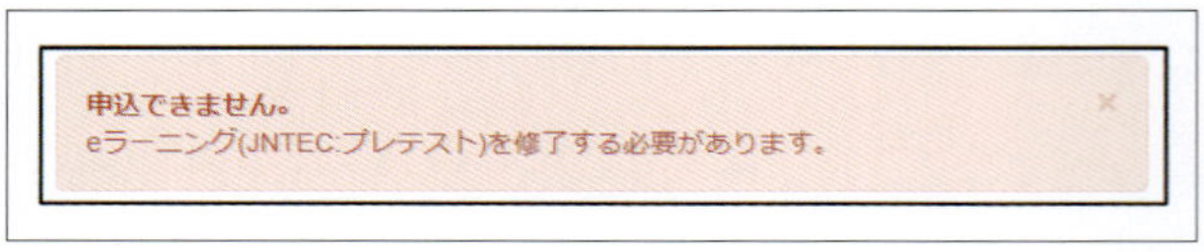

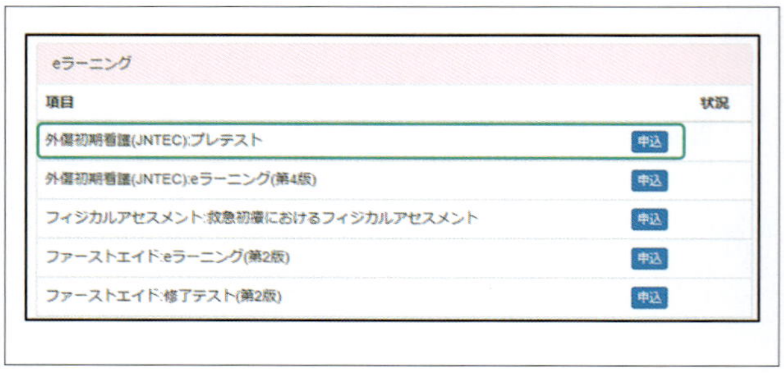

※将来的にはシステムは変更される可能性があります。